jung brunnen

Die neue Wellness-
und Badekultur

gestalten

Inhalt

4 Ein Leben im Gleichgewicht
Eine Einführung von Kari Molvar

6 Die heilende Hitze von Saunas und Banjas

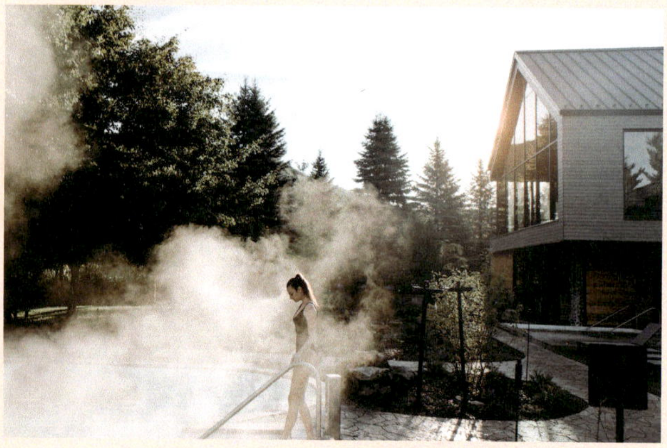

16 LÖYLY
Helsinki, Finnland
20 GEOSEA – GEOTHERMAL SEA BATHS
Húsavík, Island
24 RANGI SAUN
Tallinn, Estland
26 THE AMAZING KRANE SPA
Kopenhagen, Dänemark
30 STRØM SPA NORDIQUE
Québec City, Kanada

34 Auf den Spuren der Schönheit
Kerrilynn Pamer und Cindy Diprima
Annya Santana
Giselle Go und Philippe Terrien
Sean Donovan
Nina Witt
Victoire De Taillac und Ramdane Touhami

54 HAECKELS HOUSE
Margate, Vereinigtes Königreich
60 STANDARD DOSE
New York, USA
62 EVIDENS DE BEAUTÉ SPA
Paris, Frankreich
66 THE WELL
New York, USA
70 YOKO KITAHARA
Tel Aviv, Israel

74 Thermalquellen: Wellnessprogramm aus der Antike

86 FRIEDRICHSBAD
Baden-Baden, Deutschland
90 GÉLLERT-BAD
SZÉCHENYI-HEILBAD
Budapest, Ungarn
98 SCHLOSS ELMAU
Krün, Deutschland
104 7132 THERME & SPA
Vals, Schweiz
110 THERMAE BATH SPA
Bath, Königreich
114 BLEICHE RESORT & SPA
Burg im Spreewald, Deutschland

116 Haut und Sinne beleben im Hamam

126 Den eigenen Rhythmus finden
Elisa Shankle
Paula Mallis
Taryn Toomey
Deborah Hanekamp
Joyce Chang

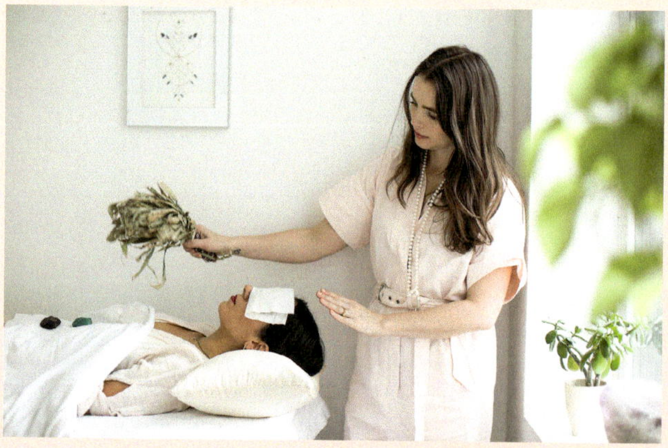

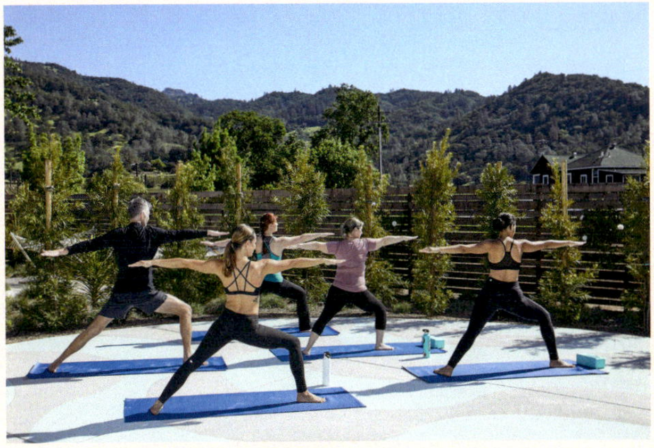

138 RANCHO LA PUERTA
Tecate, Mexiko
142 TATOÏ CLUB
Athen, Griechenland
146 MIRAMONTI BOUTIQUE HOTEL
Hafling, Italien
150 CALISTOGA MOTOR LODGE AND SPA
Kalifornien, USA

157 Alles ist erleuchtet: die uralten Heilmethoden Asiens

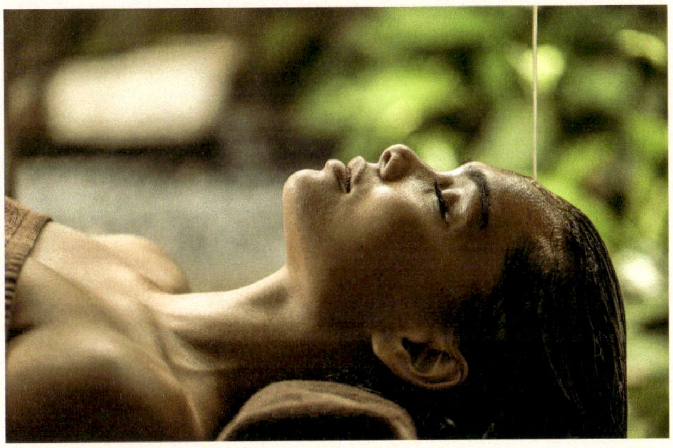

164 COMO SHAMBHALA
Bali, Indonesien
168 SHOU SUGI BAN HOUSE
New York, USA

172 In die Tiefe: die stille Schönheit japanischer Bäder

182 AMANEMU
Mie, Japan
188 JIYU SPA
Danyang, China
192 MEDITATION HALL
Huanghua, China
196 GOLDEN DOOR
Kalifornien, USA

200 Auf heiligem Boden: die jenseitige Welt des Temazcal

208 COQUI COQUI COBÁ
Cobá, Mexiko

214 Ess-enzielles
Nira Kehar
Camille Becerra
Cecilie Dawes
Kelsey Barrett

224 LOONG SWIM CLUB
Suzhou, China
230 AMANGIRI
Utah, USA
238 MONASTERO SANTA ROSA
Conca dei Marini, Italien
242 EREMITO
Parrano, Italien
248 LA GRANJA
Ibiza, Spanien

252 Index

Ein Leben im Gleichgewicht

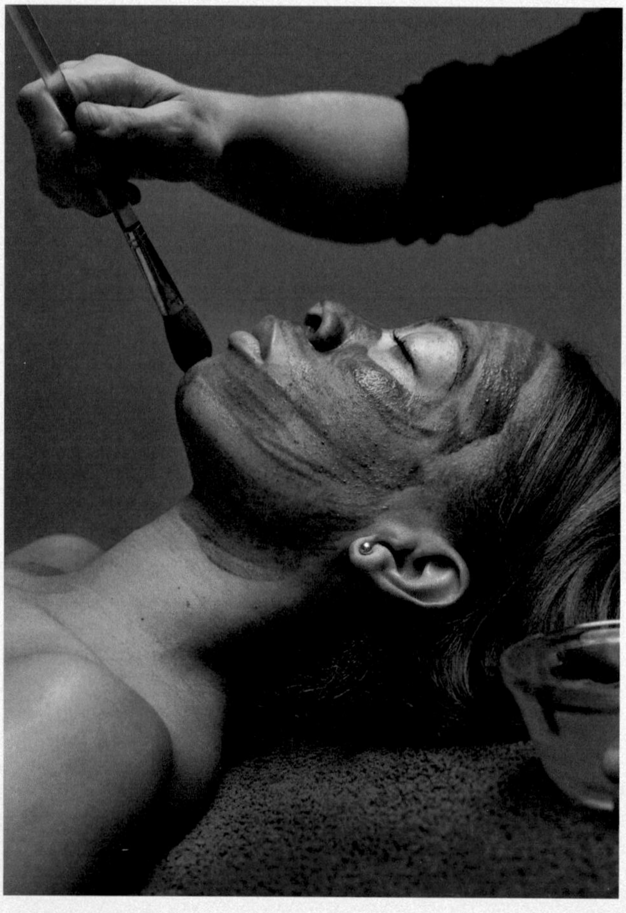

Ein Spabesuch verwöhnt nicht nur, er heilt. Denn während wohltuender Massagen und duftender Kräuterbäder vollzieht sich auf Zellebene eine tiefergehende Veränderung. Die Anfänge der Spakultur reichen zurück bis zu den alten Griechen und Römern, die schon damals den therapeutischen Nutzen von täglichen Badegängen, Schlammpackungen und Sportübungen erkannten. Diese antiken Wellnesspraktiken sollten den Körper gesund und lebendig machen. Gerade in unserer heutigen Zeit sind diese Heilkünste vielleicht wieder wichtiger als je zuvor.

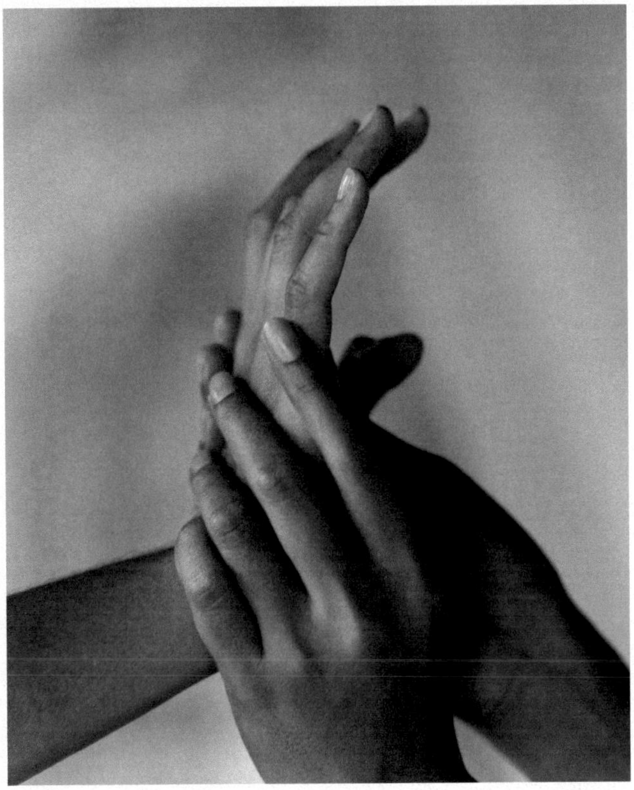

Die Welt ist hektisch, laut und grell. Unsere Sinne sind durch permanente Reizüberflutung überfordert und verwirrt. Wir sind in ständiger Alarmbereitschaft. Immer aufs Schlimmste gefasst. Überreizt und übernächtigt. Technologie ermöglicht uns Multitasking – jederzeit, überall. Einfach nur vom Beifahrersitz aus dem Fenster starren, sich gar langweilen? Das war einmal. Technischen Errungenschaften verdanken wir die Möglichkeiten remote zu arbeiten, mit Menschen in anderen Ländern in Kontakt zu bleiben oder rund um die Uhr Essen zu bestellen. Doch sie haben unser Leben auch so sehr beschleunigt, dass uns immer weniger Zeit für uns selbst bleibt. Um einfach nur zu atmen und zu sein.

Wir alle verspüren heute mehr denn je das dringende Bedürfnis, unserem hektischen Alltag zu entfliehen. Wellnessrituale helfen dabei mit eindringlichen Erfahrungen, die den Körper ungewohnten und zugleich verwirrenden Geräuschen, Gerüchen und Texturen aussetzen, die uns zwingen, ganz im Hier und Jetzt zu sein. Besonders antike Heilmethoden versetzen uns an einen anderen Ort und in eine andere Zeit. Das volle Postfach ist schnell ganz weit weg, wenn man nackt in einem türkischen Hamam sitzt und mit einem Kessa-Handschuh abgerubbelt wird, nach einem Schweißbad in einer 75 °C heißen finnischen Sauna in den eiskalten Schnee springt oder eine außerkörperliche Erfahrung in einem mexikanischen Temazcal macht. Über das sensorische Erleben hinaus halten diese uralten Rituale Praktiken am Leben, die – von ayurvedischen Gewürzen für sein Dosha bis hin zur Aktivierung der Lebensenergie Qi durch eine chinesische Gesichtsbehandlung – über Jahrhunderte hinweg der Erdung von Körper und Geist dienten.

Eine neue Welle von innovativen Kliniken, Day Spas und ganzheitlichen Clubs passt die Methoden der Vergangenheit an die Bedürfnisse des modernen Lebens an und versorgt damit den 3,8 Billionen Euro schweren globalen Wellnessmarkt. Die Optionen sind unendlich verführerisch: Im chinesischen Danyang kann man sich einer durch Sigmund Freuds Traumdeutungstheorie inspirierten Klang- und Lichtmassage hingeben. Ein Spa im italienische Ritten wartet mit einem Heubad auf, bei dem fermentiertes Stroh hilft Giftstoffe auszuscheiden. In Altaussee kann man eine traditionelle österreichische Kur mit einer modernen genetischen Untersuchung kombinieren. Oder man kann feuchtigkeitsspendende Honigbehandlungen im Spreewald ausprobieren, in einer Kältekammer im englischen Bath frösteln, sich sein eigenes entspannendes Onsen in Akiyamago in Japan schaufeln oder während des Bads im heißen Thermalwasser von Budapest eine Partie Schach spielen.

Doch Wellness gibt es nicht nur in Spas. Seit jeher wussten Menschen, dass echte Heilung eine gesunde Lebensweise über alle Lebensbereiche hinweg erfordert. Dieses ganzheitliche Mantra vertreten in diesem Buch vorausschauende Pioniere, die zeigen, dass Wellness viele Formen und Gestalten annehmen kann. Für manche geht es darum, Nahrung als wirksame Medizin einzusetzen und uns unsere Mahlzeiten von der Natur diktieren zu lassen. Andere wenden sich zur mentalen und physischen Heilung körperlicher Bewegung, sogenannten „Medicine Readings" oder heiligen Frauenzirkeln zu. Wieder andere bringen unsere Beautyroutinen Schritt für Schritt in Einklang mit unseren Körpern und der Welt um uns herum.

Wellnessenthusiasten finden immer häufiger Wege, Rituale und Anwendungen für möglichst viele Menschen zugänglich zu machen. Durch Beseitigung von Stereotypen versuchen sie, den Wellnessbegriff zu normalisieren und so seine allgemeine Akzeptanz zu erhöhen. In unserer oft einsamen Welt stellen Begegnungen mit Fremden bei der Meditation in der Dunkelheit, in einem Schlammbad oder beim gemeinsamen Kardiotraining den sozialen Kitt dar, der uns alle wieder mehr miteinander verbindet.

Wellness wird im Merriam Webster Dictionary als „Zustand guter Gesundheit, der aktiv als Ziel angestrebt wird" definiert. Der Weg zu einem gesunden Geist und Körper ist schwer. Aber es ist keineswegs selbstgefällig, sich Zeit für sich zu nehmen. Es macht uns schlicht menschlicher. Ein ausgeruhter und gut genährter Körper ist zu erstaunlichen Dingen fähig. Unsere Vorfahren würden behaupten, dass genau jetzt der ideale Zeitpunkt für Spa und Sport gekommen ist. Denn wir alle verdienen es, uns lebendig und gesund zu fühlen.

KARI MOLVAR ist Autorin und Redakteurin mit dem Fokus Wellness unter dem Aspekt Design, Kultur und Style. Als Online-Redakteurin schreibt sie für *T: The New York Times Style Magazine* und ist die Gründerin von Rutine Matters. Ihre Arbeiten sind v.a. in *Vogue* und *The Wall Street Journal* erschienen.

Die heilende Hitze von Saunas und Banjas

Sie sind heiß, trocken und feucht zugleich – perfekte Bedingungen für Muskelentspannung, mentale Beruhigung und Tiefenreinigung der Haut.

Für Freya McOmish ist es das Highlight der Woche in einem spärlich beleuchteten Raum aus Holz Wasser über heiße Steine zu schöpfen und ordentlich ins Schwitzen zu kommen. „In der Sauna kann man nachdenken, meditieren und sich mit seinem Körper verbinden", findet die in Kopenhagen lebende Mitbegründerin von Scandinavia Standard, einer Website für skandinavische Kultur und Design. „Man verlässt sie mit vollständig gereinigten Poren, gelockerten Muskeln und einem intensiven Glücksgefühl."

Das High nach dem Saunagang ist mit dem Hochgefühl nach dem Sport zu vergleichen – mit dem Unterschied, dass man sich in der nach Zedernholz duftenden Kabine kaum bewegt. „Es geht um Entspannung und Entgiftung", beschreibt Jasmi Bonnén aus Finnland, Gründerin der Hautpflegelinie Nuori, das Geheimnis des Saunierens. Das aus dem Finnischen stammende Wort „Sauna" beschreibt einen holzverkleideten, wärmegedämmten Raum, der von einem Ofen beheizt wird, in dem Steine liegen, die Temperaturen von über 100 °C verströmen können. Das mag sich erst einmal unerträglich anhören, doch man kann sich daran gewöhnen. In Finnland

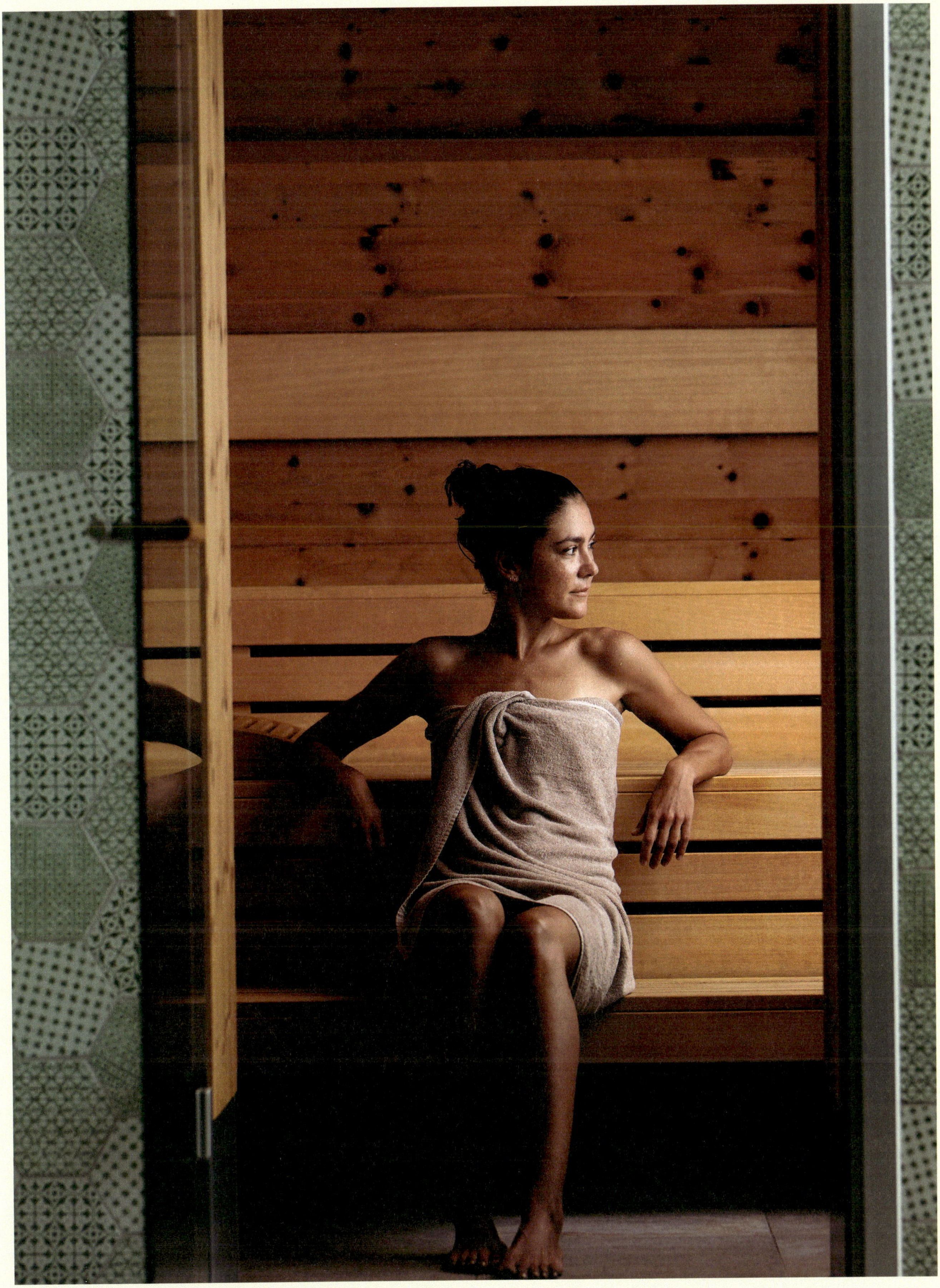

Im VIVAMAYR Altaussee kann man in mehreren Saunas, Dampf- und Solebädern entspannen.

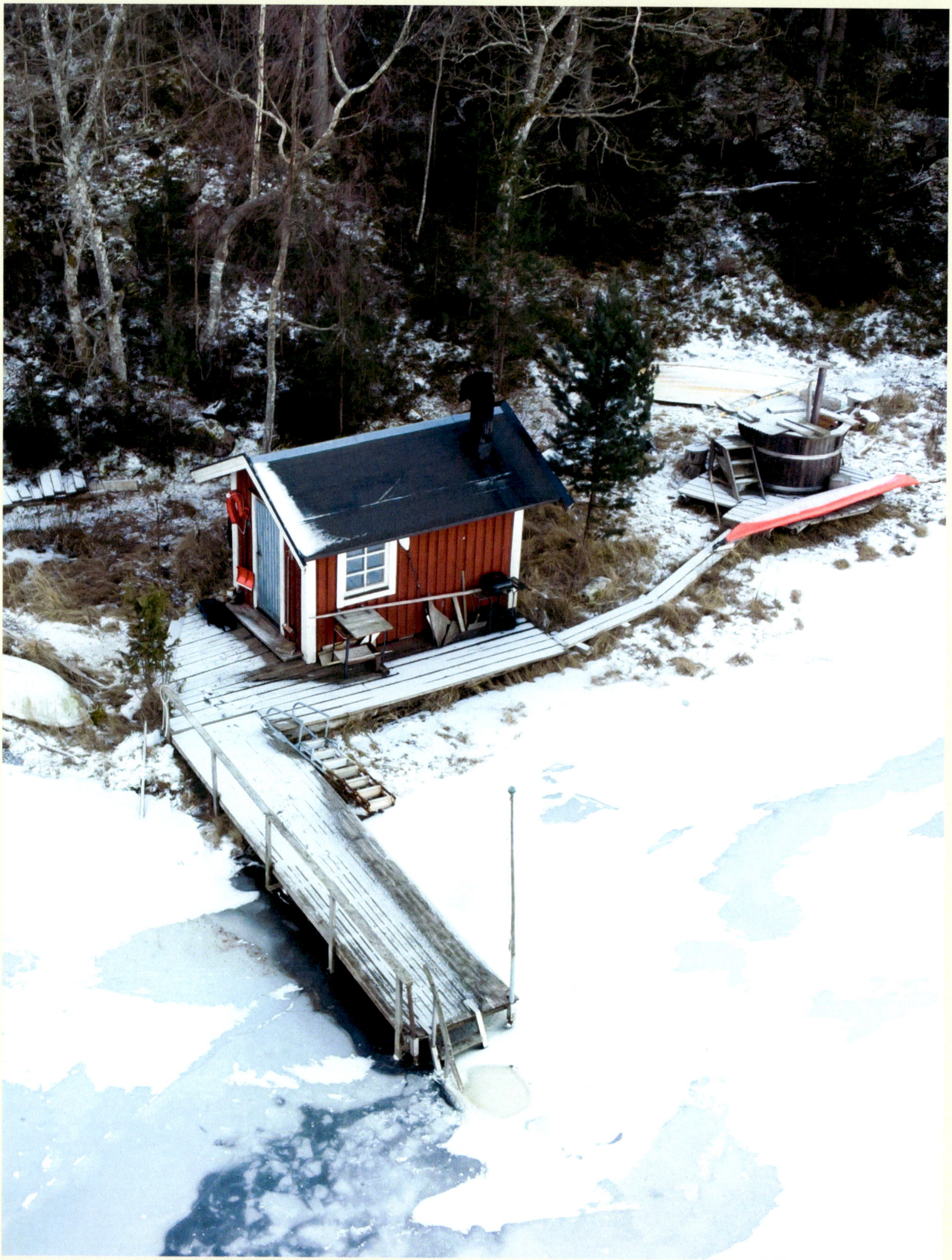

Eine rustikale Sauna in einer traditionellen roten Hütte an einem vereisten See in Schweden.

gehen verblüffende 99 Prozent der Menschen regelmäßig in die Sauna.

Die Hitze soll einen richtig stark zum Schwitzen bringen und so das Reinigungssystem des Körpers anregen, Fremdstoffe loszuwerden. „Nach der Sauna sieht meine Haut immer viel strahlender und reiner aus", verrät Bonnén. Die hohe Temperatur und der Dampf helfen den Muskeln indessen Spannung abzubauen, während die stille, dunkle Umgebung den Geist entspannt. Hitzeunterbrechungen durch eine kalte Dusche oder ein eisiges Bad in einem See sorgen für einen Endorphinschub und ein wohliges Gefühl mit positivem Langzeiteffekt. „Nach dem Saunieren schlafe und fühle ich mich besser", behauptet Bonnén.

Bei den ersten Saunas der Steinzeit in Nordeuropa, Russland, Estland

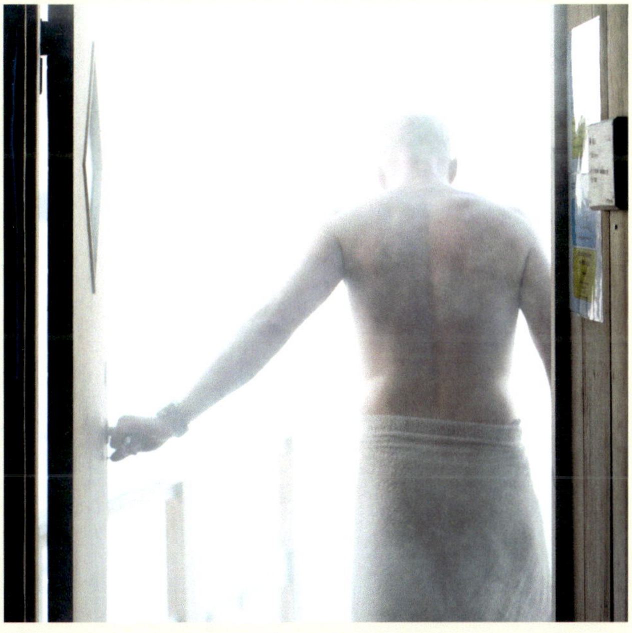

In der Sauna ist es üblich, ein Handtuch als Unterlage zu verwenden.

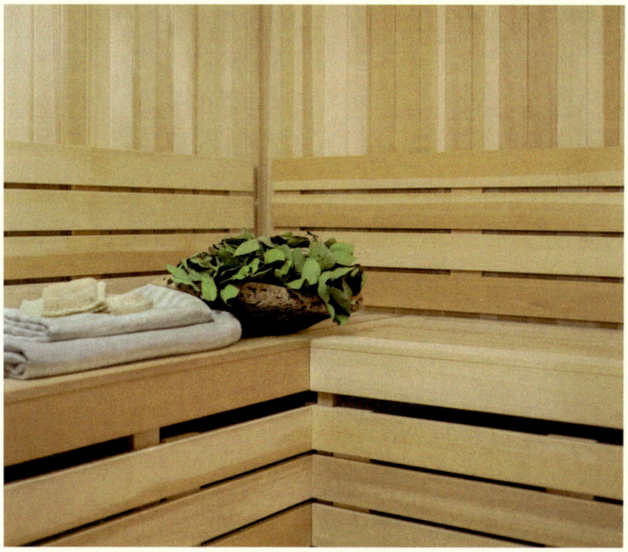

Regelmäßige Hitzepausen an der kalten Luft wirken belebend auf den Körper.

und vielen slawischen Ländern ging es aber weniger um Entspannung als vielmehr darum, nicht zu erfrieren. Sie befanden sich in Lehmhütten, die mit Tierhautlappen bedeckt waren und mit großen Steinen erwärmt wurden, die man zuvor in einem Feuer im Freien erhitzte und dann in eine Vertiefung schaufelte. Wenn man die Steine mit Wasser bespritzte, dampften sie. Aus diesen Hütten entwickelten sich atmosphärische Orte der spirituellen Reinigung. In Finnland bringen alte Sagen die Sauna mit vielen bedeutenden Ereignissen in Verbindung: Kinder wurden in ihnen geboren (der Rauch galt als natürliches Desinfektionsmittel), Frauen genossen ein letztes Schweißbad vor der Hochzeit und Kranke brachte man zum Sterben dort hinein. Die Sauna diente zudem als Trockenkammer zur Haltbarmachung von Fleisch und Getreide und war, laut Bonnén, gleichzeitig ein Ort magischer Rituale. Wer ein fruchtbarkeitsförderndes Kräuterbad suchte, war dort richtig.

Der interessanteste Bestandteil der Saunazeremonie ist die *vihta*, eine Rute aus belaubten Zweigen, mit der man den eigenen Körper auspeitscht, um die Durchblutung anzuregen. Bonnén bevorzugt Birkenzweige, deren Blätter ätherische, aufweichende und entgiftende Öle enthalten, die freigesetzt werden, wenn man die *vihta* in Wasser taucht und dann sanft die eigene Haut damit peitscht. Sie erinnert sich gern an ihren Großvater zurück, der die Ruten in ihrem Sommerhaus herstellte. „Er schenkte mir eine winzige *vihta* aus den jüngsten, weichsten Birkenzweigen. Ich weiß noch, wie ich sie in einen Wassereimer tunkte und dann mein Gesicht hineinpresste, um den Duft der frischen Blätter einzuatmen."

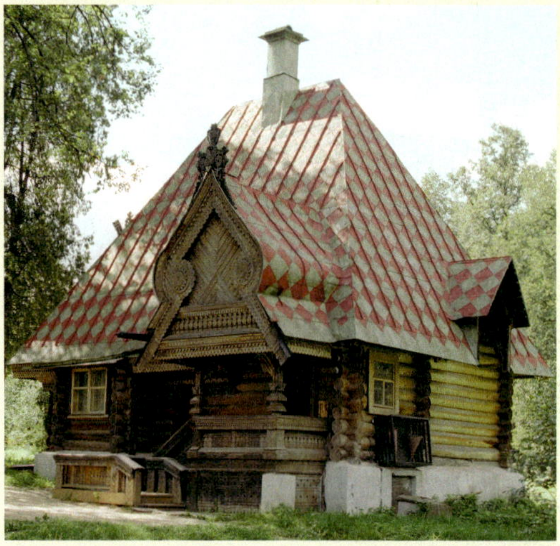

Holzsauna in Abramzewo, einem nördlich von Moskau gelegenen Gut aus dem 19. Jahrhundert, das einst als Künstlerkolonie diente.

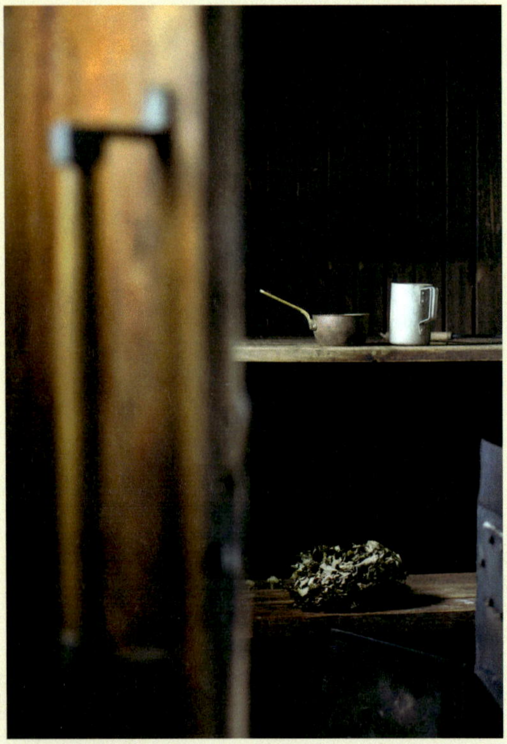

Tee und kleine Snacks sorgen für körperliche Stärkung nach dem Saunabad.

Saunaluft ist gesund. Sie ist heiß und trocken, aber trocknet die Haut dank des ausgeklügelten Designs nicht aus. Anders als Dampfbäder, die einfach heiß und feucht sind, lässt sich der Feuchtigkeitsgrad der Sauna anpassen, indem man Wasser auf die Steine gießt. Die traditionelle russische Banja ähnelt der finnischen Sauna, ist aber feuchter. In der altmodischen Rauchsauna hingegen gibt es einen Ofen und ein Holzfeuer, unter dem Steine liegen. Nachdem der Rauch durch den Raum zirkuliert ist, entweicht er durch kleine Entlüftungsklappen im Dach oder der Wand. Puristen schwören auf diesen Saunatyp. Der Rauch sorge für einen angenehmen Geruch, wie der Architekt Allan Konya in seinem Buch *Finnish Sauna* betont. Es gibt auch Saunaöfen, die mit Holz oder elektronisch beheizt werden.

Eine traditionelle estnische Rauchsauna von innen

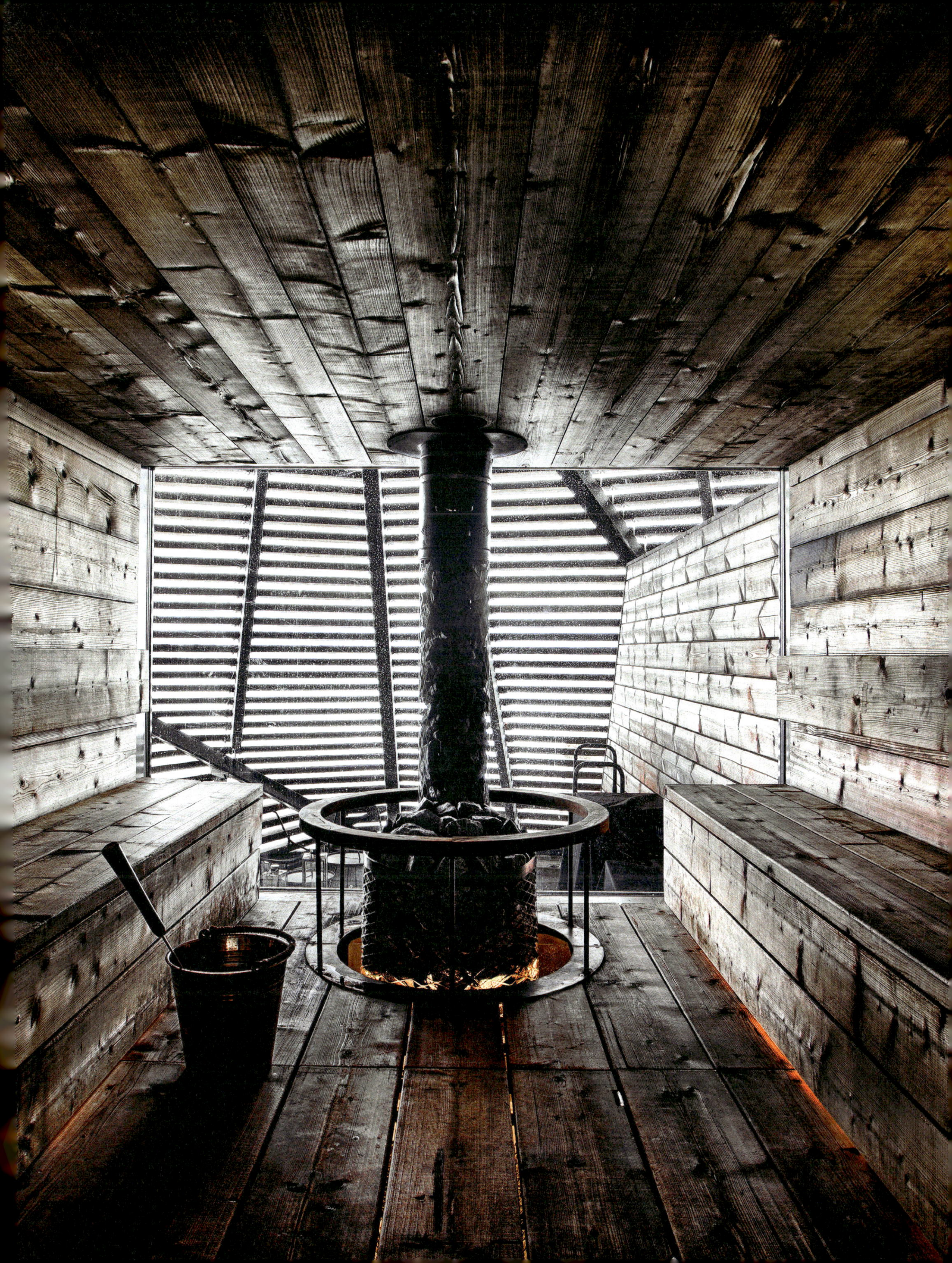

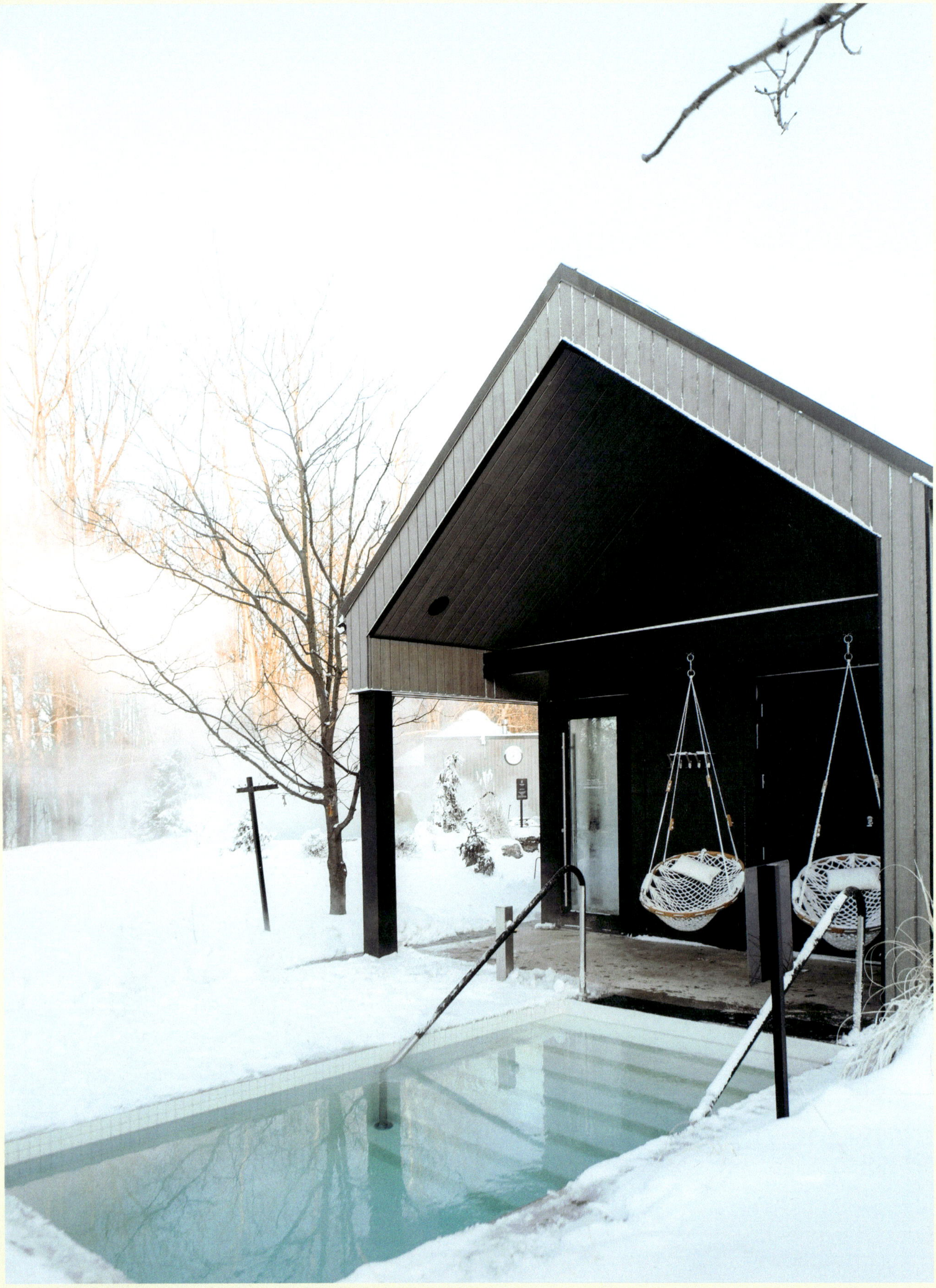

Saunas sind insbesondere im Winter in Gebrauch, wenn die kalte Luft einen erfrischenden Kontrast zur intensiven Hitze bietet.

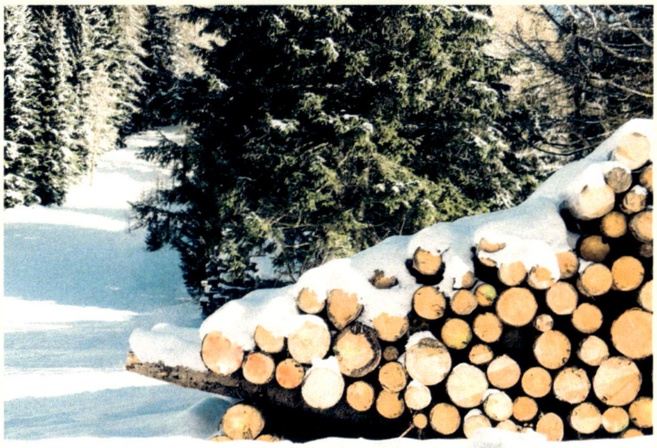

Saunas werden aus Zedern-, Fichten-, Eukalyptus-, Schierlings- und Kiefernholz gebaut.

Die letztere Variante wurde im 20. Jahrhundert erfunden und funktioniert per Knopfdruck. Das hat maßgeblich zur heutigen Verbreitung der Sauna beigetragen. Und doch insistieren Anhänger der Rauchsauna laut Konya, dass ohne Räucheraroma keine echte Saunaatmosphäre aufkomme. Das Thema wird wohl im wahrsten Wortsinn heiß diskutiert bleiben.

Das generell zähe Temperament und die natürliche Robustheit der Skandinavier geht Hand in Hand mit ihrer Liebe zur Sauna. Sie erfordert nur vier Elemente – Holz, Stein, Feuer und Wasser –, und als sich das Leben noch auf Bauernhöfen abspielte, half sie, die Schmerzen der körperlichen Arbeit zu lindern. „Hunderte Jahre später wachsen die meisten finnischen Kinder mit der Tradition der Wochenendsauna auf – einem Familienritual, welches das Ende der Arbeits- und Schulwoche einläutet", sagt Bonnén. „Bei einem Fest oder einem Treffen mit Freunden geht es in finnischen Haushalten und am Arbeitsplatz immer in die Sauna." Während manch einer Urlaub mit Nichtstun gleichsetzt, geht man in Finnland raus in die Natur, um zu wandern, zu schwimmen oder zu angeln. „Im Winter ist es nach dem Joggen, Spazierengehen oder Skifahren besonders schön in der Sauna", sagt Bonnén. „Und im Sommer ist der Gang in die Sommerhaussauna am See das absolute Highlight."

Mit einer Gruppe von Freunden nackt zu sein, könne sich „sehr befreiend" anfühlen, findet McOmish. Festgeschriebene Regeln gibt es nicht, aber ein paar Tipps können helfen, das Beste aus einem Saunabesuch zu machen. Je nachdem ob öffentliche oder private Sauna – viele Finnen beispielsweise haben eine Sauna zu Hause –, wäscht man sich vorher oder nicht. Männer und Frauen gehen oft zusammen in die

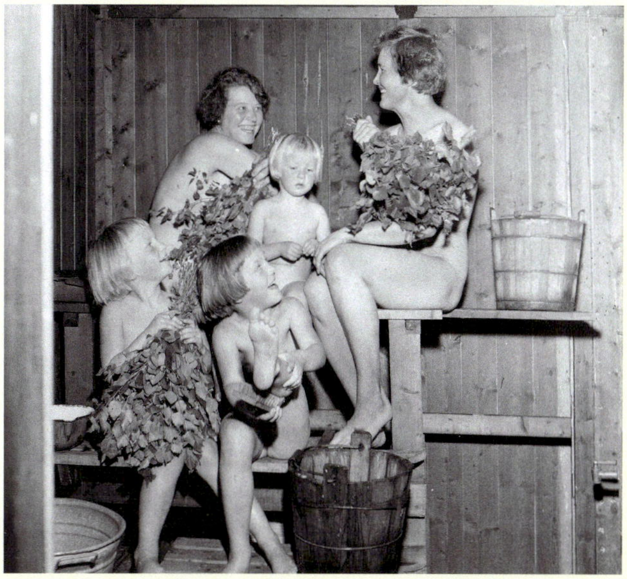

Eine Familie sauniert mit *vihtas*, Bündeln aus belaubten Birkenzweigen.

Sauna und grundsätzlich sauniert man nackt auf einem Handtuch. Oben ist die Luft heißer, darum sollte man sich als Anfänger am besten auf eine der unteren Bänke setzen oder – noch besser – legen: So verteilt sich die Hitze am gleichmäßigsten im Körper.

In russischen Saunas tragen manche Leute Handschuhe und einen Filzhut, um die Hände zu schützen und den Kopf kühl zu halten. Ein sehenswerter Look! In der Banja Sanduny in Moskau, die bereits seit dem 19. Jahrhundert in Betrieb ist und noch immer gern von Einheimischen besucht wird, kann man sich den wohltuenden Hieben der *wenik* (die russische Variante der finnischen vihta aus Weißbirken-, Eichen- und Eukalyptuszweigen) hingeben.

In einer Sauna gibt es neben der *vihta* nur einen Holzeimer und eine Kelle, mit der Wasser auf die heißen Steine geschöpft wird. Nach etwa zehn Minuten sollte man der Hitze mit einem Sprung in den See oder einer kurzen kalten Dusche entfliehen. Alternativ kann man sich auch im Schnee rollen (ja, nackt!) oder in ein Eisloch in einem gefrorenen See eintauchen (meistens gibt es eine Leiter zum Rein- und Rausklettern, trotzdem ist diese Maßnahme mit Vorsicht zu genießen).

Nach einem erneuten Heißkaltwechsel folgt dann eine letzte Dusche, um den Schweiß abzuwaschen. Dann sollte man Flüssigkeit in Form von Wasser oder anderen Getränken zuführen. In der Sauna Hermanni in Helsinki zum Beispiel können Kunden ihre eigenen Erfrischungsgetränke mitbringen und nach der Sauna Wursthäppchen und Snackplatten mit Oliven, Käse, Knoblauch,

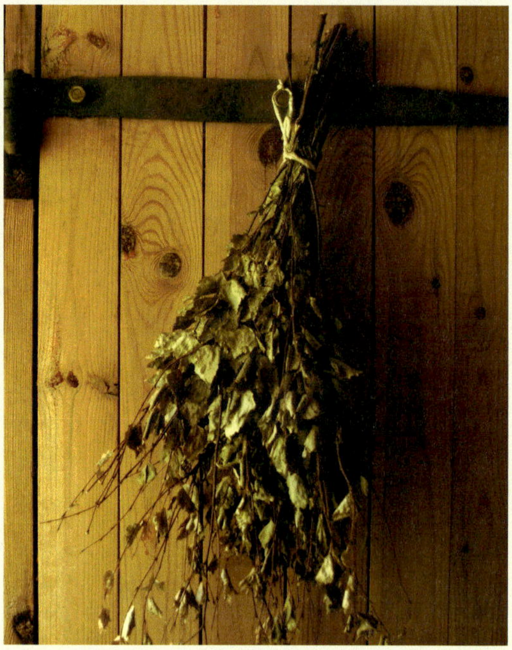

Eine typische russische *wenik* aus Birkenzweigen.

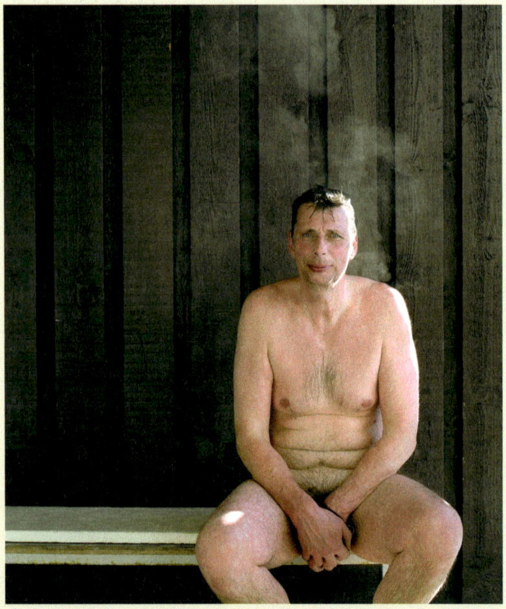

Wer möchte, kann sich nach dem Besuch der Vuorilammen Sauna im finnischen Jyväskylä beim Eisschwimmen oder Eistauchen in einem zugefrorenen See abkühlen.

Gürkchen und Jalapeños bestellen. Die meisten öffentlichen Saunas kosten nur wenig Eintritt, manche sind sogar kostenlos, wie das Allmänna Badet im schwedischen Göteborg, das in einem modernistischen Gebäude von 2015 untergebracht ist, das vollständig aus recycelten Materialien besteht und über dem Fluss Göta älv schwebt.

Am Saunaerlebnis hat sich im Lauf der Zeit nicht viel geändert. Ihre behagliche Wärme macht sie zu einem gemütlichen, sicheren Ort, um der rauen Welt draußen für einen Moment zu entkommen. Für Konya hat der finnische Autor Hillari Johannes Viherjuuri die simple, aber tiefe Euphorie, die sich nach dem Saunagang einstellt, sehr trefflich beschrieben: „Dann ist jede noch so kleine Anspannung verschwunden, und in dieser Atmosphäre ungestörter Seelenruhe fühlt man sich wie in eine andere, imaginäre Welt versetzt."

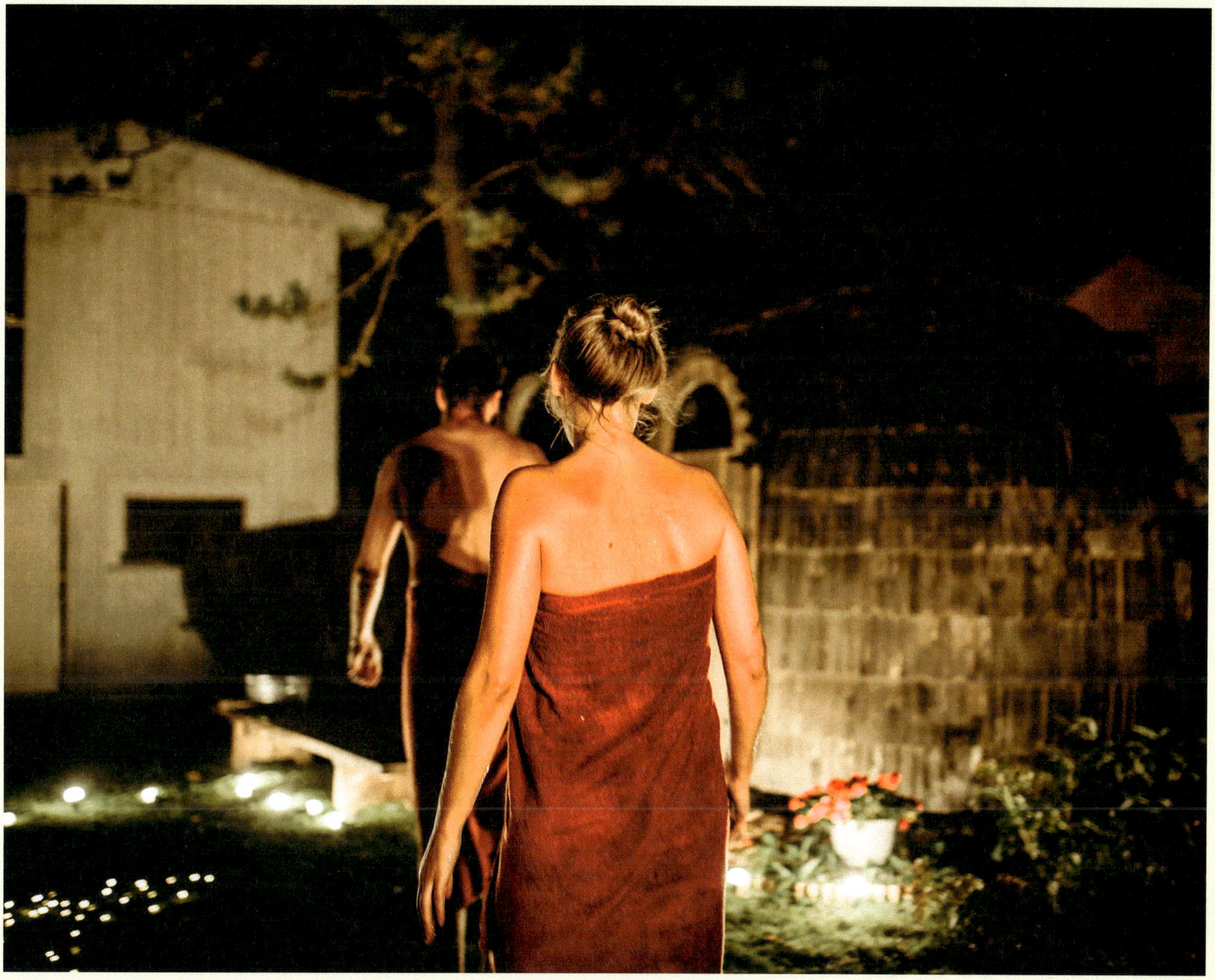

In der Rangi Saun in Estland wird Saunieren zur sozialen Aktivität.

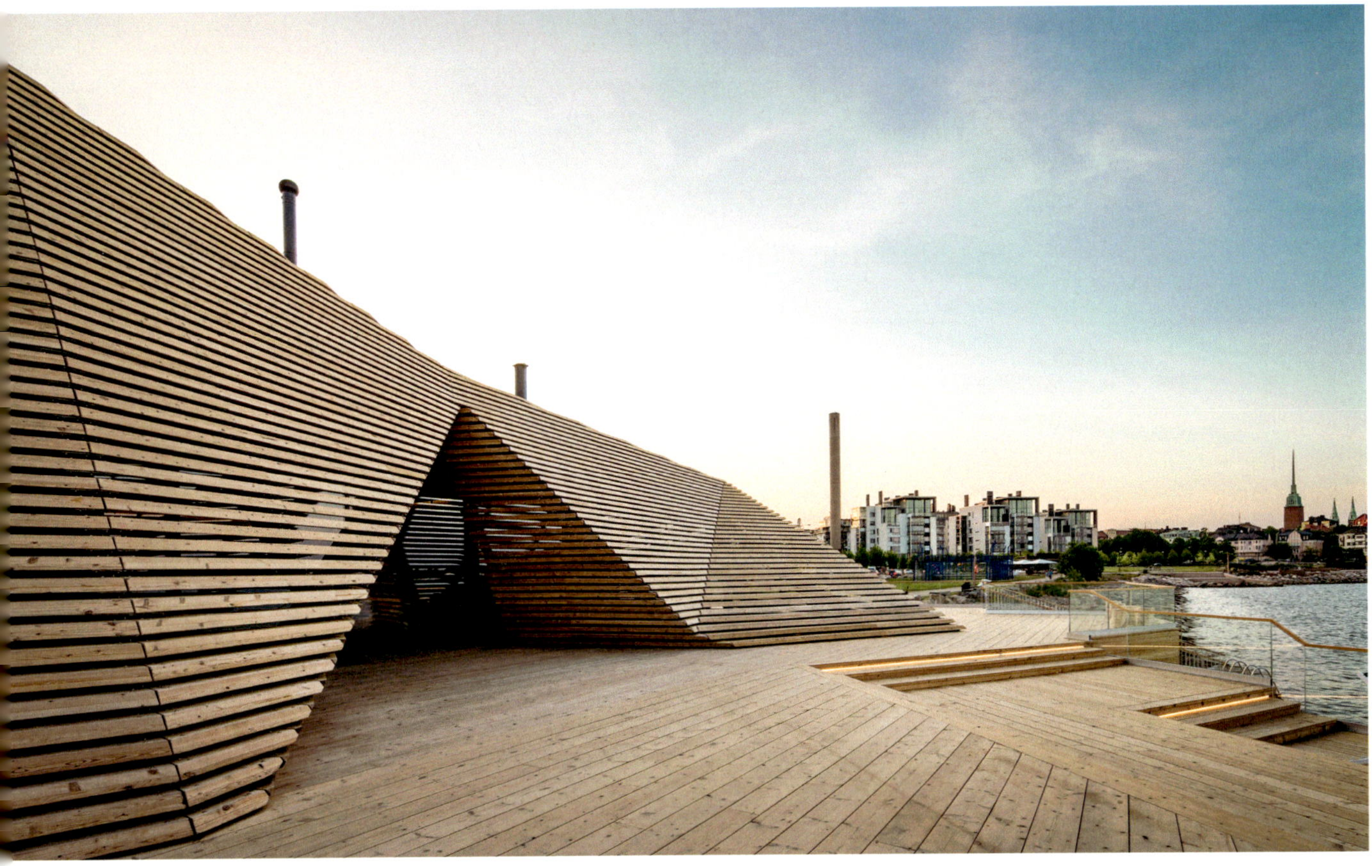

Volldampf voraus

LÖYLY
HELSINKI, FINNLAND

Helsinki mag im Winter ein dunkler, kalter Ort sein, doch die Einheimischen begrüßen diese Tatsache mit offenen Armen – und am liebsten ohne Kleidung. Es geht schließlich nichts über einen gemeinsamen Saunagang.

In Finnland gibt es bekanntermaßen mehr Saunas als Autos. Neben den knapp 3,3 Millionen Heimsaunen (etwa eine pro Haushalt) sind auch Gemeinschaftssaunen höchst beliebt.

Ein besonders eindrucksvolles Beispiel ist Löyly (das Wort bedeutet „Saunadampf" auf Finnisch) in Helsinki. Die 2016 eröffnete Sauna des finnischen Schauspielers Jasper Pääkkönen direkt an der Ostsee ist in einem markanten, minimalistischen Bau aus 4.000 individuell zugeschnittenen, hitzebehandelten Kiefernbrettern untergebracht. Die nachhaltige Außenfassade schützt das Gebäude vor dem rauen Meeresklima und dunkelt das Innere ab, um den Energieverbrauch zu reduzieren.

Eine der drei holzbeheizten Saunas ist eine traditionelle Rauchsauna. „Eine absolute Seltenheit für eine Stadtsauna", sagt Jessina Koski vom Löyly-Team. In diesem Saunatyp soll eine besonders reinigende Hitze herrschen. Die Umkleidekabinen sind nach Geschlechtern getrennt, der Rest der Sauna nicht. Nach dem Saunagang lädt das eisige Meer zu einer schnellen, höchst erfrischenden Abkühlung ein. Bei zugefrorenem Wasser bietet sich dafür auch ein Bad in einem *Avanto* (einem in die Eisdecke gebohrten Loch) an – „ein beliebtes Hobby in Finnland", ergänzt Koski.

Danach warten die gemütliche Saunalounge mit Kamin oder das dazugehörige nachhaltige Restaurant, in dem nordische Spezialitäten serviert werden (von wildem Rentierfleisch aus Lappland bis hin zu Preiselbeeraufstrichen). Im Sommer kann man sich auch auf der Terrasse direkt am Wasser von der Sonne trocknen lassen, die Augen schließen und „dem Geräusch der Wellen unter den Füßen lauschen", so Koski.

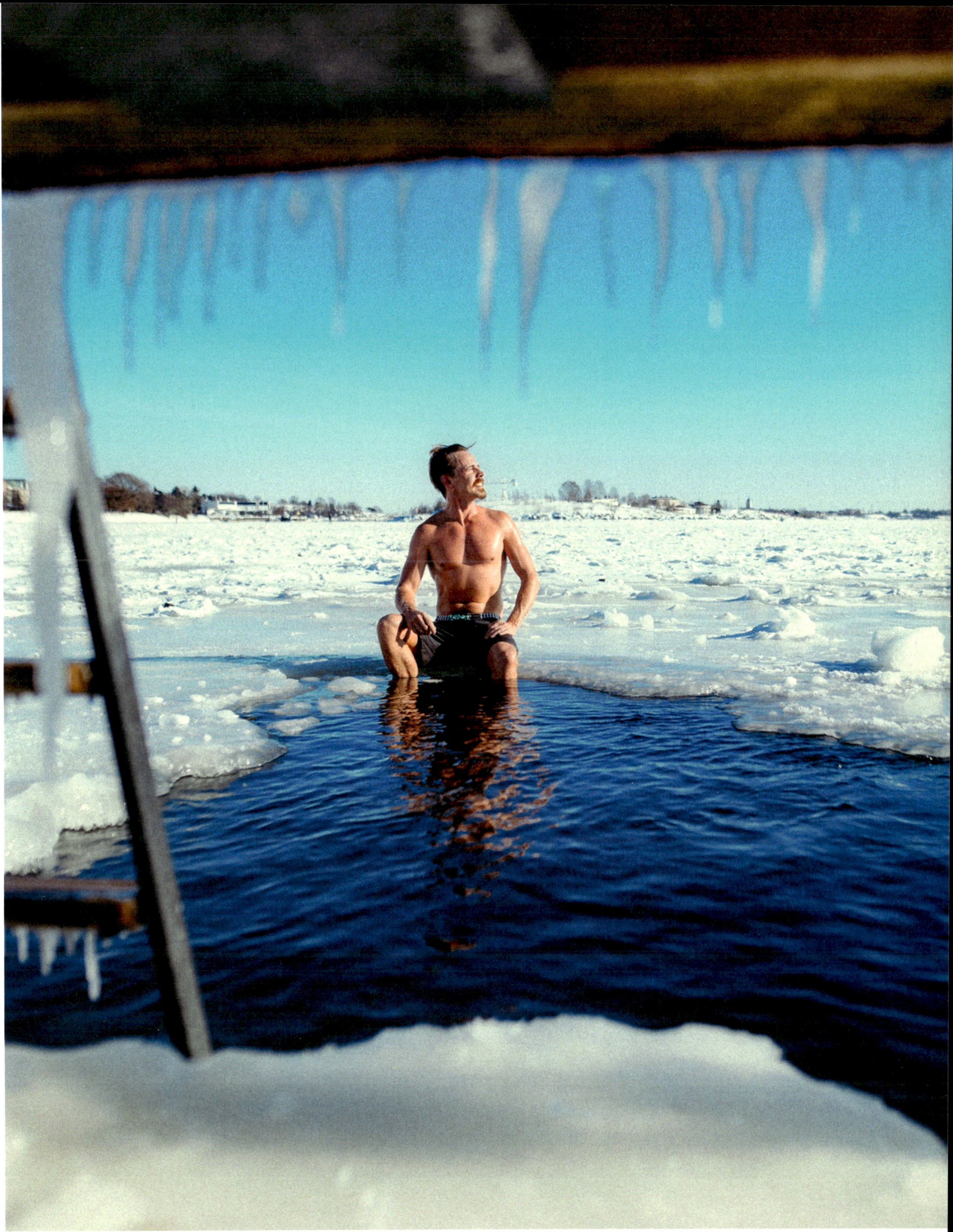

← Löyly befindet sich in einem kantigen Bau aus 4.000 individuell zugeschnittenen, hitzebehandelten Kiefernbrettern, der direkt neben der Ostsee steht.

↑ Nach dem Saunagang kann man – wie viele Finnen – in ein *Avanto* (ein gebohrtes Loch in der Eisdecke) springen, um sich im eisigen Meer zu erfrischen.

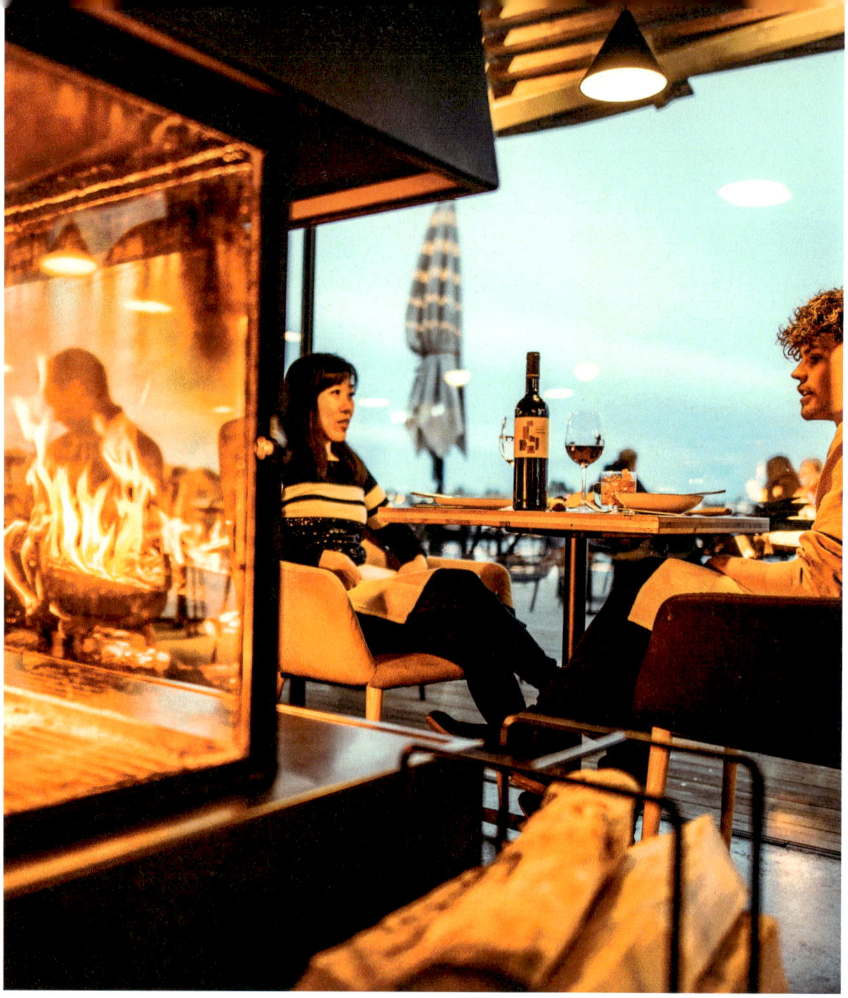

→ Um zwischendurch Kraft zu tanken, kann man sich an den gläsernen Kamin des zugehörigen Restaurants setzen und finnische Spezialitäten genießen.

↓ ↘ Löyly verfügt über drei Saunas, darunter eine traditionelle Rauchsauna mit Holzofen und eine Privatsauna, die für größere Gruppen reserviert werden kann.

→→ Die große Außenterrasse reicht bis über das Wasser. Im Sommer ist sie ein idealer Ort, um sich hinzulegen, zu trocknen und den Wellen zu lauschen.

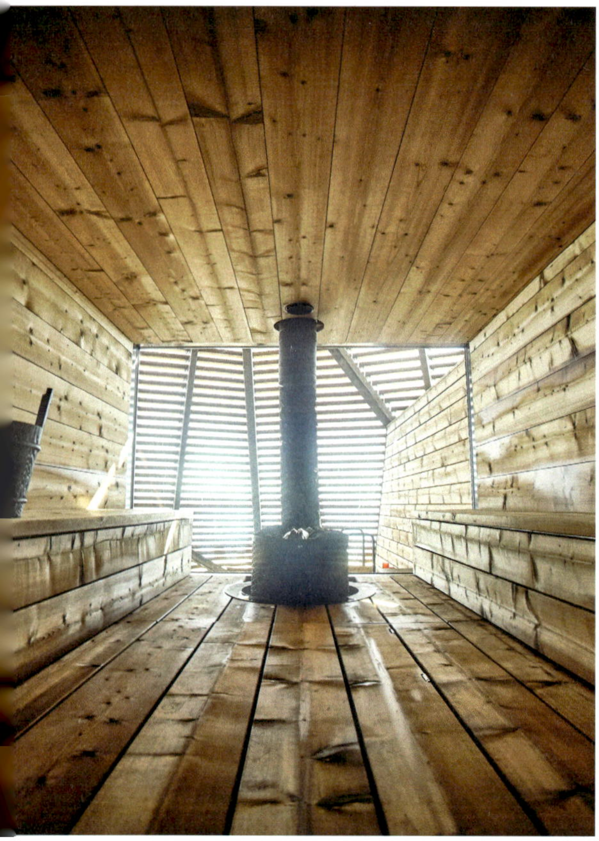

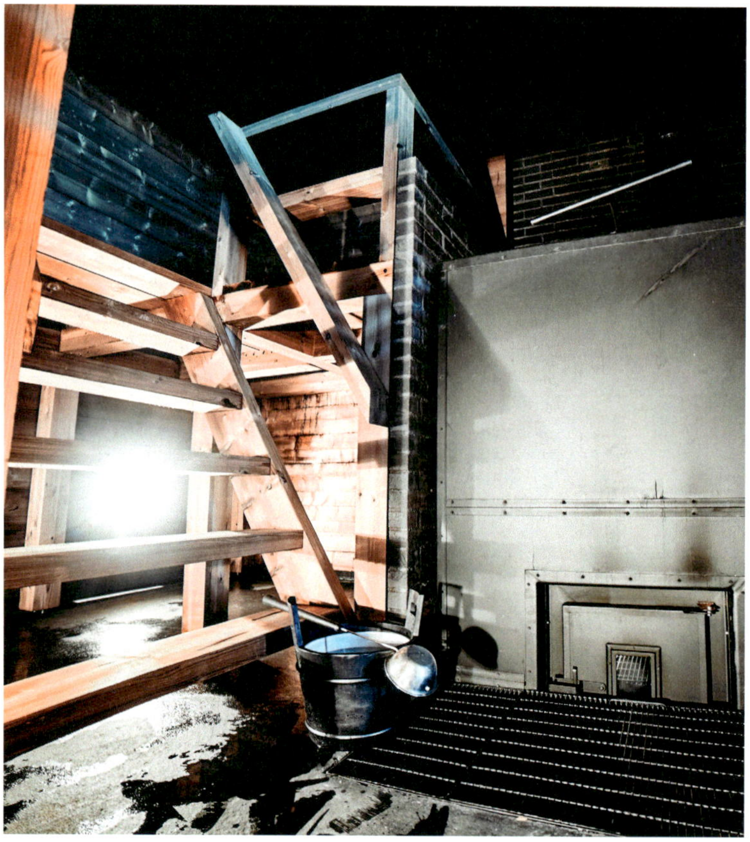

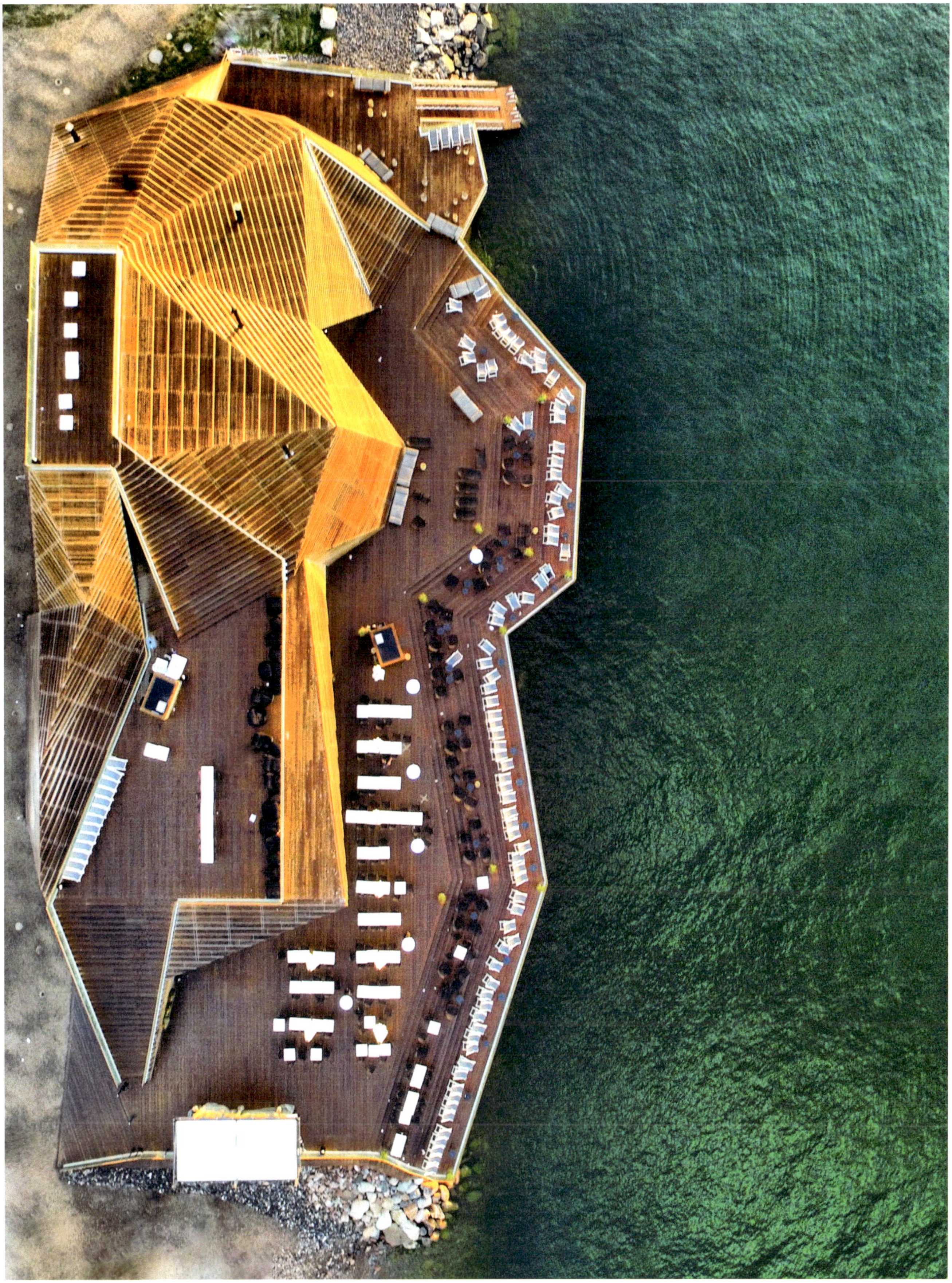

Spektakuläre Pools unweit des Polarkreises

GEOSEA - GEOTHERMAL SEA BATHS
HÚSAVÍK, ISLAND

Viele Jahre lang hüteten die Bewohner des isländischen Orts Húsavík ein lokales Geheimnis: Nördlich des Fischerdorfs, in Húsavíkurhöfði, liegt eine geothermale Meerwasserquelle mit einer hohen Konzentration an hautheilenden Mineralien.

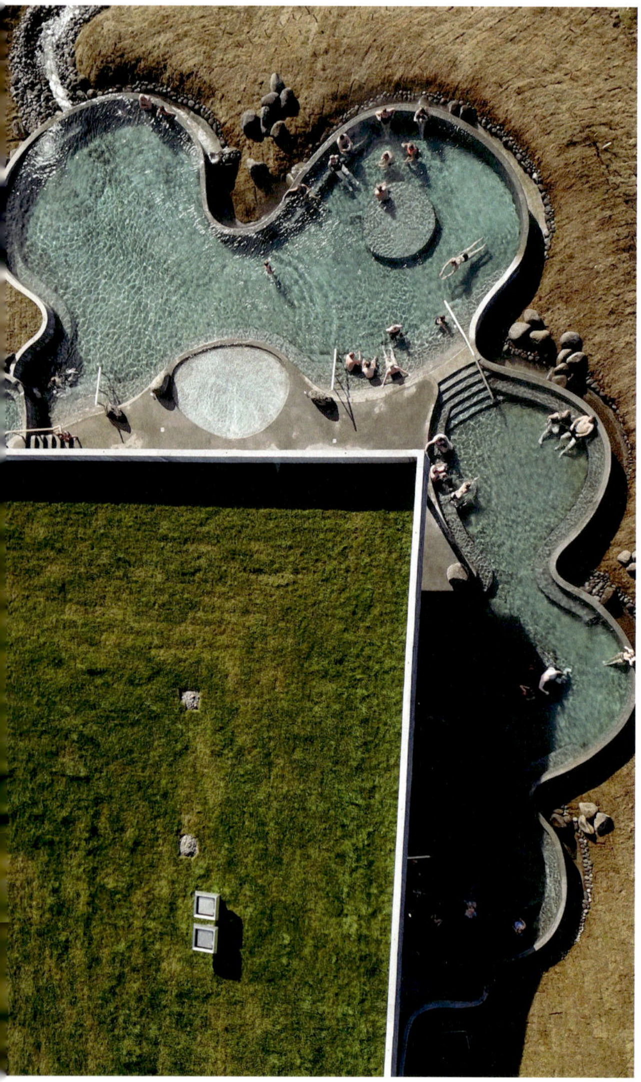

Das Wasser ist so mineralreich, dass es nicht zum Verzehr oder zum Heizen von Häusern geeignet ist. Anstatt es ungenutzt versickern zu lassen, bewiesen die Dorfbewohner nordischen Pragmatismus. Sie errichteten ein Naturbad aus einem alten Käsefass, das sie zur Badewanne umfunktionierten. So konnten sie die Vorzüge des Thermalmeerwassers genießen, das Muskelverspannungen lösen, Hautkrankheiten lindern und den Körper allgemein stärken soll.

Das Käsefass war zwar charmant, aber nicht besonders geräumig. Glücklicherweise öffnete im Jahr 2018 das GeoSea in den Hügeln von Húsavík in der Nähe des gelben Leuchtturms, der die Skjálfandibucht überwacht. Die mit Mineralwasser aus Húsavíkurhöfði und dem Hafen von Húsavík betriebene Anlage ist eine entspannte und ruhige Alternative zu Islands bekanntestem Thermalfreibad, der Blauen Lagune (Bláa Lónið), die zu Stoßzeiten von Horden von Selfie-Touristen heimgesucht wird. Auf dem Gipfel der steilen Klippe im Norden des Landes herrscht eine friedlichere Atmosphäre: Einheimische kommen zum Feierabend mit ihren Kindern im Schlepptau, um ein paar Züge im heilenden Wasser zu schwimmen, eine Flasche lokales Bier zu genießen und Wale in der fernen Bucht zu beobachten.

Die Eintrittspreise sind mit etwa 32 Euro pro Tag moderat. Handtücher, Bademäntel und die obligatorische Badebekleidung können vor Ort geliehen werden. Seine Habseligkeiten kann man vor dem Baden in minimalistischen Umkleidekabinen aus Stein und Naturholz verstauen. Für das leibliche Wohl sorgt ein Restaurant, das nordische Snacks, Biosäfte und Tee serviert, die man auf einer Außenterrasse genießen kann. Viel Sonne ist aufgrund der extrem nördlichen Lage (der Polarkreis ist so nah, dass man sie oft nur am Horizont sehen kann) allerdings nicht zu erwarten. Das Käsefass ist zwar nicht mehr in Betrieb, als Húsavíker genießt man dafür jetzt lebenslang freien Eintritt im GeoSea.

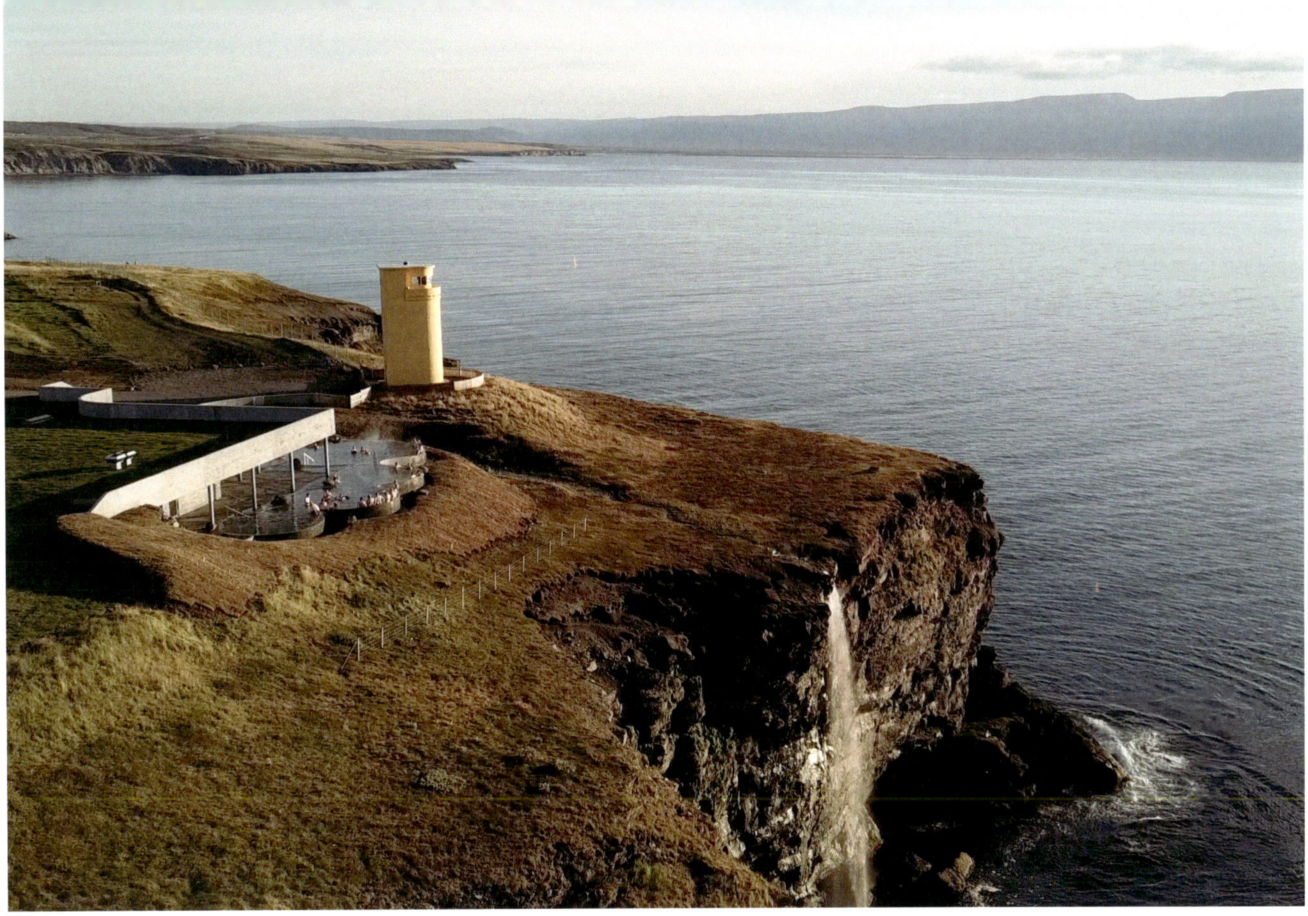

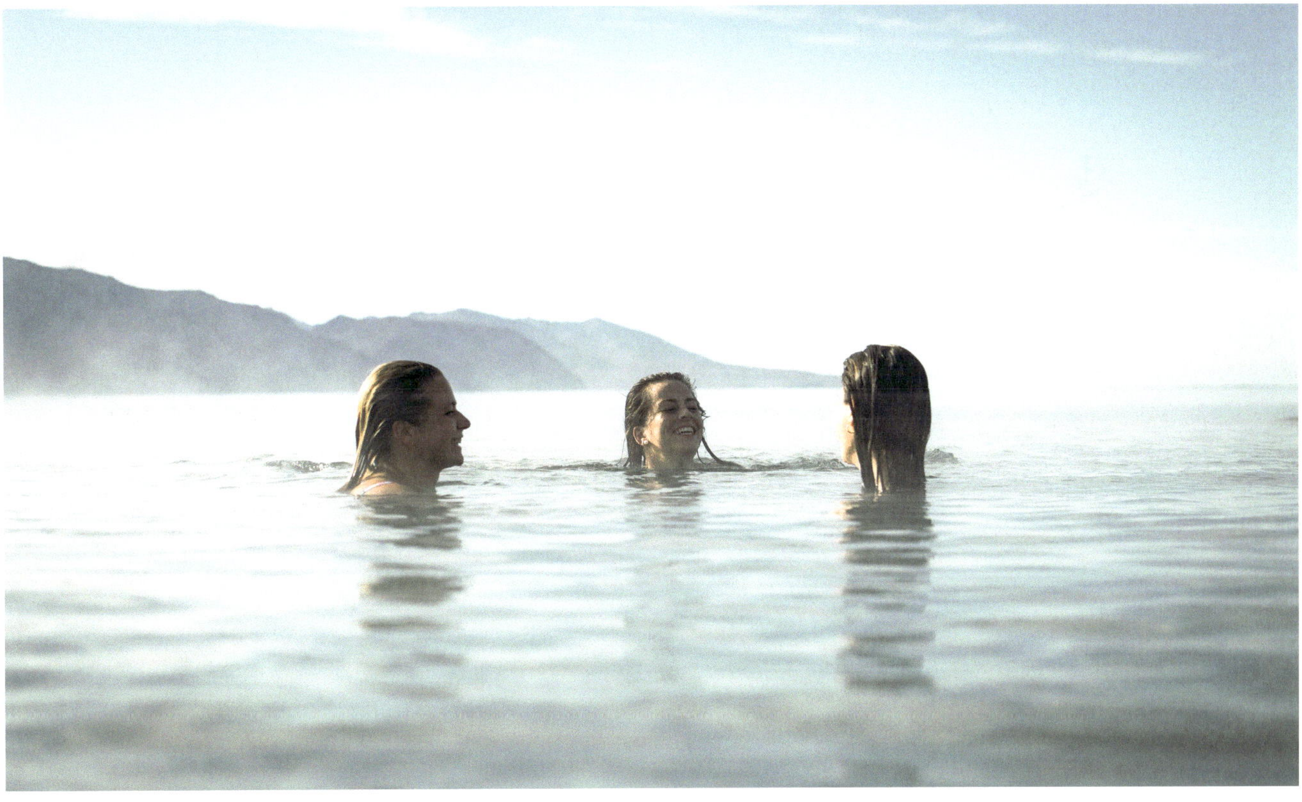

← Das Thermalwasser ist reich an hautheilenden Mineralien und entspringt der Erde mit einer Temperatur von etwa 38 °C.

↑↑ Das GeoSea liegt auf einer Bergkuppe in einem entlegenen Fischerdorf im Nordosten Islands an der Küste der Grönlandsee.

↑ Badegäste kommen, um die atemberaubende Aussicht auf die Bergkette, die Skjálfandibucht unterhalb der Klippen und den Polarkreis am Horizont zu genießen.

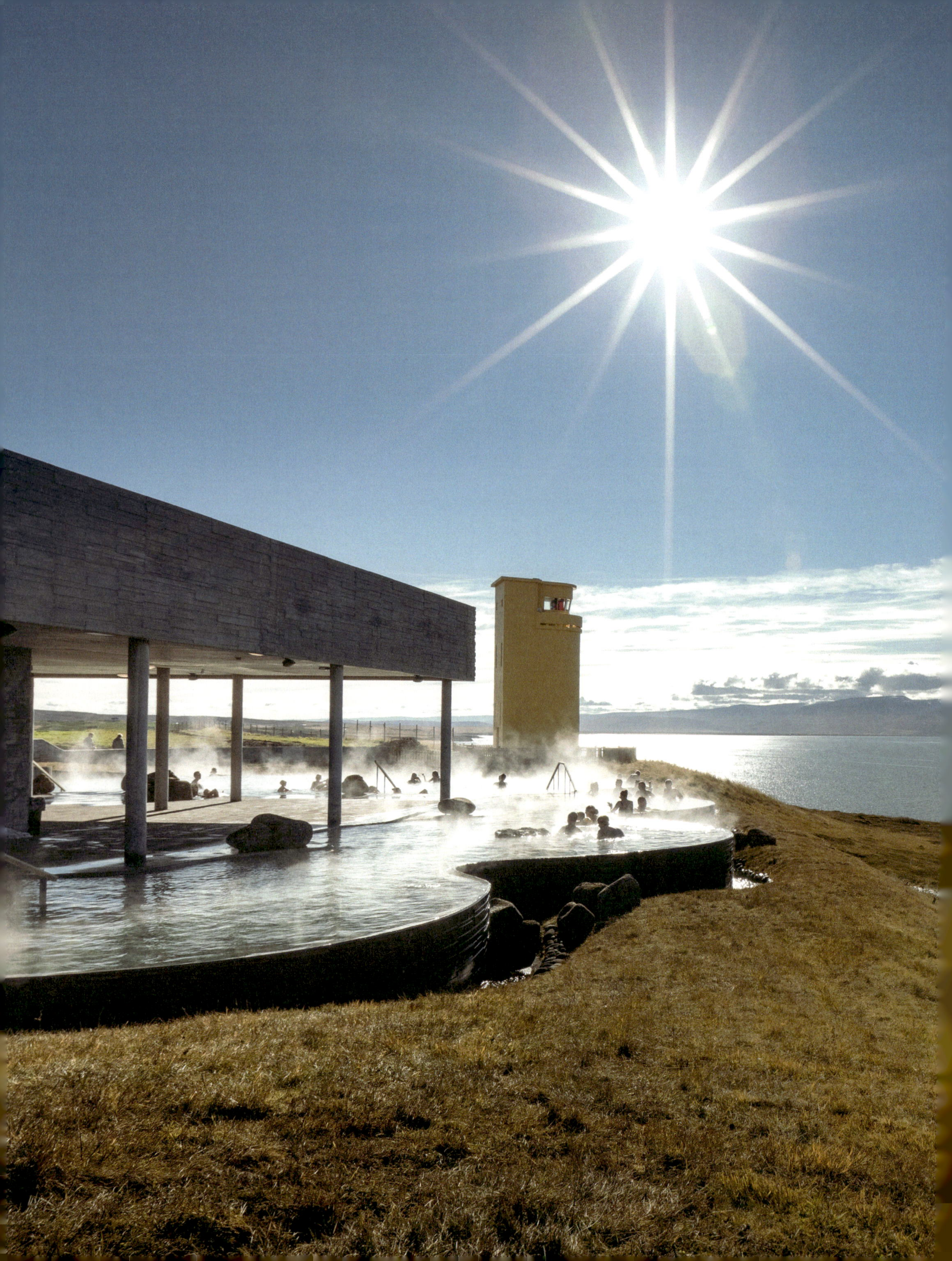

← Die Terrasse des vom isländischen Architekturbüro Basalt entworfenen Eingangs umspannt die fünf verbundenen Infinity Pools und bietet einen eindrucksvollen Ausblick aufs Meer.

→ Das Wasser in den Becken des GeoSea stammt sowohl aus dem Meer als auch aus der Erde und muss dank seiner ständigen Zirkulation nicht gechlort werden.

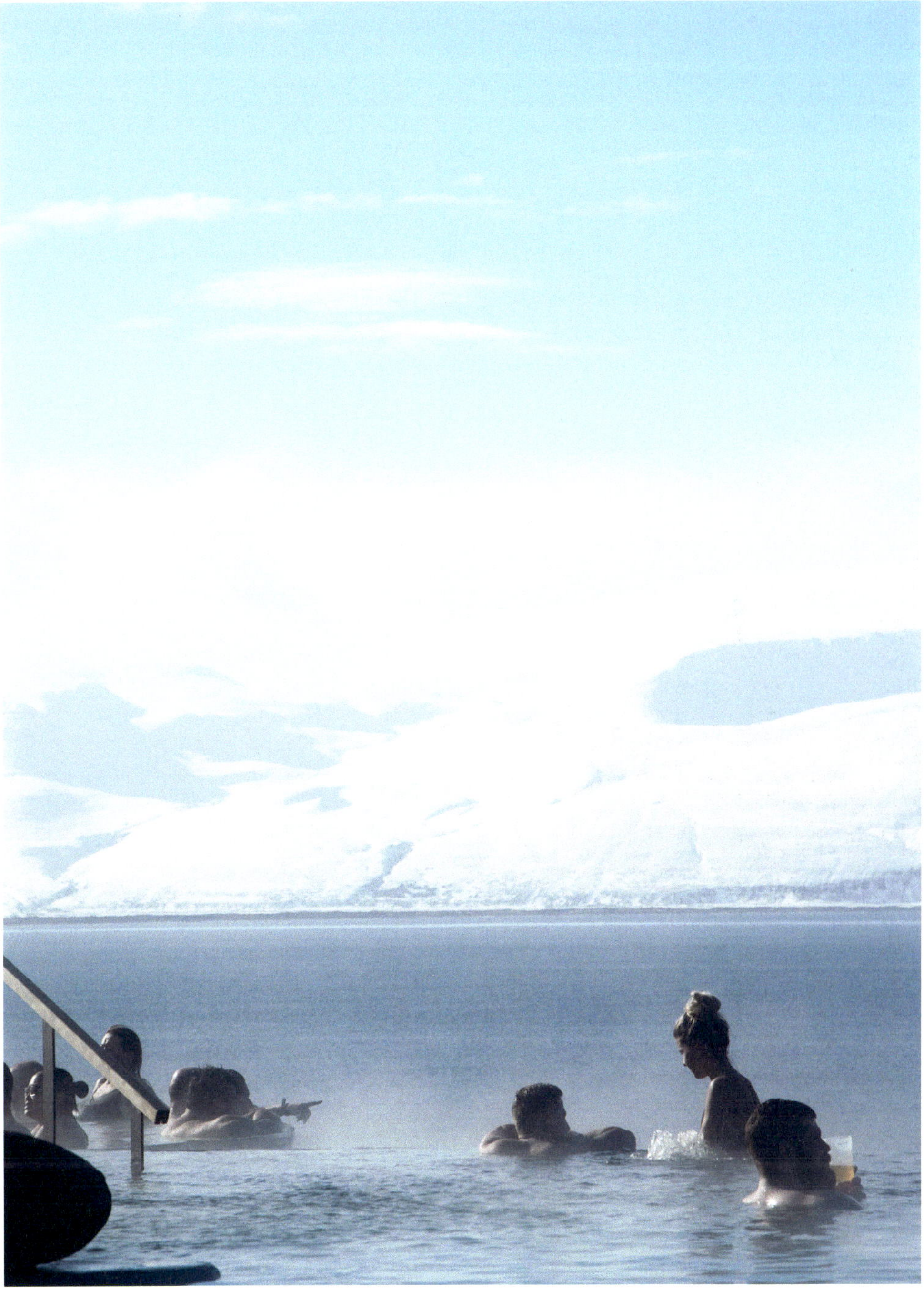

Auf dem Gipfel der steilen Klippe im Norden des Landes herrscht eine friedlichere Atmosphäre: Einheimische kommen zum Feierabend mit ihren Kindern im Schlepptau, um ein paar Züge im heilenden Wasser zu schwimmen.

Zu Gast in einer estnischen Sauna

RANGI SAUN
TALLINN, ESTLAND

Wer nicht gerade eine Rauchsauna zu Hause hat, ist in der Rangi Saun in Tallinn genau richtig.

Estland verfügt zwar seit Hunderten von Jahren über eine florierende Saunaszene, doch diese findet hauptsächlich in privaten Saunas statt. „Deshalb können Außenstehende die estnische Kultur nicht authentisch wahrnehmen – und das ist schade", findet Adam Rang. Um das zu ändern, öffnete er mit seiner Frau Anni Oviir die Tür zu seiner Privatsauna für Gäste, um so die Tradition mit ihnen zu teilen.

Die am Stadtrand von Tallinn gelegene Rangi Saun ist eine moderne Version der klassischen Rauchsauna, die laut Rang „eine der ältesten und besondersten Saunas des skandinavischen und baltischen Raums" ist. Reservierungen nimmt das Paar online entgegen. Zur Vorbereitung wird einen halben Tag im Voraus ein Feuer entfacht. „Da es keinen Abzug gibt, breitet sich der Rauch aus und desinfiziert den Innenraum", erklärt Rang. Danach wird die Sauna gelüftet. Die Wärme ist milder als in einer elektrischen Sauna, was „den Konversationsfluss erleichtert", so Rang.

Die Saunierenden legen regelmäßige Pausen ein, um im *eesruum*, einem abgetrennten Entspannungsraum, zu essen und zu trinken oder in die Außenbadewanne zu hüpfen. Man kann sich auch sanft mit *veniks*, belaubten Birkenzweigen, schlagen. „Diese müssen jedes Jahr zu einer ganz bestimmten Zeit vor der Mittsommernacht gesammelt werden, wenn die Zweige die richtige Reife und Weichheit haben", führt Rang aus. „Die Wirkung auf den Körper liegt irgendwo zwischen Massage und Peeling." Nach der Sauna können die Gäste traditionelle, hausgemachte Speisen und Birkenbier genießen. Estlands Rauchsaunas werden so verehrt, dass sie sogar von der UNESCO geschützt sind.

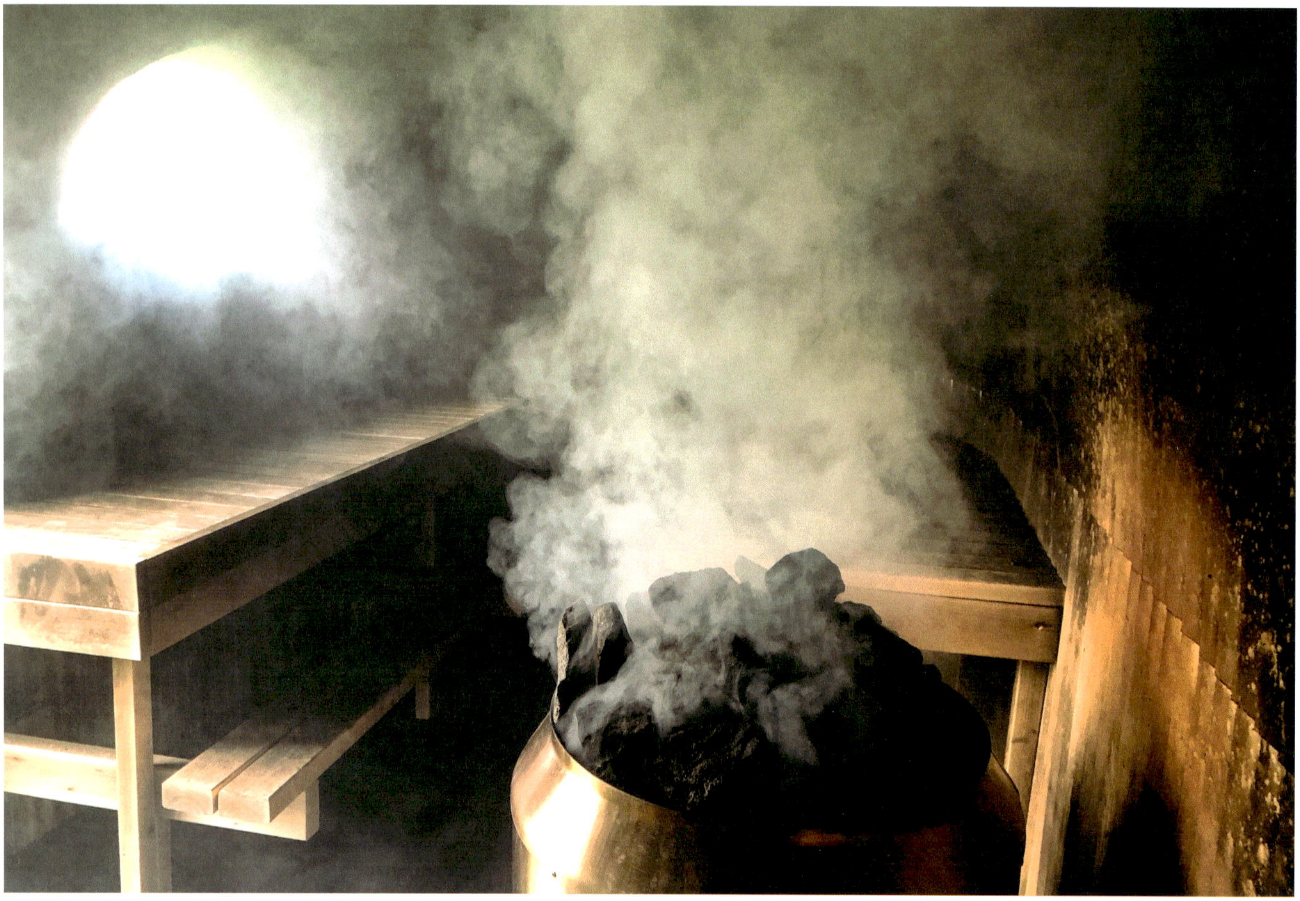

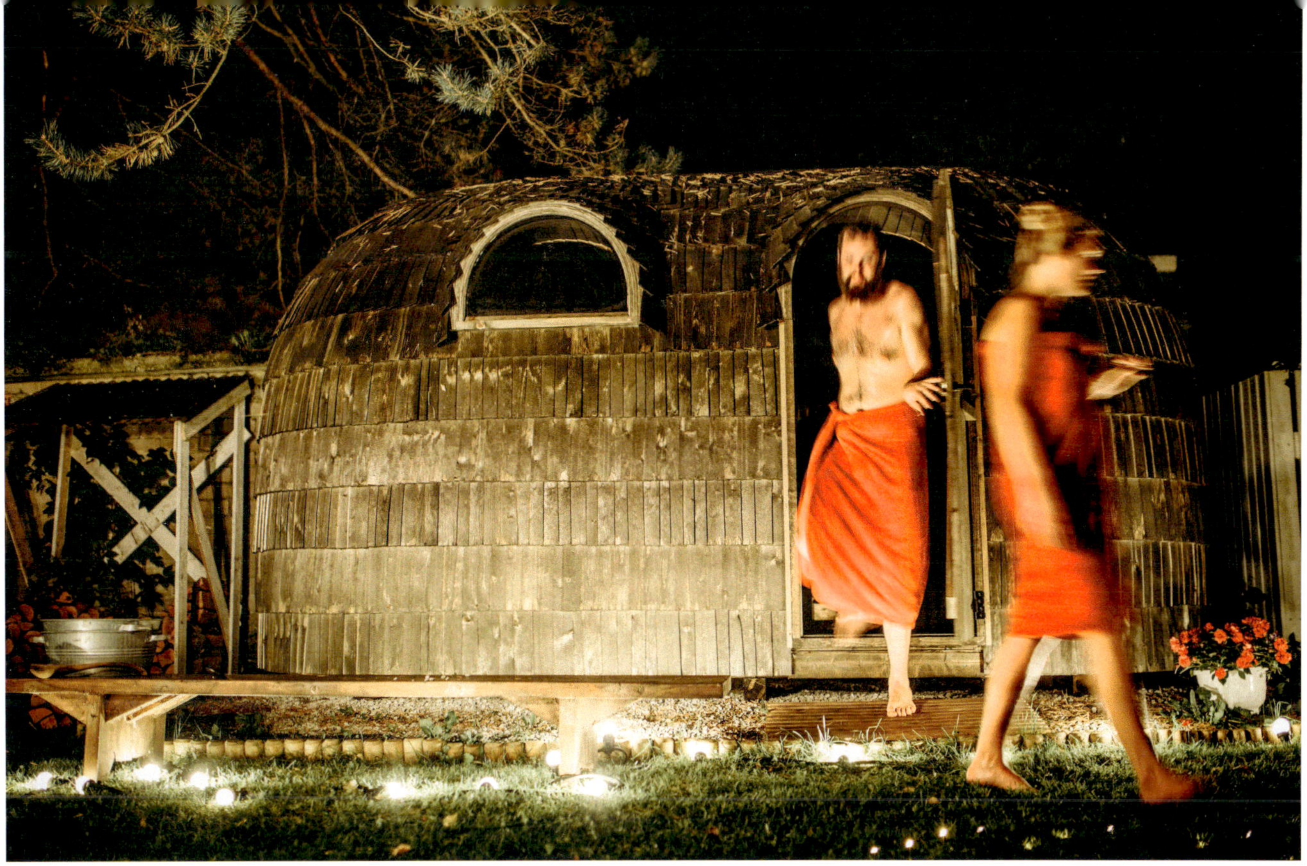

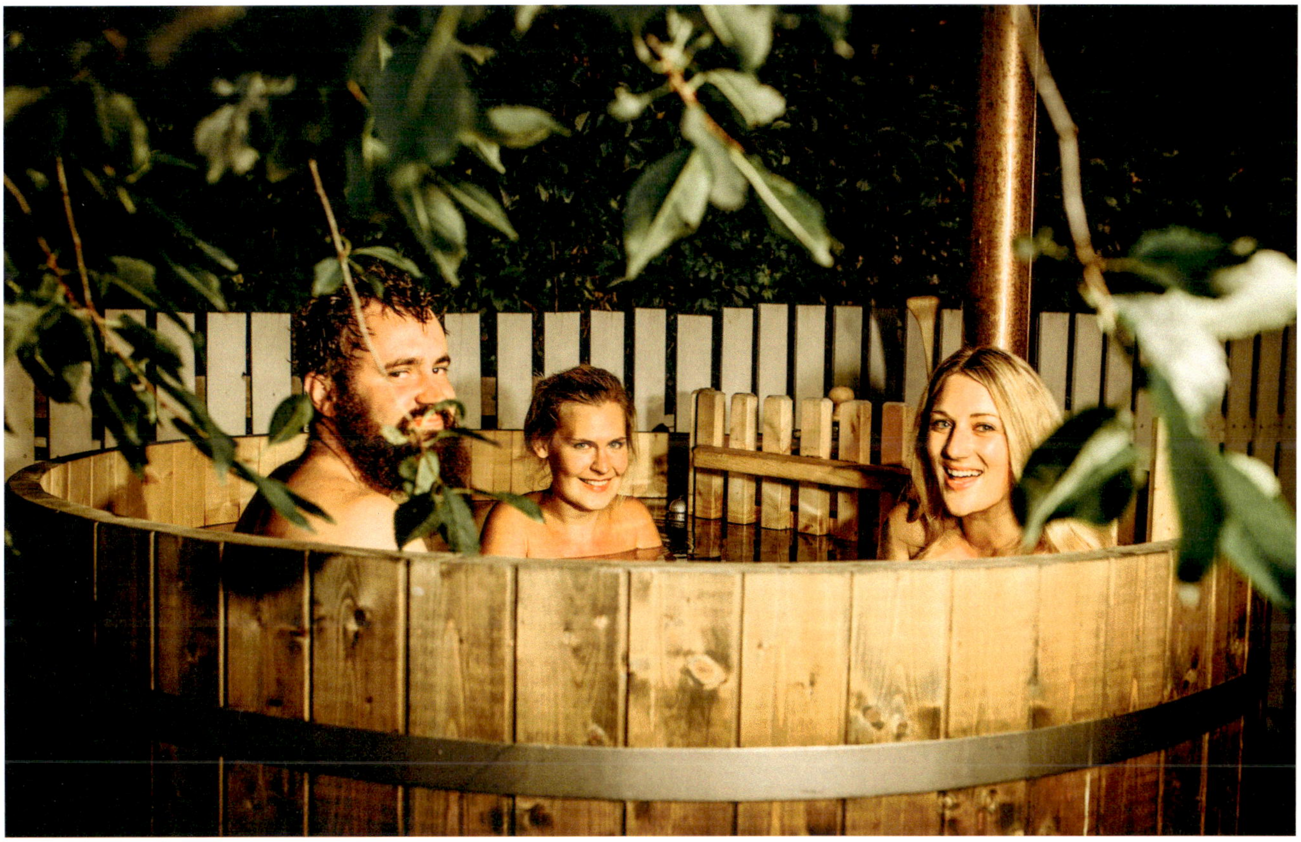

← Die Rangi Saun ist eine moderne Variante der traditionellen estnischen Rauchsauna, die Menschen im hohen Norden schon seit Jahrhunderten in den rauen Wintern warmhält.

↑ Vor der Sauna wartet ein Kaltwasserzuber – selbst bei Minustemperaturen eine Wohltat nach der Hitze des Saunabads.

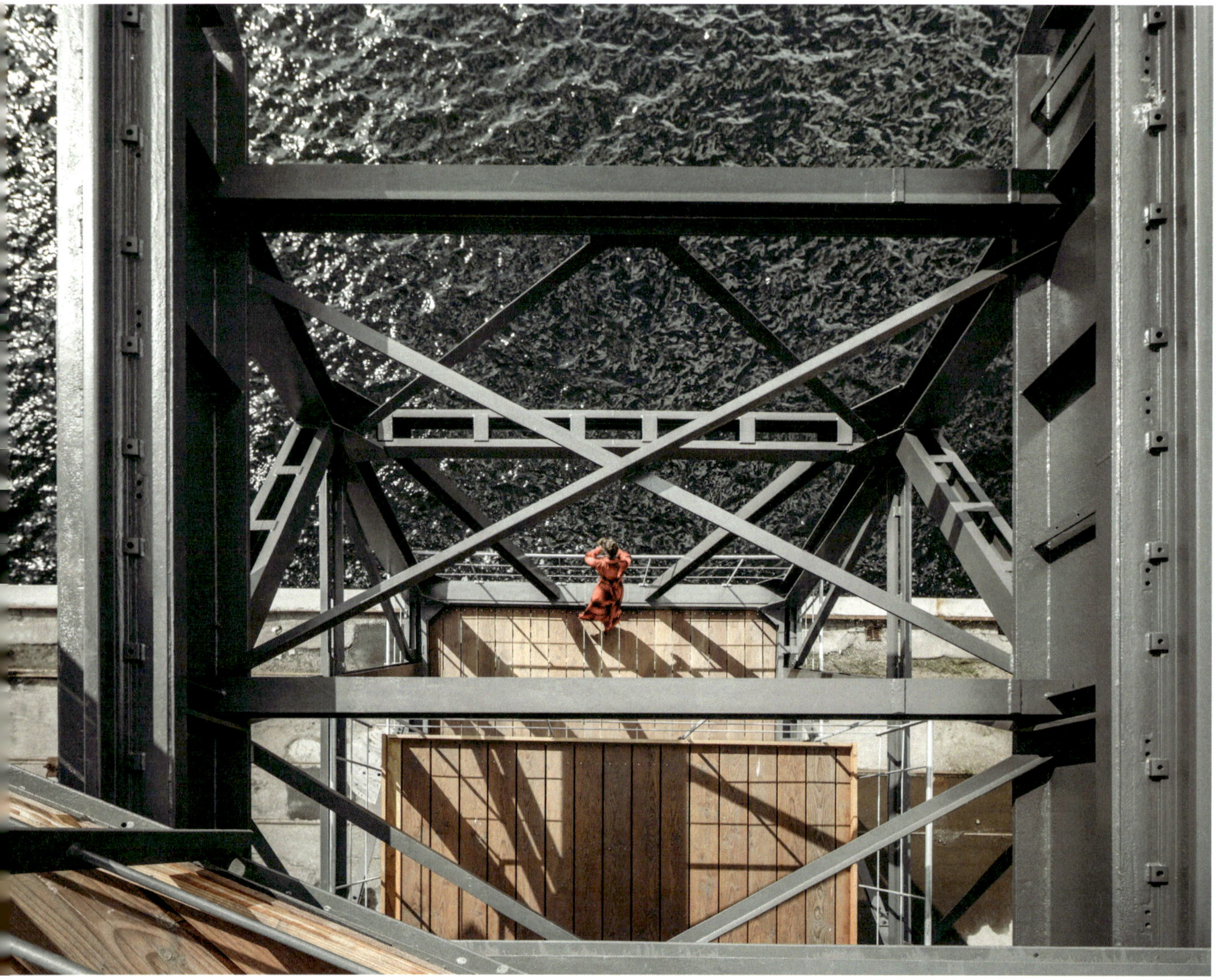

Ein Spa in einem Industriekran

THE AMAZING KRANE SPA
KOPENHAGEN, DÄNEMARK

The Krane spielt wortwörtlich ganz weit oben mit.

Im Innern eines alten Kohlekrans im Kopenhagener Industriehafen Nordhavn befindet sich das Einraumhotel The Krane. Die Aussicht ist spektakulär. Das Spa entstammt einer Vision des dänischen Bauunternehmers Klaus Kastbjerg, der bereits treibende Kraft hinter vielen anderen kreativ umfunktionierten Hafengebäuden war (in der Vergangenheit baute er etwa ein altes Getreidesilo zu Luxusapartments aus und verwandelte ein Papierlager in Showrooms für Mode- und Designfirmen). Für The Krane wandte sich Kastbjerg an den Kopenhagener Architekten Mads Møller, der die kantige Stahlstruktur mit einer Empfangshalle im Erdgeschoss, der „Glassbox" als Meetingraum auf der ersten Ebene und einem Schlafzimmer mit Lounge und Terrasse auf der obersten Ebene, die einst als Maschinenraum des Krans diente, ausstattete. Die Spa-Suite liegt unter dem Schlafzimmer und ist über eine Art Zugtreppe erreichbar.

The Krane ist eine echte Traumlocation – es sei denn, man leidet unter Höhenangst. Bei der Erstellung des Spaprogramms arbeitete das Team mit Laura Bonné

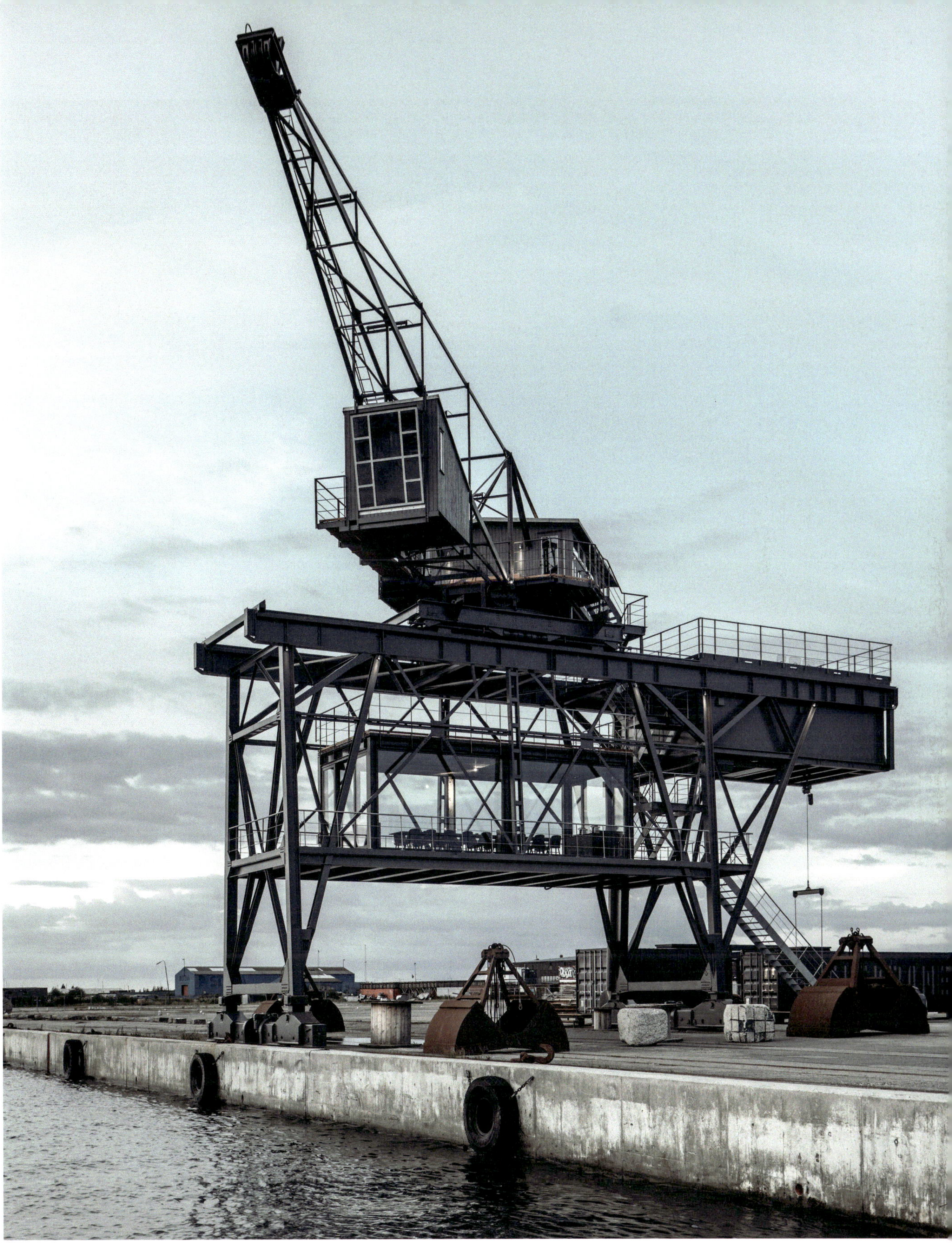

↖ Der dänische Architekt Mads Møller entwarf The Krane in einem alten Kohlekran hoch über dem Kopenhagener Industriehafen Nordhavn.

↑ Auf der obersten Ebene, dem ehemaligen Maschinenraum, ist ein Penthouse untergebracht, das Spa eine Ebene tiefer ist über eine Art Zugtreppe erreichbar.

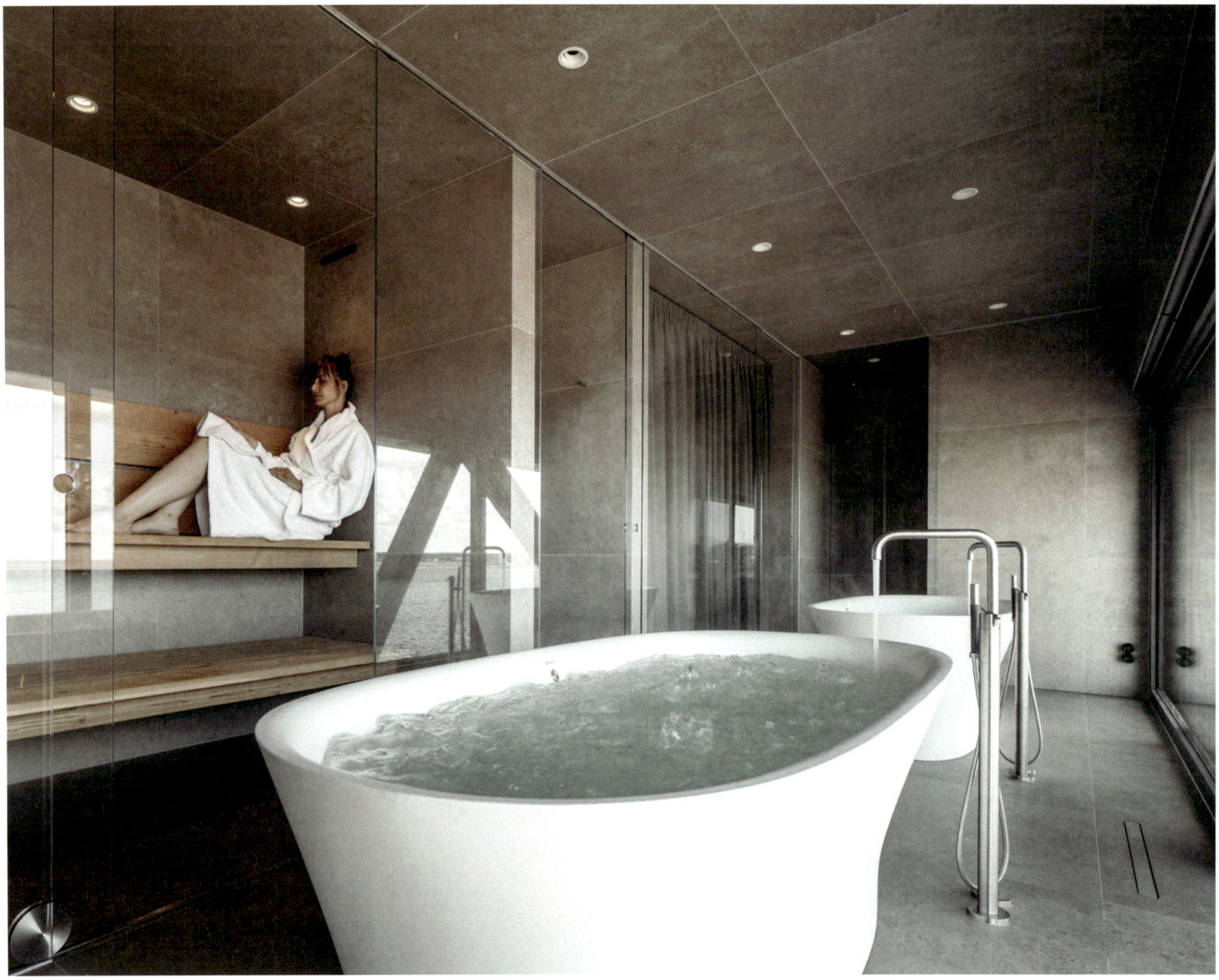

zusammen, der Gründerin der dänischen Naturkosmetikmarke und des gleichnamigen Spas Amazing Space. Das lichtgefüllte Interieur wartet mit einer Sauna und Badewannen auf, die sich zu Massageliegen umfunktionieren lassen. Die ganzheitlichen Anwendungen sind von der dänischen Natur inspiriert. Neben nordischem Meersalz und Kräutern wird dabei auch entgiftende Kohle verwendet. Los geht's mit einer „Skin Lemonade", einem Gesundheitstonikum aus Aloe, Lavendelblütenwasser und reinigendem Süßholzwurzelextrakt zur Stärkung von Darm und Leber. Danach kann man sich einer muskelaufbauenden Gesichtsmassage mit Kristallsteinen hingeben, eine Tiefengewebsmassage genießen und bei einer Ganzkörperpackung oder einer porenverfeinernden Aktivkohlemaske entspannen. Zum Abschluss gibt es belebenden, kühlen Matchatee mit Birke und Weizengras.

Da das Spa Platz für nur zwei Gäste bietet, ist der Besuch eine intime, geradezu meditative Erfahrung. Bei gutem Wetter kann man die Aussicht genießen, und wenn Sturmwolken aufziehen, wird es so richtig *hyyge*. Kastbjerg formuliert es so: „Wer will schon drinnen sitzen und die Natur verpassen?"

↑ Im Gegensatz zum stahlummantelten Penthouse ist das Spa mit seinen Badewannen, der verglasten Sauna und dem Balkon mit Meerblick leicht und luftig gestaltet.

→ Das Spa wird von der dänischen Beautylinie Amazing Space betrieben. Bei den ganzheitlichen Anwendungen wird mit nordischen Meersalzen sowie entgiftender Kohle – eine kleine Hommage an die Vergangenheit des Krans – gearbeitet.

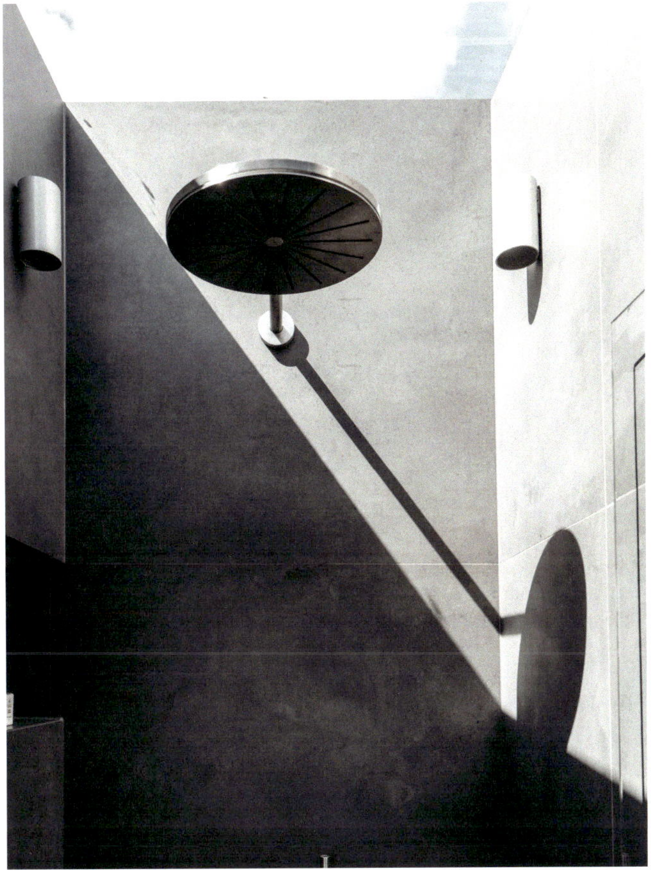

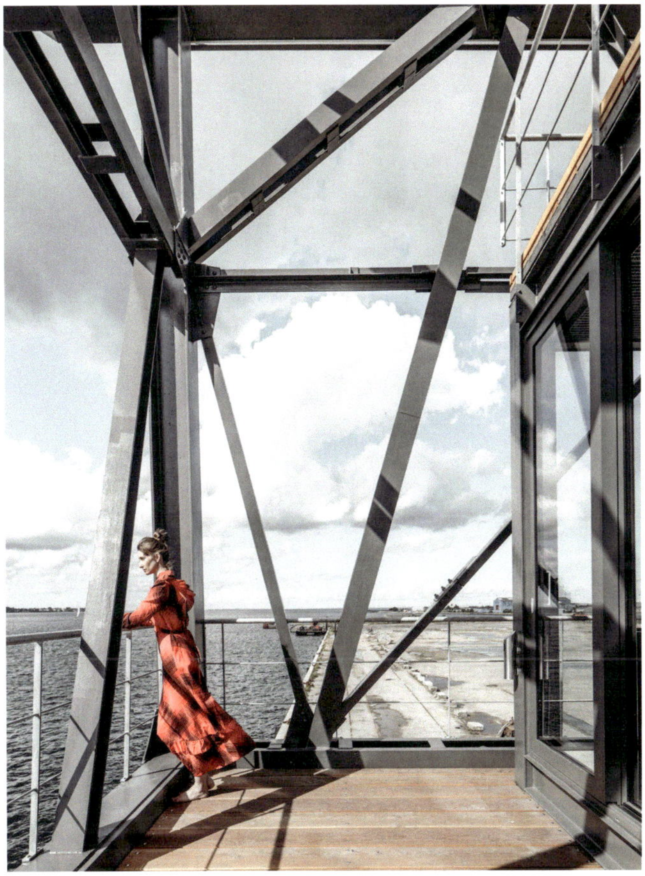

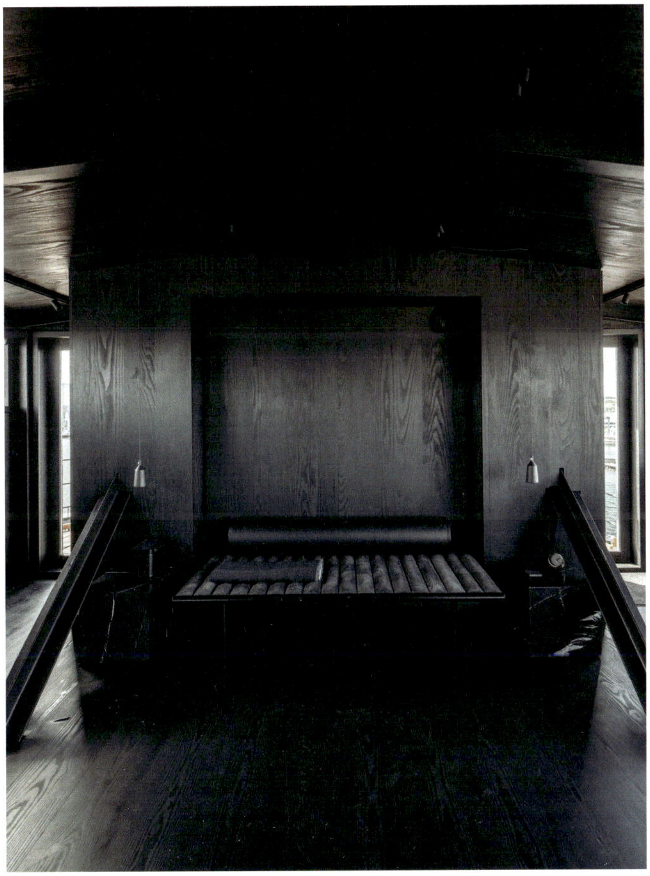

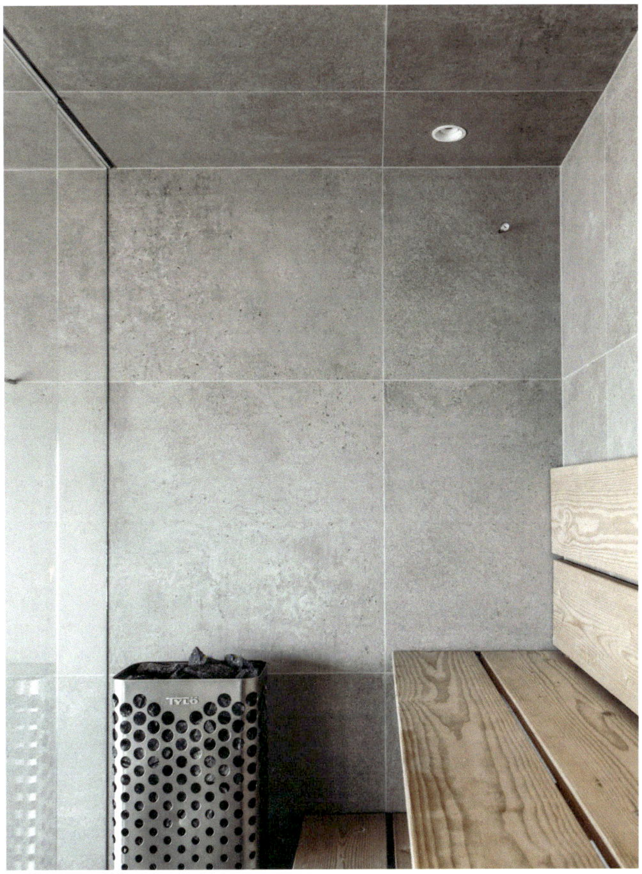
TYLÖ

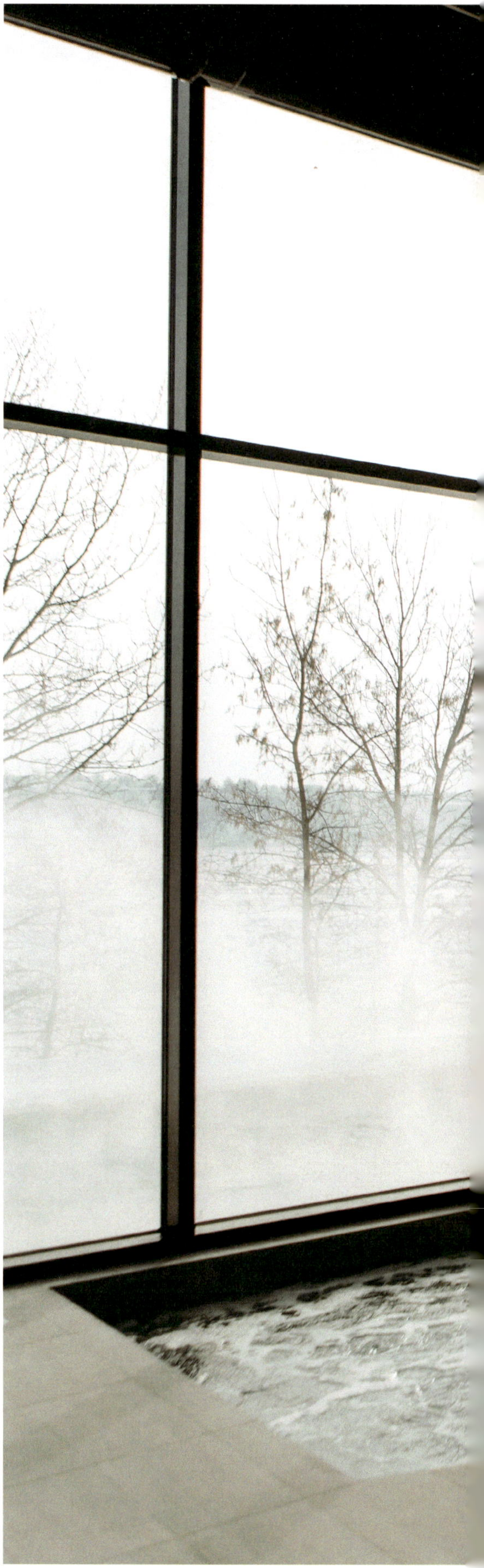

Im Einklang mit der Natur

STRØM SPA NORDIQUE
QUÉBEC CITY, KANADA

Das am Ufer des Sankt-Lorenz-Stroms gelegene Strøm Spa Nordique vereint die maritime Schönheit und die gesundheitlichen Vorzüge der umgebenden Natur.

In der 1608 gegründeten Stadt Québec trifft der altertümliche Charme von Pflasterstraßen auf die ungezähmte Schönheit des Sankt-Lorenz-Stroms, der südöstlich entlang der Hafenstadt fließt. Passenderweise dreht sich im Strøm Spa Nordique alles um die heilenden Kräfte der Hydrotherapie.

Das in Vieux-Québec gelegene Spa hilft den Städtern mit einer dreiteiligen Wasserkur beim Stressabbau – eine verlockende, reduzierte Alternative zu den oft aus mehr als zehn Stationen bestehenden Badekreisläufen in Europa. Das selbstgeführte Ritual im Strøm beginnt mit 15 Minuten beruhigender Hitze. Man kann schwerelos in einem kerzenbeleuchteten Bittersalzbad treiben, in einem Infinitypool den Blick auf den Sankt-Lorenz-Strom genießen oder im Dampfbad mit Eukalyptusduft entspannen. Danach sollte man sich 10 bis 15 Sekunden lang der eisigen arktischen Kälte des 12 bis 18 °C „warmen" nordischen Bads, des Wasserfalls oder einer kalten Dusche zur Stimulation des Blutkreislaufs hingeben. Zum Abschluss kann man dann entweder 20 Minuten lang vor dem Außenkamin oder in einer Hängematte relaxen, um den Körper wieder auf Normaltemperatur zu bringen.

Wer es trocken mag, kann die sogenannte Massotherapie wählen, die auf wechselnden Warm- und Kaltimpulsen basiert. Schwedische Warmsteinmassagen beleben den Blutkreislauf und beseitigen muskuläre Spannungen. Abreibungen nach hawaiianischer Lomi-Lomi-Art ahmen Wellenbewegungen nach und helfen mit Lymphdrainagetechniken Giftstoffe auszuspülen. Das skandinavisch angehauchte Restaurant Nord sorgt mit Speisen wie Gravlax mit Zitronenconfit und belegten Garnelenbroten für das leibliche Wohl. Die minimalistische Anmutung des Strøm (was auf Dänisch und Norwegisch „Strom" bedeutet) verleiht dem Spa einen sehr skandinavischen Charakter. Doch auch regionale Spezialitäten wie der Kombucha du Mont-Ferréol, der während des Aufenthalts für Flüssigkeitszufuhr sorgt, machen den Reiz des Strøm aus.

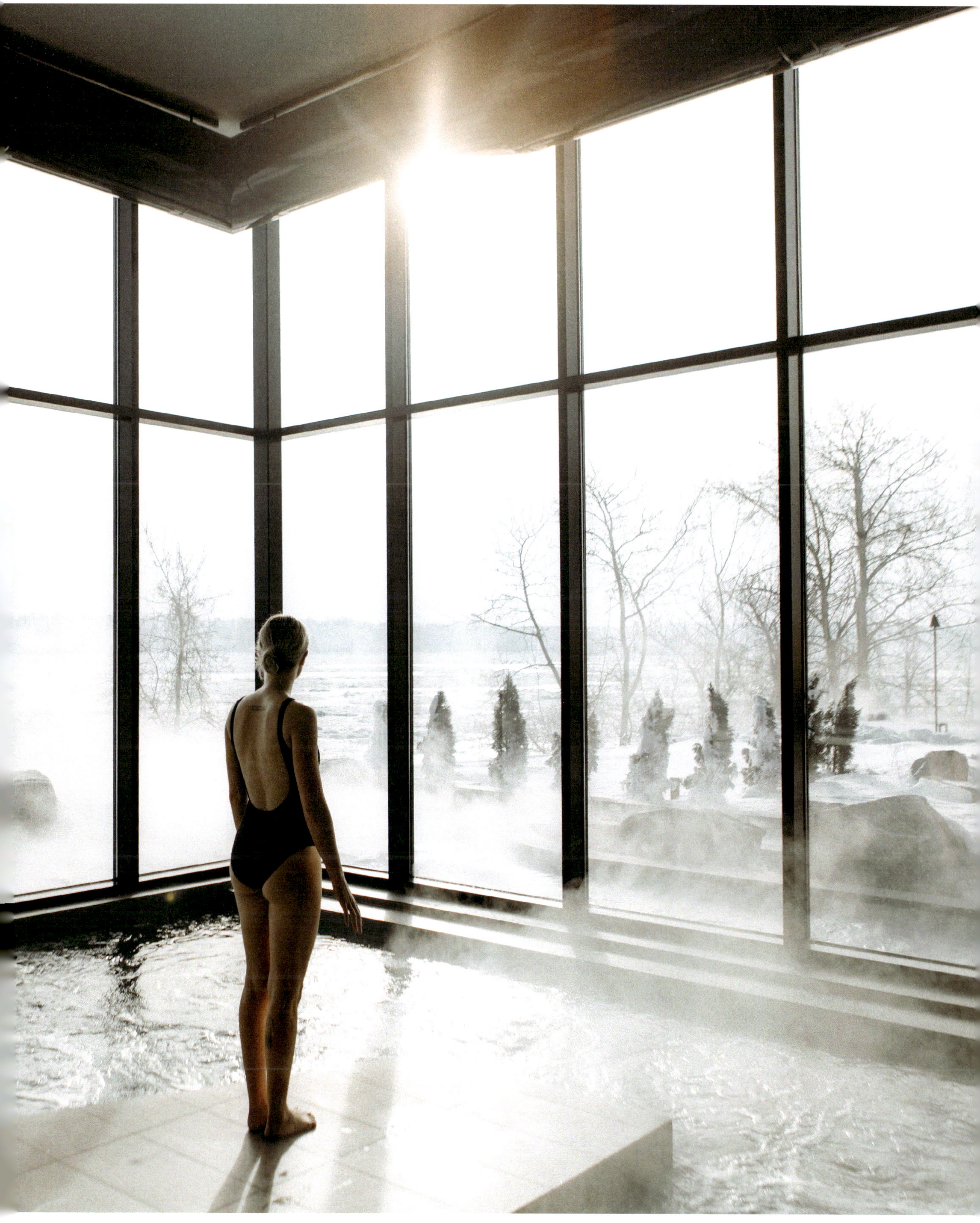

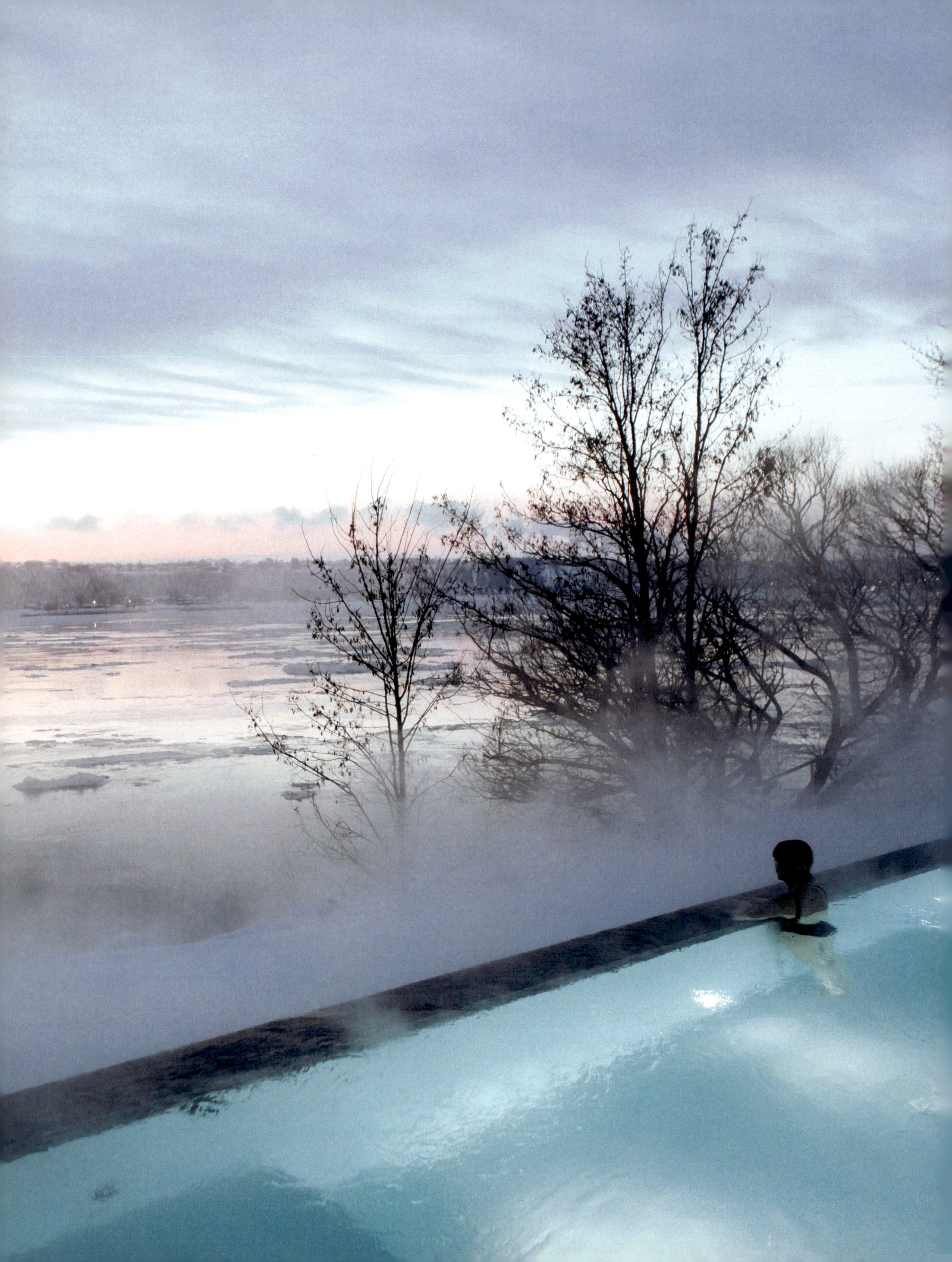

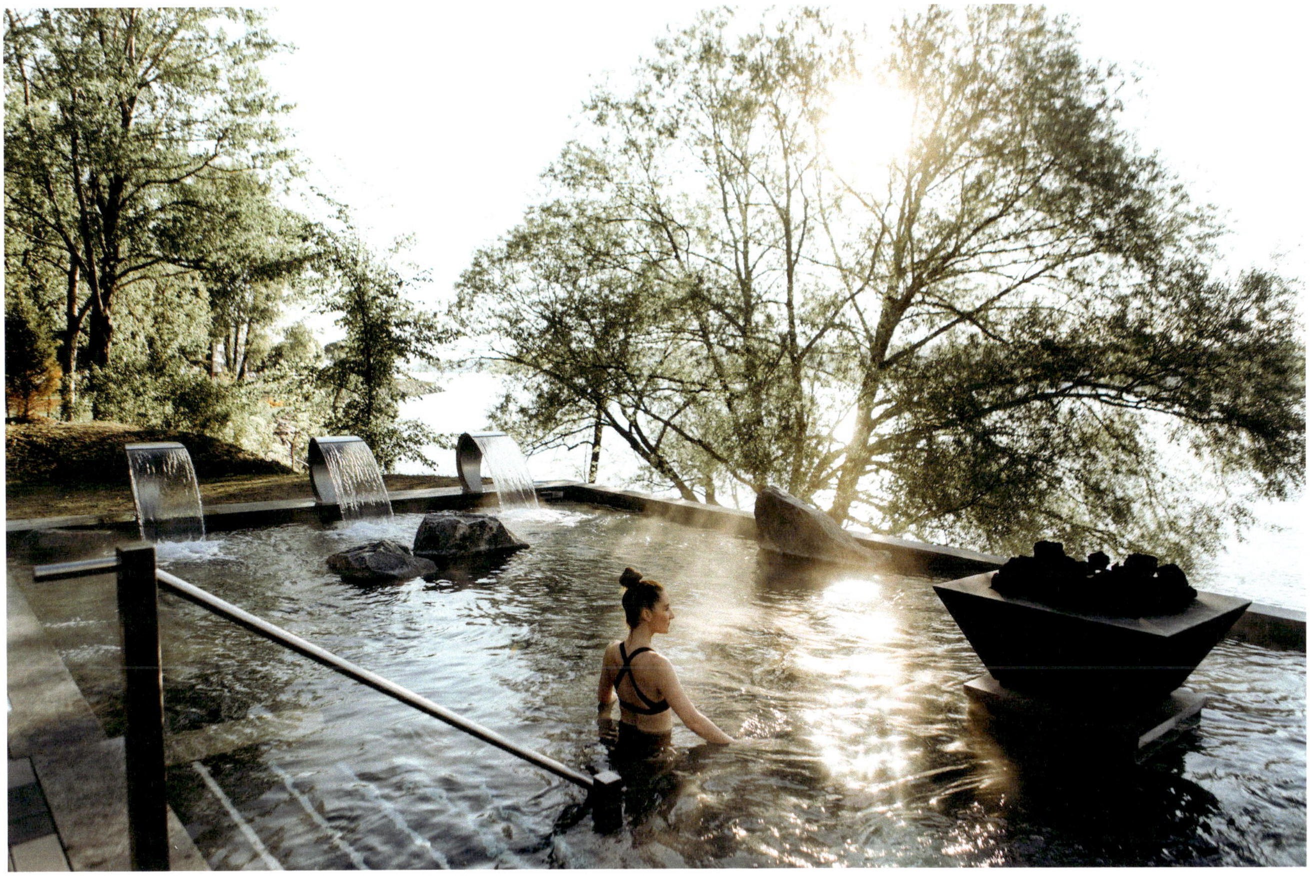

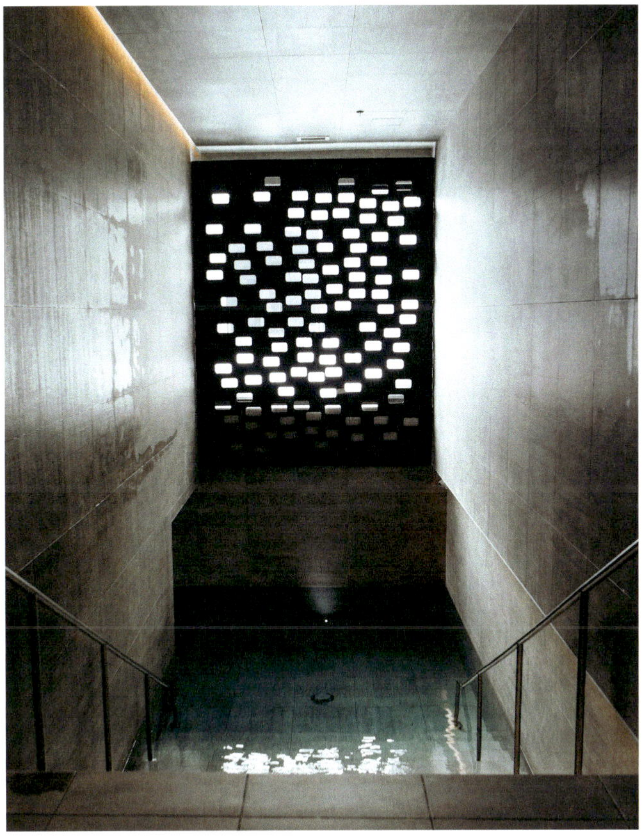

↑ Im Strøm Spa Nordique dreht sich alles um Thermotherapie, ein uraltes Wellnessritual, bei dem man sich abwechselnd in warmem und kaltem Thermalwasser aufhält und anschließend ausruht.

← Vom Infinitypool aus blickt man auf den Sankt-Lorenz-Strom, der den skandinavisch anmutenden Namen des Spas inspiriert hat.

→ Zum Wasserparcours gehören Wasserfälle, beleuchtete Floatingbecken für physische und mentale Tiefenentspannung sowie Außenwhirlpools zur Muskelentspannung.

34

Auf den Spuren der Schönheit

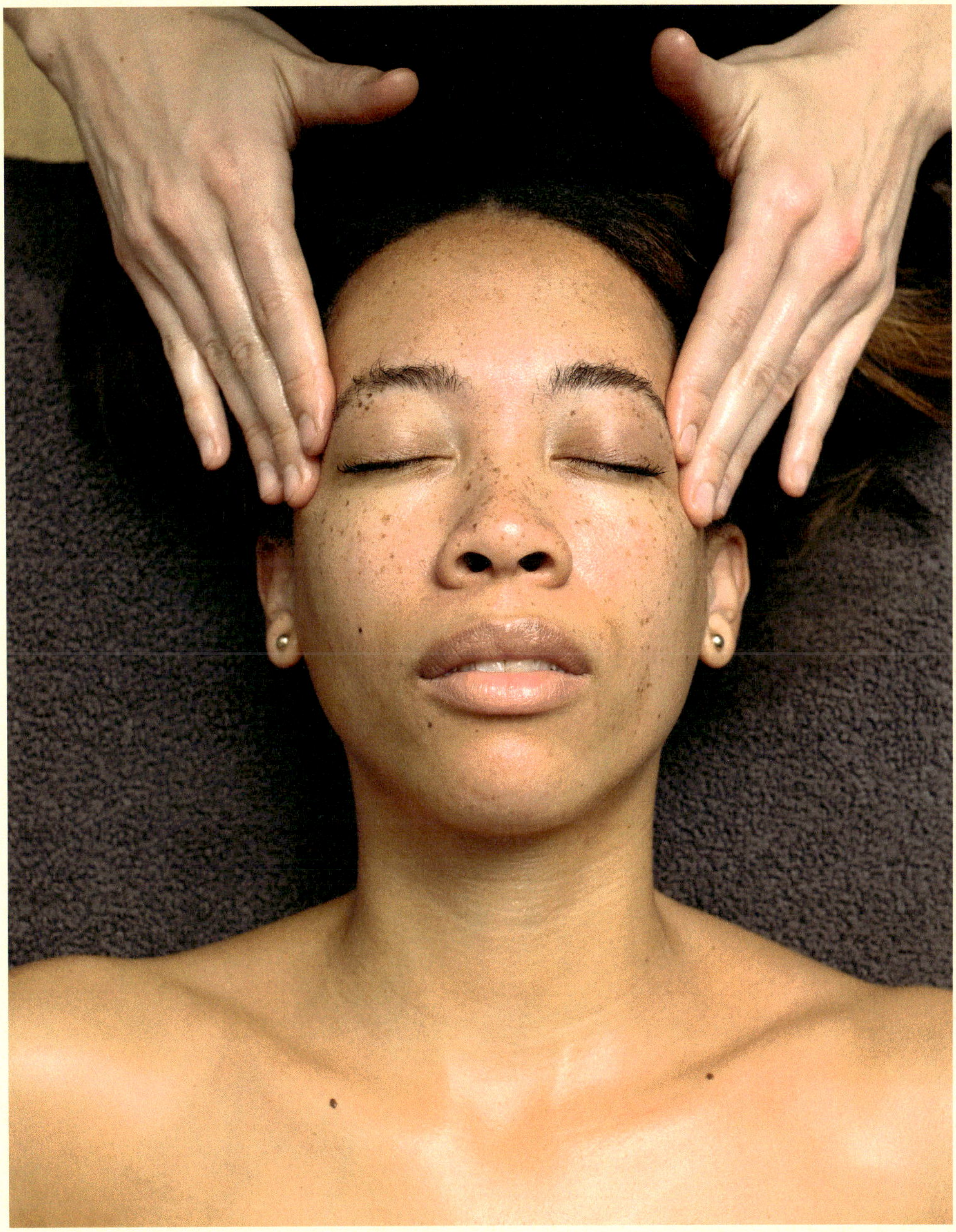

Strahlende Haut erfordert mehr als nur eine gute Feuchtigkeitscreme. Schönheit ist ein Prozess mit täglichen Routinen, die wie Meditation und Körperübungen in der Tiefe ansetzen.

Die Einsicht, dass wir gut aussehen, wenn wir uns gut fühlen, ist nicht neu. Schon die alten Griechen wussten, dass es nicht reicht, sich nur äußerlich um den Körper zu kümmern – es geht um Ganzheitlichkeit! Wer reine Haut bekommen will, trinkt nicht umsonst grüne Smoothies, anstatt nur Cremes aufzutragen. Jetzt fügt eine neue Generation von Beautyexperten der Idee ganzheitlicher Körperpflege eine Dimension hinzu und erforscht, inwiefern wir unsere Beautyroutinen verändern können, um die Welt ein bisschen besser zu machen. Dabei geht es um mentale Gesundheit, Community Building und ökologisch verantwortungsvolles Handeln – denn unsere Alltagsgewohnheiten beeinflussen nicht nur unser Aussehen, sondern auch unsere Selbstwahrnehmung.

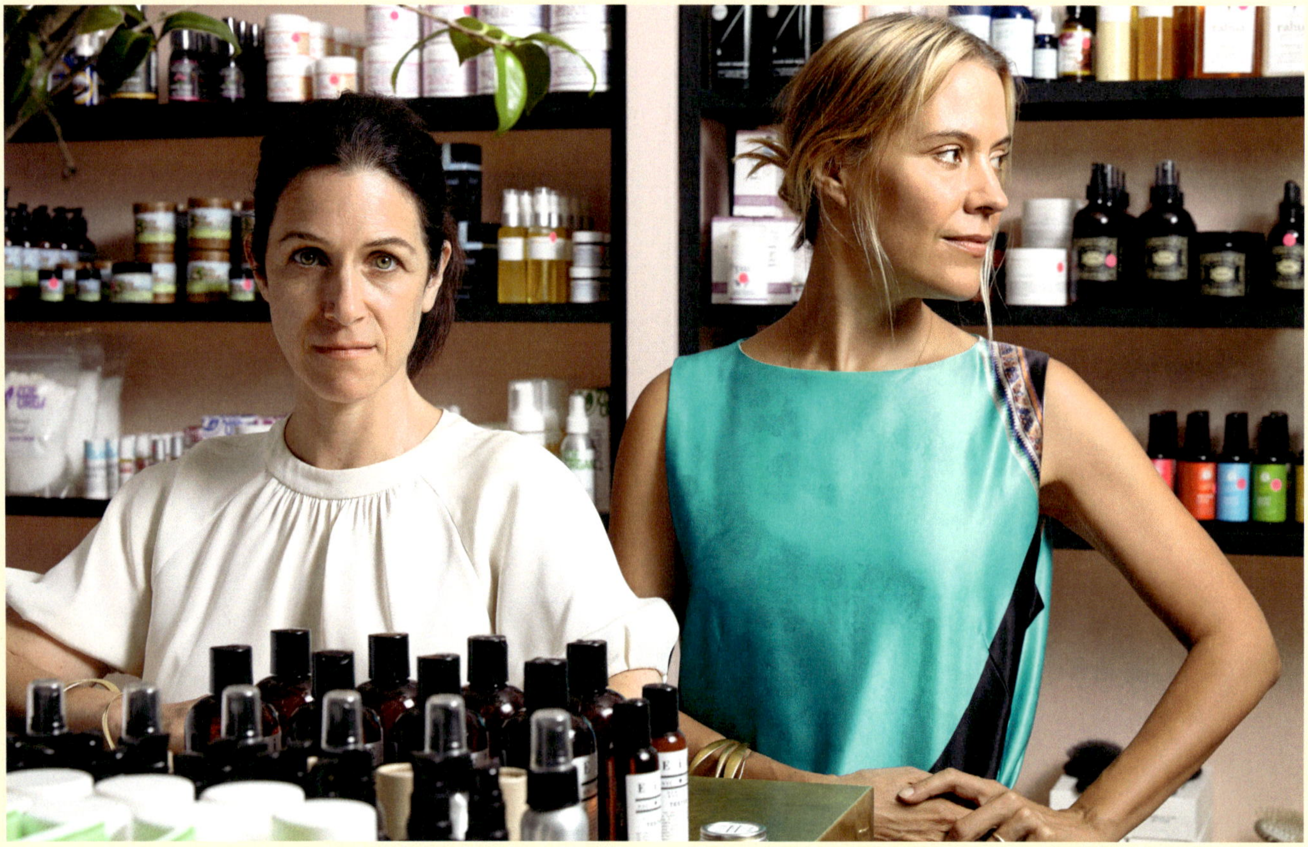

„Mein Beautyansatz umfasst wie wir leben, was wir essen, unsere Freunde, unsere Gewohnheiten, unsere Tiere. Mit etwas Aufmerksamkeit können wir jederzeit Schönheit erfahren", sagt Kerrilynn Pamer von CAP Beauty.

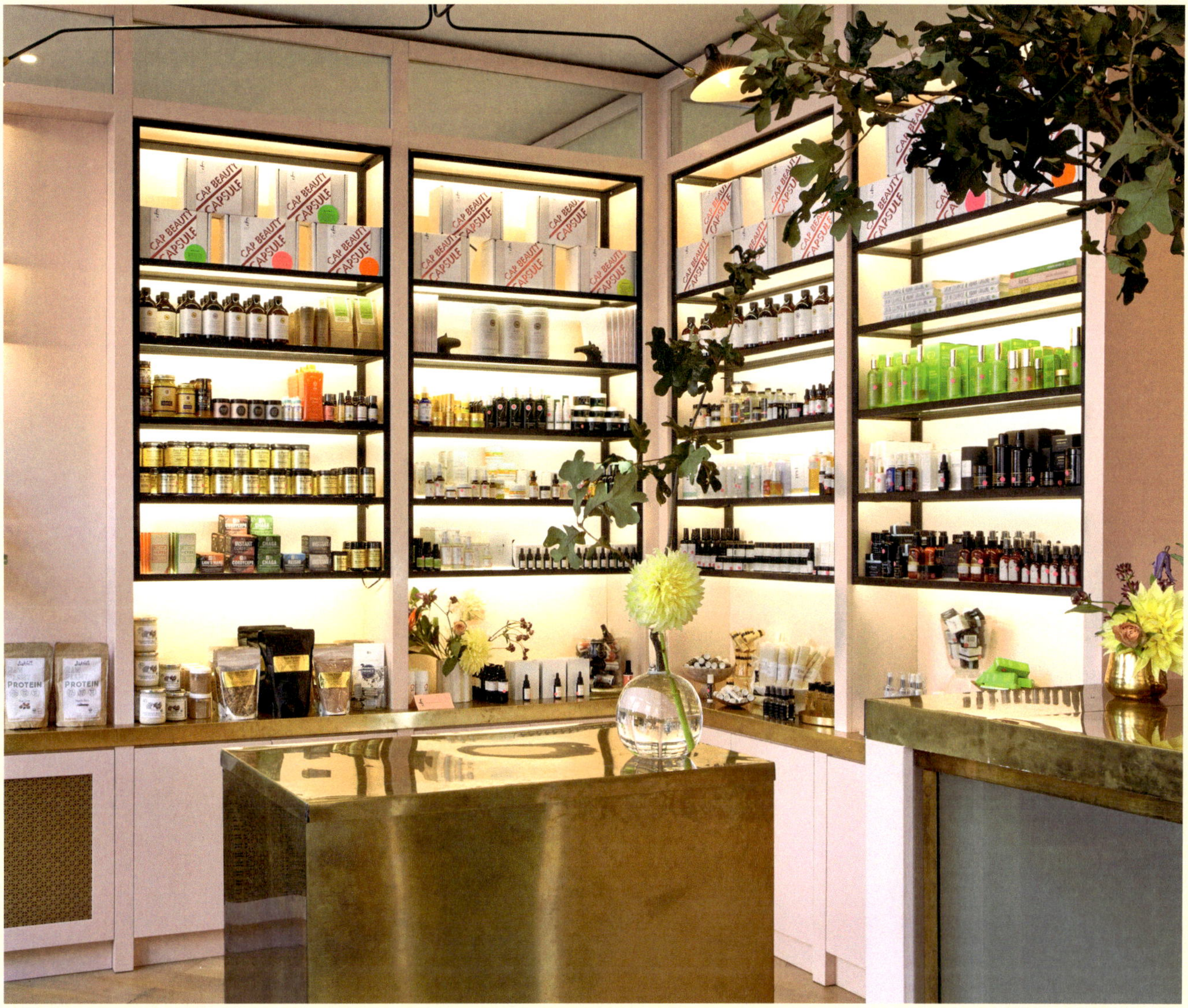

← Die Gründerinnen von CAP Beauty, Cindy DiPrima Morisse (links im Bild) und Kerrilynn Pamer (rechts im Bild), stehen an der Spitze einer Bewegung für mehr Ganzheitlichkeit im Beautybereich.

↑ Die Kosmetikboutique von CAP Beauty im West Village führt Hautpflegeprodukte, Kräutertinkturen, Adaptogene und medizinische Tees.

ALS KERRILYNN PAMER UND CINDY DIPRIMA MORISSE 2014 CAP BEAUTY IN NEW YORK ERÖFFNETEN, verhalfen sie vielen kleinen Naturkosmetikmarken zu mehr Bekanntheit – von der biodynamischen Hautpflegelinie von May Lindstrom bis hin zu Alima Pures natürlichem Make-up. Pamer, die an Zöliakie leidet, erkannte schon früh den Zusammenhang zwischen Schönheit und Ernährung: Was wir essen, wirkt sich oft direkt auf unser Hautbild aus. Und so hat sich die kleine Lebensmittelecke ihrer Kosmetikboutique im West Village in einen regelrechten Supermarkt für Adaptogene und Kräuterpulver von Marken wie Moon Juice und Sun Potion verwandelt, in dem auch CAPs eigene Linie von Nahrungsergänzung mit verschiedenen Sorten roher, aromatisierter Kokosbutter, die man in Smoothies und Erfrischungsdrinks mischen kann, Platz findet.

Es sei noch nie so leicht gewesen, an individuell hergestellte Naturkosmetik zu kommen. Doch gerade deshalb gelte es aufzupassen und sich nicht von hübschen Verpackungen blenden zu lassen, meint Pamer. Greenwashing sei in der Kosmetikindustrie ein echtes Problem, da Labels wie „biologisch" oder „umweltfreundlich" nicht geschützt seien. Um dagegen gefeit zu sein, müsse man sich sehr gut informieren und ganz bewusst einkaufen. Pamer selbst setzt vor allem auf bewährte Mittel und schwört auf Matcha: „Als Getränk oder mit Honig gemischt als Hautmaske wirken die Antioxidantien darin Wunder." Abends reichen ihr ein Löffel reinigender Kokosbutter und ein Bad – besser könne man gar nicht einschlafen.

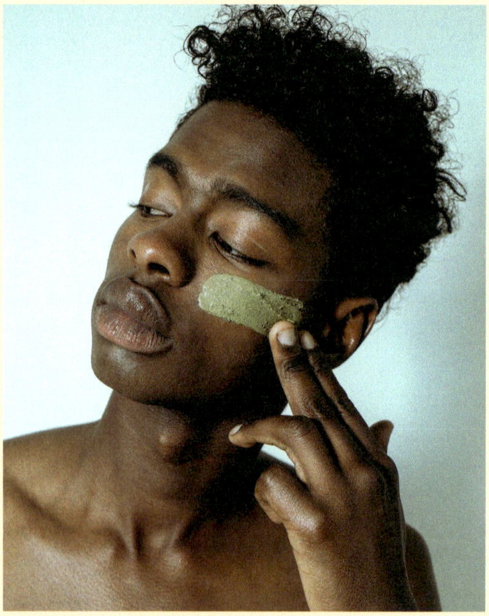

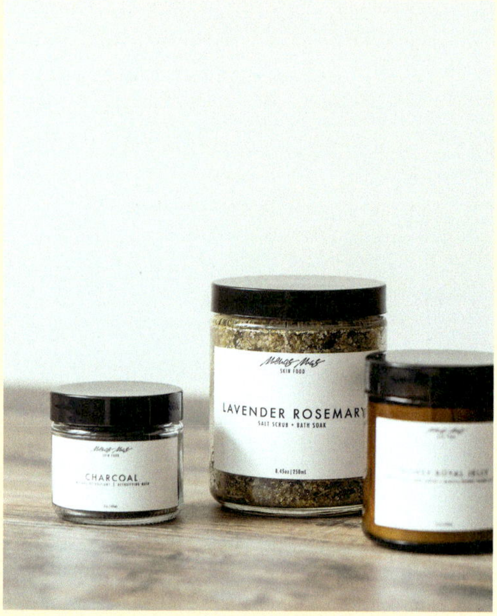

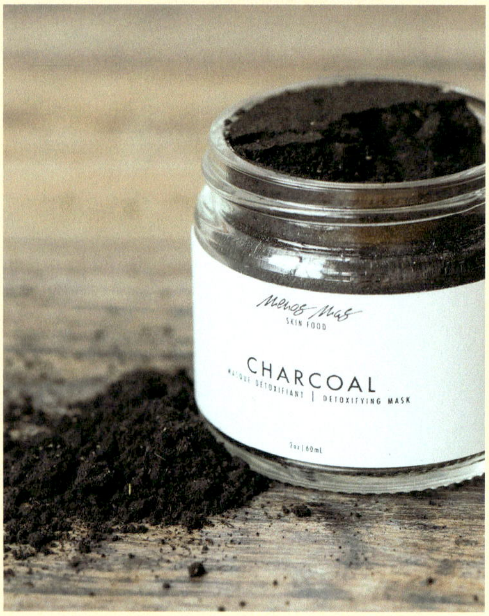

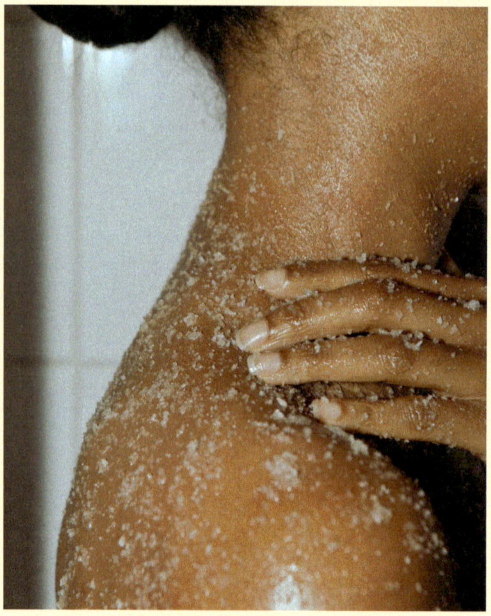

←← Die Produkte der vielfältigen „Skin Food"-Linie von Menos Mas sind ethisch und aus schadstofffreien Zutaten hergestellt.

← Die Unisex-Produktpalette umfasst Körperpeelings mit Lavendel und Rosmarin sowie feuchtigkeitsspendende Sheabutter für alle Hauttöne und -strukturen.

↙ Die entgiftende Aktivkohlegesichtsmaske (unten links) neutralisiert Unreinheiten und pflegt die Haut mit einem Mix aus marokkanischer Lavaerde, Kohle, Karottensamenöl und Calendula.

ANNYA SANTANA KÄMPFTE JAHRELANG MIT AKNE, BEVOR SIE EINEN HAUTARZT FAND, der ihr Leben veränderte. „Der wichtigste Rat, den er mir gab, war, Etiketten zu lesen", erzählt sie. „Ich war wie besessen davon." Und vor allem war sie wütend und fühlte sich von Marken hintergangen, die nicht nur behaupteten, ihre Produkte seien natürlich, sondern dazu auch noch versuchten, mit abgedroschenem Marketing zu punkten und den Leuten zu verkaufen, dass Männer und Frauen komplett unterschiedliche Pflegeprodukte bräuchten.

Im Jahr 2015 gründete Santana, die in der dominikanischen Republik geboren wurde und in der New Yorker Bronx aufwuchs, Menos Mas, eine „Skin Food"-Linie für alle Geschlechter. Als ihr klar geworden war, dass ihre Haut auch auf das, was sie aß, reagierte, stellte Santana ihre Ernährung um: Erst machte sie eine zehntägige Saftfastenkur, dann hörte sie auf rotes Fleisch zu essen, wurde schließlich Veganerin und schmiss die wenigen, aber giftigen Kosmetikprodukte weg, die sie besaß. „Ich besann mich auf meine Wurzeln, auf die Worte meine Mutter", sagt Santana. „Als ich klein war, hatten wir nicht viel Geld und meine Mutter brachte uns bei, drei nahrhafte, selbstgekochte

Mahlzeiten am Tag zu essen.“ Schnittwunden und Schrammen wurden mit Kräutern und Ölen behandelt und jeden Sonntag gab es beim Hausputz eine Haarmaske. „Damit haben wir Haare und Psyche auf die kommende Woche vorbereitet.“

Menos Mas knüpft mit natürlichen Unisexprodukten mit transparenten Inhaltsstoffen genau dort an. Die rein biologische Honey Royal Jelly Miracle Butter etwa besteht aus Sheabutter und Gelée royale und ist ein Multifunktionsprodukt, das sowohl bei Hyperpigmentierung als auch bei Ekzemen hilft. Santana, die mittlerweile in Paris lebt, will auch Menschen, die aus Gegenden wie der Bronx kommen, erreichen. „Sie sollen wissen, dass sie den Schlüssel zu einem besseren Leben selbst in der Hand halten, auch wenn sie von Herzkrankheiten, Generationentraumata und Armut umgeben sind. Es geht nicht darum, zu verstecken, wer man ist, sondern zu verstehen, wie man seine Gemeinschaft, Kultur und Stimme nutzen kann, um das Beste aus sich selbst zu machen.“

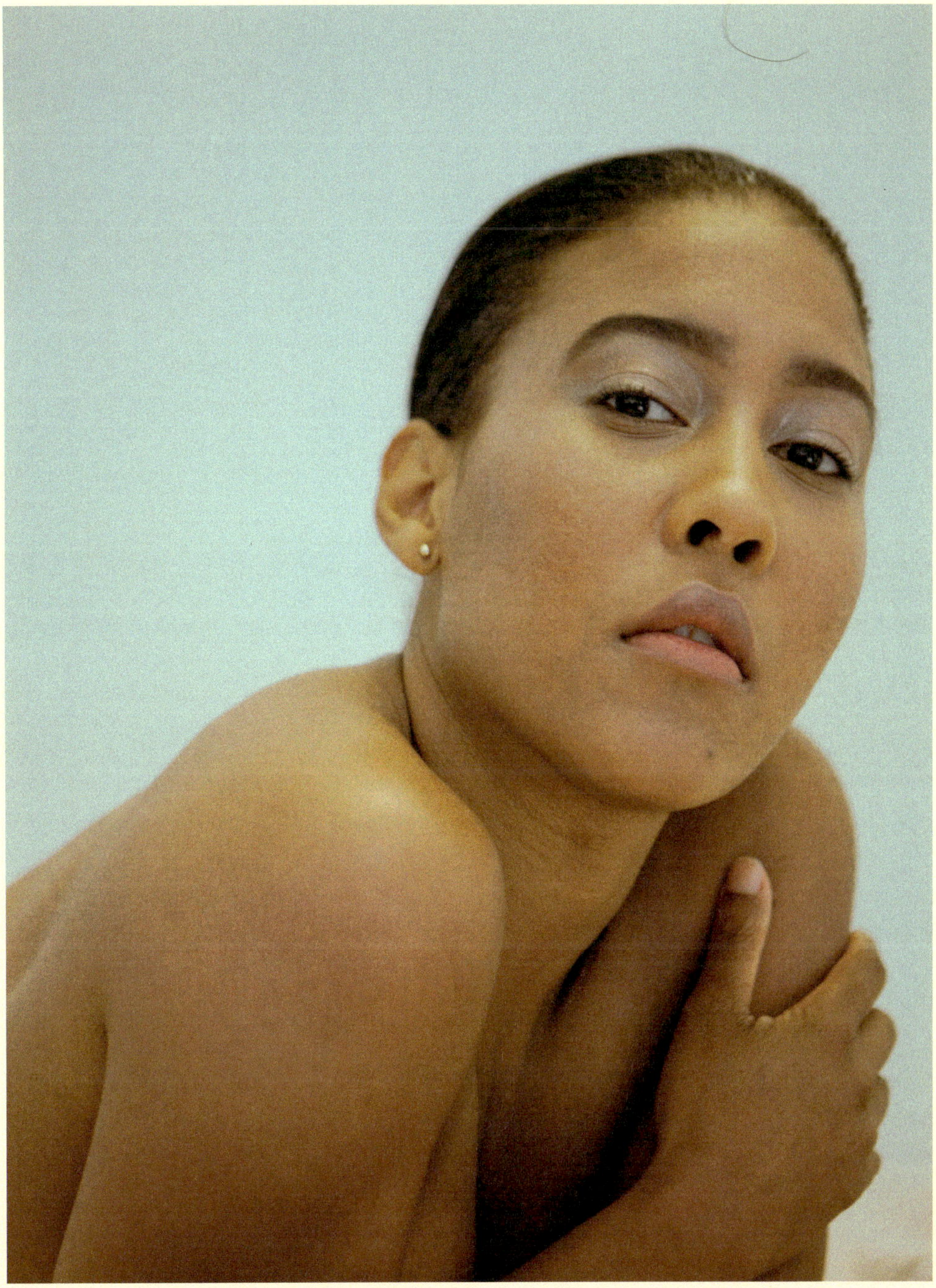

→ „Es ist wichtig, einen Ort zu finden, an dem Wellness nicht bedeutet, seine eigene Kultur zu opfern, sondern an dem man sich von ihr leiten lassen kann“, so Menos-Mas-Gründerin Annya Santana (im Bild).

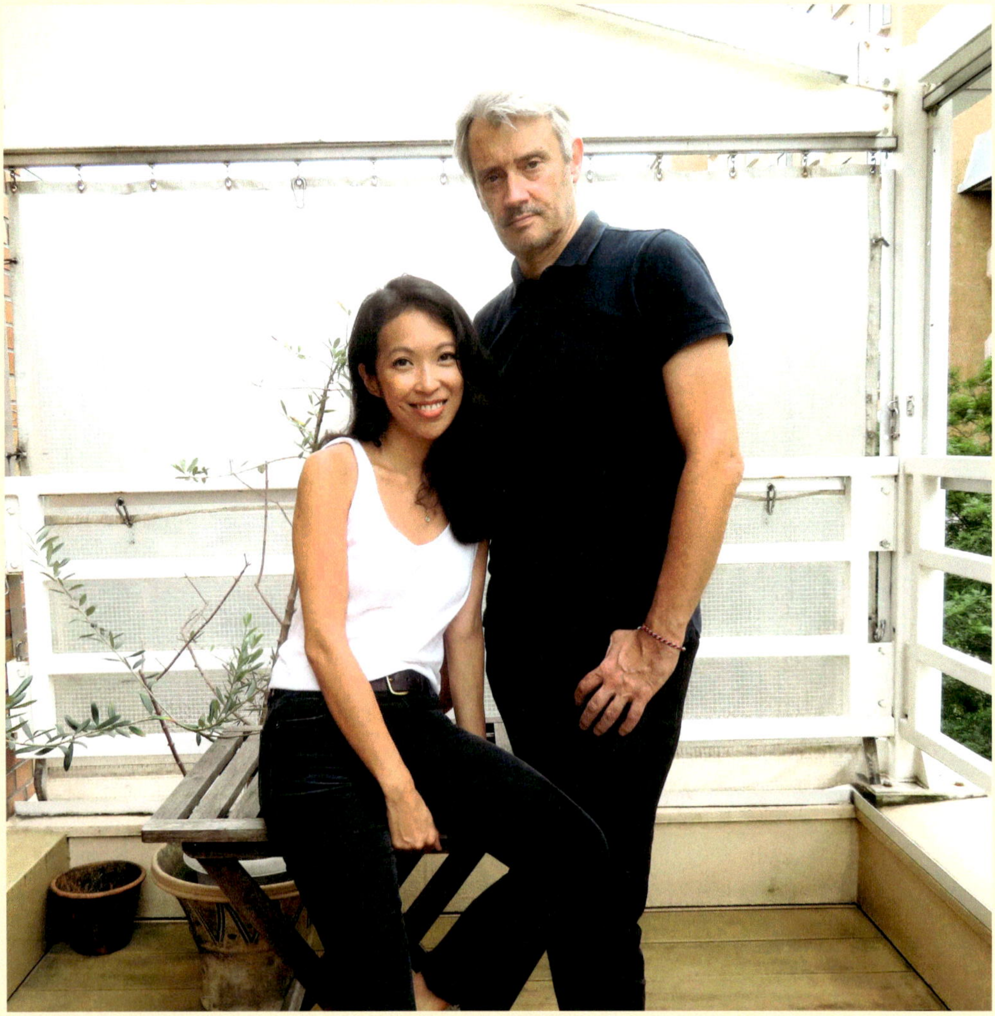

← Giselle Go (links im Bild) und Philippe Terrien (rechts im Bild) haben in Tokio die Hautpflegemarke Dam Dam gegründet.

→ Dam Dam produziert lokal mit schadstofffreien Inhaltsstoffen wie Vetiver-, Sonnenblumen- und Avocadoölen. Die Produkte sind ohne Kunststoffe und überflüssige Materialien verpackt.

↘ Go und Terrien haben das gleiche Hautpflegeritual: reinigende Nomad's Cream, gefolgt von einem Mix aus der feuchtigkeitsspendenden Essenz Paradisi Mist und einigen Tropfen des Öls Magic Drops.

↘↘ Der Name Dam Dam bedeutet auf Filipino „Empfindung" oder „bewusste Wahrnehmung".

GISELLE GO UND PHILIPPE TERRIEN HATTEN DIE MODEBRANCHE MIT IHREM EXZESSIVEN MATERIALISMUS SATT und beschlossen, weniger zu konsumieren. 2018 gründeten sie in Tokio die minimalistische Hautpflegelinie Dam Dam, bestehend aus nur fünf Produkten – einem Feuchtigkeitsserum, einem Gesichtsöl, einer Hautmaske, einer Reinigungscreme und einem Lippenbalsam –, die alle für eine bestmögliche CO_2-Bilanz regional in einem Labor in Yokohama hergestellt werden.

Die zurückgenommene Verpackung im grafischen Design aus recycelten Materialien und die einfachen Zusammensetzungen rücken die pflanzlichen Inhaltsstoffe und ihre fachkundige Herstellung in den Vordergrund. Go interessiert sich besonders für jahrhundertealte Rituale: „In Japan ist saubere Haut die Grundlage für Pflege", erklärt sie. Darauf basiert die Nomad's Cream, die aus einer japanischen Kartoffelsorte besteht, die nicht nur tiefenreinigend, sondern auch feuchtigkeitsspendend und hautstraffend wirkt.

Um sich weiterzuentwickeln, setzt das Duo zudem auf kreative Kollaborationen. Zuletzt haben sie zusammen mit den sozialen Unternehmern des balinesischen Labels Canaan, das lokale Kunsthandwerker und traditionelle Webmethoden unterstützt, einen Waschbeutel im Origamistil entworfen. „Immer mehr Menschen wollen wissen, woher die Produkte kommen, die sie kaufen, und wie sie hergestellt wurden", meint Go.

Auch in ihrer Freizeit beschäftigen sich Go und Terrien mit Botanik und kümmern sich mit viel Leidenschaft um ihren Dachgarten. „Am Anfang hatten wir nur ein paar Kräuter, die Philippe zum Kochen benutzte. Mittlerweile bauen wir auch Gemüse von Süßkartoffeln über Edamame bis hin zu Okraschoten an", berichtet Go. „Das hilft uns, auf dem Boden und in Verbindung mit der Natur zu bleiben."

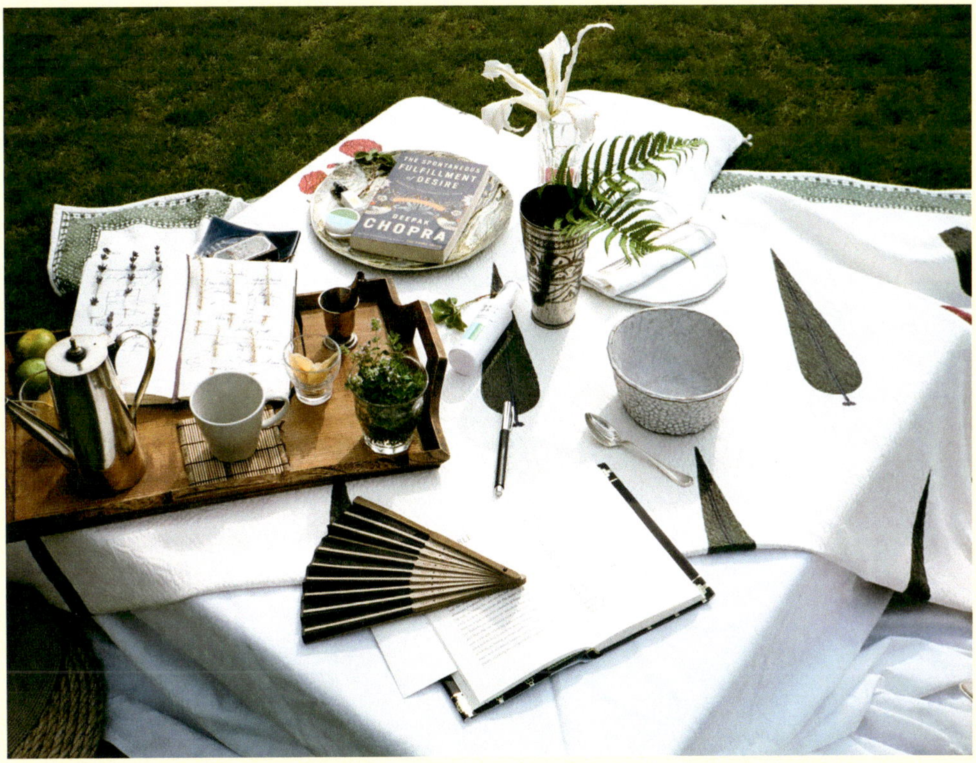

„Immer mehr Menschen wollen wissen, woher die Produkte kommen, die sie kaufen, und wie sie hergestellt wurden. Für Beauty gelten neue Werte: Einfachheit der Rezepturen, Herkunft der Produkte und Einzigartigkeit."

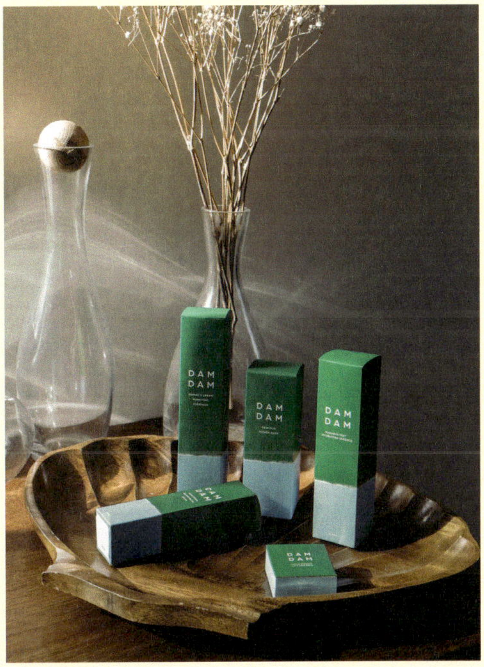

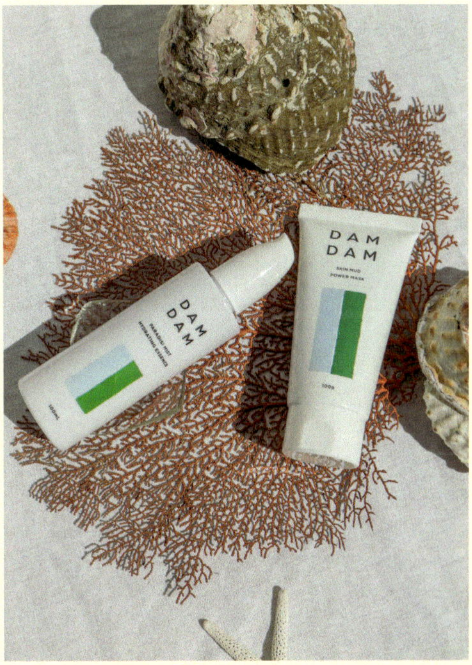

„Mit unseren Produkten beginnt man seinen Tag, beim Duschen und bei der Reinigung der Haut. Sie sind also eine Art Starthilfe und sollen als Erinnerung dienen, in der Gegenwart zu leben."

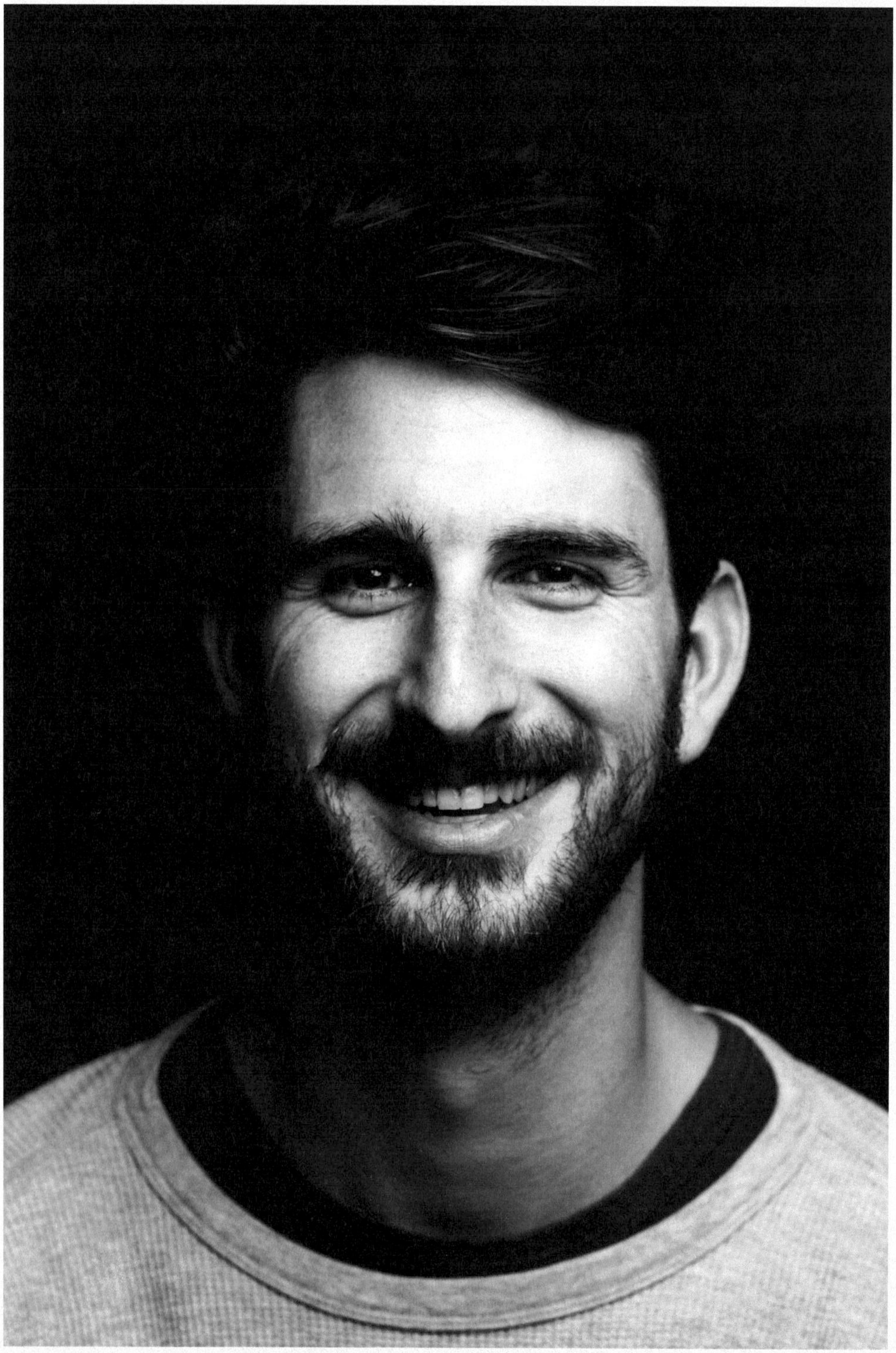

← Journeymen-Mitbegründer Sean Donovan.

→ Zu Journeymens Hautpflegelinie gehören ein natürliches Gesichtsreinigungsmittel, eine Duschlotion sowie Deodorants zur Förderung von Gesundheit und Wohlbefinden.

↘ Schwitzen tue der Haut gut, so Donovan. „Die beim Schwitzen freigesetzten Endorphine sorgen für Glücksgefühle und einen klaren Kopf."

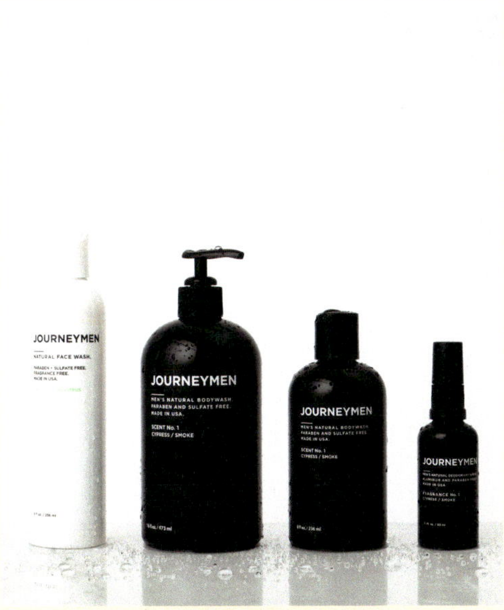

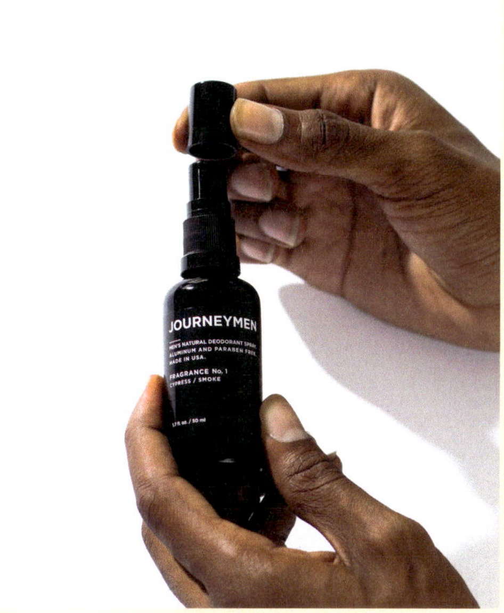

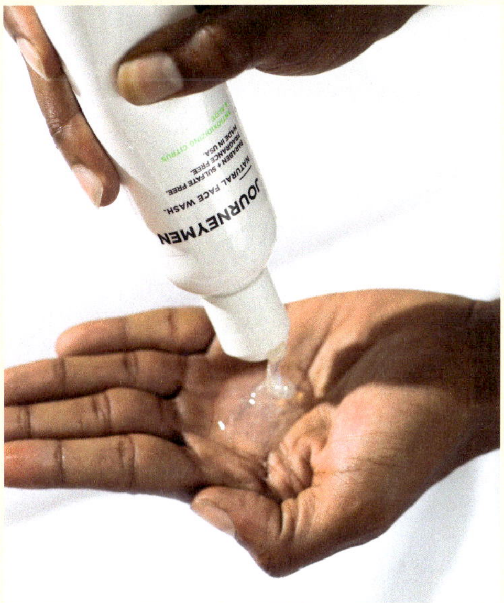

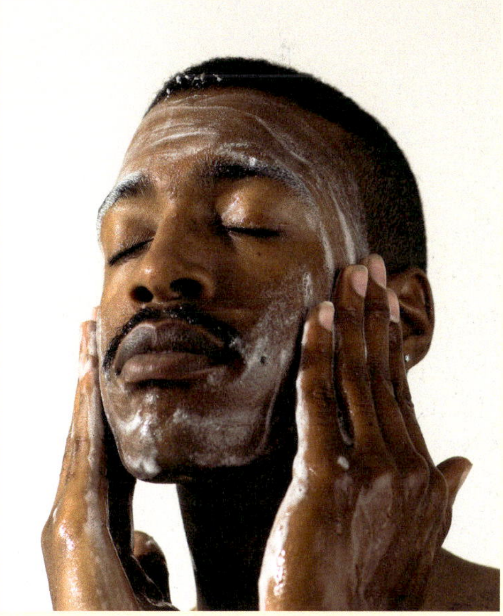

WENN SEAN DONOVAN DEN KOPF FREIKRIEGEN WILL, GEHT ER MORGENS ERST MAL BARFUSS ein paar Kilometer am Strand von Laguna Beach joggen und kühlt sich anschließend mit einem entspannten Bad im Meer ab. Für den Mitbegründer der kalifornischen Männerpflegelinie Journeymen ist ein aktiver Lebensstil zentral für Wellness und Wohlbefinden. „Technologie hat uns vielleicht viele Innovationen gebracht, ist aber auch mitverantwortlich für die große Verbreitung von Depressionserkrankungen und Angststörungen", meint er. „Wir müssen uns darauf konzentrieren, dass es uns wirklich gut geht – physisch und psychisch."

Ein einfaches Gesichtsreinigungsmittel kann dabei tatsächlich zu einem Gespräch über geistige Gesundheit führen. „Mit unseren Produkten beginnt man seinen Tag", sagt Donovan. Und sie arbeiten alle mit dem Körper zusammen, nicht gegen ihn. Außerdem bekommt man zu jedem der minimalistischen Naturkosmetikprodukte eine Nachricht, die dazu anregen soll, achtsamer zu leben. „Wir wollen die Menschen aufrütteln", erklärt Donovan. Es gehe ihm nicht darum, die Welt zu ändern, sondern Menschen einfach nur daran zu erinnern, im Hier und Jetzt zu leben – mithilfe von täglichen Wellness- und Achtsamkeitsroutinen.

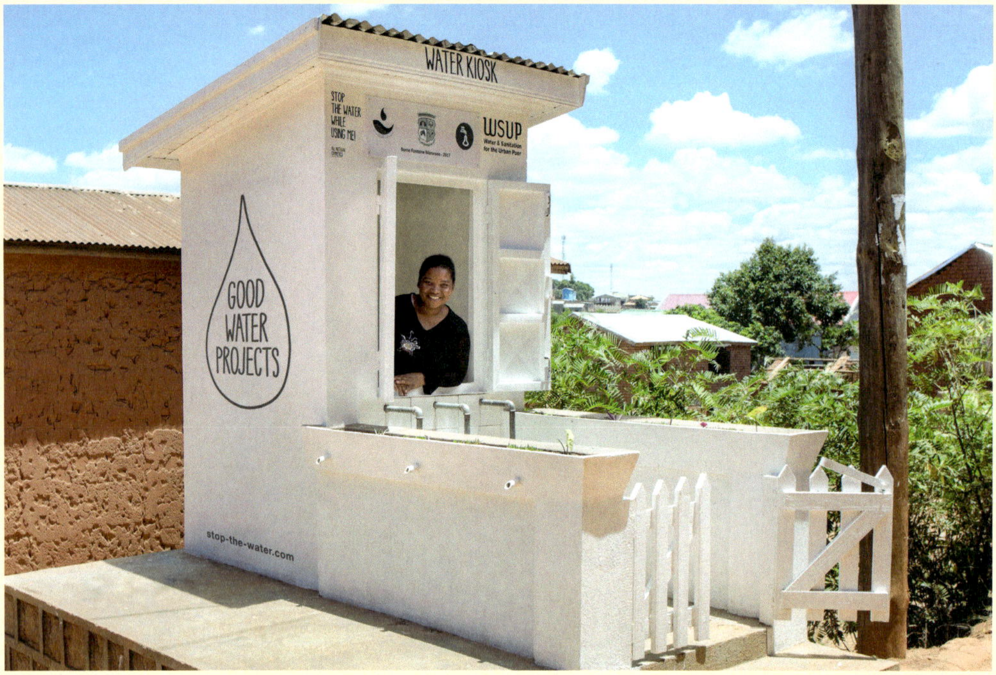

Die tägliche Erinnerung daran, den Hahn abzudrehen, während man sich die Zähne putzt oder das Gesicht wäscht, ist ein kleiner, aber bedeutsamer Appell im Kampf gegen den Klimawandel.

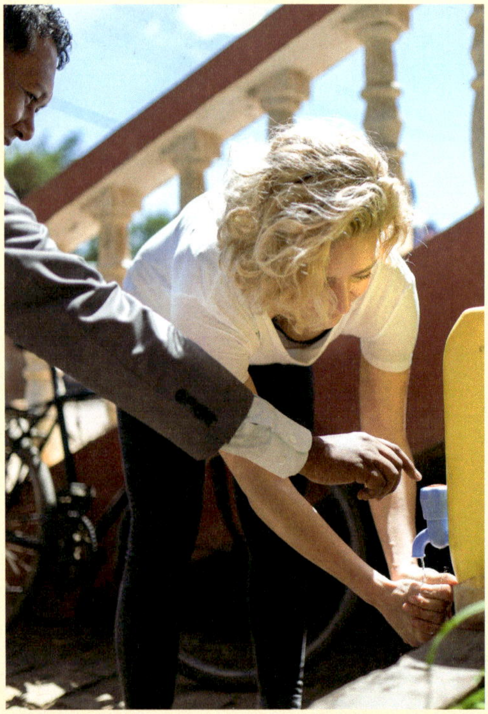

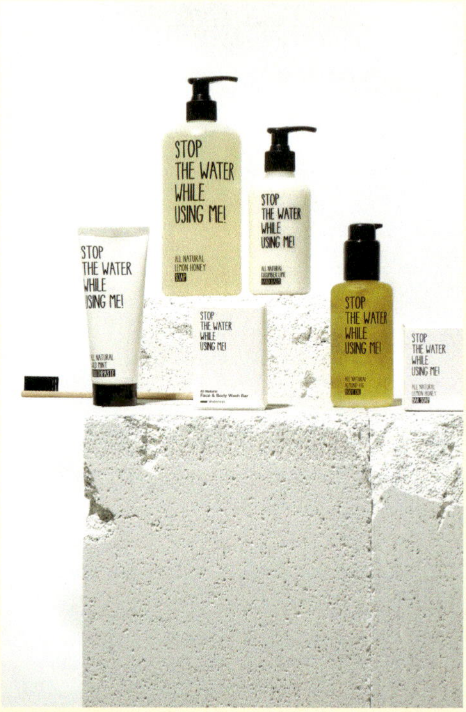

↖ Ein Teil der Verkaufserlöse geht an die mitgegründete Good-Water-Projects-Initiative, die Projekte auf der ganzen Welt unterstützt – etwa diesen Wasserkiosk auf Madagaskar.

← Die nachhaltige Linie aus Haut-, Haar- und Körperpflegeprodukten soll die Öffentlichkeit für die Notwendigkeit sensibilisieren, unsere wertvollste Ressource zu schonen: Wasser.

↗ Geschäftsführerin Shari Linthe (links im Bild) und CEO Nina Witt (rechts im Bild).

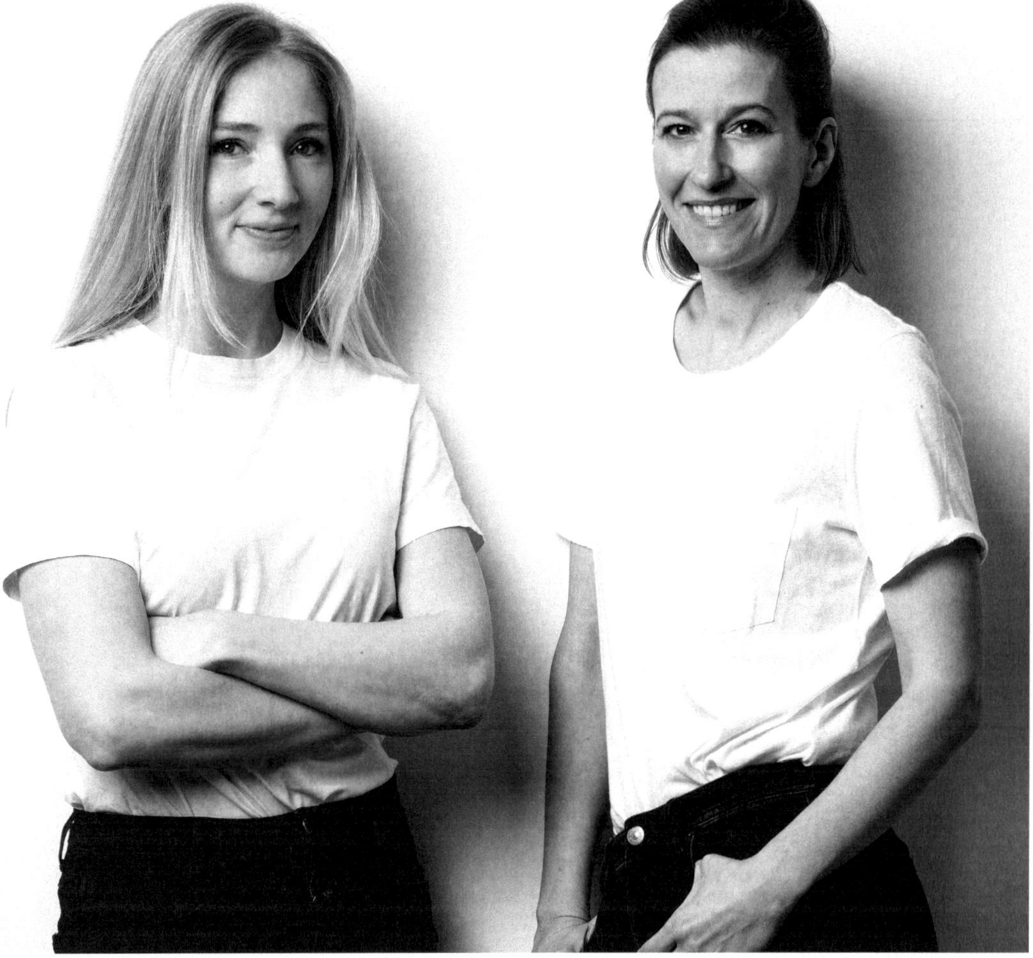

DIE HAUTPFLEGEMARKE STOP THE WATER WHILE USING ME! HAT EINE KLARE MESSAGE: „Wir wollen, dass Menschen innehalten, nachdenken und ihr Verhalten ändern," sagt CEO Nina Witt. Die tägliche Erinnerung daran, den Hahn abzudrehen, während man sich die Zähne putzt oder das Gesicht wäscht, ist ein kleiner, aber bedeutsamer Appell im Kampf gegen den Klimawandel. „Bis 2025 könnten über zwei Drittel der Weltbevölkerung von Wassermangel betroffen sein", so Witt.

Die Mission der 2011 gegründeten Hamburger Marke kommt an: Mittlerweile kann man die Produkte in 350 Läden kaufen und in 150 Hotels benutzen. Zu den 35 Produkten der Linie, die alle aus natürlichen Essenzen und Ölen bestehen und voll biologisch abbaubar sind, gehören Zahnpasta mit Ackerminze oder ein Duschgel mit Orange und Zitronenmelisse im Nachfüllbehälter. Bei der Herstellung werden Methoden bevorzugt, die Ressourcen schonen und lokale Initiativen fördern. Die neueste Pflegeserie Waterless setzt auf feste Haar-, Körper- und Gesichtsseifen. „Weil sicheres und sauberes Wasser ein Menschenrecht ist, geht ein Teil unserer Einnahmen an unsere sogenannten Good Water Projects auf der ganzen Welt", erklärt Witt. In den letzten fünf Jahren spendete das Unternehmen so über 20 Millionen Liter sauberes Wasser in Kenia, Tansania, Madagaskar und Europa – und das ist erst der Anfang. Witt, die umgeben von Wasser in Finnland aufwuchs, glaubt: „Die Kosmetikindustrie und alle anderen Industrien erkennen gerade, dass wir jetzt handeln müssen, um unseren Planeten zu retten."

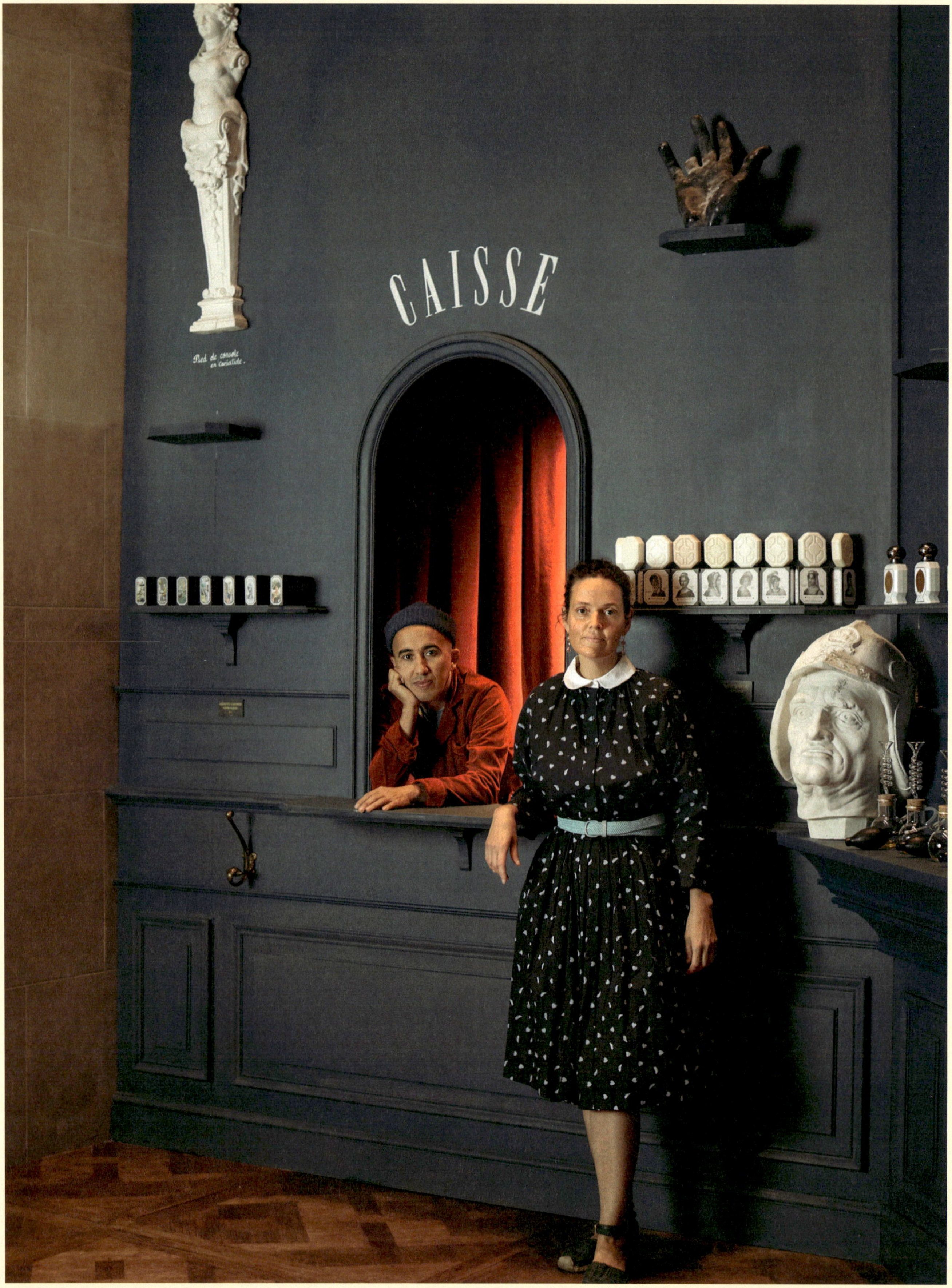
CAISSE
Pied de console en cariatide.

„Am wichtigsten ist, wie man sein Leben lebt. Dass alles ausbalanciert ist. Hautpflege ist nur ein Teil davon. Es kommt auch auf einen geeigneten Tagesablauf, eine gesunde Ernährung und genug Schlaf an – und darauf, das Leben zu genießen. All das ist wichtig.“

AUCH VICTOIRE DE TAILLAC UND RAMDANE TOUHAMI, DIE KREATIVEN KÖPFE HINTER L'OFFICINE UNIVERSELLE BULY, finden, dass die Kosmetikindustrie endlich „sauber machen“ müsse. 2014 modernisierten die beiden die klassischen Rezepte des Parfümeurs Jean-Vincent Buly, indem sie überholte Inhaltsstoffe wie Parabene, Phenoxyethanol und Lösemittel entfernten. Um Bulys 1803 gegründeter Apotheke treu zu bleiben, verkaufen sie aber weiterhin pflanzliche Produkte und traditionelle, teils etwas sonderbar anmutende Artikel wie Zungenschaber, Reinigungswasser mit kolloidalem Silber oder Alaunstein.

Das Reich von L'Officine Universelle Buly erstreckt sich über 15 opulente Läden auf der ganzen Welt. Um die Produkte auf unterschiedlichste Hauttypen abzustimmen, können sich Kundinnen und Kunden aus verschiedenen Pflanzenölen, Tonerden und Pulvern ihre ganz persönliche Mischung zusammenstellen. In de Taillac und Touhamis *An Atlas of Natural Beauty* findet sich noch mehr Inspiration: „Das Buch beschreibt die verschiedenen Eigenschaften von Naturmitteln und wie man das Beste aus ihnen herausholt“, erklärt de Taillac.

Äußere Schönheit ist das Eine, doch „bei Wellness sollte es nicht nur um Massagen und Detox gehen“, findet de Taillac. „Schönheit ist eine Lebenseinstellung. Es geht um gesunde Routinen, eine ausgewogene Ernährung und ausreichend Schlaf – und auch darum, das Leben zu genießen.“ Privat gehen de Taillac und Touhami ihren Leidenschaften (Gärtnern beziehungsweise Boxen) nach und bevorzugen klassisch französische Wellness: „Am wichtigsten ist, wie man sein Leben lebt. Dass alles ausbalanciert ist“, meint de Taillac, „dass man sich gern um sich selbst kümmert und sich wohl in seiner Haut fühlt.“

← Ramdane Touhami (links im Bild) und Victoire de Taillac (rechts im Bild) sind die kreativen Köpfe hinter der modernen Pariser Apothekenmarke L'Officine Universelle Buly.

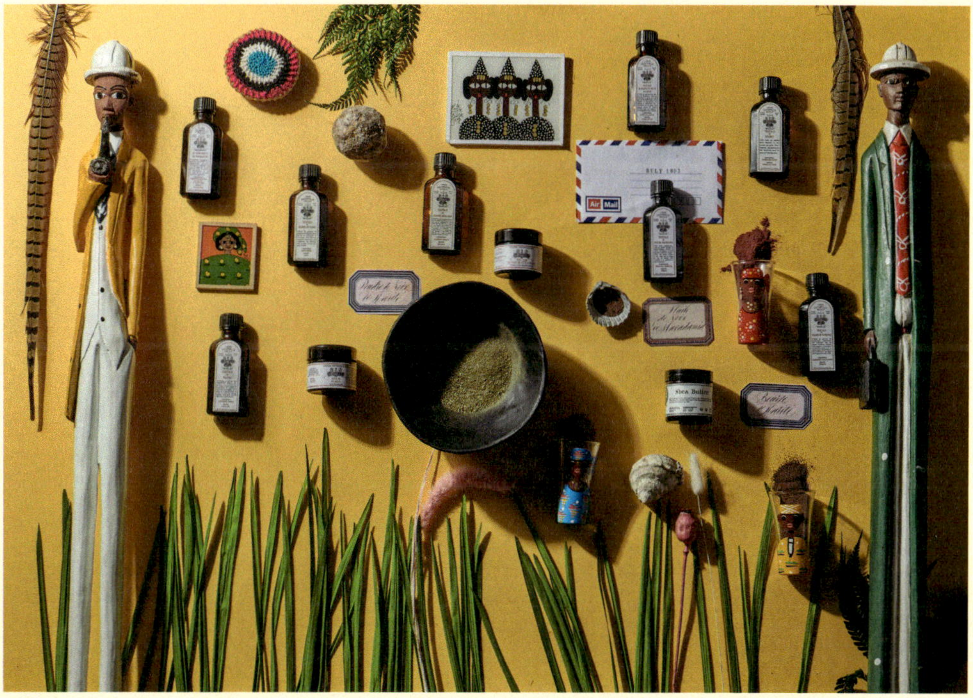

→ Bulys Schönheitslinie ist von der Weisheit und den Hygieneritualen verschiedener antiker Zivilisationen inspiriert und reicht von feuchtigkeitsspendenden Pflanzenölen und -buttern über Pulver und Tonerden bis hin zu Steinwerkzeug.

Die Designs der modernen Apotheken von L'Officine Universelle Buly in Hong Kong (S. 50) oder Tokio (S. 52/53) laden zum Experimentieren und Erkunden ein.

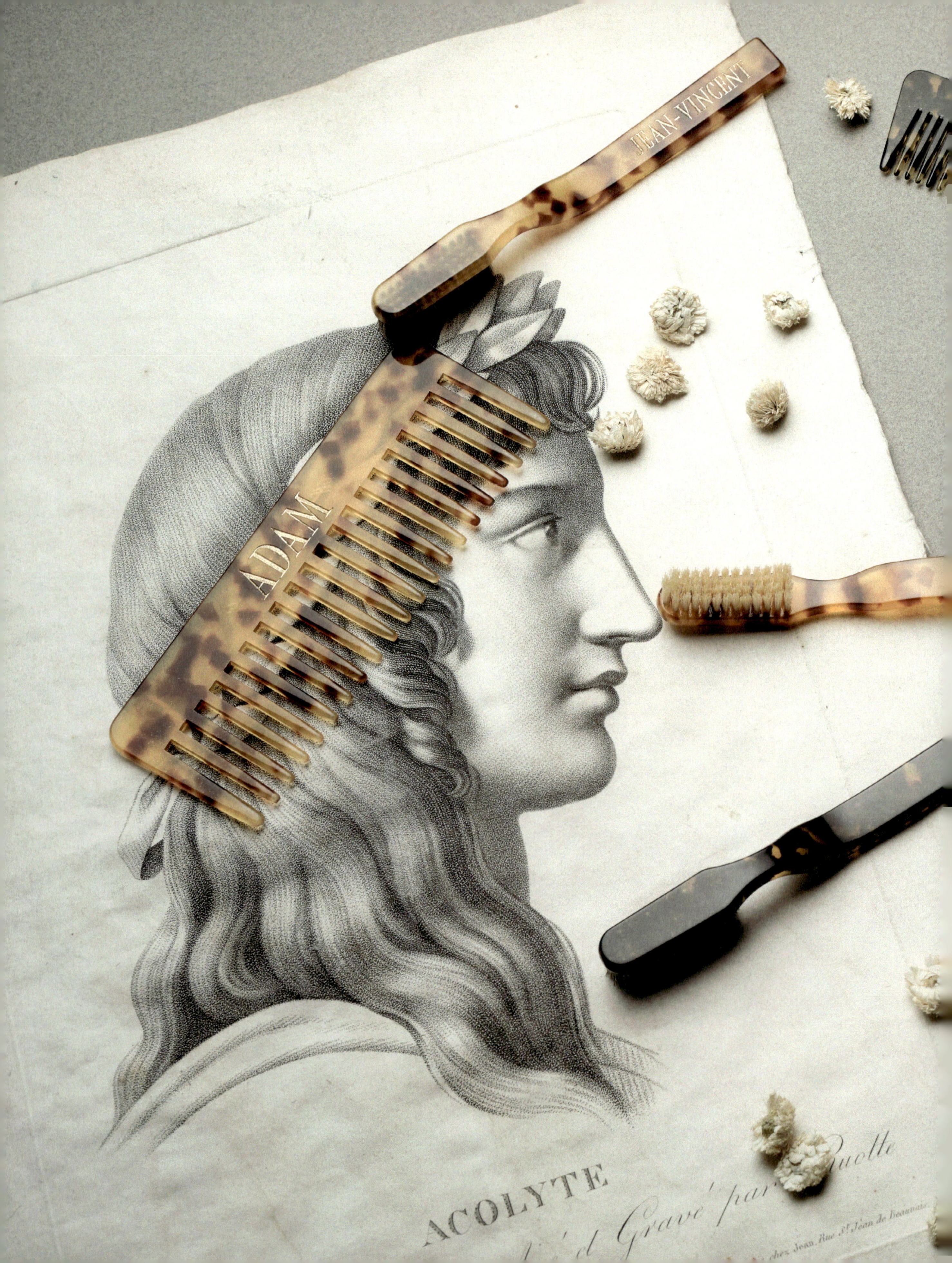
JEAN-VINCENT
ADAM
ACOLYTE

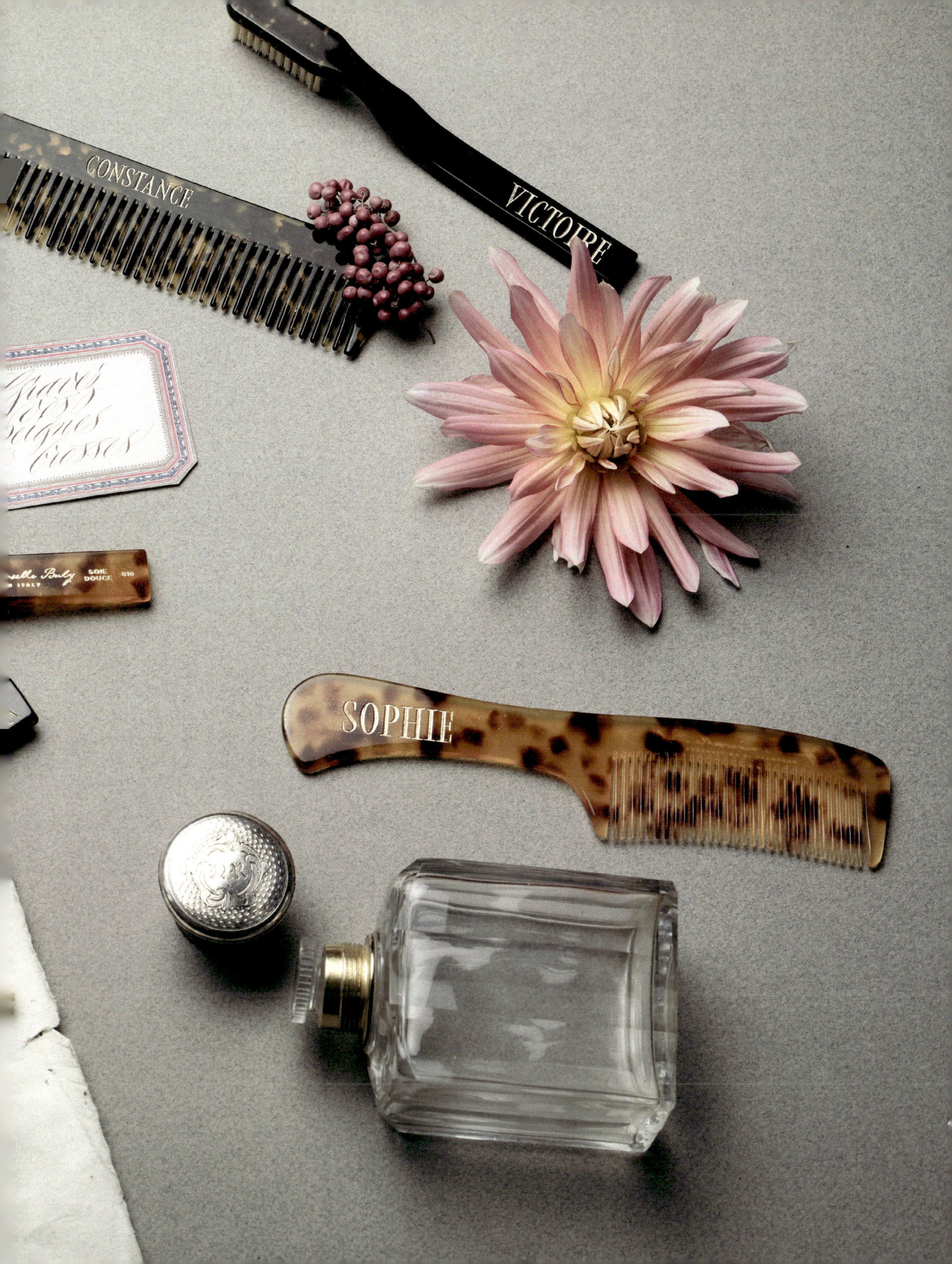
CONSTANCE
VICTOIRE
SOIE DOUCE
SOPHIE

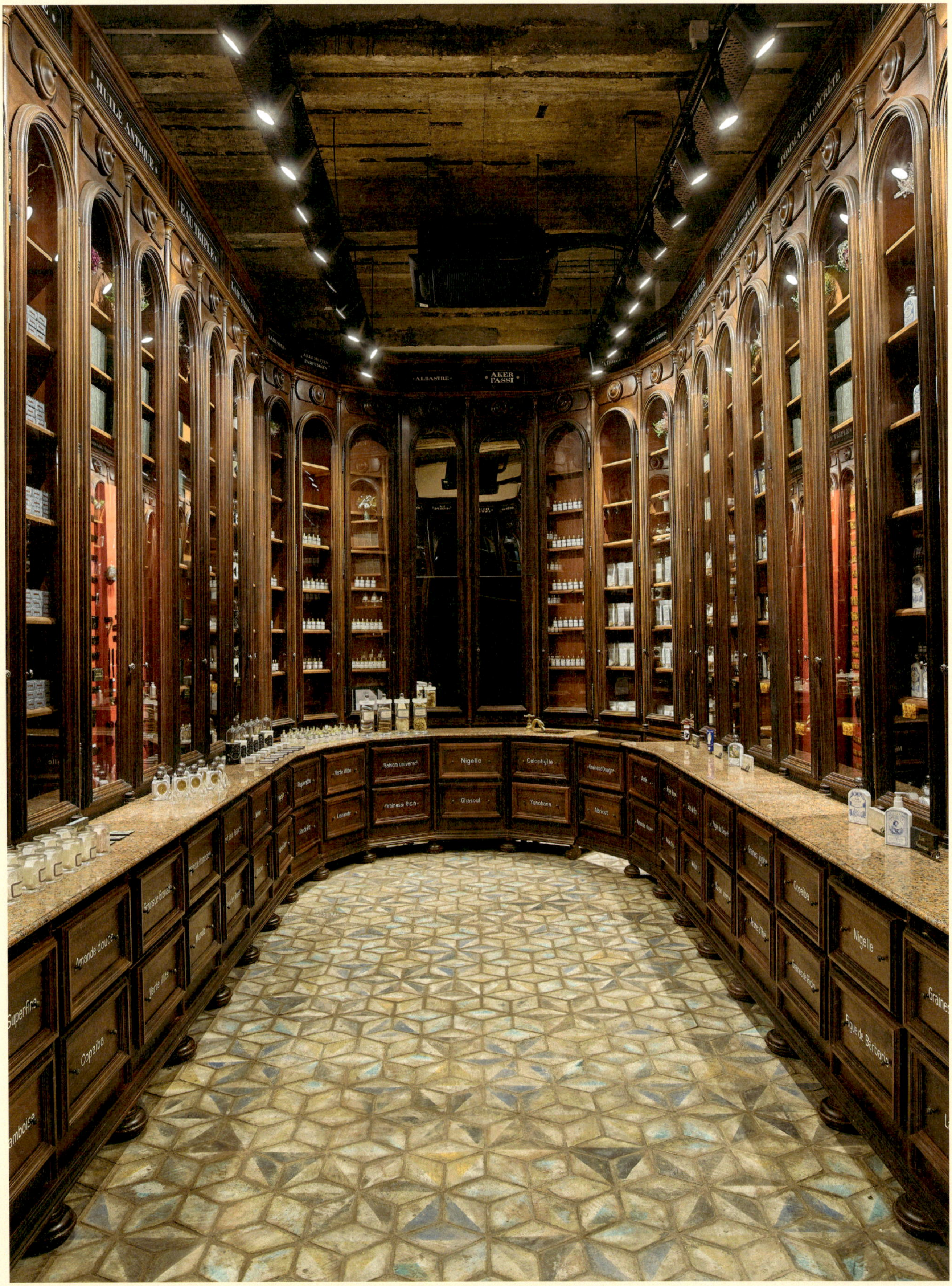
AKER FASSI
Nigelle
Colophylle
Ghassoul
Amande douce
Copaiba
Copaiba
Nigelle
Figue de Barbarie

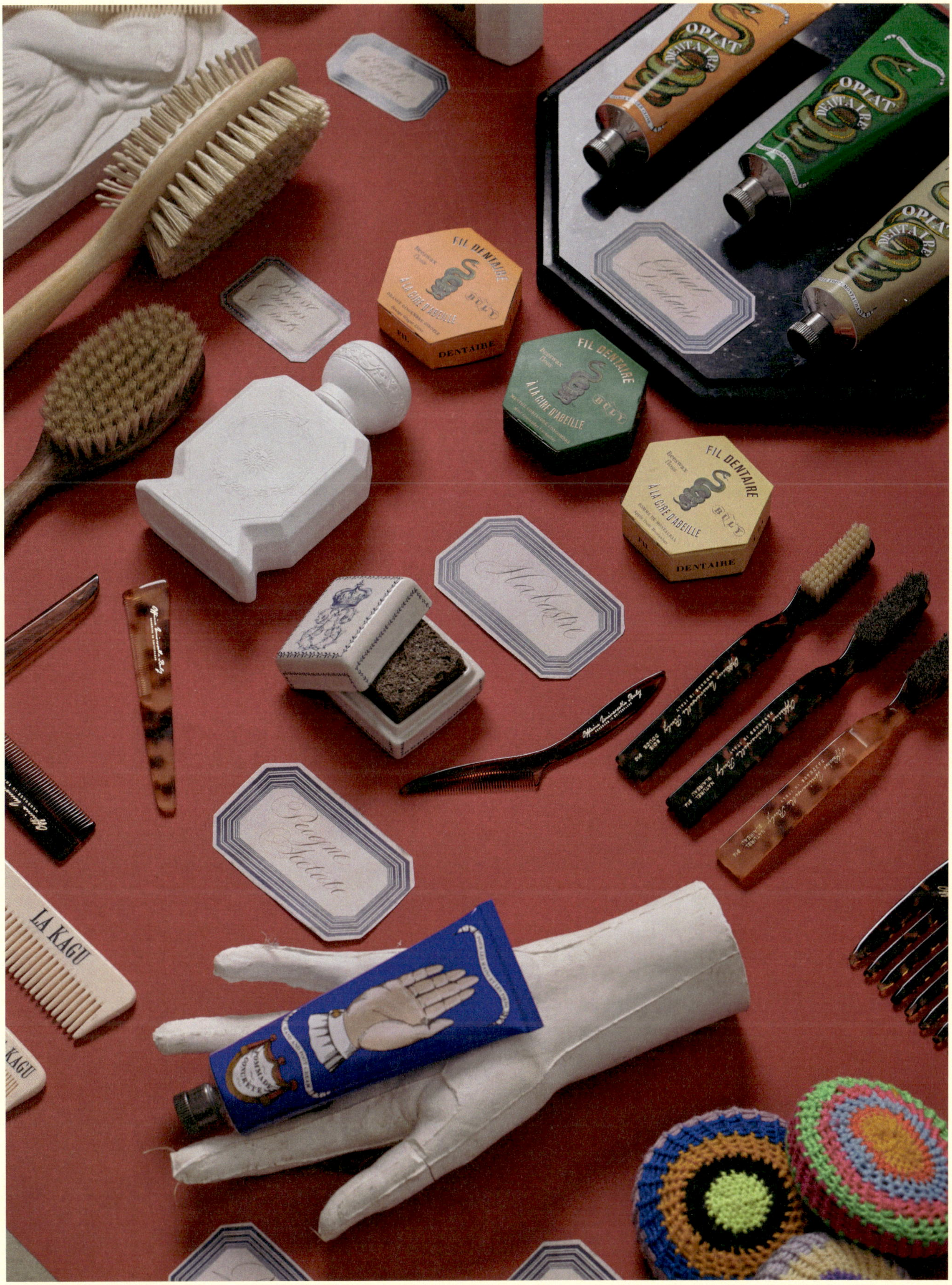
OPIAT
DENTAIRE
FIL DENTAIRE
À LA CIRE D'ABEILLE
BULY
FIL
DENTAIRE
LA KAGU
KAGU

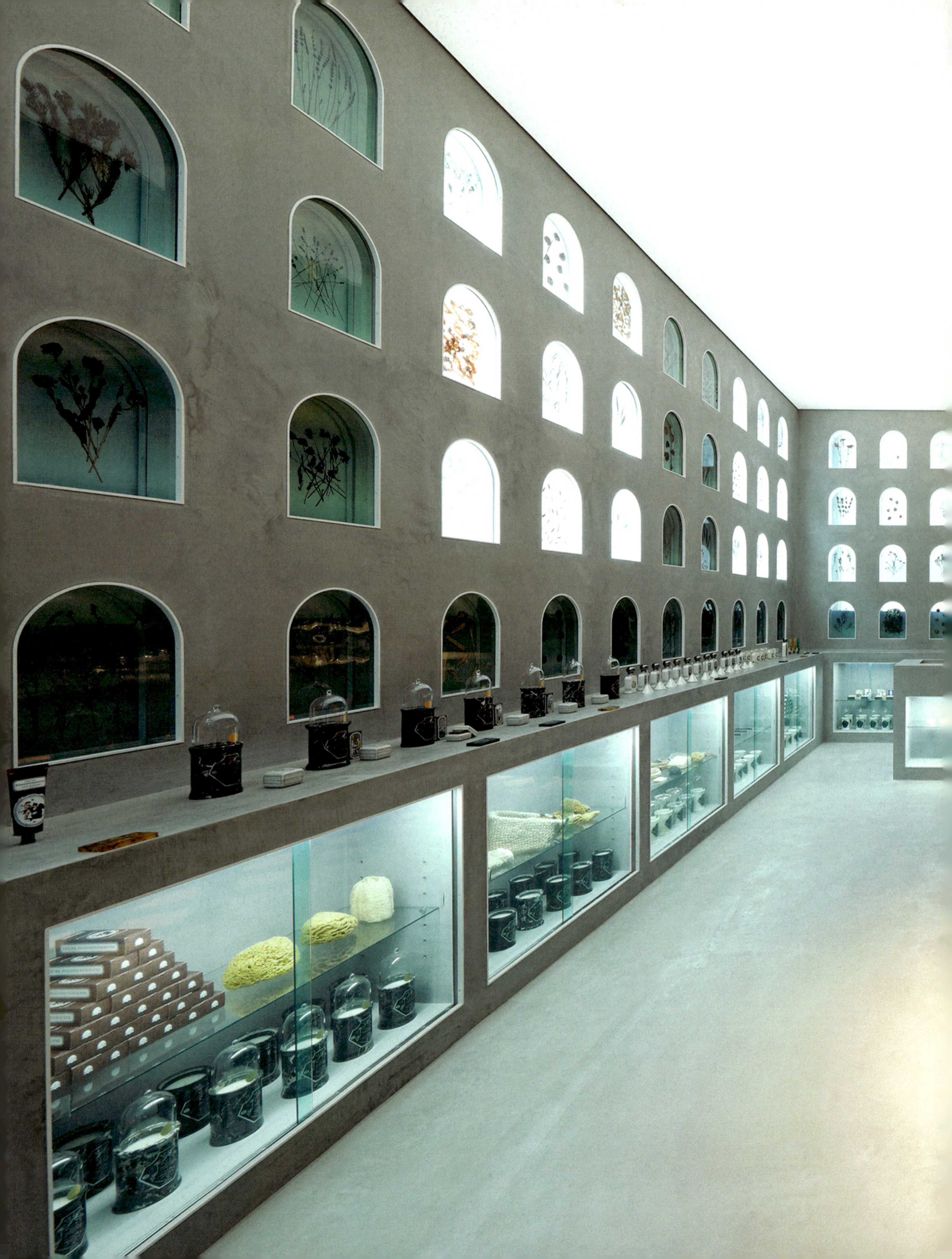

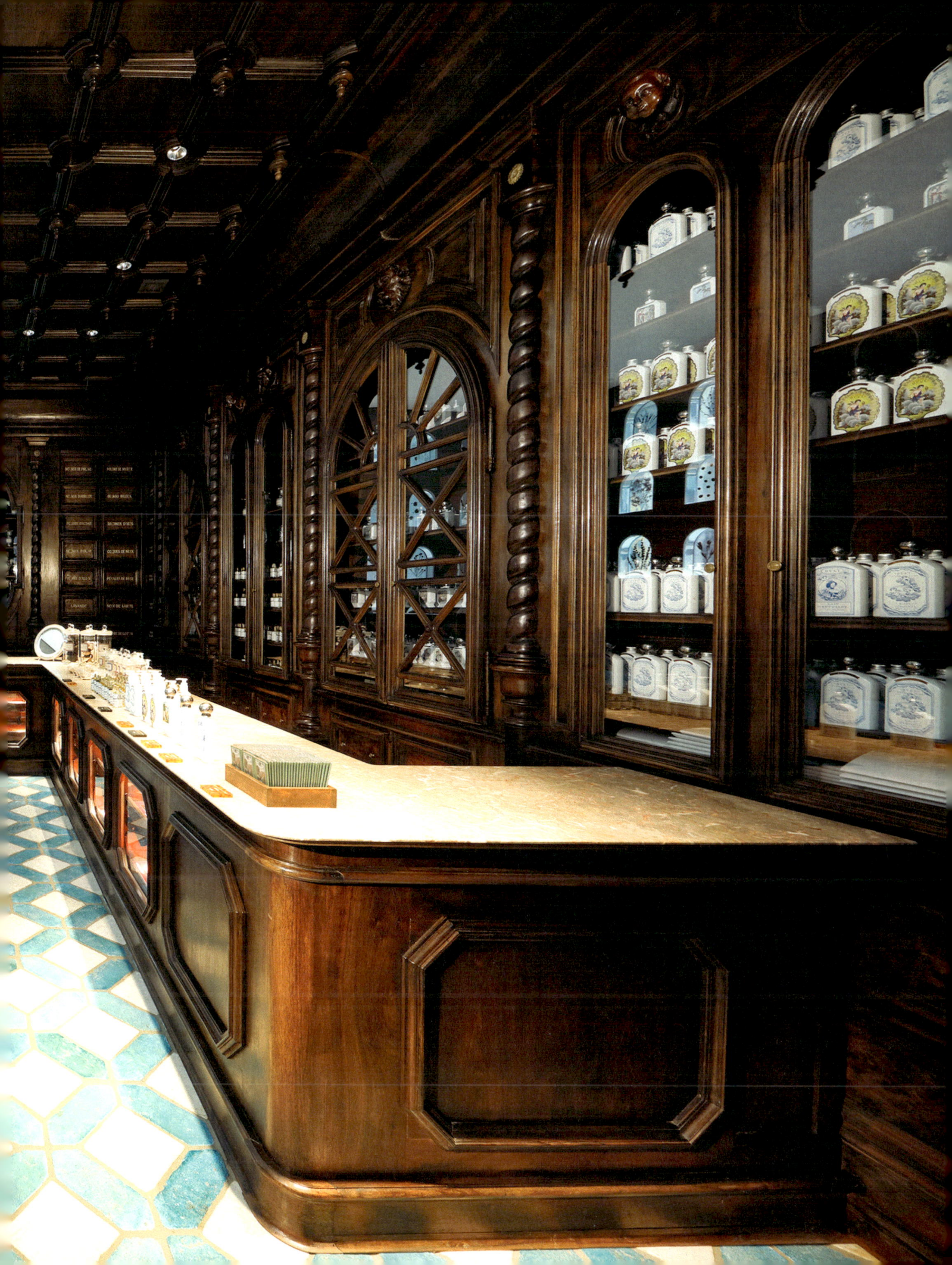
LAVANDE

Tiefenentspannende Thalassotherapien

HAECKELS HOUSE
MARGATE, VEREINIGTES KÖNIGREICH

Ein dreiräumiges Spa, das über eine Holztreppe betreten wird, bietet beruhigende Aussichten auf die Nordsee und einzigartige Meeres-anwendungen.

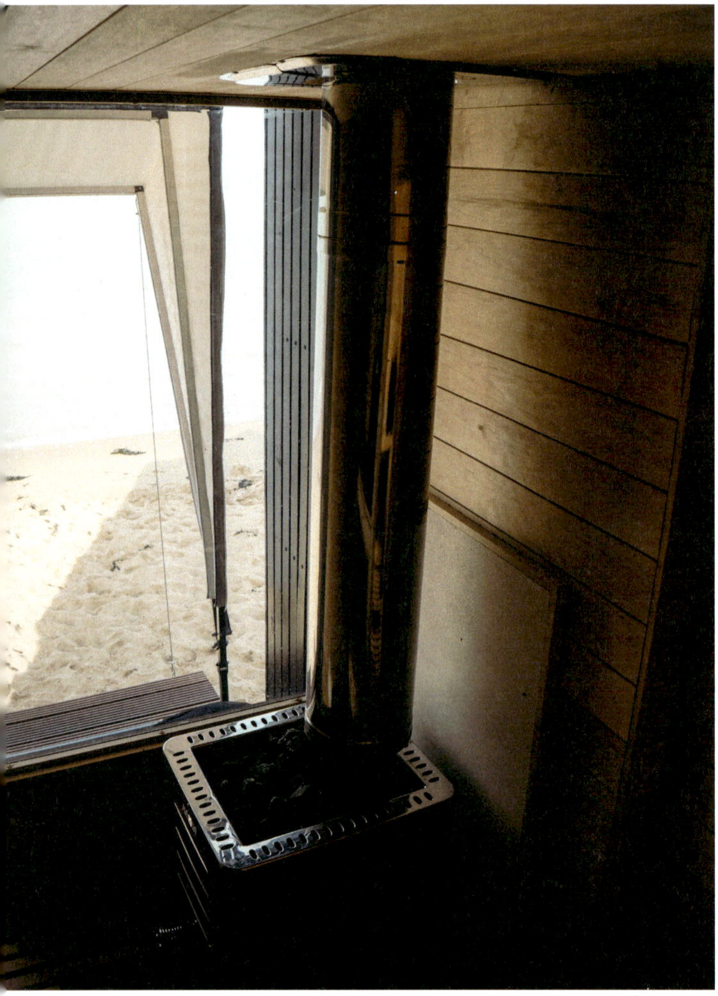

Vor der Eröffnung des Haeckels House 2012 sammelte Dominic Bridges Seetang und Pflanzen ent-lang der Küste von Margate, um in der Küche damit zu experimentieren. Er stellte fest, dass die Meeresvegetation reich an Vitaminen, Mineralien und Aminosäuren ist und man die Haut damit wunderbar beruhigen und hydrieren kann. Bridges befand, die Zeit sei gekommen, ein passendes Studio anzumieten, da „jede Pfanne in der Küche wie ein Hautpflegeprodukt roch". Haeckels war geboren.

2019 erweiterte Bridges die nachhaltige Haut-, Haar- und Duftmarke um ein dreiräumiges Spa im Obergeschoss seines Ladens in einem alten Townhouse. Das Interieur verströmt mit seinen kontrastreich in Blaugrün und Korallenrot gestrichenen Wänden und Holzdielen britischen Küstencharme. Über eine alte Holztreppe aus dem Jahr 1935 gelangt man in den Entspannungsbereich voller pastellfarbener Möbel, Metalllampen und Kunstwerke von aufstrebenden Designern und Künstlern, die es vermehrt in die kreative Enklave an der Südostküste Englands zieht.

In den Behandlungen wird mit Thalassotherapien gearbeitet, um die heilende Wirkung des Salzwassers, der Luft und der Meerespflanzen zur Stärkung der Haut voll auszunutzen. Bei der 90-minütigen Ganzkörperpackung etwa wird die Haut mit einem Peeling und frischem Seetang von umliegenden Stränden weich gemacht, um Unreinheiten zu beseitigen. Während eines 30-minütigen Bads in einer bis zum Rand mit entzündungshemmenden

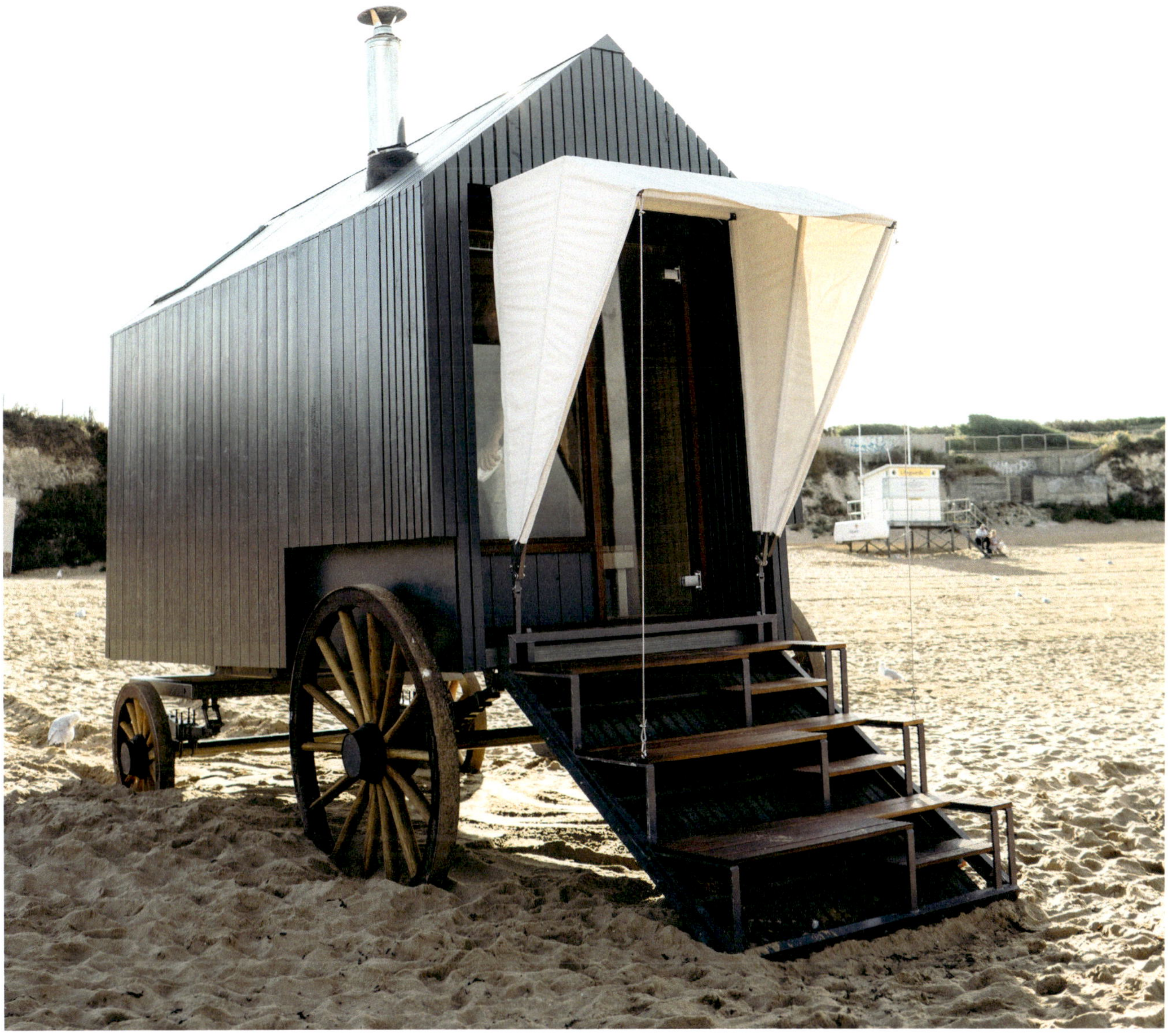

← ↑ Die Holzsauna im viktorianischen Stil am Strand von Margate ist für jeden kostenlos zugänglich, sodass die gesamte Bevölkerung gesundheitlich profitiert.

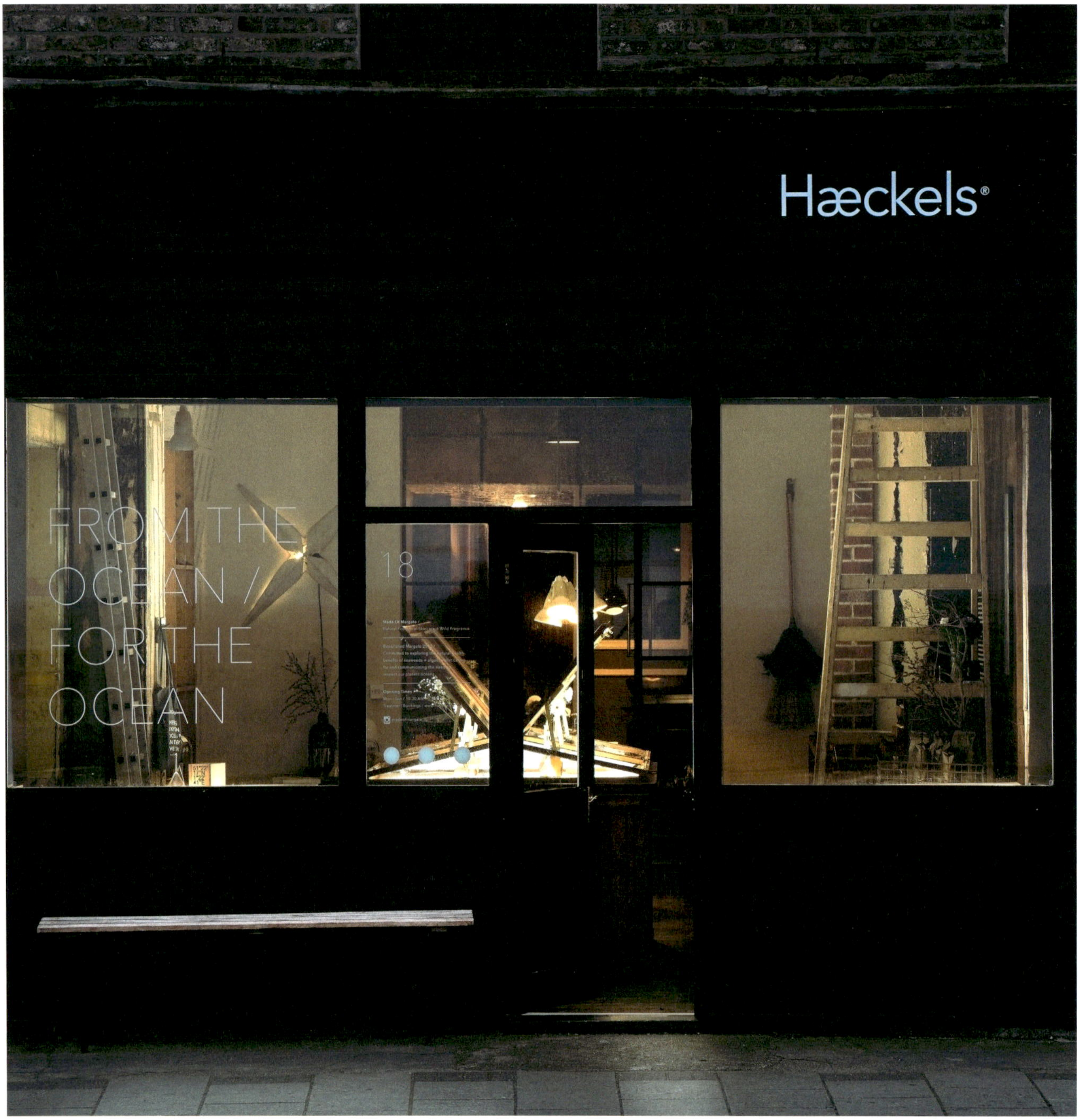

Algen gefüllten Wanne kann man den Ausblick auf die blauen Wellen genießen. Die Gesichtsbehandlung beginnt mit der Dampfreinigung verstopfter Poren und einer Seetangmaske und endet mit einer manuellen Lymphdrainage und einem Aufhellungsserum aus Blasentang. Wer die Verjüngungskur fortsetzen möchte, kann sich in die „Sea Bathing Machine" setzen, Haeckels' Gemeinschaftssauna auf Rädern, die am Strand von Margate steht. Hier kann man das Saunabad mit einem belebenden Sprung in die tosende Brandung beenden.

↑ Die Hautpflegeprodukte von Haeckels bestehen aus nachhaltig gewonnenen Inhaltsstoffen aus dem Meer, unter anderem aus handgesammeltem Seetang von Margates Küsten.

↗ Dominic Bridges war ehrenamtlicher Strandwärter, bevor er mit Haeckels eine vom Meer inspirierte Schönheitsmarke gründete.

→ Das Spa der Marke befindet sich über dem Flagship-Store an der Promenade von Margate. Hier kann man Thalassotherapieanwendungen mit Seetangwickeln und -bädern buchen.

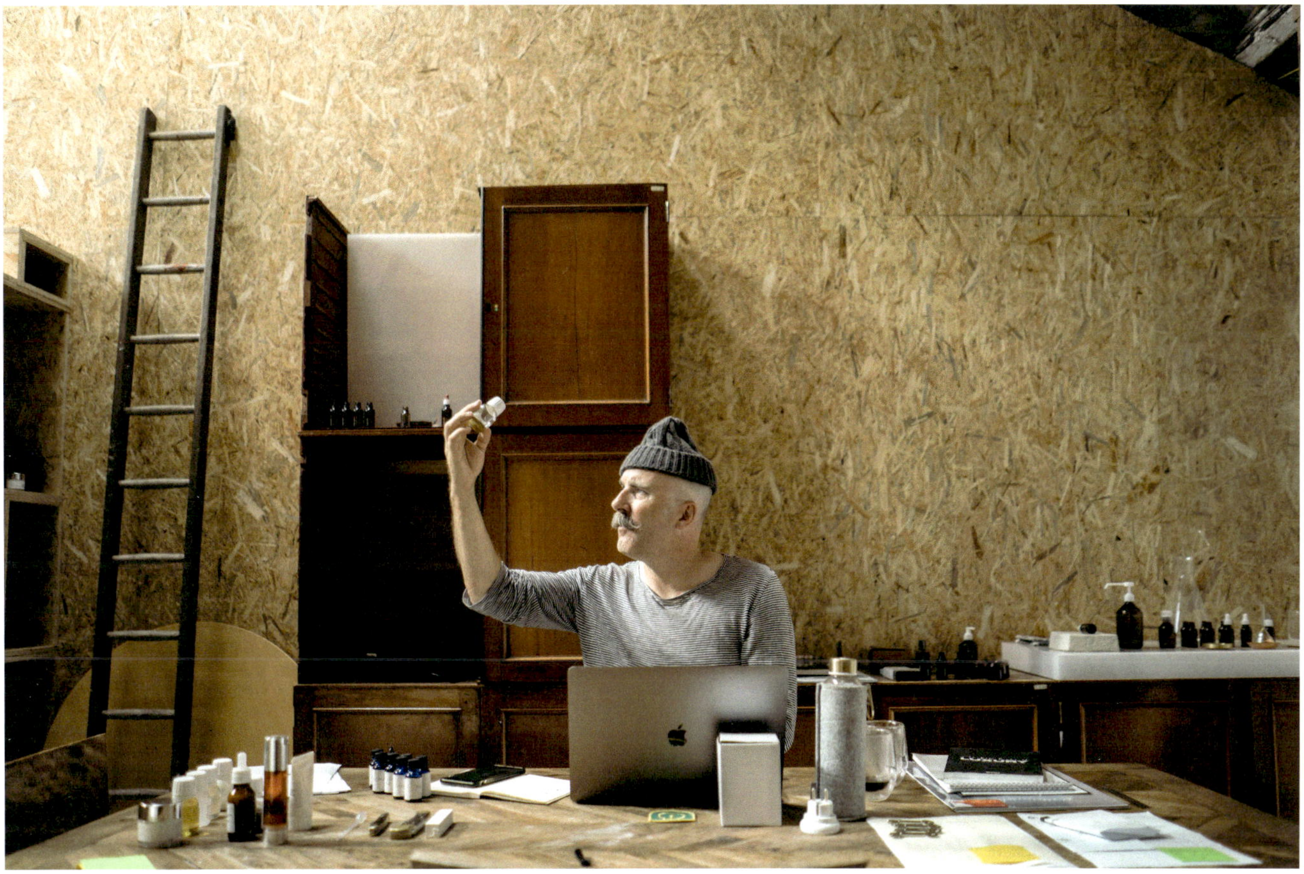

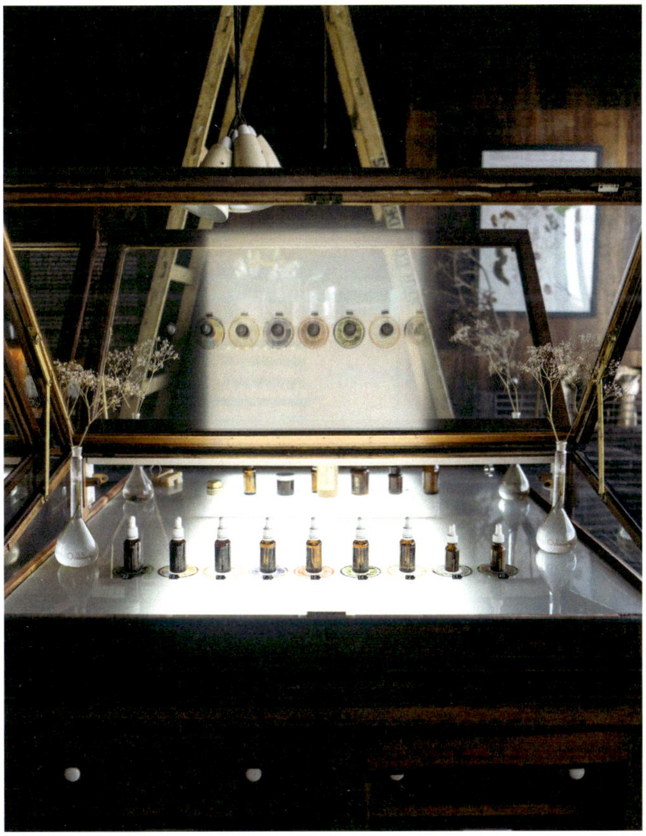

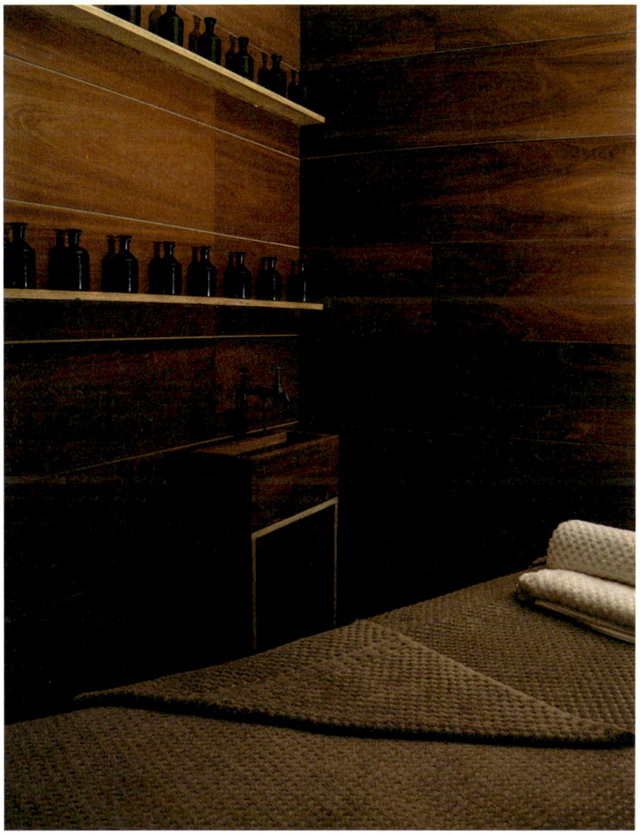

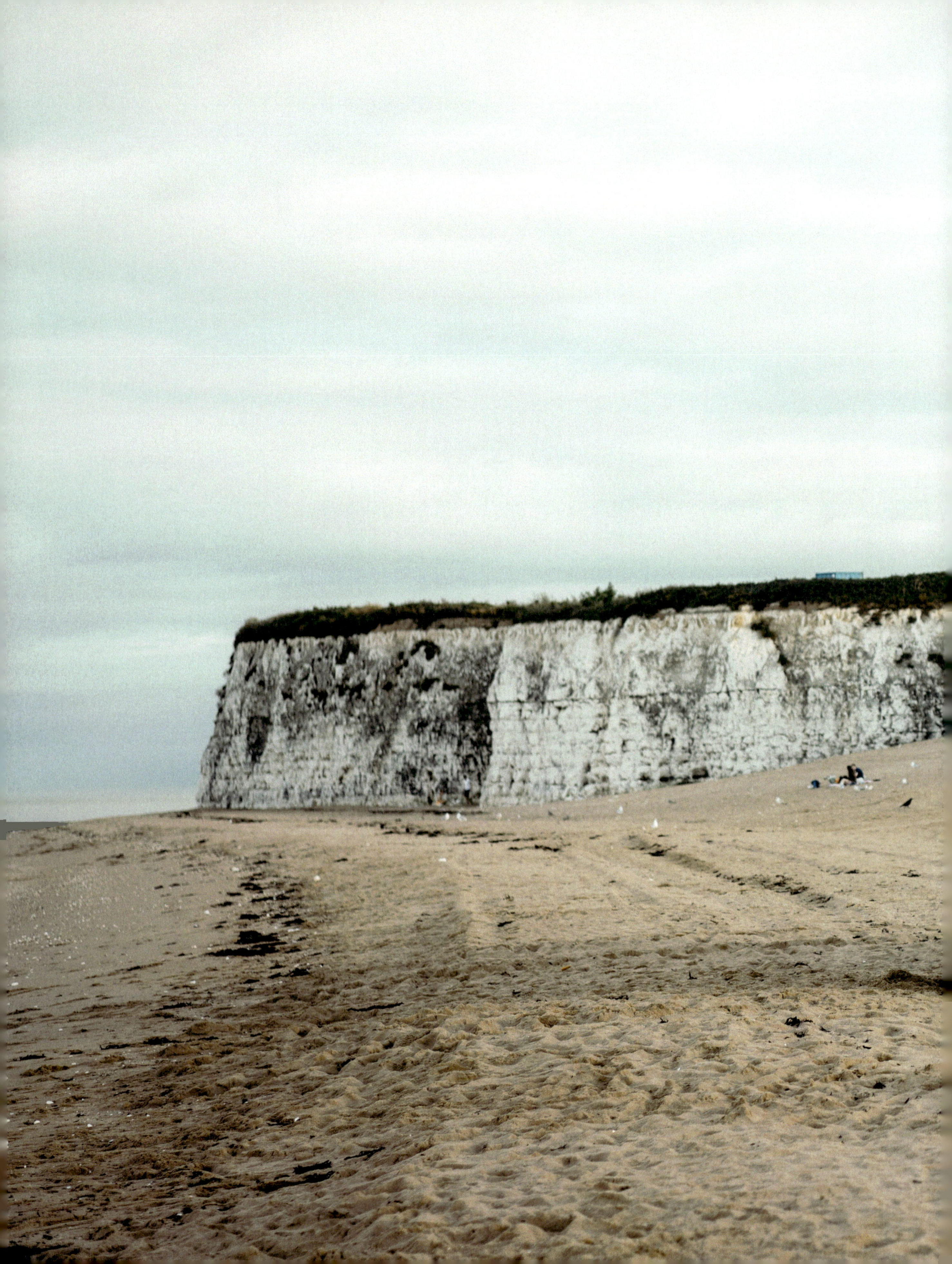

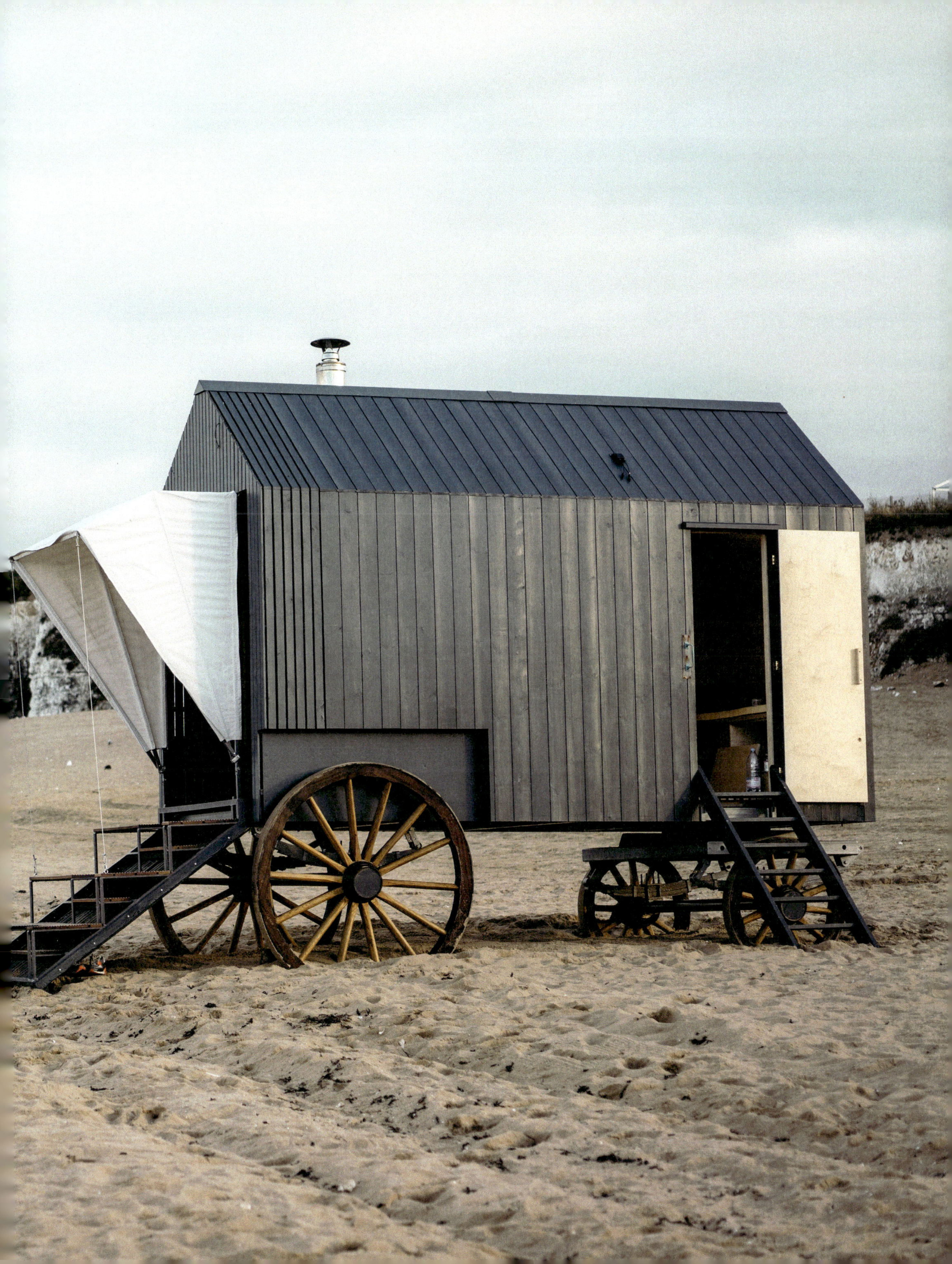

Eine moderne CBD-Oase

STANDARD DOSE
NEW YORK, USA

Wenige pflanzenbasierte Inhaltsstoffe erfreuen sich ähnlich großer Beliebtheit wie Cannabidiol (CBD). Die entkrampfende, entzündungshemmende und angstlösende Wirkung des nicht-psychoaktiven Präparats macht es zu einem äußerst vielseitigen Heilmittel.

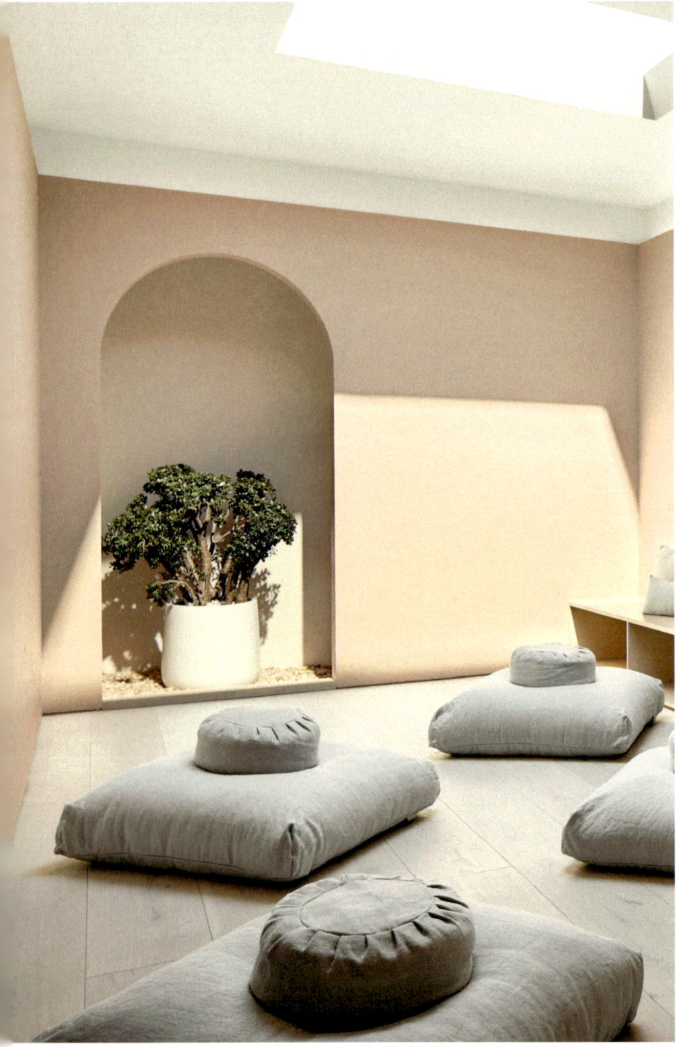

Dank der Legalisierung von Hanf in einigen Bundesstaaten der USA und anderen Teilen der Welt entwickelt sich CBD langsam aber sicher zum Mittel der Wahl vieler Wellnesspraktiker. Allerdings ist der Markt für Cannabidiolprodukte größtenteils unreguliert, was das Aufspüren hochwertiger Produkte erschwert.

Um das zu ändern, hat Anthony Saniger in New York das Standard Dose eröffnet – ein Warenhaus mit einer ausgewählten und geprüften Kollektion aus CBD-Artikeln. Saniger testet mit seinem Team jedes Produkt und verpflichtet die Hersteller Laborberichte einzureichen, die belegen, dass der Flascheninhalt der Beschreibung auf dem Etikett entspricht. Anschließend schickt Saniger die Produkte für eine abschließende und unabhängige Testrunde an ein Drittlabor. Mit diesem langwierigen, aber effizienten Verfahren findet er die besten Produkte auf dem Markt. In den Regalen stehen Schlafmittel mit beruhigendem Baldrian, Getränke in fruchtigen Geschmacksrichtungen zur Förderung geistiger Klarheit, hanfhaltiger Honig, wohltuende Tuchmasken (Cannabidiol soll auch bei der Heilung chronischer Hautkrankheiten wie Ekzemen helfen), PMS-Salben sowie Vitalpflaster zur Reduzierung von Krämpfen, Schmerzen im unteren Rücken und Stimmungsschwankungen.

Und wenn in der Sammlung mal was fehlt, stellt Standard Dose es einfach selbst her. Die Haustinktur mit einem Gramm CBD wirkt entzündungshemmend auf den Körper, verringert Ängste und sorgt für Balance. Auch das Interior Design von Standard Dose sorgt mit sonnendurchfluteten Räumen für Yoga und Meditation sowie einer Beauty-Bar für gute Stimmung.

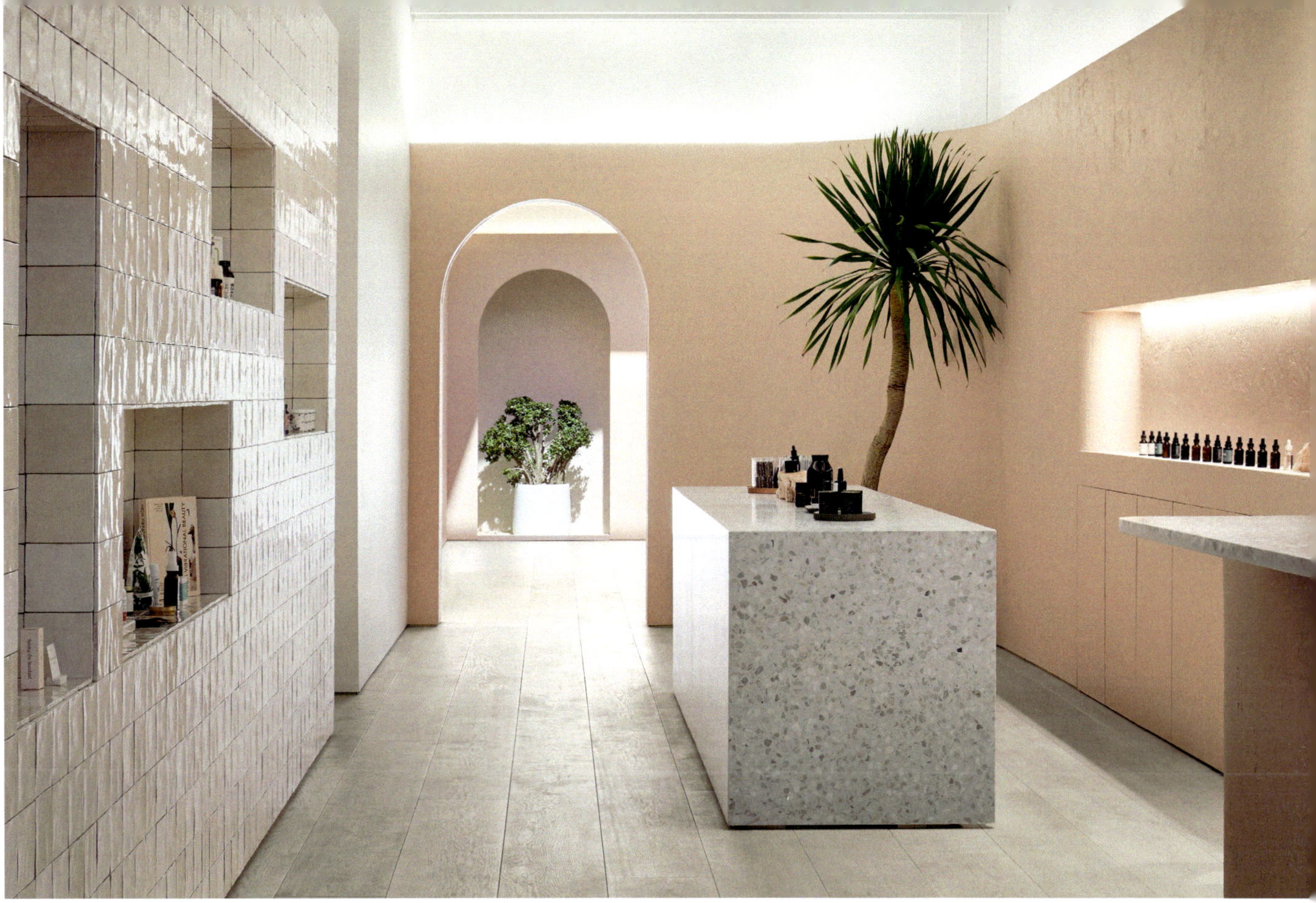

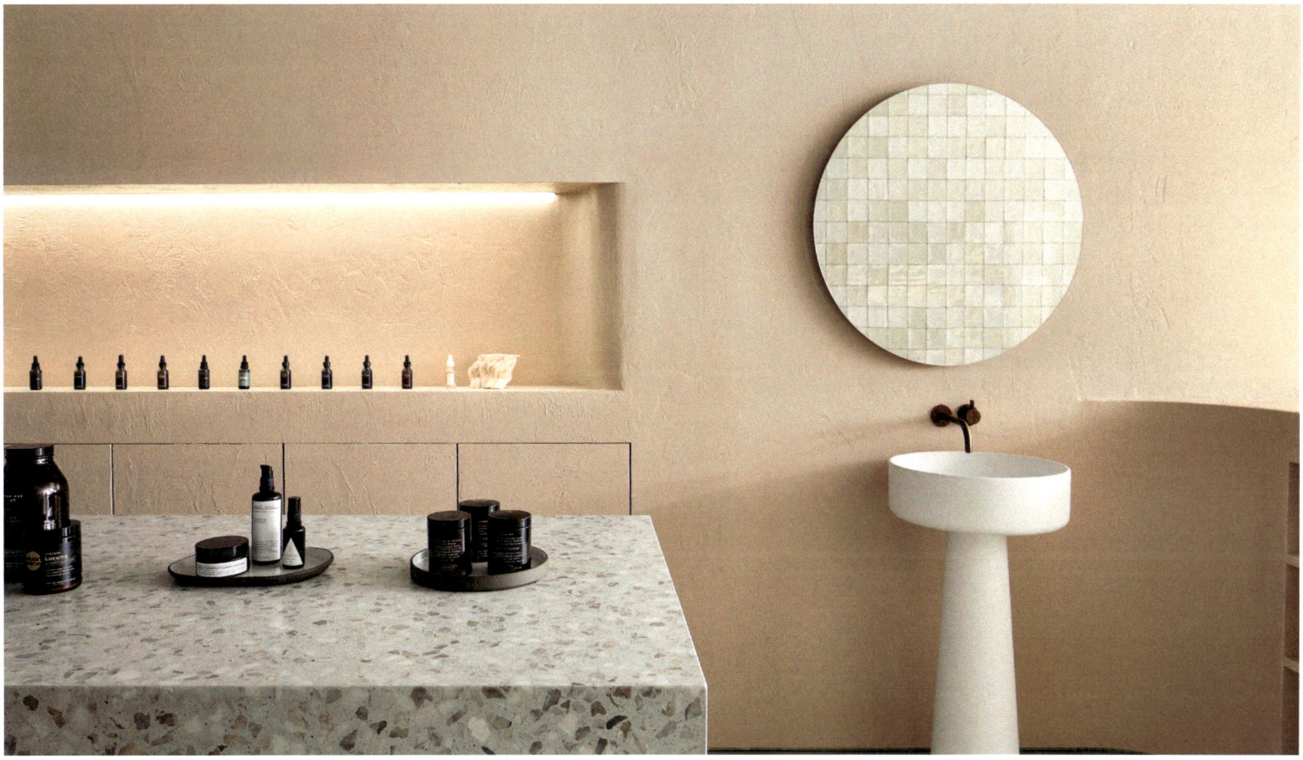

← Zu dem Laden im mediterranen Stil gehört neben Yoga- und Meditationsstudios auch eine Beauty-Bar, an der man verschiedene CBD-Produkte probieren kann.

↑↑ Bevor ein CBD-Produkt ins Regal kommt, wird es von Anthony Saniger und seinem Team ausgiebig getestet und zur Qualitätskontrolle an ein Drittlabor geschickt.

↑ Standard Dose lädt seine Gäste zur Entspannungsförderung dazu ein, sich vor dem Yoga einen Tropfen des hauseigenen CBD-Öls unter die Zunge zu träufeln.

Versteckt in Paris

EVIDENS DE BEAUTÉ
PARIS, FRANKREICH

Das von der gleichnamigen Pariser Hautpflegemarke geführte Spa verbindet japanische Rituale mit französischem Savoir-vivre. Hier kann man die besten Facials der Stadt buchen.

Der Franzose Charles-Edouard Barthe ist mit einer Japanerin mit sensibler Haut verheiratet. 2008 gründete er Evidens de Beauté und verbindet seitdem östliche Philosophie mit viel *Eau* aus den Quellen von Vence, seinem Heimatort zwischen Nizza und Grasse. Alle Formeln der Serie, die aus porenreinigenden Enzympeelings, kühlenden Mentholmasken und Seren für strahlende Haut besteht, basieren auf dem mineralhaltigen Quellwasser und einem stärkenden Dreifachkollagenkomplex, an dem Barthe drei Jahre lang mit einem japanischen Wissenschaftler arbeitete, um ein effektives und zugleich sanftes Produkt zu kreieren.

Das Angebot des Spas dreht sich um das Konzept „Kagayaki No Sahos", das aus einer Reihe schrittweise durchgeführter Pflegerituale besteht (wie bei einer japanischen Teezeremonie). Nach einer tiefen Reinigung können Kunden aus sieben sogenannten „Sahos" wählen, die von entgiftender, intensiver Feuchtigkeitspflege bis hin zu Brightening für einen müden Teint und Behandlungen gegen Falten reichen. Dabei kommt, je nach Hauttyp und gewünschtem Effekt, stets eine bestimmte Zusammenstellung aus Produkten von Evidens de Beauté zum Einsatz. Dazu lassen sich ergänzende Anwendungen buchen, die den Hals und das Dekolleté tonen oder die Augenpartie konturieren. Für gesundes und glänzendes Haar ist die spanische Expertin Claudia di Paolo zuständig, die Vitamininfusionen und Alphahydroxysäurepeelings anbietet.

Um die Räumlichkeiten der eleganten Gegend im 16. Arrondissement anzupassen, wurde die Innenarchitektin Emmanuelle Simon engagiert, die mit einfachen grafischen Linien und Naturmaterialien ein Interieur voller Schönheit schuf. Der Block in der Mitte des Raums besteht aus Stein aus der belgischen Provinz Hennegau, die Regale aus abgeschliffenem Holz und der Balken entlang der Wendeltreppe aus einem riesigen Stück Treibholz. Durch das zarte Reispapier an den Fenstern fällt weiches Licht herein. Die Decken der Behandlungszimmer schmücken Basreliefs mit Motiven aus der klassischen japanischen Literatur. Im Einklang mit den Ideen des Konzepts *Wabi-Sabi* aus der traditionellen japanischen Ästhetik, das die Unvollkommenheit zelebriert, hat Barthe die Wandleuchter aus Keramik selbst so gestaltet, dass die einzigartige Unregelmäßigkeit der Risse in jeder Leuchte zur Geltung kommt – denn nichts ist perfekt, auch Schönheit nicht.

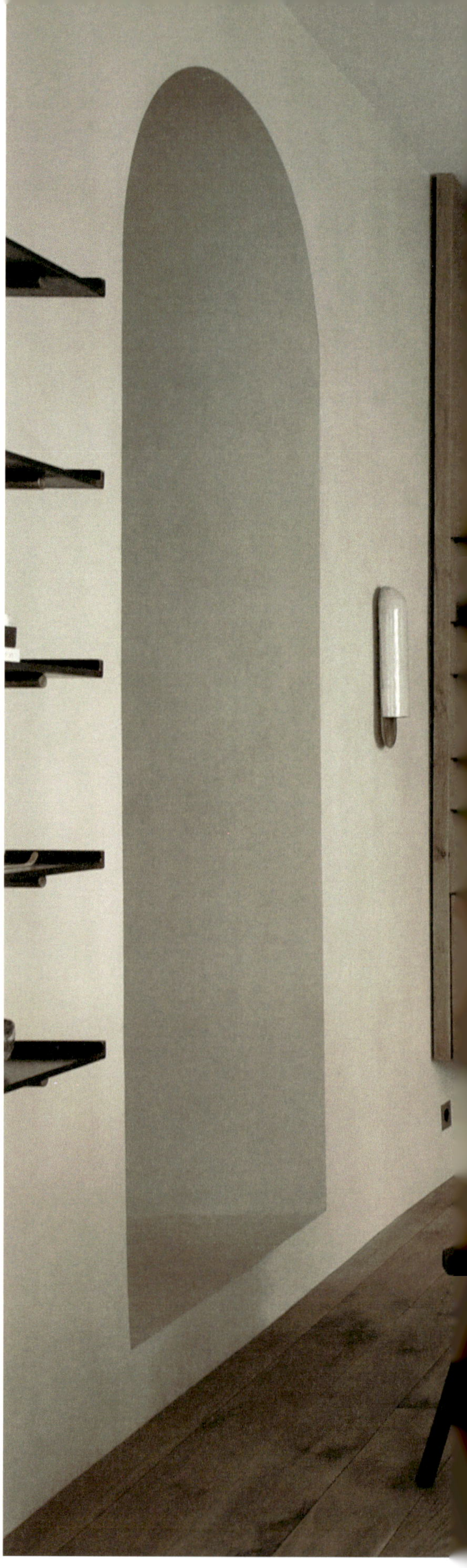

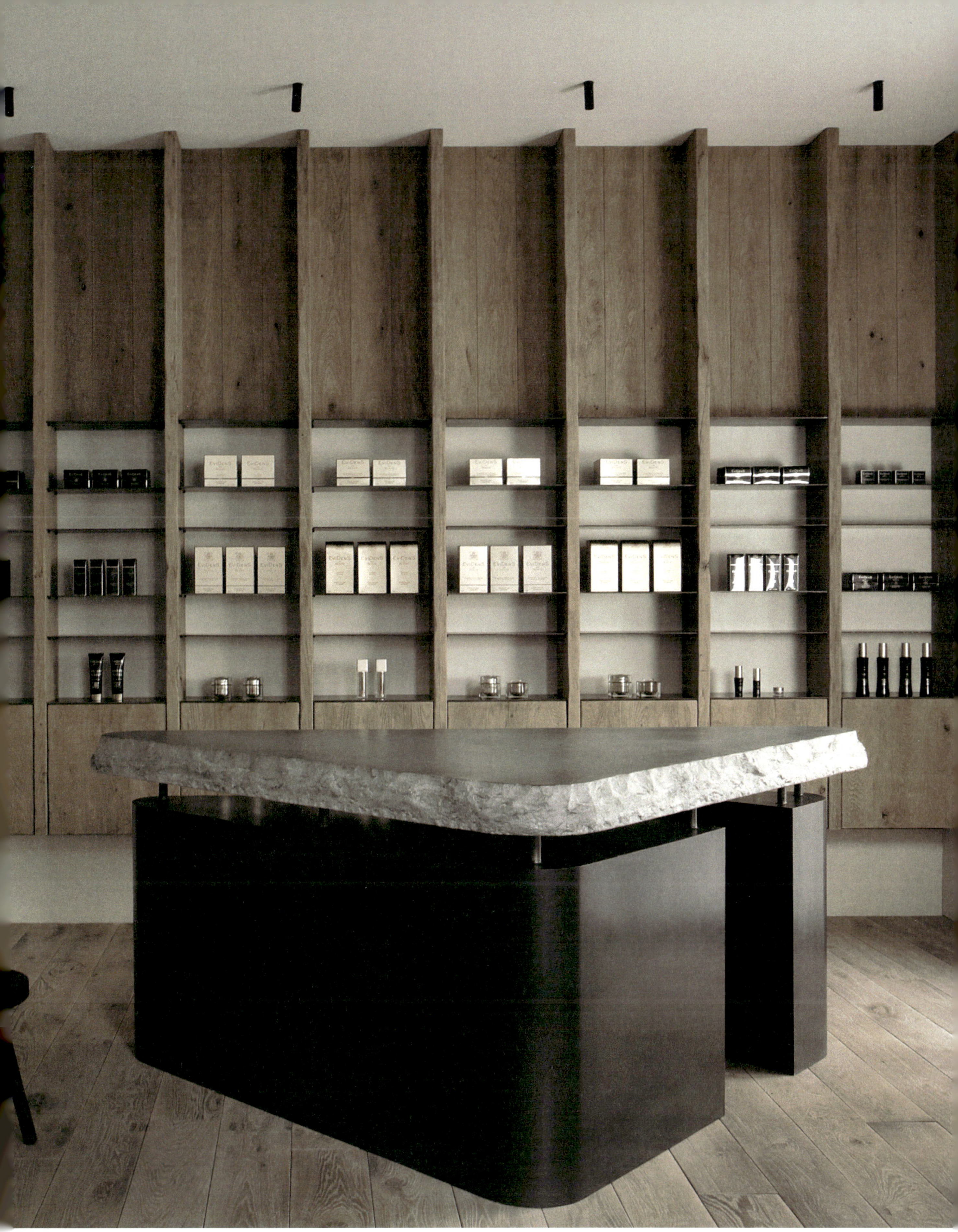

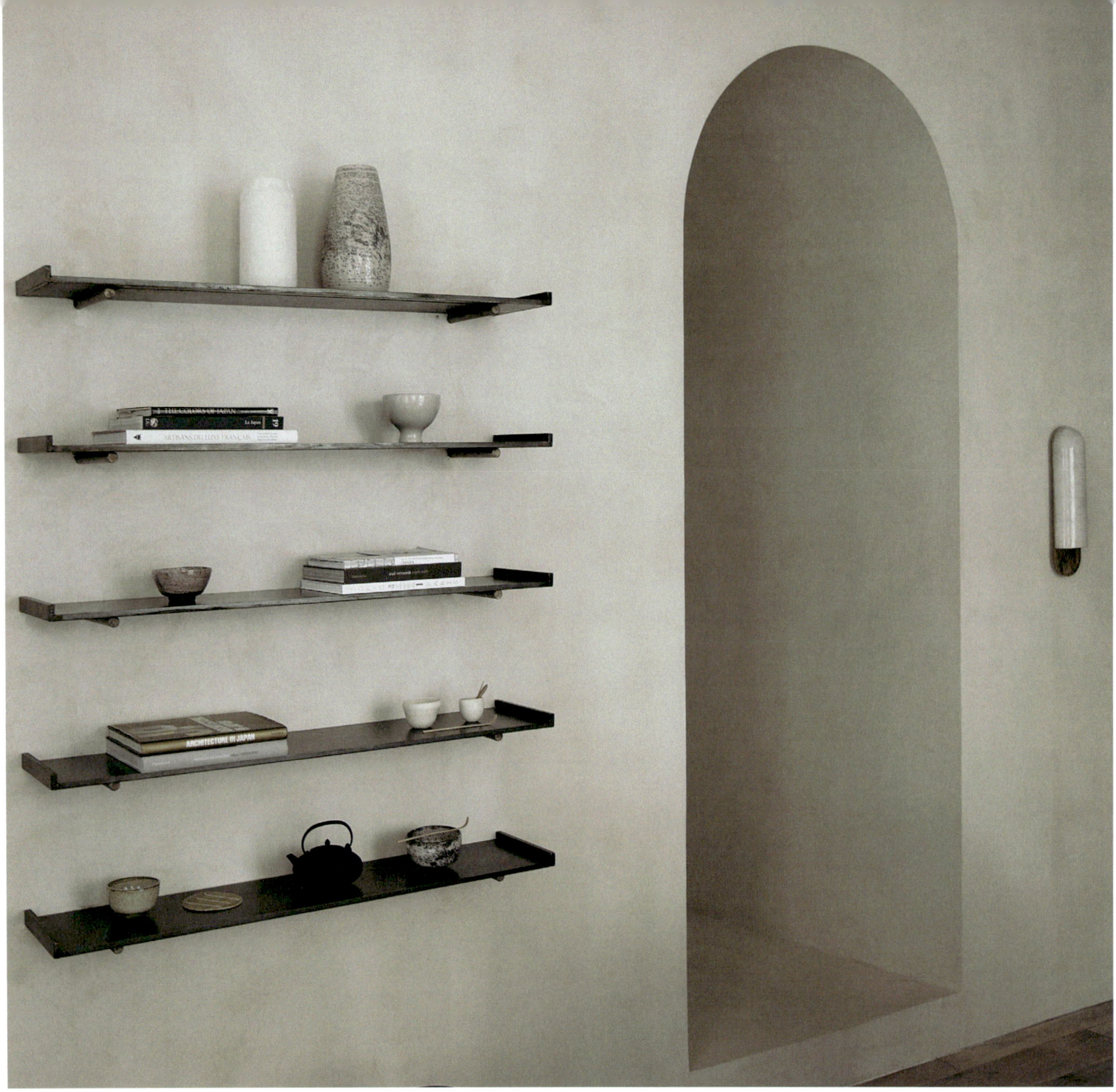

↑ Die französische Innenarchitektin Emmanuelle Simon hat mit einfachen grafischen Linien und Naturmaterialien eine ruhige, sanfte Oase im Herzen von Paris erschaffen.

→ Simon dekorierte die Räume mit japanischer Raku-Keramik, die traditionell für Tee-Zeremonien verwendet wird.

→→ Die Spabehandlungen mit einer Vielzahl von Produkten von Evidens de Beauté liften, straffen oder revitalisieren die Haut – je nach Hauttyp und gewünschtem Effekt.

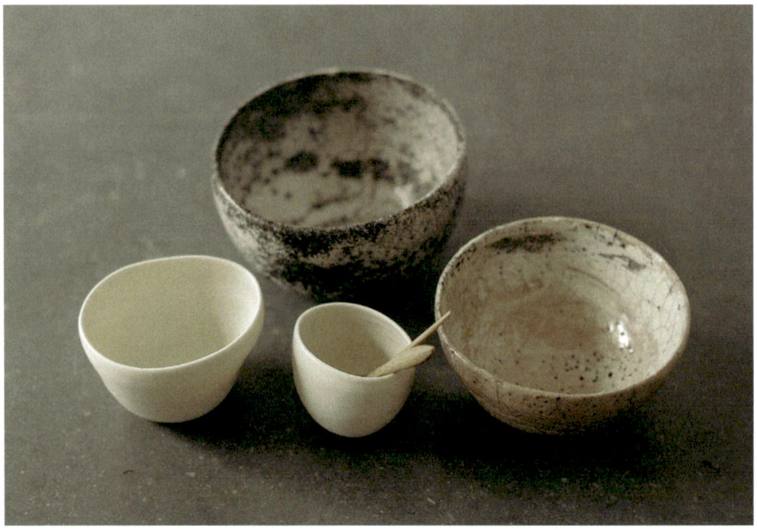

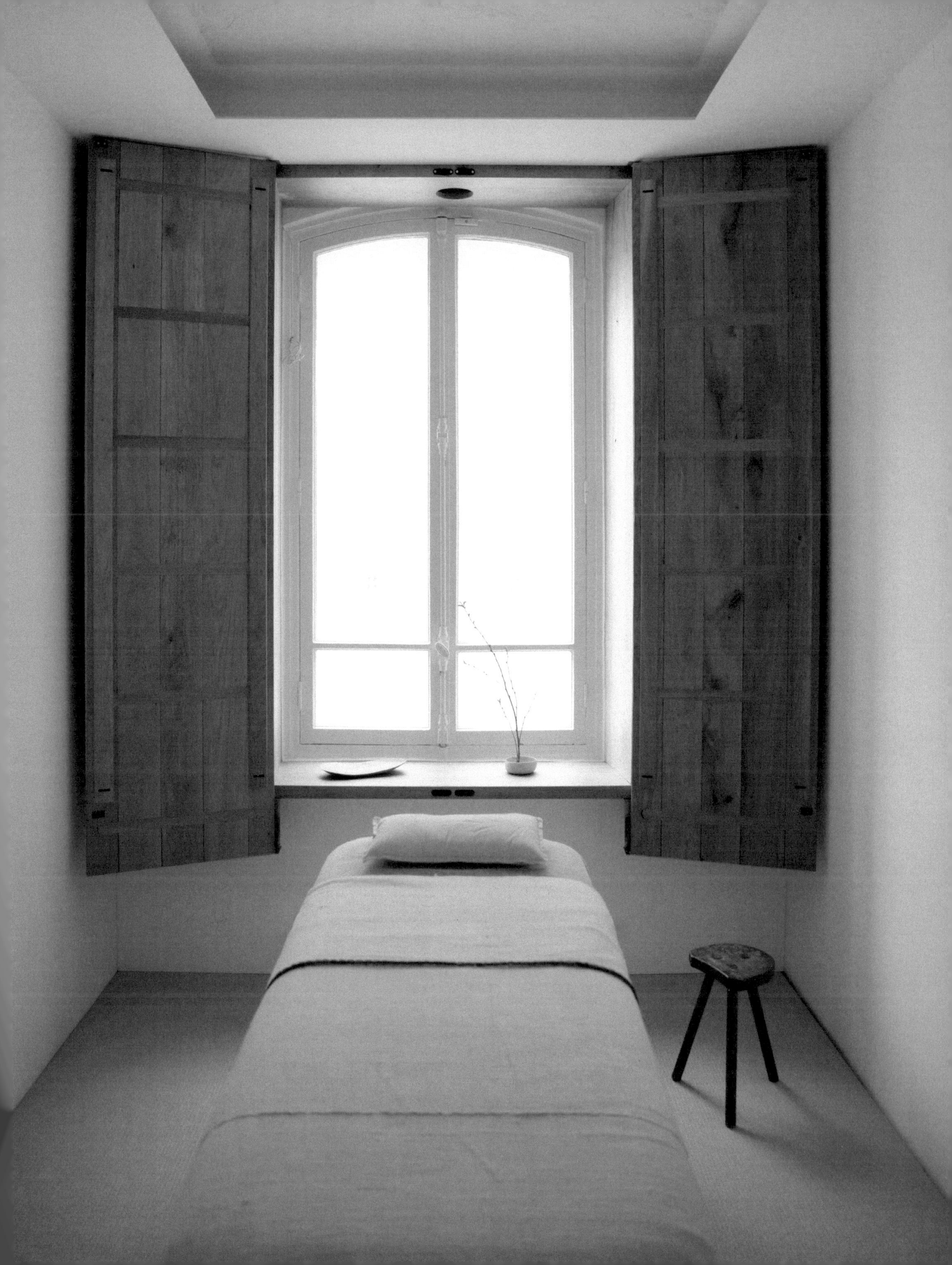

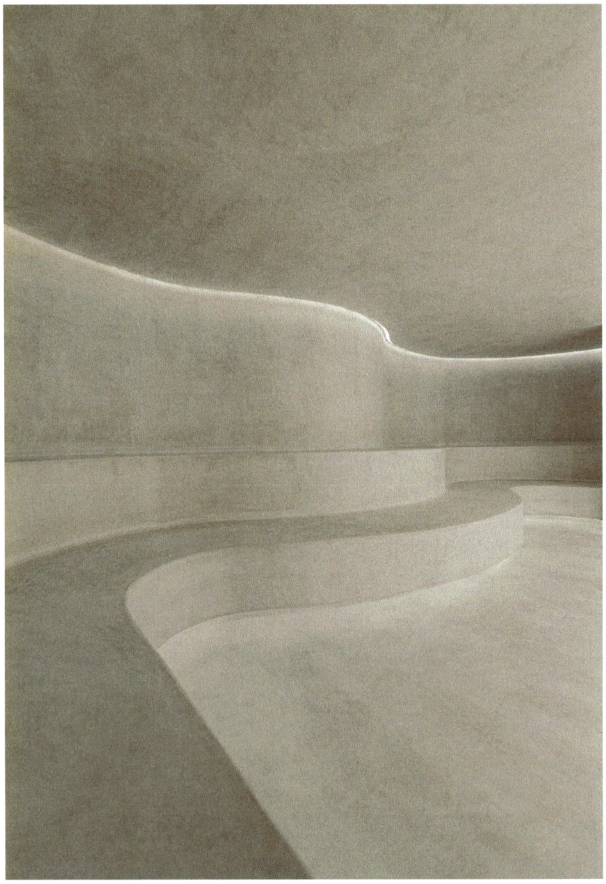

Meditation, Gesichtsbehandlungen und Klangtherapie

THE WELL
NEW YORK, USA

Mitten in Manhattan bietet The Well heilende Wellnessanwendungen in zentraler, beweihräucherter Umgebung.

Die Idee für The Well kam Rebecca Parekh im Jahr 2009, als sie in der Finanzbranche eine turbulente Zeit durchlebte. „Ich hatte kaum Zeit, um die vielen über die Stadt verstreuten Wellnessangebote zu erkunden", sagt sie. Kurzerhand eröffnete Parekh daher ein modernes Wellnesszentrum in Manhattan mit integrativen Ärzten, Gesundheitscoaches und anderen ganzheitlichen Heilern – alle unter einem Dach.

Im The Well herrscht eine beruhigende, entspannte Atmosphäre. Den Gästen stehen seit der Eröffnung 2019 ein Spa mit Dampfbad und Sauna, ein Biorestaurant, Reflexzonenmassagen, Yoga- und Meditationsstudios, ein privates Fitnessstudio sowie Bereiche für Workshops zu Themen wie „digitale Ablenkung" oder „Entgiftung des eigenen Zuhauses" zur Verfügung. Die schiere Größe von The Well ist mit 1.672 Quadratmetern, besonders für New Yorker Verhältnisse, überwältigend.

Auch das Angebot, das chinesische Medizin, Sportmedizin, Ayurveda, Ernährungsberatung und Körpertherapie umfasst, ist weitreichend. In einem Workoutkurs wird Krafttraining mit achtsamen Bewegungen und Atemarbeit kombiniert. Und das Klangheilerlebnis „geht weit über herkömmliche Klangtherapien hinaus", so Parekh. „Bei uns kommen stimmlicher Ausdruck und meditative Klänge zusammen, um Harmonie zu schaffen und Entspannung zu fördern." Zudem kann man an Gesprächskreisen oder Ritualen zur emotionalen Unterstützung, wie Feuerzeremonien, teilnehmen. Dabei notieren Gäste auf einem Zettel, was sie gerne loswerden möchten, und verbrennen ihn anschließend. „Zur symbolischen Reinigung", sagt Parekh.

Das vielfältige Angebot animiert Mitglieder dazu, genau das Richtige für sie zu finden. „Ich glaube nicht, dass es ein Geheimrezept gibt. Wellness bedeutet für jeden etwas anderes", meint Parekh. Einen ganzheitlichen Ansatz zu wählen ist aber ein guter erster Schritt. „Wenn wir die Verbindung zwischen unserem körperlichen, mentalen, emotionalen und spirituellen Wohlbefinden anerkennen, kann ein echter Transformationsprozess stattfinden."

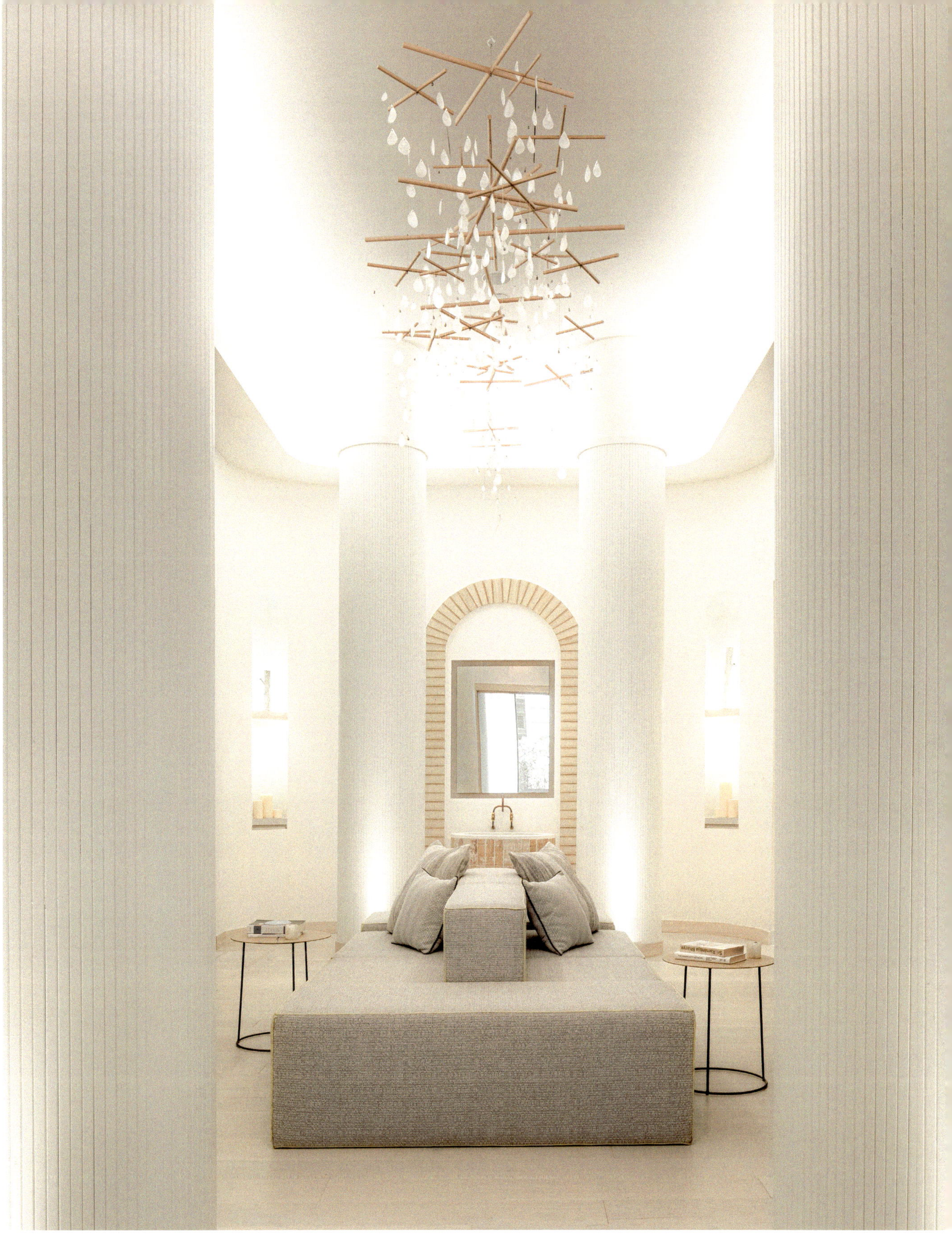

↖ Das Herzstück vom The Well ist ein kleiner Brunnen (auf Englisch „well"), der die Idee symbolisiert, dass man hier tiefer in sich selbst eintauchen kann.

↑ Das 1.672 Quadratmeter große Spa bietet ein Studio für achtsame Bewegungskurse, gemischte Dampf- und Saunaräume und ein privates Fitnessstudio.

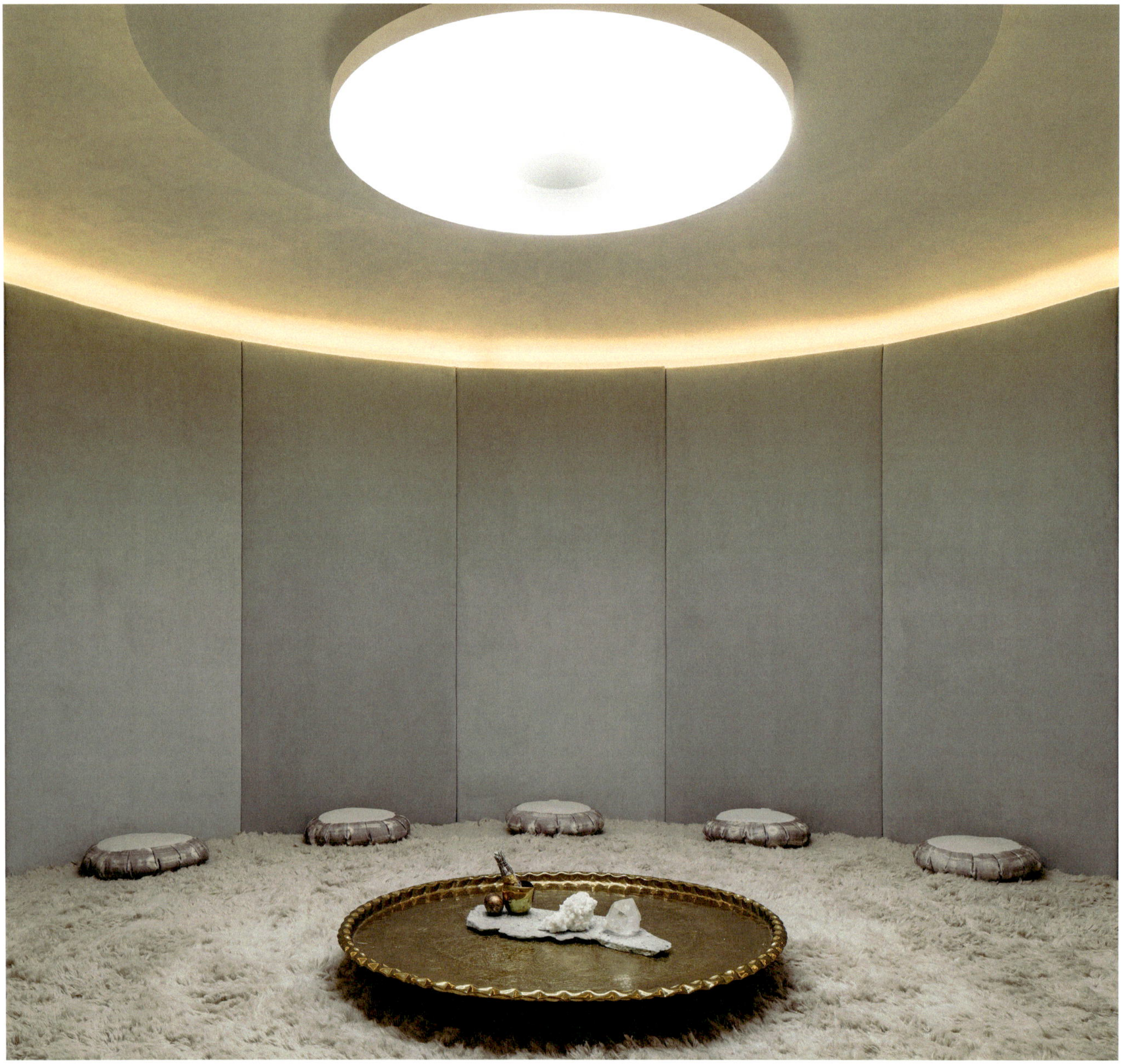

„Wellness bedeutet für jeden etwas anderes. Wenn wir die Verbindung zwischen unserem körperlichen, mentalen, emotionalen und spirituellen Wohlbefinden anerkennen, kann ein echter Transformationsprozess stattfinden."

↑ Der Meditationsraum ist von mexikanischen Temazcals inspiriert. Hier finden Rituale wie Feuerzeremonien statt, die von innen reinigen sollen.

→ Im Reflexologiebereich kann man es sich in stilvollen Sesseln bequem machen und eine energetisierende Akupressurbehandlung oder Fußmassage genießen.

→→ Die geschwungenen weißen Wände sind mit Pflanzen und Pyrit geschmückt, um eine beruhigende Atmosphäre zu schaffen. Kristalle unter dem Boden erzeugen Harmonie.

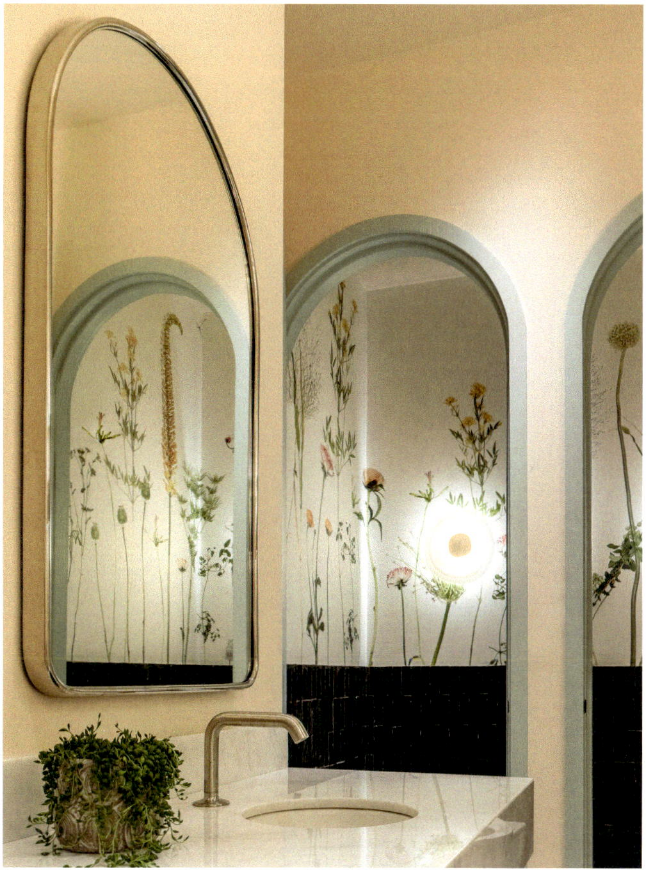

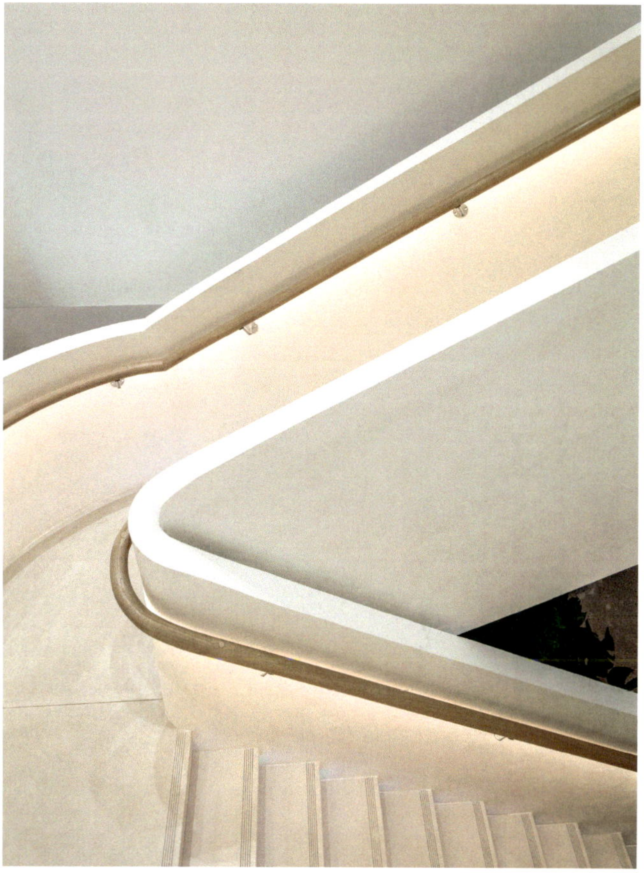

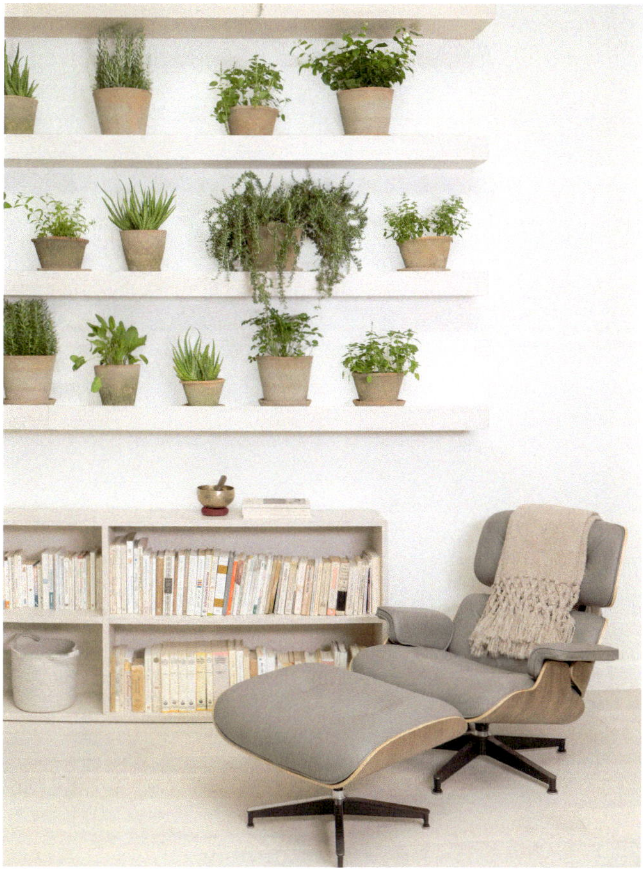

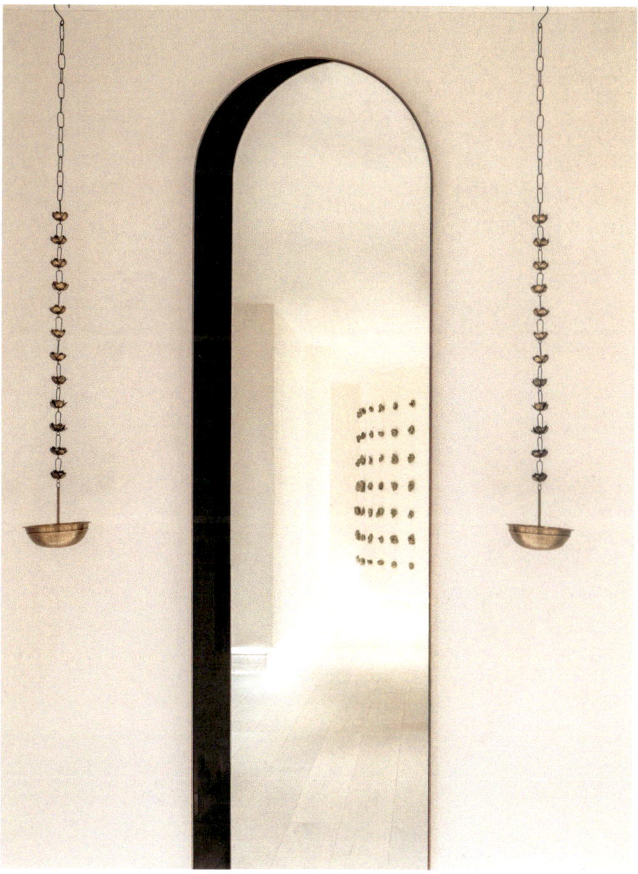

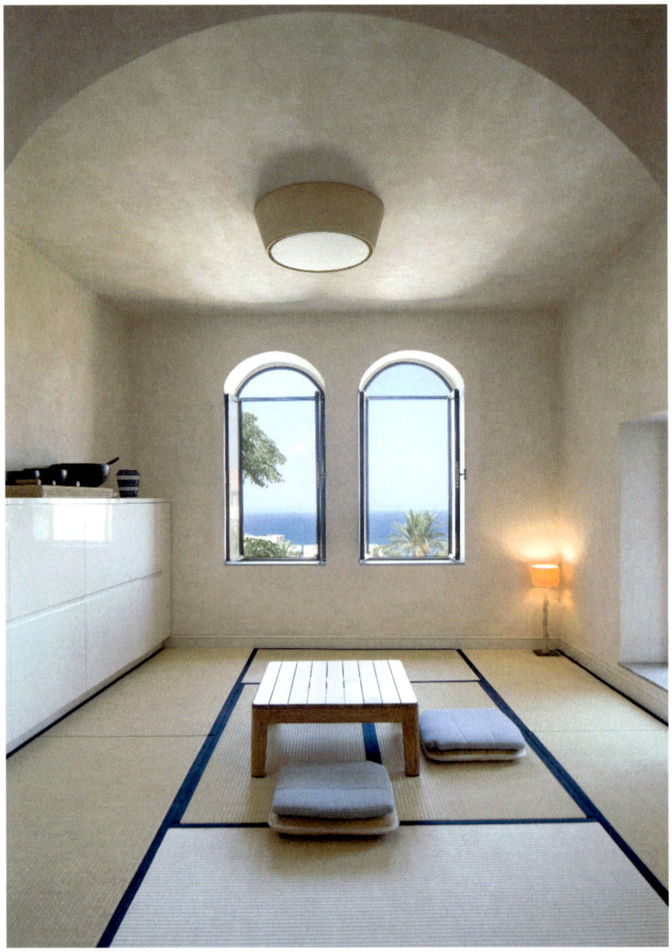

Tiefenent-spannung im Moment

YOKO KITAHARA
TEL AVIV, ISRAEL

Nach einem Bad im natürlich salzigen Toten Meer schließt eine Session bei Yoko Kitahara wunderbar an. Die Therapeutin hat japanische Wellness und Gastfreundlichkeit (*Omotenashi*) in die israelische Metropole importiert.

Vor mehr als einem Jahrzehnt zog Yoko Kitahara von Japan nach Israel und eröffnete ein nach ihr benanntes Spa in Jaffa, dem Tausende Jahre alten Hafenviertel Tel Avivs, inmitten von weißen Steingassen, Gewürzmärkten und dem azurblauen Mittelmeer. Die entspannende Ästhetik der Räumlichkeiten mit ihren Bogengängen, hohen Gewölbedecken, einfachen Mineralputzwänden, minimalistischen Möbeln und Tatamimatten zollt osmanischer Architektur und japanischem Modernismus gleichermaßen Tribut.

Trotz dieses internationalen Einrichtungsmixes sind Kitaharas Heilverfahren, die alle fünf Sinne ansprechen sollen, tief in den Traditionen ihrer Heimat verwurzelt. „Die Klänge, die Düfte reiner ätherischer Öle, der Geschmack eines perfekt zubereiteten japanischen Biotees, der beruhigende Blick aus dem Fenster auf das blaue Meer und natürlich die Berührungen, die den Körper öffnen, helfen alle, die anstrengende Welt zu vergessen und kraftvolle innere Erlebnisse zu produzieren", sagt die ausgebildete Heilmasseurin, die ihr Spa als „House of Treatments" („Behandlungshaus") bezeichnet.

Nach japanischer Sitte werden beim Eintreten zuerst die Schuhe ausgezogen, danach gibt es eine Tasse Tee (aus Buchweizen, Schwarzem Sesam oder Löwenzahn) und vor der Behandlung werden die Füße in einem traditionellen Fußbad namens *Ashiyu* entspannt. Kitahara arbeitet mit einer Mischung aus Tiefengewebemassagen

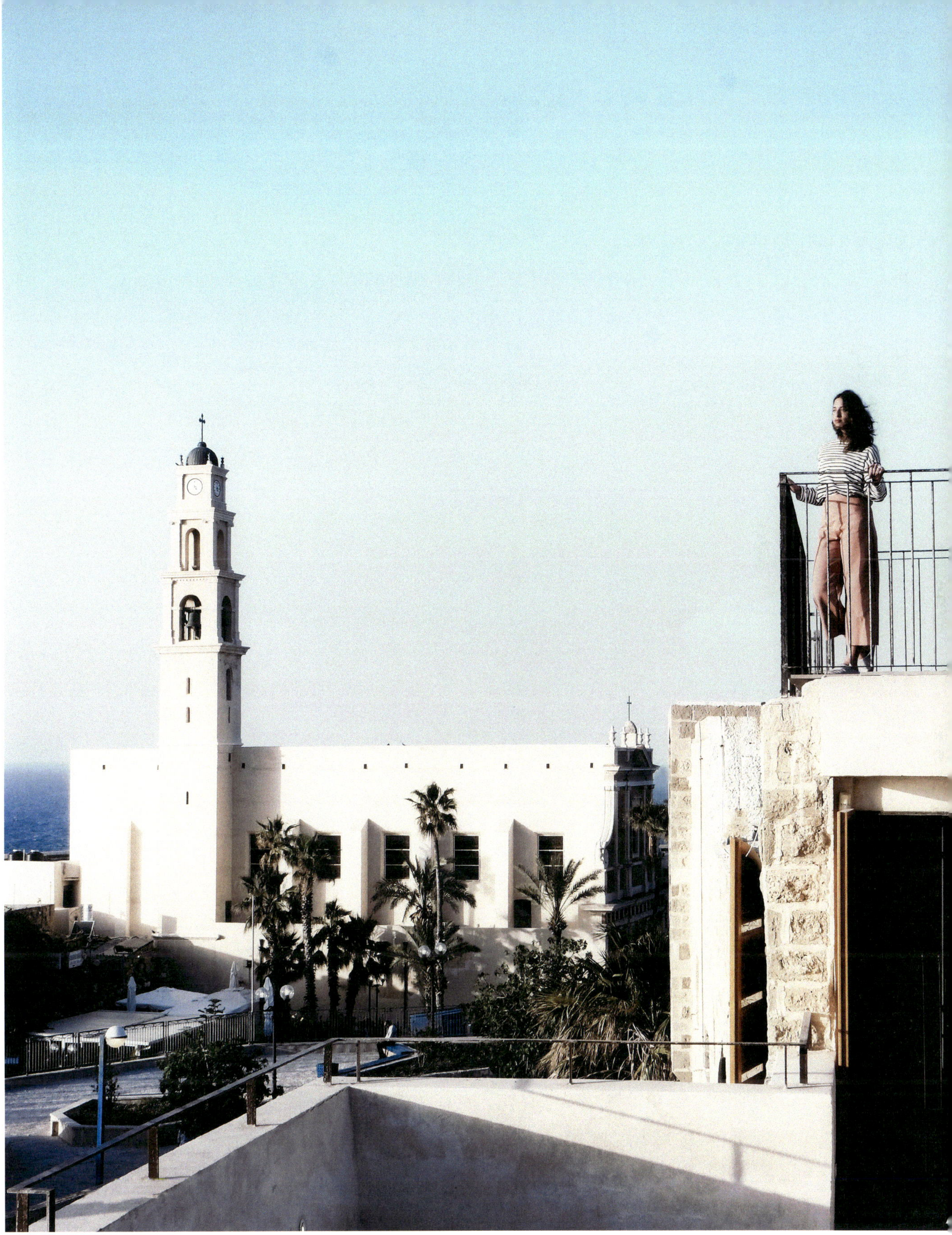

↖ Das Interieur dieses Spas stellt mit Gewölbedecken und Tatamimatten ottomanische Architektur japanischem Minimalismus gegenüber.

↑ Yoko Kitaharas gleichnamiges Spa liegt in Jaffa, dem historischen Hafenviertel von Tel Aviv, das von Steingassen, Gewürzmärkten und dem blau schimmernden Mittelmeer geprägt ist.

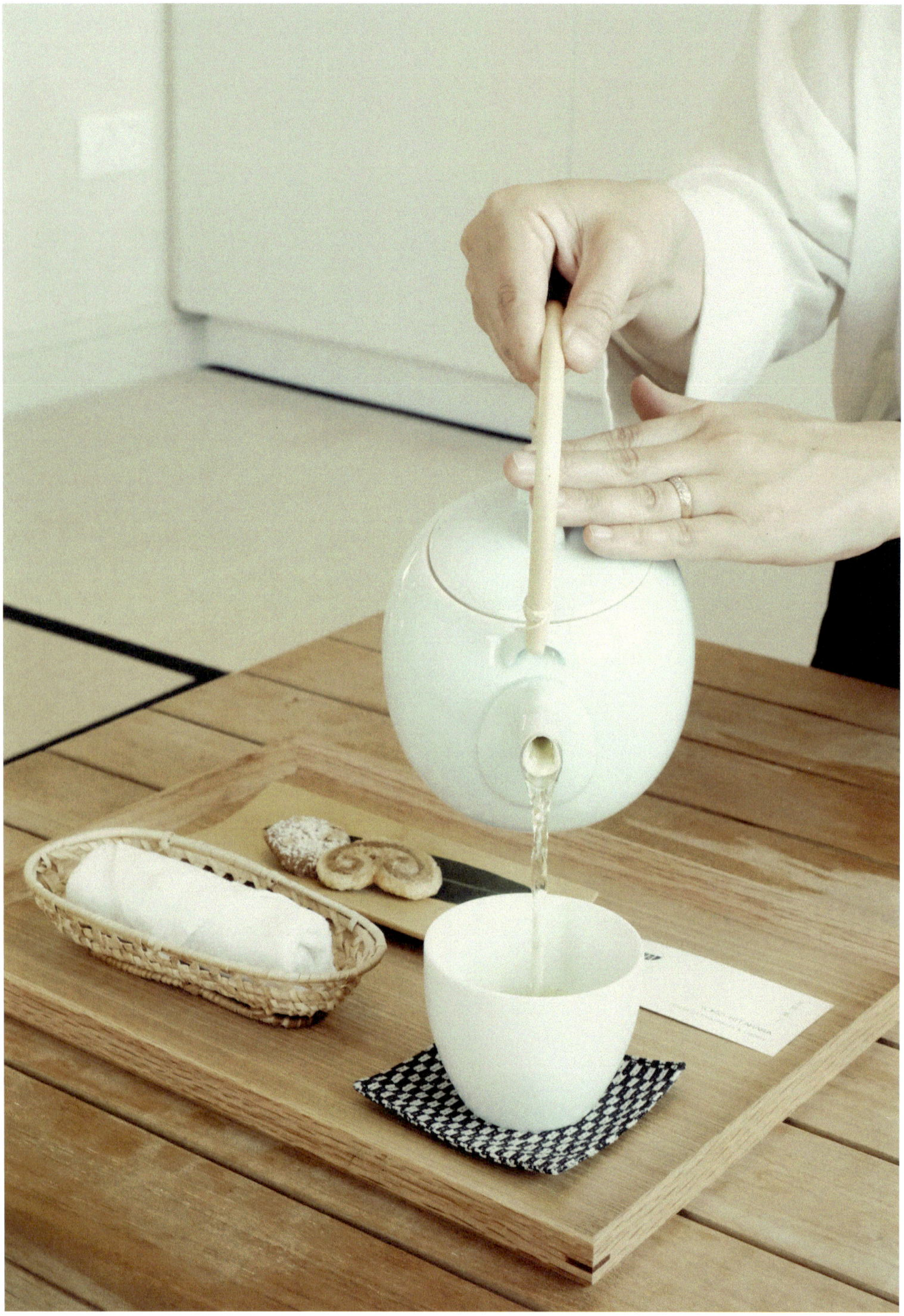

← Jede Behandlung beginnt damit, dass man sich die Schuhe auszieht. Danach gibt es eine Tasse Buchweizen-, Schwarzer-Sesam- oder Löwenzahntee.

↘ Vor der Behandlung, die zur Entgiftung des Körpers meist auf einem Mix aus Tiefengewebemassagen (*Hogushi*) und Lymphdrainage (*Nagashi*) basiert, entspannen Gäste ihre Füße in einem traditionellen japanischen Fußbad, dem *Ashiyu*.

(*Hogushi*) zum Abbau von Steifheit und sanften, fließenden Bewegungen zur Lymphdrainage. Diese „Berührungstherapie" soll zu einem „körperlichen Bewusstsein im Hier und Jetzt verhelfen".

Behandlungen werden mithilfe von botanischen Ölen zur Revitalisierung der Haut, Akupressur zur Lösung von Spannungen und feuchtigkeitsspendenden Ganzkörperpeelings personalisiert. Gegen Erkältungen empfiehlt Kitahara warme Baumwollwickel mit 14 verschiedenen Kräutern, die mit Druck um den Körper gewickelt werden, sodass die Muskeln relaxen. Das Aroma öffnet die Nebenhöhlen und regt dazu an, tief durchzuatmen und in den Schultern loszulassen. Ihr Credo? „Der Schlüssel zu einem sinnvollen Leben besteht in Entschleunigungund Selbsterkenntnis."

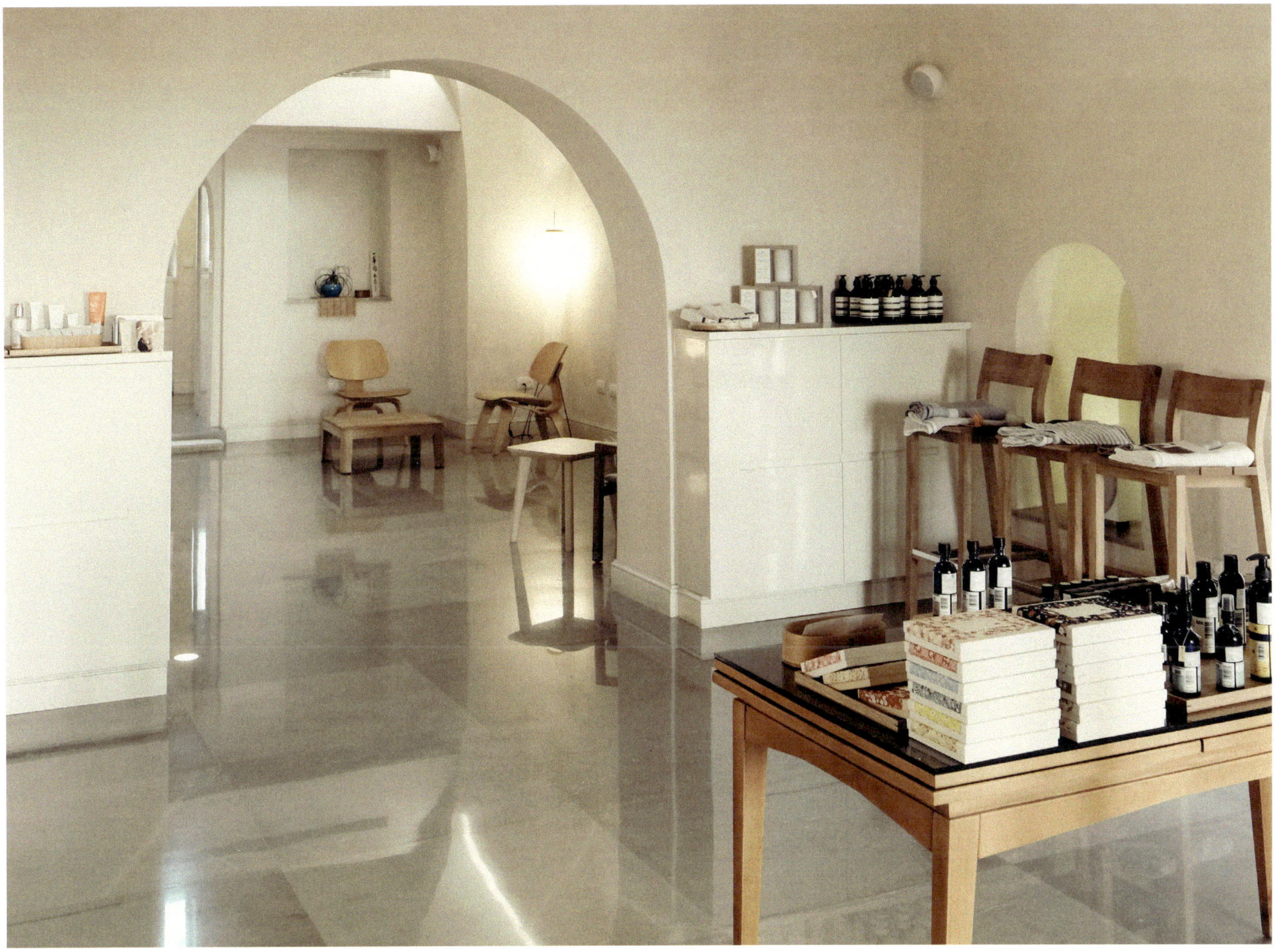

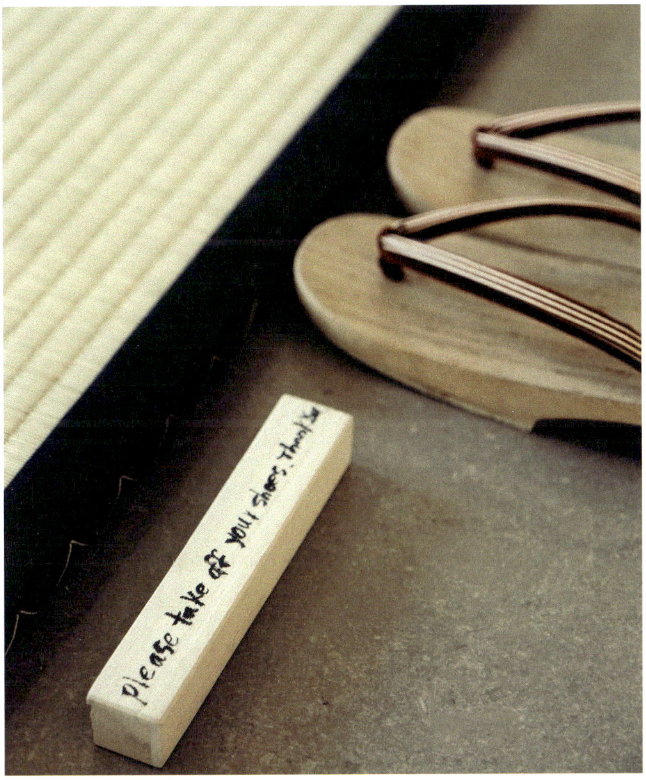
Please take off your shoes, Thanks

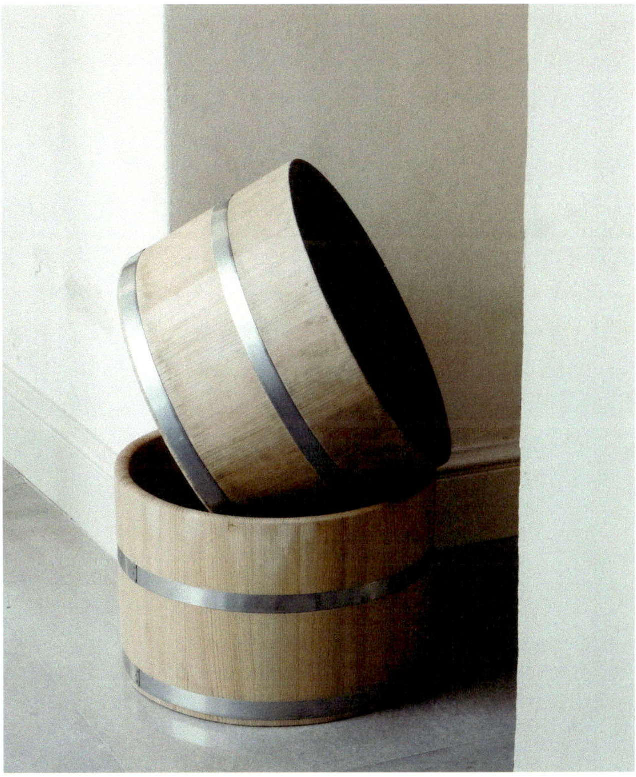

Thermalquellen: Wellnessprogramm aus der Antike

Thermalbäder und Tonika werden aufgrund ihrer erholsamen Wirkung schon seit Jahrhunderten von gesundheitsbewussten Spabesuchern geschätzt, die dem Geheimnis ewiger Gesundheit und makelloser Haut auf die Spur kommen wollen.

Der deutsche Dermatologe Dr. Timm Golüke erinnert sich noch gut an die vielen Wochenendtrips zu den Thermalquellen von Baden-Baden, die seine Eltern mit ihm als Kind unternahmen. „Als ich klein war, wäre ich lieber an den Strand gefahren", lacht er. Heute räumt der Münchener Arzt und Gründer der Hautpflegelinie Royal Fern ein, dass die mineralreichen Gewässer wohl nachhaltig gut für seine Gesundheit waren. „Das Wasser ist sehr wohltuend, es beugt Entzündungen vor und spendet der Haut Feuchtigkeit." Er blieb dem Ritual treu und liebt es noch heute baden zu gehen.

Das Baden gehört zu den ältesten Ritualen der Menschheit. Der lateinische Ausdruck *sanitas per aquam* bedeutet übersetzt „Gesundheit durch Wasser". Die Griechen führten das Konzept des gemeinsamen Badens in ihren Gymnasien ein, um den Schmutz des Alltags abzuwaschen und Krankheiten vorzubeugen. Der antike griechische Arzt Hippokrates, ein früher Fan des Badens, war überzeugt davon, dass der Ursprung aller Krankheiten in einem Ungleichgewicht der Körperflüssigkeiten zu suchen sei, das man durch regelmäßige Bäder, sportliche Betätigung und Massagen beseitigen könne.

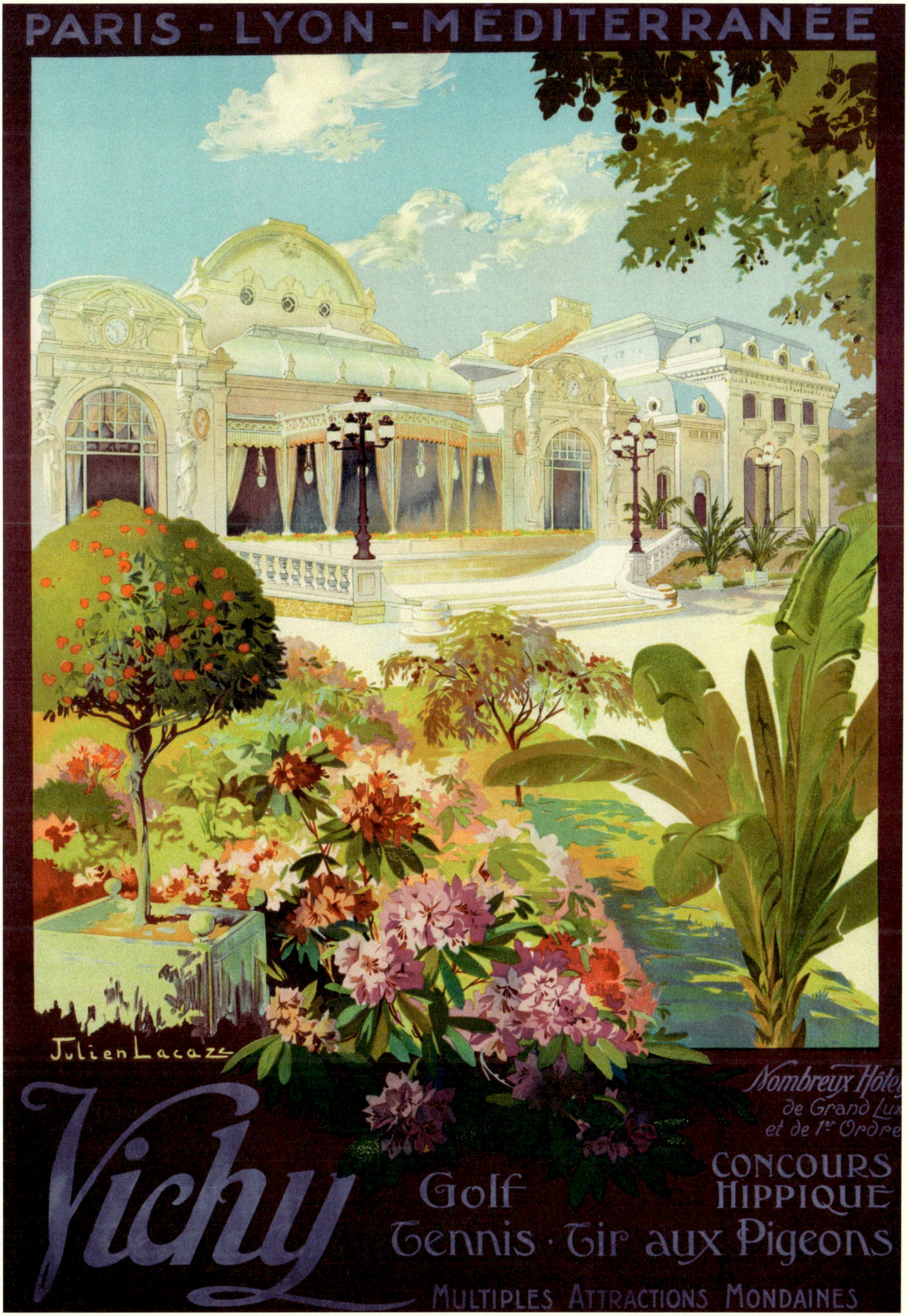

Reiseplakat für Vichy von Julien Lacaze, etwa 1920.

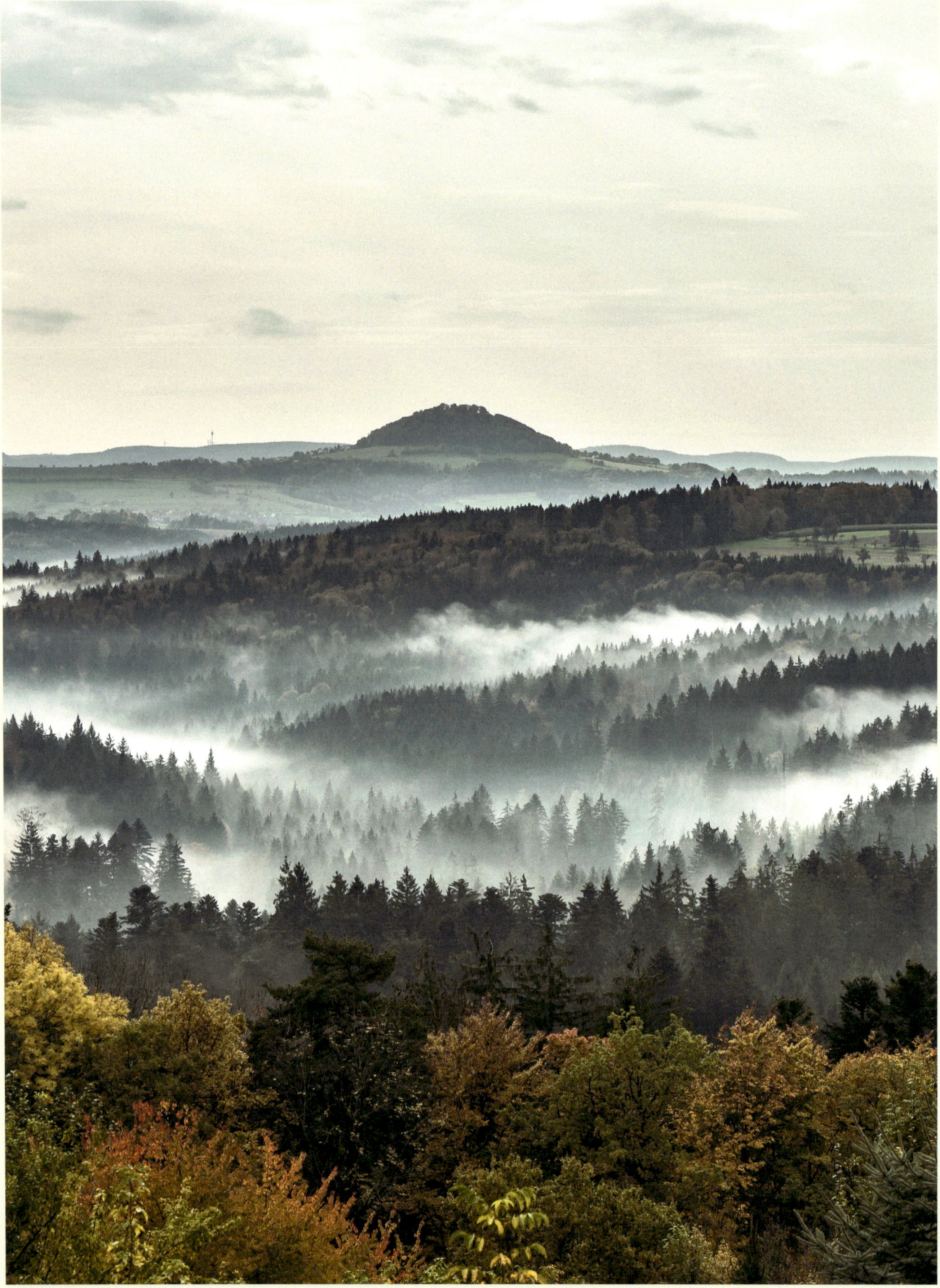

Baden-Württembergischer Wald im Morgennebel.

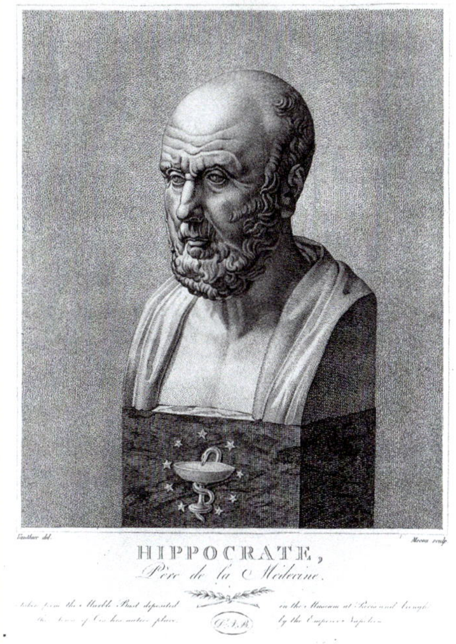

Dieser Stich zeigt den antiken griechischen Arzt Hippokrates (460 bis 370 v. Chr.).

Später erbauten die Römer riesige Thermalbäder (*thermae*) an mineralhaltigen Quellen. Das Thermalwasser aus tief unter der Erde durch Gestein fließendem Regenwasser, das reich an Mineralien, Salzen, Jod und Kohlenstoffdioxid war, galt als wirksames Gesundheitselixir und war entsprechend heiß begehrt. Es wird geschätzt, dass der Durchschnittsbürger zur Blütezeit des alten Roms unglaubliche 1.400 Liter Wasser am Tag verbrauchte, vor allem zum Baden (Dürren brachten die Wellnessroutine der Römer also in Gefahr). In den Thermen konnte man auch trainieren, entspannen, den Göttern huldigen oder ärztliche Versorgung erhalten. Eine der antiken Behandlungsmethoden bestand darin, Wunden mit Thermalwasser zu beträufeln und dieses anschließend zu trinken, um von innen zu heilen.

Die Römer liebten ihre Thermen so sehr, dass sie das Konzept überallhin exportierten. Kaum war ein neues Land erobert, stand auch schon das erste Badehaus. Diese Bäder überlebten das alte Rom, und jedes Land interpretierte sie im Lauf der Zeit auf seine eigene Weise. Die Italiener der Renaissance zum Beispiel betrachteten das Baden als medizinische Pflicht. In seinem 1571 veröffentlichten Werk *De Thermis* stellt der Arzt Andrea Bacci eine Behandlung vor, die 15 Badetage inklusive Schlammpackungen vorsieht und jedes Jahr wiederholt werden soll. (Genau wie Thermalwasser beinhaltet auch Schlamm Mineralien, die etwa Muskelschmerzen oder Ekzeme lindern können.) Auch essenziell damals: Ein gesittetes Leben in angenehmer Umgebung mit gutem Essen und Wein. Als Italiener im 16. Jahrhundert konnte man noch träumen!

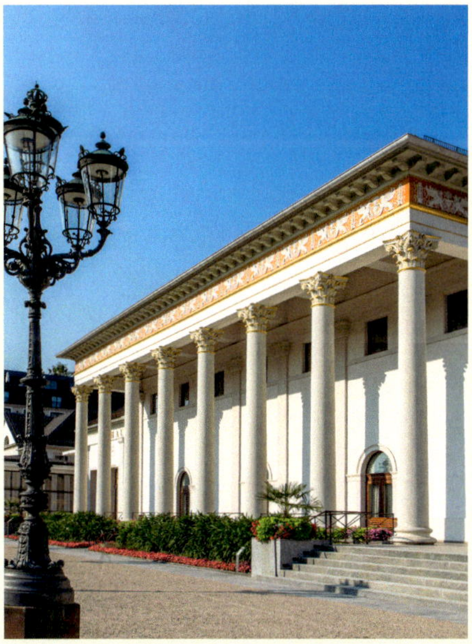

Der Haupteingang des Kurhauses Baden-Baden, das 1824 von Friedrich Weinbrenner entworfen wurde.

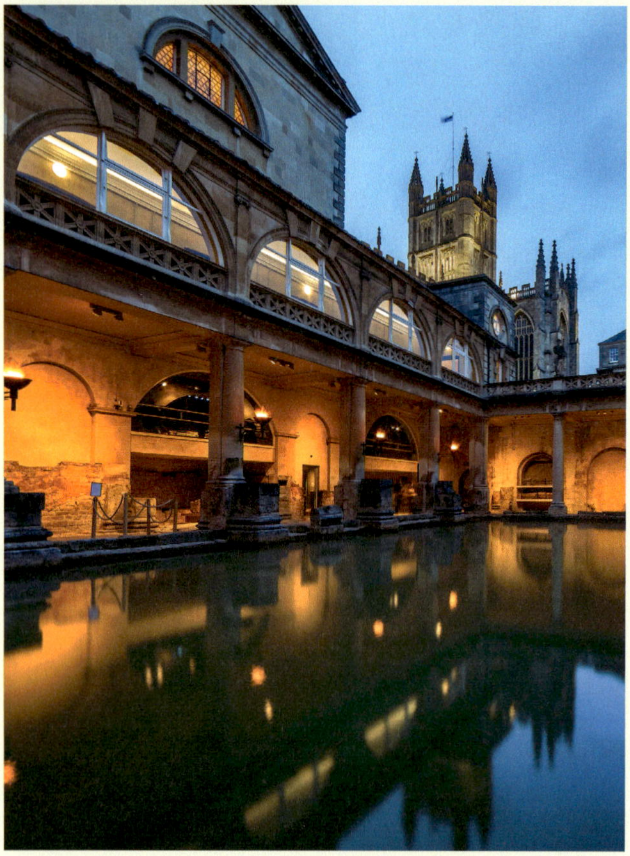

Die Abteikirche von Bath, von den historischen römischen Bädern aus gesehen.

Auch in anderen Gegenden Europas florierten zu dieser Zeit Kurorte. Das englische Bath wurde im 17. Jahrhundert zu einem beliebten Ziel der High Society. Queen Anne kam regelmäßig zur Kur, um ihre Gicht und Wassersucht zu behandeln. Die Schwimmbecken und Trinkhallen erhielten so einen vornehmen, geradezu aristokratischen Ruf, der wohl auch Jane Austen faszinierte, die ein Jahrhundert später einige Jahre in Bath lebte und zwei ihrer Romane dort ansiedelte. Das elegante Baden-Baden an den Ufern der Oos wurde indessen gegen Ende des 18. Jahrhunderts zur „Sommerhauptstadt Europas". 1877 soll Mark Twain hier im Friedrichsbad zur Behandlung seines Rheumas gewesen sein, und bis 1905 hatten an die 70.000 Menschen den Kurort besucht. Während des Badebooms in Europa lockten die großen Kurorte die Elite nicht nur mit ihren Bädern, sondern auch mit

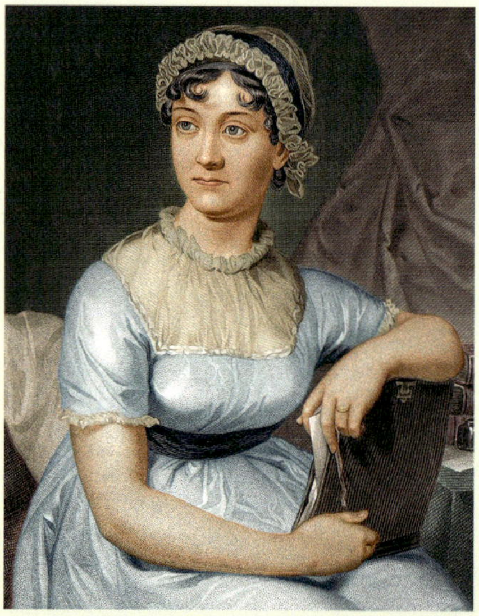

Die englische Schriftstellerin Jane Austen (1775 bis 1817) lebte zeitweise in Bath.

Später machte Napoleon III. das Baden zu einem mondänen Vergnügen. 1861 kam er zur Kur nach Vichy, einem zentralfranzösischen Heilbad mit sechs Mineralquellen (von denen zwei trinkbar sind). Es gefiel ihm so gut, dass er fünf Mal wiederkam. Auch die gehobene Gesellschaft machte während der Belle Époque hier Ferien, flanierte entlang der überdachten, von Bäumen umgebenen Promenade im Parc des Sources und kostete das Wasser in der Hall des Sources. Dieser Verkostungsraum existiert bis heute und verströmt schwefelhaltige Tonika, die sprudeln und stinken (was wohl ein Beleg für ihre Heilkraft ist).

Theatern, Casinos, Pferderennen und anderen Zeitvertreiben.

Sebastian Kneipp, ein bayerischer Priester und Badeenthusiast, revolutionierte die Hydrotherapie im 19. Jahrhundert mit einem radikal einfachen Konzept. Der tuberkulosekranke Kneipp las die Werke des Arztes Johann Siegmund Hahn über die Heilkräfte von kaltem Wasser. Davon inspiriert unterzog er sich selbst einer Kur aus kurzen Schwimmgängen in der kalten Donau, gefolgt von strammen Sprints – ein Programm, das er vielfach wiederholte. Überraschenderweise ging dieses selbstverordnete Experiment gut und Kneipp wurde wieder gesund (ob es wirklich am Baden lag, bleibt ungeklärt). Die Kunde seiner Heilung sorgte für Aufsehen, vor allem weil Kneipp seine Behandlung Kranken kostenlos anbot. Der Kern seiner Methode: dampfbaden, eiskalt duschen und dann draußen barfuß spazieren gehen. Fertig.

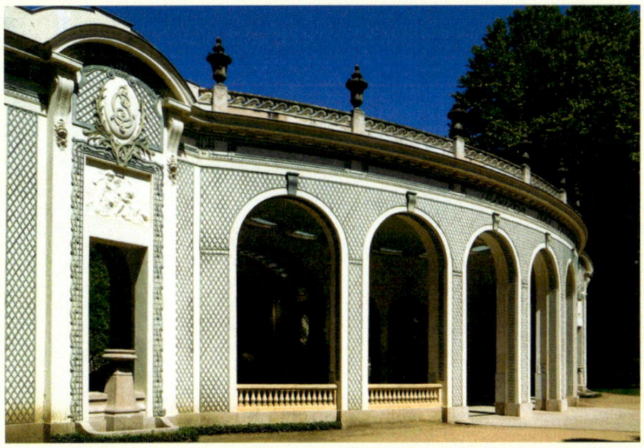

Source des Célestins, Vichy, Frankreich.

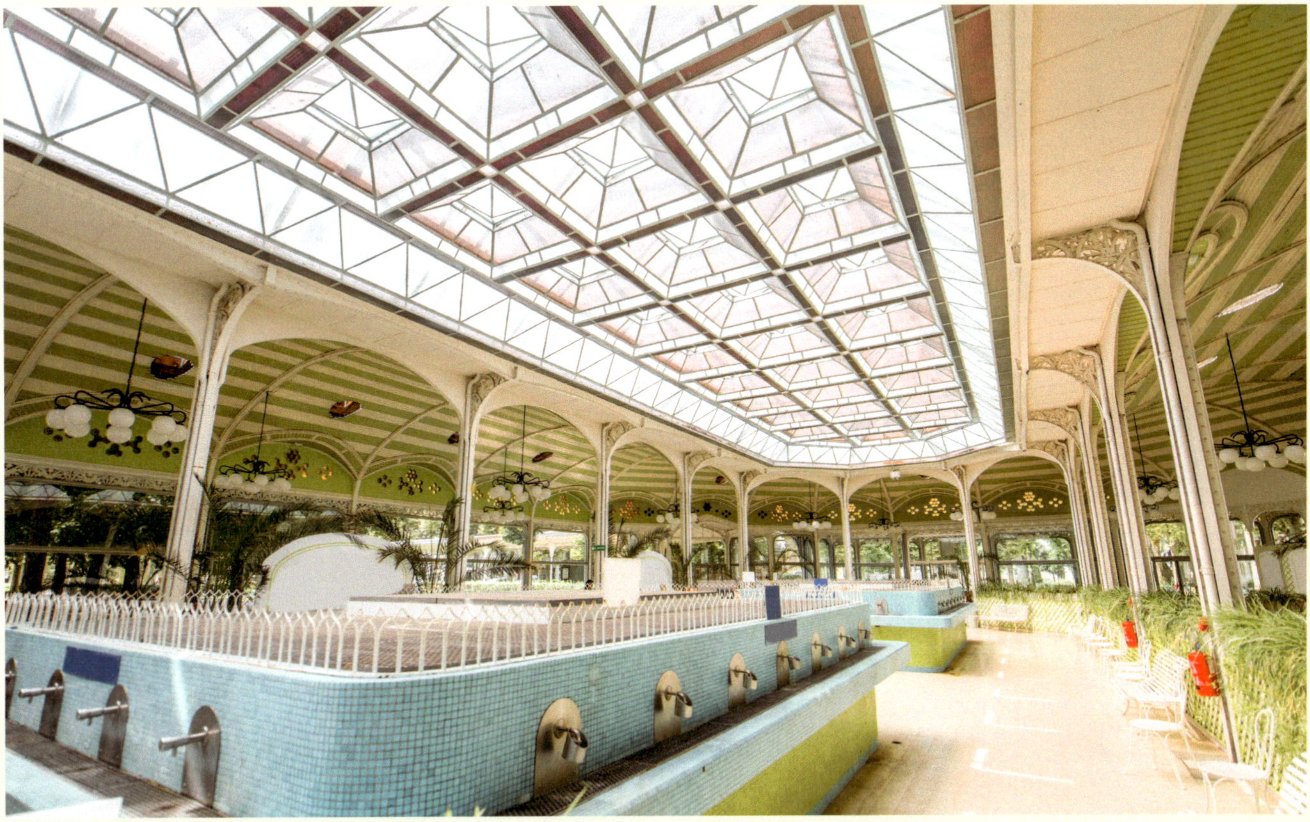

Die original erhaltene Brunnenhalle der Source des Célestins im französischen Vichy.

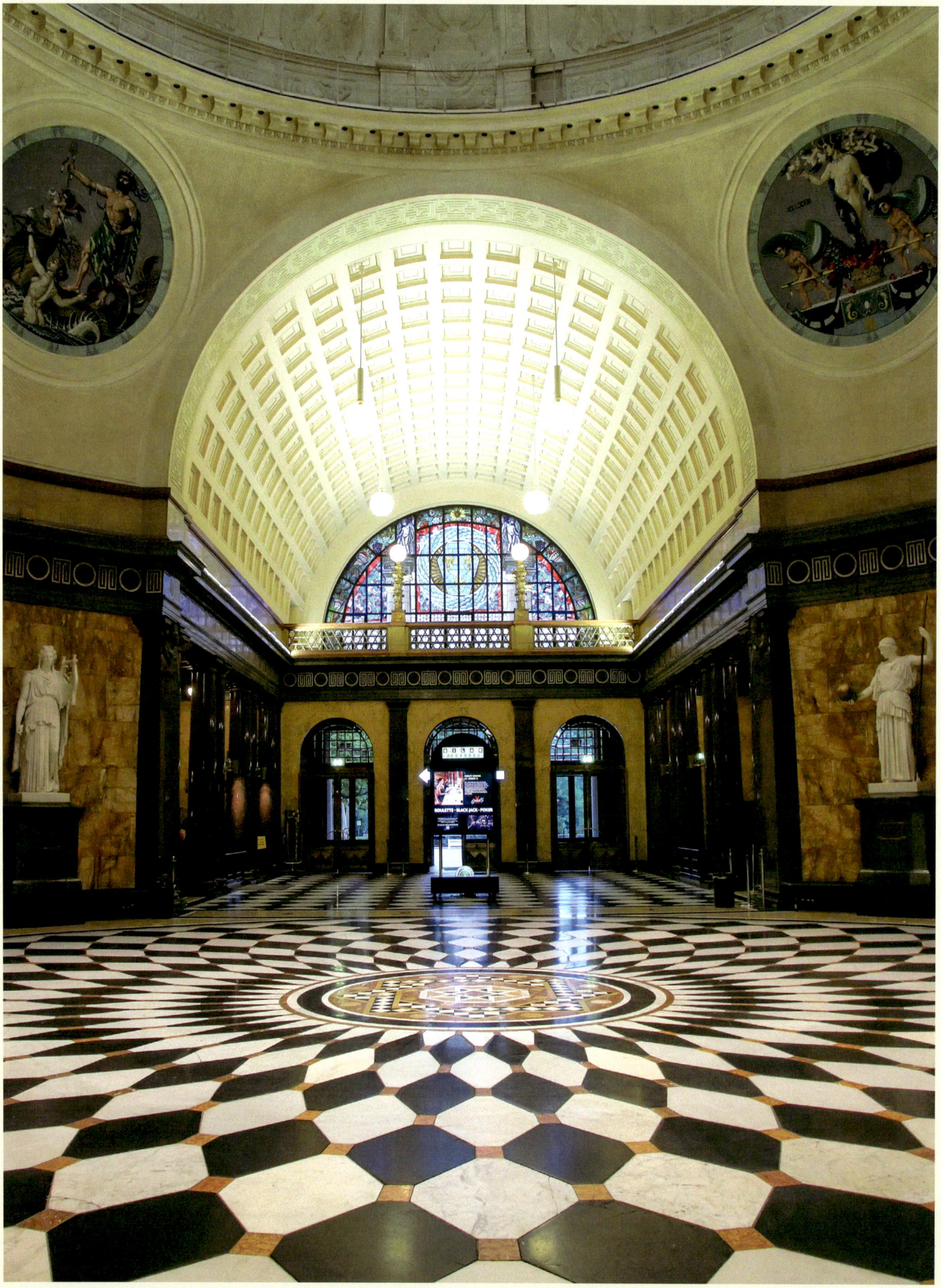

Das Kurhaus von Wiesbaden, einer im 19. Jahrhundert beliebten Kurstadt.

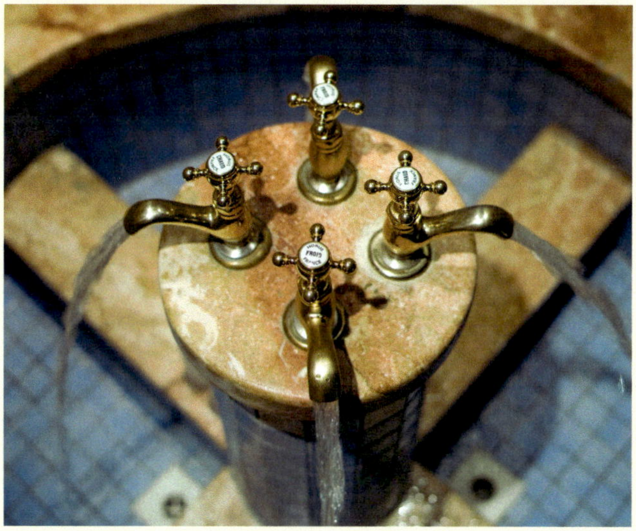

Ein Kneipp-Kräuterbad mit Hähnen für unterschiedlich heißes Wasser.

Kneipps Wasserkur, der eine stärkende Wirkung auf das Immunsystem zugesprochen wird, erfreut sich auch heute noch großer Beliebtheit. In dem Familienhotel aus dem 19. Jahrhundert in Bezau in den österreichischen Alpen, das Susanne Kaufmann, Gründerin eines Spas und einer Hautcremelinie, von ihren Eltern geerbt hat, stehen Kneippbäder noch immer auf dem Programm. „Wir machen die Bäder – heiß und kalt – im selben Raum. Man fängt immer mit den Füßen an und hört mit den Armen auf", erklärt Kaufmann. Es sei nicht kompliziert, aber es stecke schon eine Technik dahinter. „Die Temperaturveränderungen regen die Blutzirkulation an", sagt sie. „Das führt zu Entspannung."

Aufgrund fehlender Gesundheitsauflagen verbreiteten sich Anfang des 20. Jahrhunderts Krankheiten in den Bädern. Es folgte ein Weltkrieg. Eine Wirtschaftskrise brach aus. Erst mit dem Ende des Zweiten Weltkriegs und dem Ausbau staatlicher Gesundheitsförderung wurden Kuraufenthalte laut medizinischen Studien einer breiteren Masse zugänglich. Insbesondere in Deutschland, wo die Kranken zur Genesung in thermale Kurorte geschickt wurden, die man am „Bad" vor dem Ortsnamen erkennt, schwor man auf die Kur. Die Einrichtungen waren eher steril als gemütlich und, so Dr. Golücke, alles andere als mondän. „Maniküre oder Gesichtsbehandlungen suchte man hier vergeblich", ergänzt Kaufmann.

Private Kurkliniken und Sanatorien boten ein wenig mehr Komfort und waren im Europa des 20. Jahrhunderts auf dem Vormarsch. Hier wurden Badegänge mit asketischen Therapiemethoden wie Fasten kombiniert. Letzteres wurde von dem österreichischen Arzt Franz Xaver Mayr befürwortet, der glaubte, dass vollständige Verdauung die Gesundheit förderten. Das Konzept des Gesundheitstourismus begann damals seinen Siegeszug, und man fuhr nicht mehr nur zum Skifahren in die Alpen, sondern auch um seine Leber zu kurieren.

Das Baden gehört zu den ältesten Ritualen der Menschheit. Der lateinische Ausdruck sanitas per aquam *bedeutet übersetzt „Gesundheit durch Wasser".*

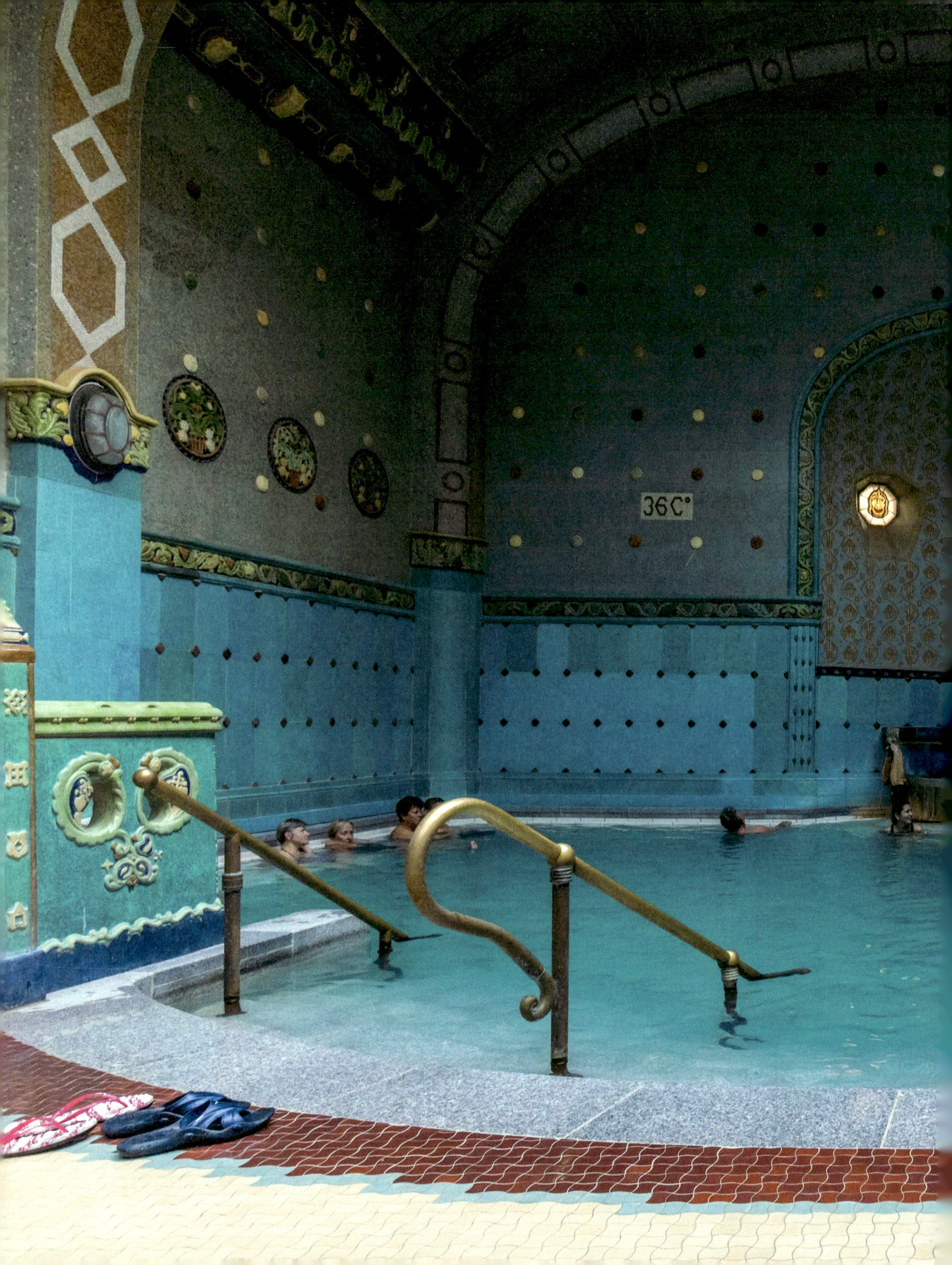
36C°

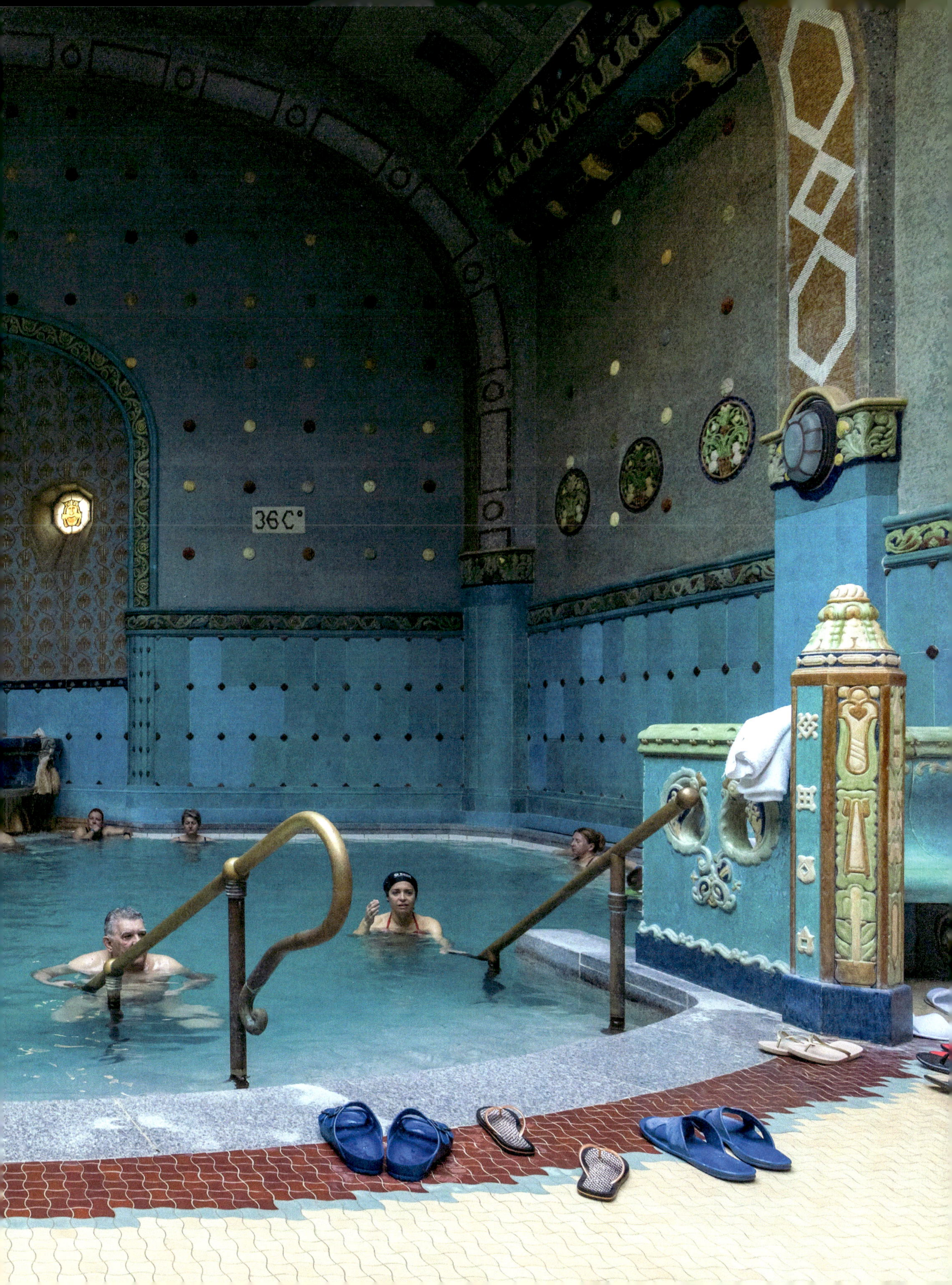
36C°

Die Faszination für Kuren aller Art ist bis heute nicht abgeklungen. So wurde 2006 zum Beispiel das Thermae Bath Spa in England wiedereröffnet, nachdem es fast 30 Jahre lang geschlossen war. Das New Royal Bath bietet ein warmes Thermalwasserbecken auf dem Dach, eine Eiskammer, eine Infrarotkabine und ein Restaurant. Das seit 1877 beliebte Friedrichsbad in Baden-Baden wartet noch immer mit einem Rundparcours durch 17 Stationen auf – von Warmwasserbädern über Thermalwhirlpools bis hin zu Kaltwasserbecken und einem Nickerchen zwischendurch. Die im neugotischen Stil gehaltenen Bäder in Montecatini Terme in der Toskana bieten individuelle Routen an, je nachdem ob man etwas für seine Gallenblase tun oder doch lieber reine Haut bekommen möchte. Das The Dolder Grand in Zürich, wo schon Sophia Loren und Winston Churchill abstiegen, wurde komplett modernisiert und verfügt jetzt über ein knapp 4.000 Quadratmeter großes Spa mit Kaltwasserbecken, Dampfbad, Sanarium und Whirlpoolterrasse.

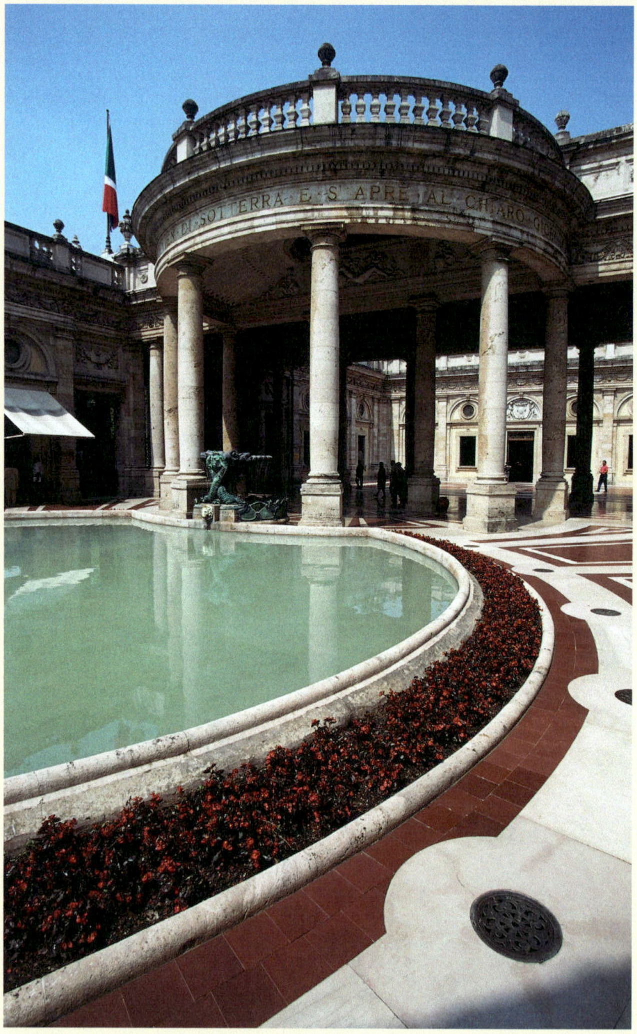

Das Thermalbecken der Tettuccio-Therme in Montecatini Terme in der Toskana.

„Die Idee von Wellnessreisen ist zurück, weil wir Achtsamkeit suchen", stellt Kaufmann fest. Die sprudelnden, schwefligen Bäder und Tonika sind mit ihrer einmalig beruhigenden und erholsamen Wirkung die beste Entspannungsoption für eine von Stress und Schlafmangel geplagte Generation.

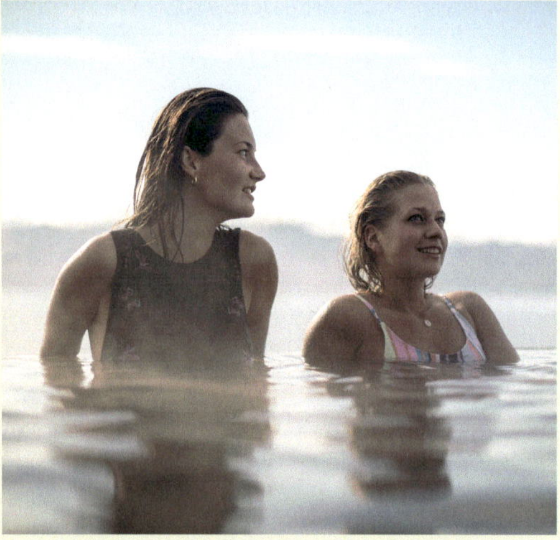

Ein Bad im geothermalen Meerwasser im GeoSea auf Island.

Das Hotel The Dolder Grand in Zürich

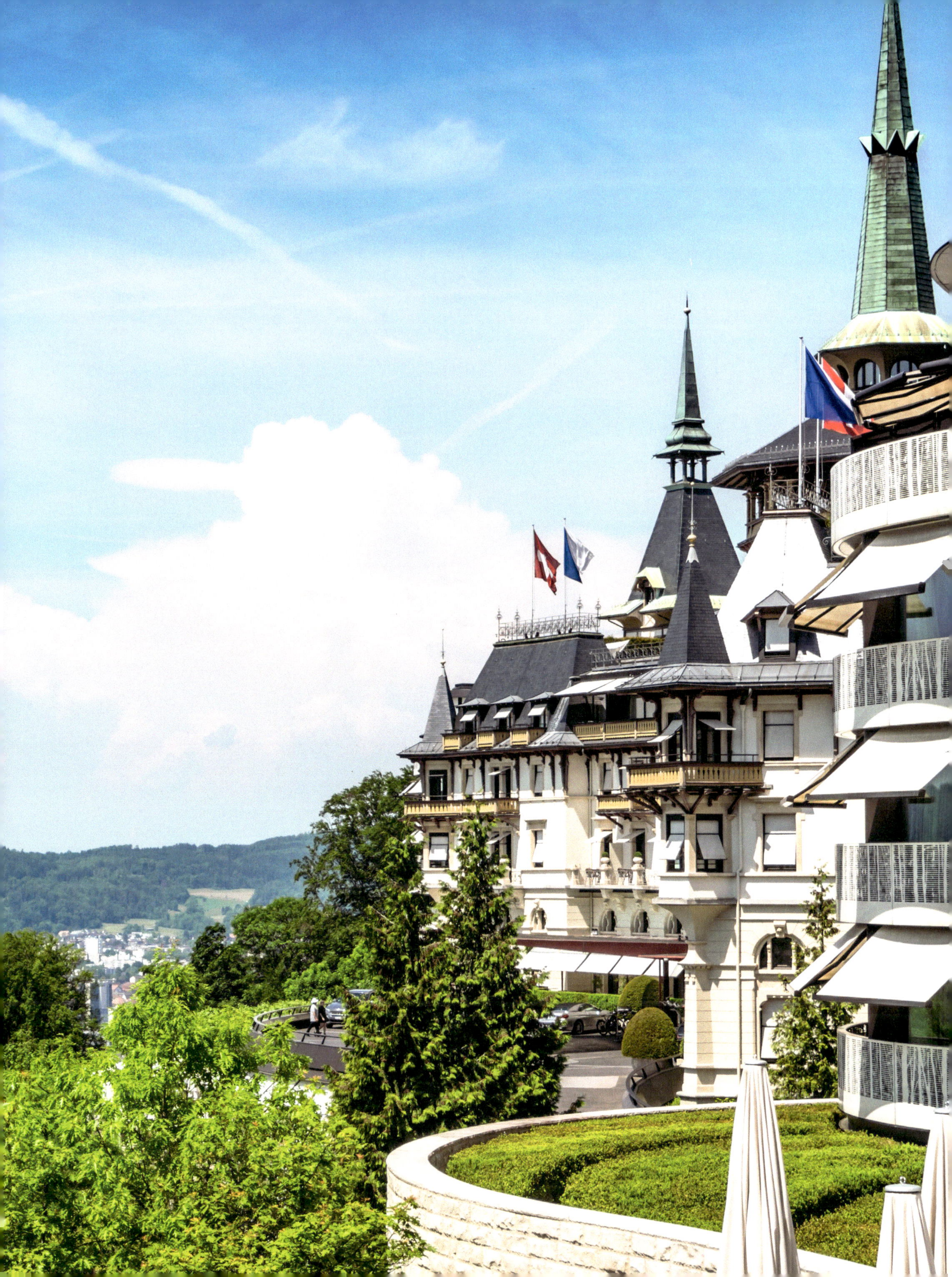

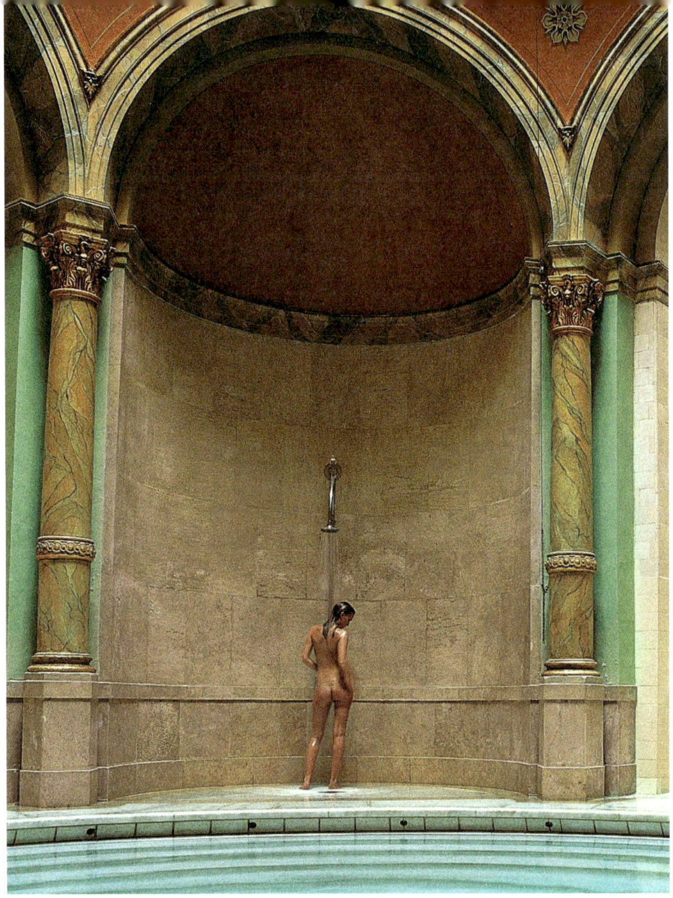

Jahrhundertealte Wasserkreisläufe

**FRIEDRICHSBAD
BADEN-BADEN, DEUTSCHLAND**

Die Wasserkur mit 17 Stationen im Baden-Badener Friedrichsbad hat absolut nichts von ihrem Zauber eingebüßt, seit Mark Twain Folgendes über sie sagte: „Nach zehn Minuten vergisst man die Zeit und nach 20 Minuten die ganze Welt."

Vor etwa 2.000 Jahren errichteten die Römer die ersten Thermalbäder in Baden-Baden. Da der Kurort am Ufer der Oos von natürlichen heißen Quellen im wahrsten Sinne des Wortes überflutet ist, entstand im Lauf der Jahrhunderte eine fundierte Wellnesskultur. Im Friedrichsbad fühlt man sich wie in eine längst vergangene Zeit versetzt: Die 1877 eröffnete Badeeinrichtung bietet Heißluftbäder nach irischem Vorbild und einen römisch inspirierten Parcours mit 17 verschiedenen Stationen, die nackt durchlaufen werden – von Dampfbädern über Thermalduschen und Seifenbürstenmassagen bis hin zu einer Reihe von Thermalbadegängen bei unterschiedlichen Temperaturen.

In manchen Bädern ist Kleidung erwünscht oder optional, im Friedrichsbad nicht. Bis auf sein Handtuch ist man hier nackt. Da man ohnehin keine Wahl hat, gibt es auch keinen Grund zur Verlegenheit. Nach einer reinigenden Dusche geht es weiter zu den verschiedenen Badestationen. Die Temperaturunterschiede der Baderäume, beginnend mit einer 56 °C warmen Sauna, dienen der Durchblutung und der Belebung von Körper und Geist. Der heißeste Pool hat 36 °C (Station 9). Die Seifenbürstenmassage (Station 5) ist keine traditionelle Entspannungsmassage, sondern ein gründliches Peeling. Die letzte Station darf man auf keinen Fall überspringen: 18 °C kaltes Wasser kühlt den Körper und versorgt ihn mit frischer Energie. Auch für den Ruheraum am Ende sollte man sich Zeit nehmen. Hier kann man eingehüllt in eine warme Decke ein Nickerchen halten (es gibt sogar einen kostenlosen Weckservice).

Umgeben von kunstvollen Säulen und historistischer Architektur kann man problemlos einen halben Tag im Friedrichsbad verbringen. Wer noch nicht genug hat, kann eine der vielen weiteren Badestätten der Stadt besuchen. Selbst das Touristenbüro von Baden-Baden ist in den Kurhaus-Kolonnaden aus dem 19. Jahrhundert untergebracht und direkt neben dem Friedrichsbad liegt die Caracella-Therme mit ihrer Glaskuppel, die vergleichbare Badefreuden bietet, auch wenn das Nacktsein hier nicht obligatorisch ist.

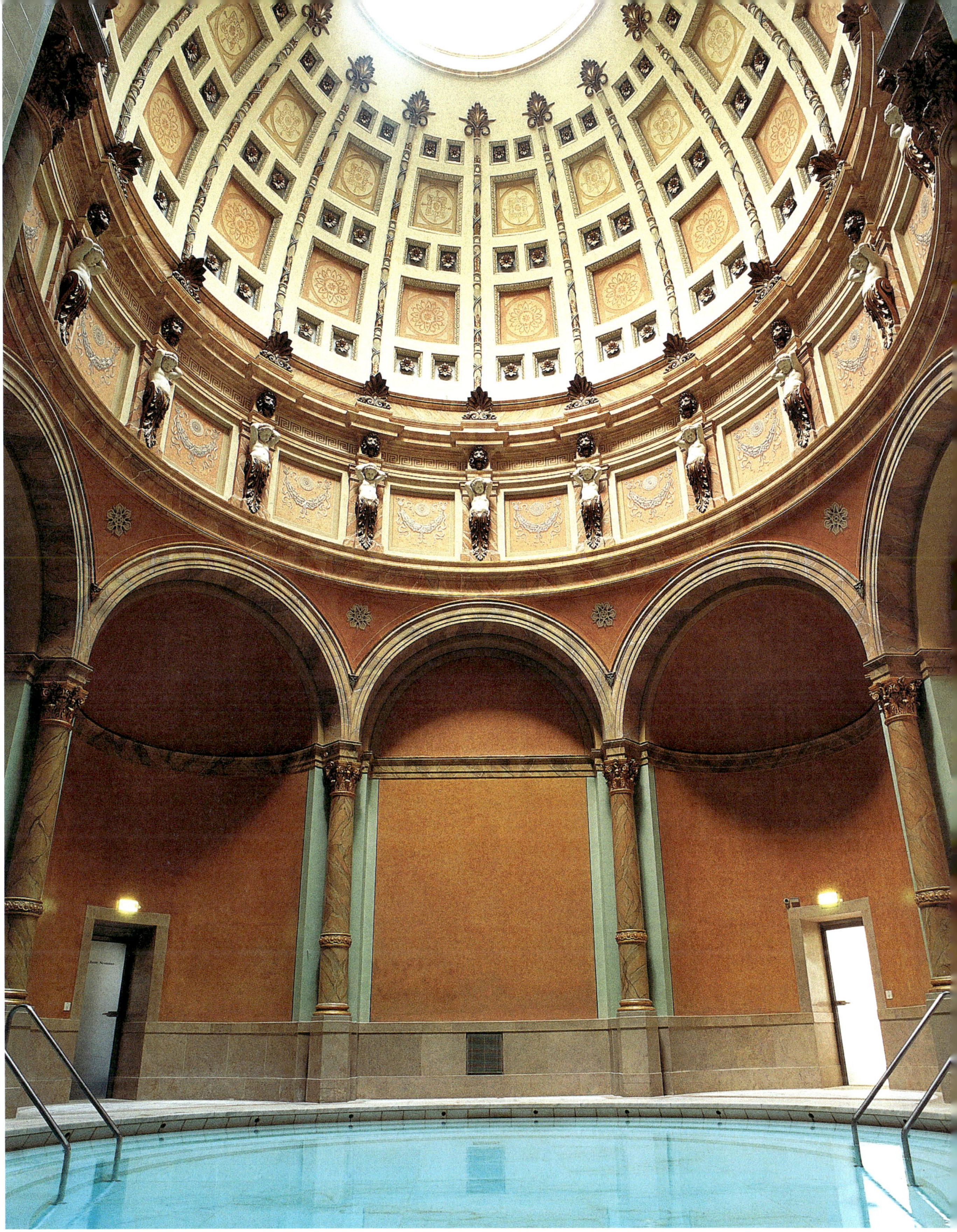

↖ Das Thermalwasser stammt aus zwölf unterschiedlichen Quellen, aus denen jeden Tag 800.000 Liter Wasser (also neun Liter pro Sekunde) sprudeln.

↑ Das Friedrichsbad wurde 1877 fertiggestellt. Die klassischen architektonischen Merkmale der großen Kuppel wurden bis heute erhalten.

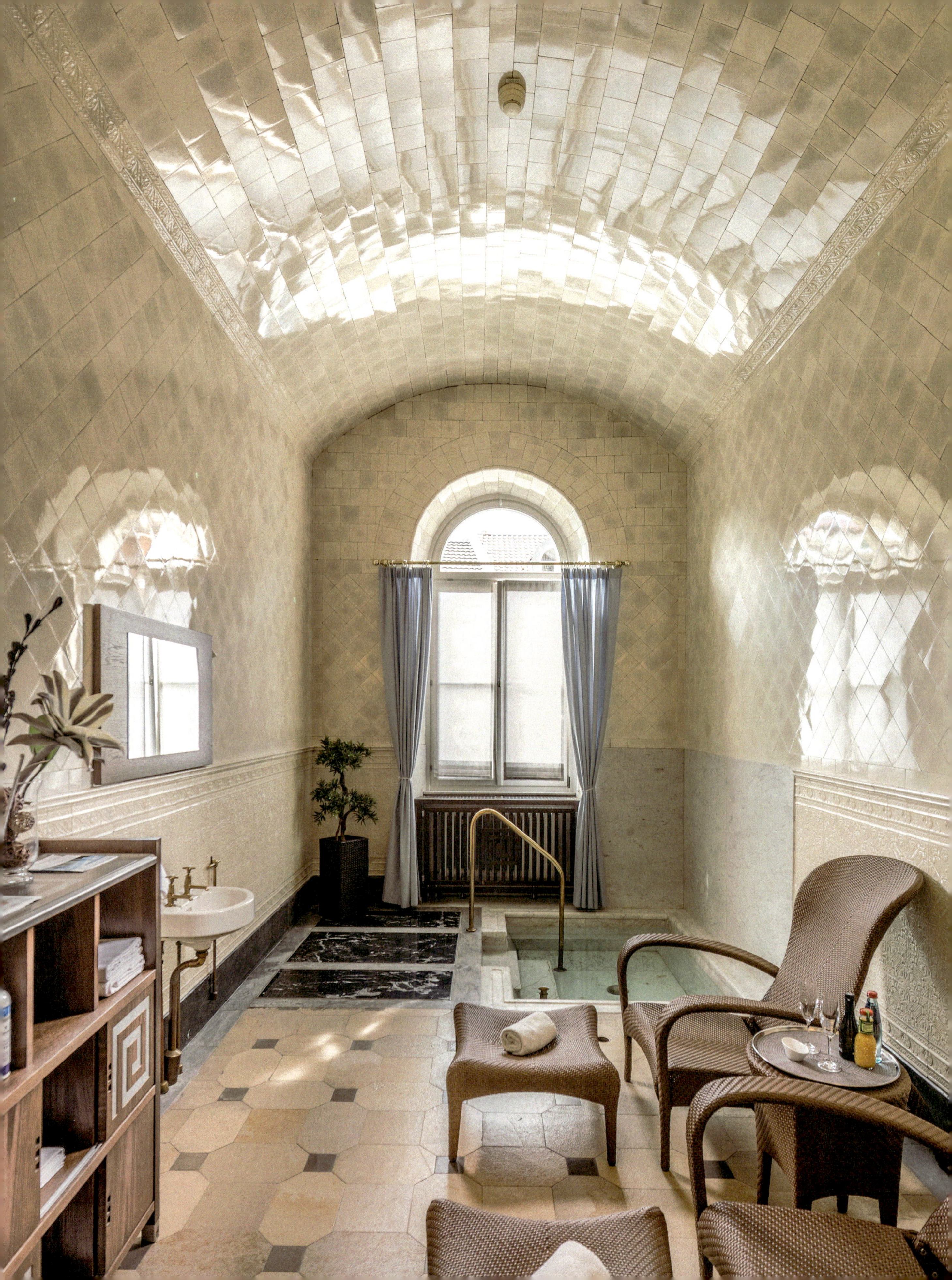

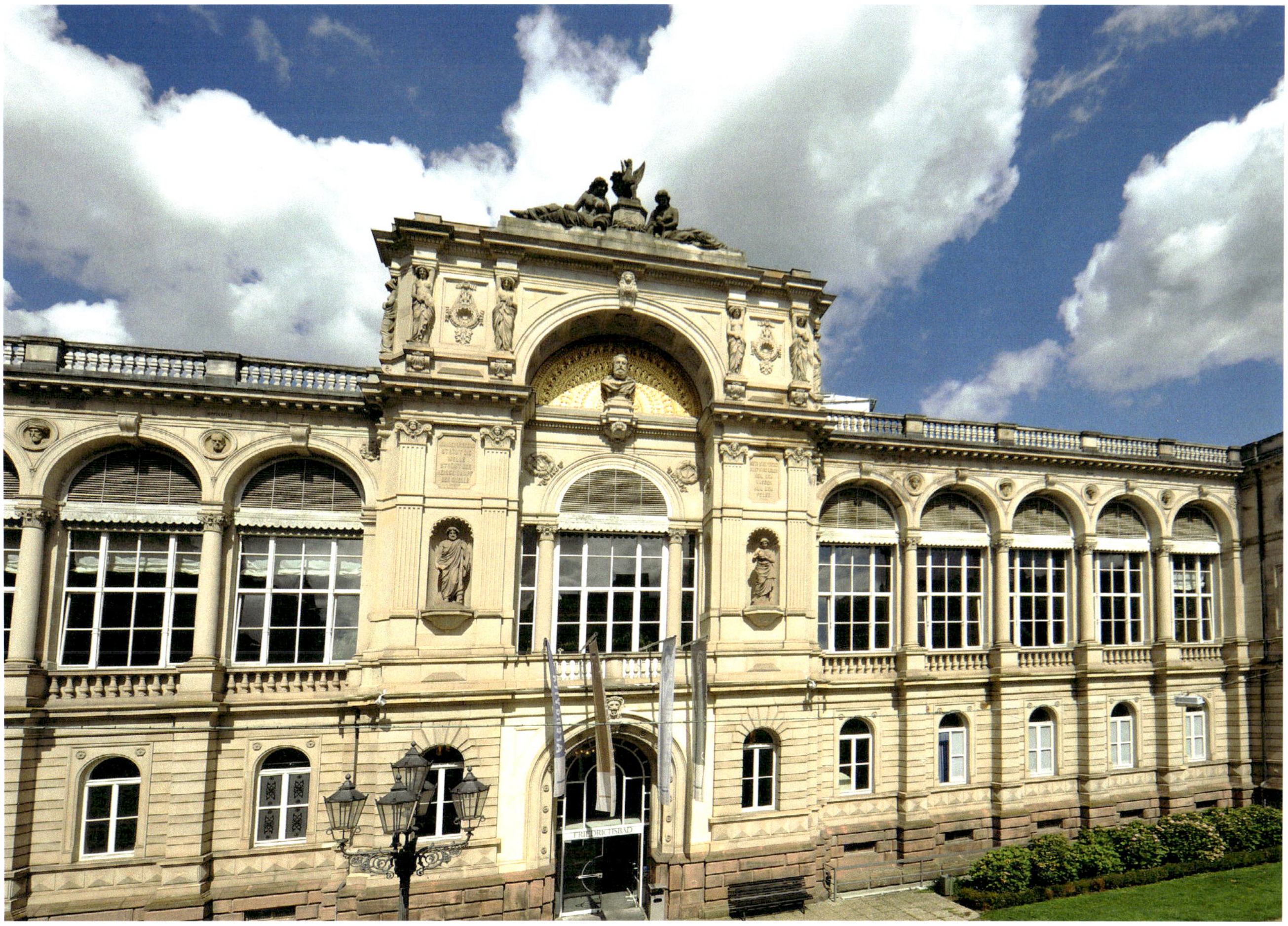

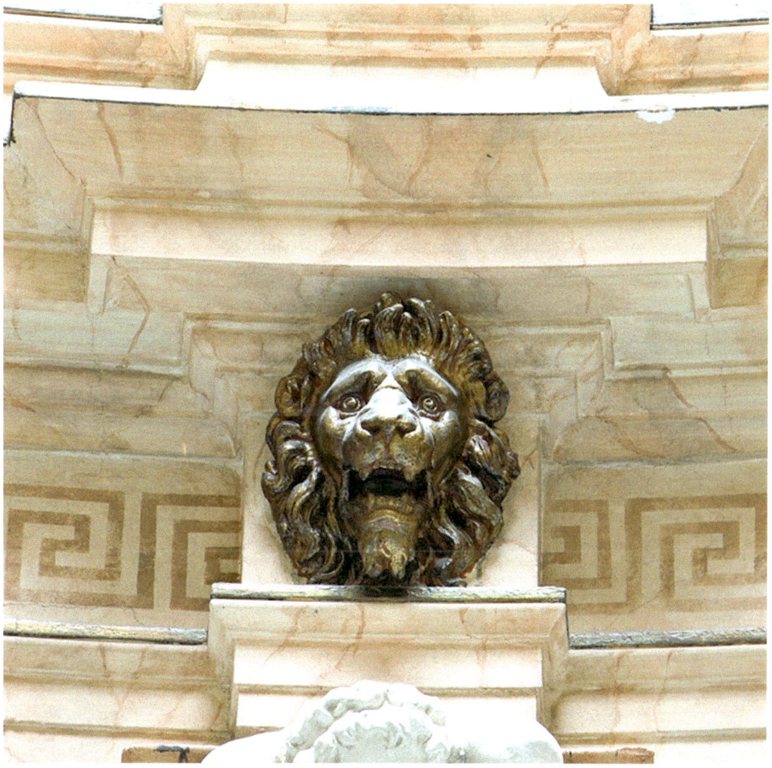

← Ein Parcours mit 17 Stationen bietet Wasserbecken mit verschiedenen Temperaturen, die helfen, den Kreislauf anzuregen. Bei Ruhepausen zwischendurch kann man neue Energie tanken.

↑ → Von außen erstrahlt das Friedrichsbad im Stil der Neorenaissance, der von antiken Vorbildern inspiriert ist.

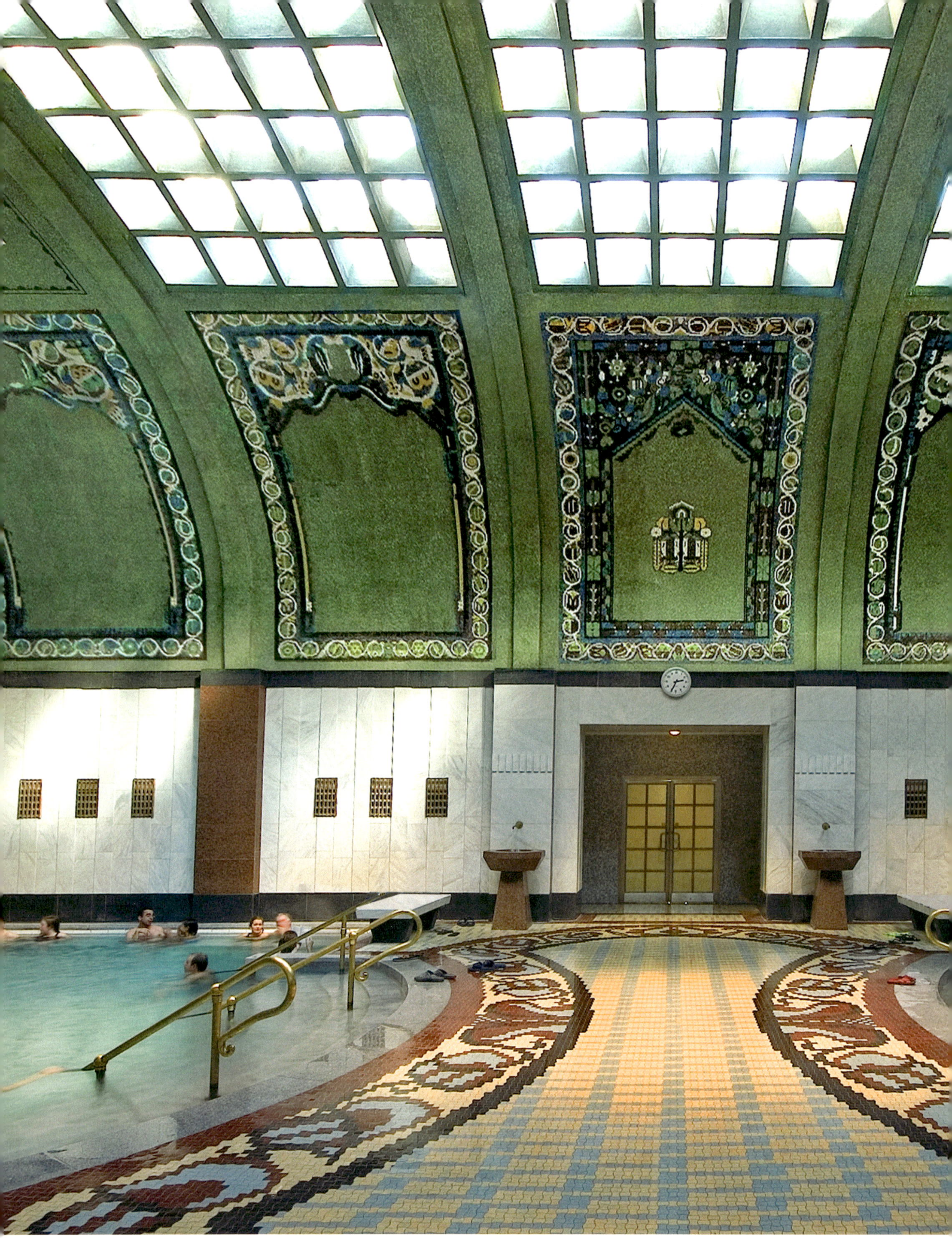

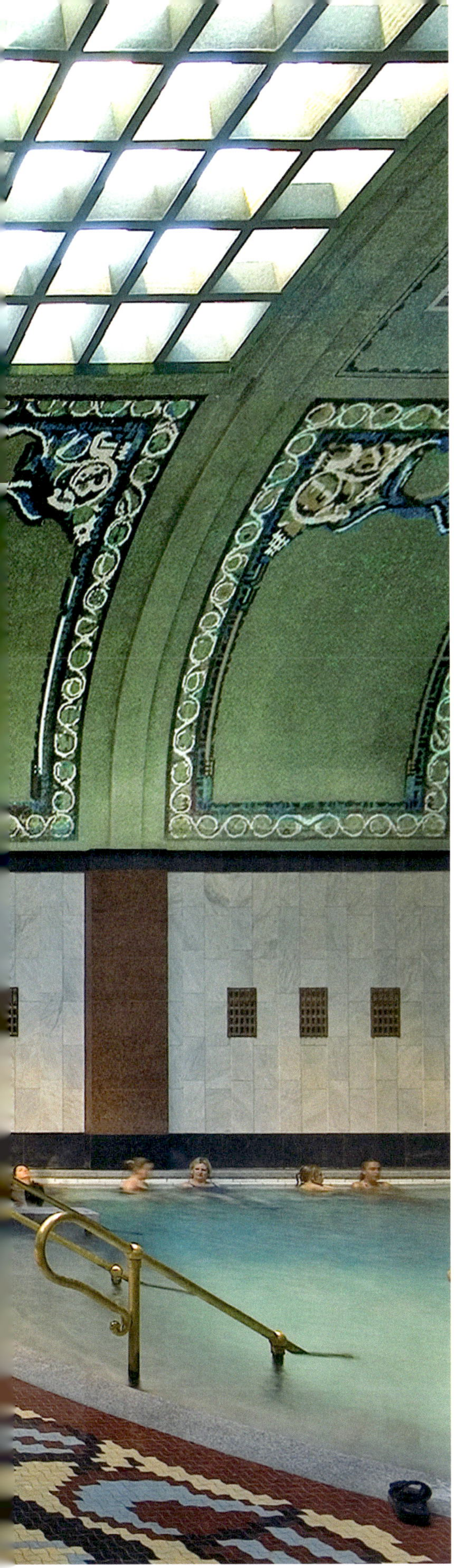

Den Sprung wagen

GELLÉRT-BAD UND SZÉCHENYI-HEILBAD
BUDAPEST, UNGARN

In Budapest gibt es mehr Thermalquellen als in jeder anderen Hauptstadt. Täglich sprudeln Abermillionen Liter warmen, mineralischen Wassers durch eine geologische Verwerfung hervor und versorgen die palastartigen Badehäuser der Stadt.

Die Badekultur in Budapest hat eine lange Geschichte. Unter der türkischen Besatzung der Stadt von 1526 bis 1699 entstanden unzählige Badehäuser mit mehreren Heiß- und Kaltwasserbecken, die den Thermen der alten Römer glichen. Noch heute kommen Budapester aus den gleichen Gründen hierher wie einst die frühen Bürger der Stadt: Gesundheit, Hygiene und Gesellschaft.

Bei so vielen Badehäusern kommt es den Ungarn sehr entgegen, dass ihre gesetzliche Krankenkasse sich sogar an den Kosten für regelmäßiges Baden beteiligt. Das Thermalwasser ist reich an Calcium, Magnesium, Alkalien, Sulfaten und anderen Mineralien, die Symptome chronischer Leiden wie Arthritis und Hautekzeme lindern können. Und nicht zuletzt ist ein ausgedehntes Bad natürlich auch gut für den Geist.

Eines der bekanntesten Spas ist das dem Hotel Gellért angeschlossene Bad aus dem Jahr 1989, das ein buchstäblich übersprudelndes Labyrinth aus heißen, warmen, lauwarmen und eiskalten Becken bietet. Die Besucher entspannen in Räumen, die mit himmelblauen Fliesen aus der berühmten Porzellanmanufaktur Zsolnay ausgekleidet sind. Durch seine Wiener Jugendstilarchitektur und die Eleganz der alten Welt wirkt das Gebäude wie aus der Zeit gefallen. Das riesige Széchenyi-Badehaus aus dem Jahr 1913 hingegen liegt im Stadtwäldchen und bietet neben 18 Becken auch Saunas und Dampfbäder. Mit drei großen Außenschwimmbecken, in denen Badegäste Schach auf schwimmenden Brettern spielen und Kinder sich in Düsenwhirlpools vergnügen können, ist das Bad eine Art Mehrgenerationenvergnügungspark. Das aus 1.000 Metern Tiefe stammende Wasser gilt als das heißeste der Stadt, was das Außenbecken besonders im kalten ungarischen Winter, wenn die Hitze des Wassers die Badegäste in dampfende Wattewolken hüllt, zu einer beliebten Adresse macht.

Die Besucher entspannen in Räumen, die mit himmelblauen Fliesen ausgekleidet sind. Durch seine Wiener Jugendstilarchitektur und die Eleganz der alten Welt wirkt das Gebäude wie aus der Zeit gefallen.

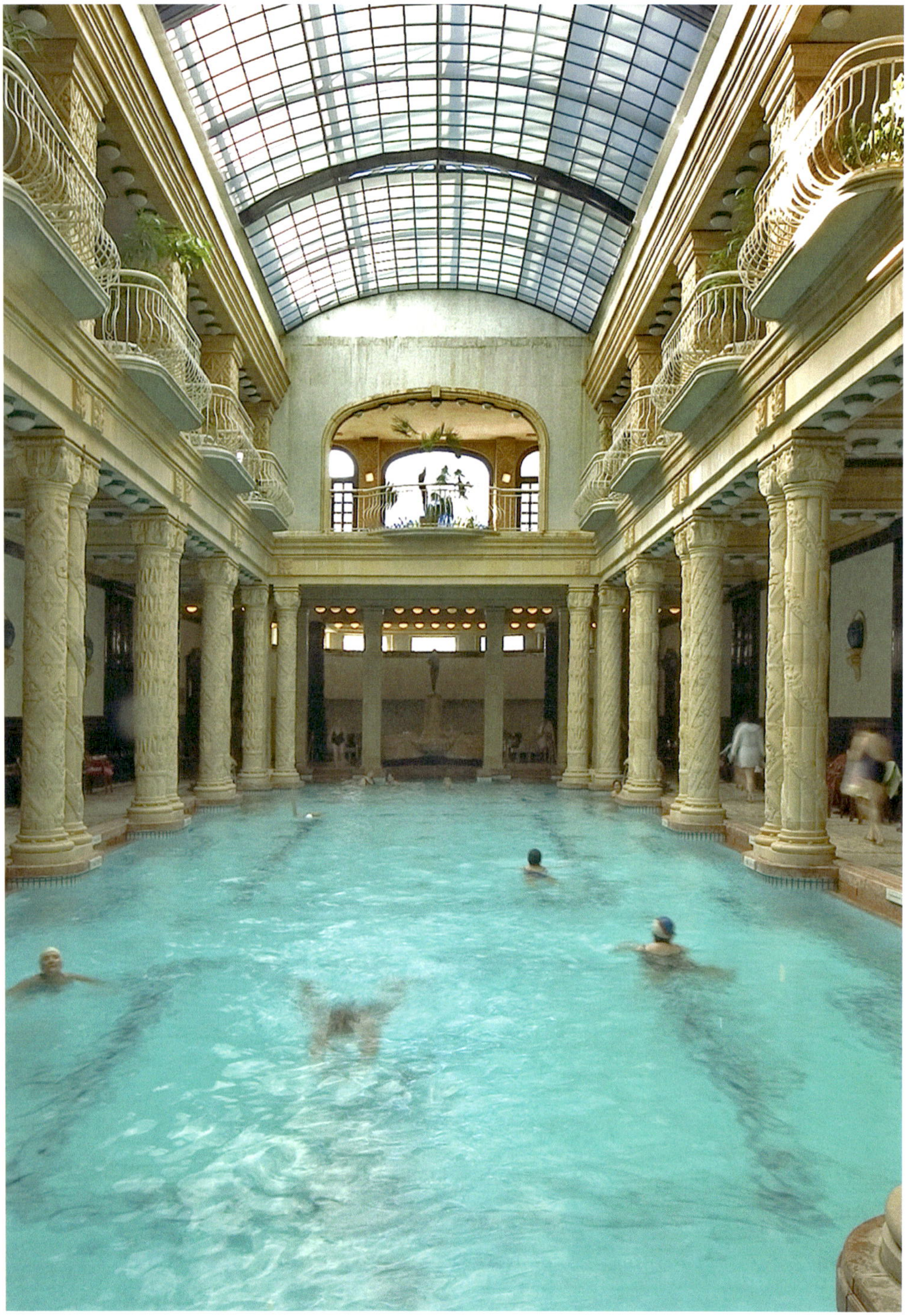

← Die Anwendungen der im Jahr 1918 eröffneten Bäder des Hotel Gellért nutzen das gleiche Heilwasser, das Ritter schon im 12. Jahrhundert verwendeten.

↗ Das riesige Badehaus ist mit himmelblauen Fliesen der berühmten Porzellanmanufaktur Zsolnay ausgekleidet.

→ Der Komplex bietet heiße, warme, lauwarme und eiskalte Becken sowie Behandlungsräume für Schlammpackungen und Massagen mit ungarischen Kräuterextrakten.

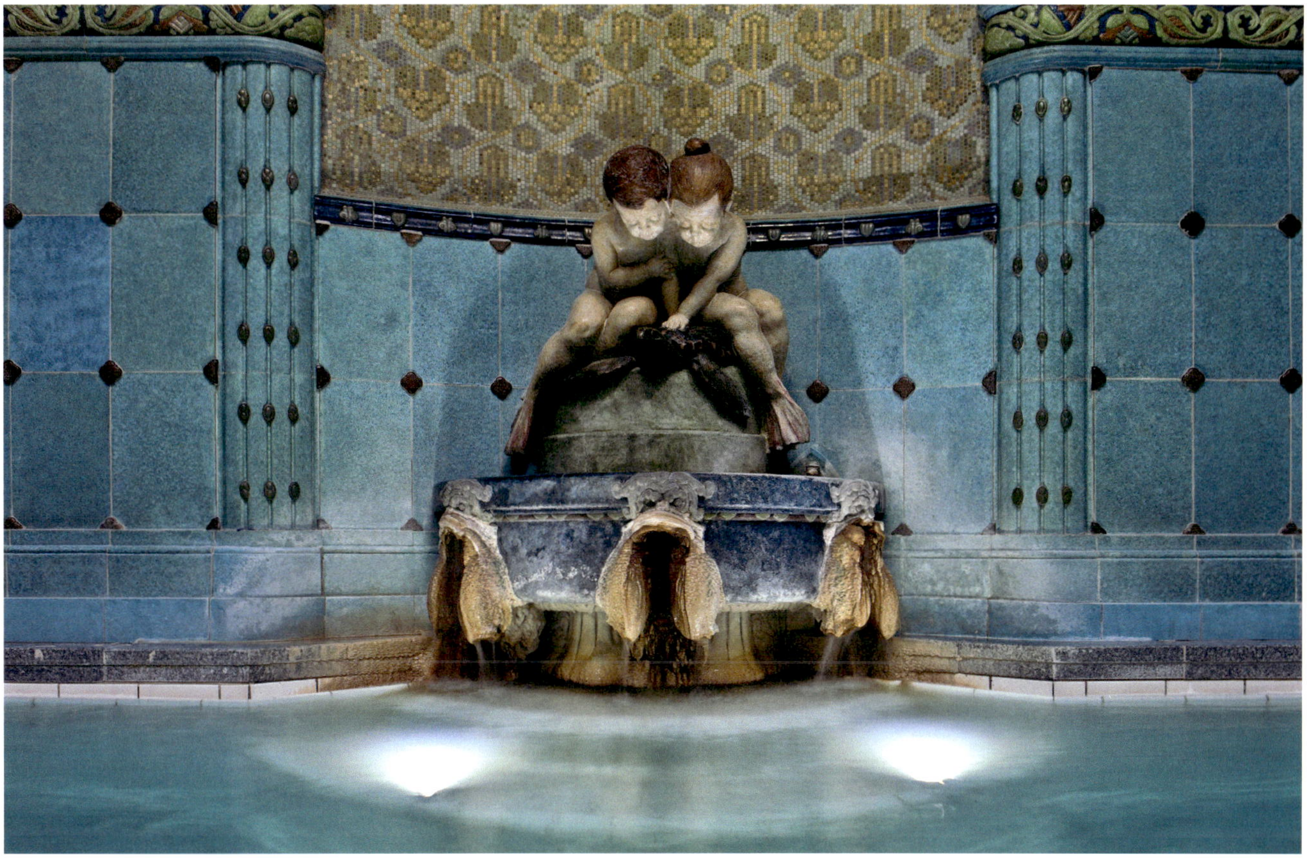

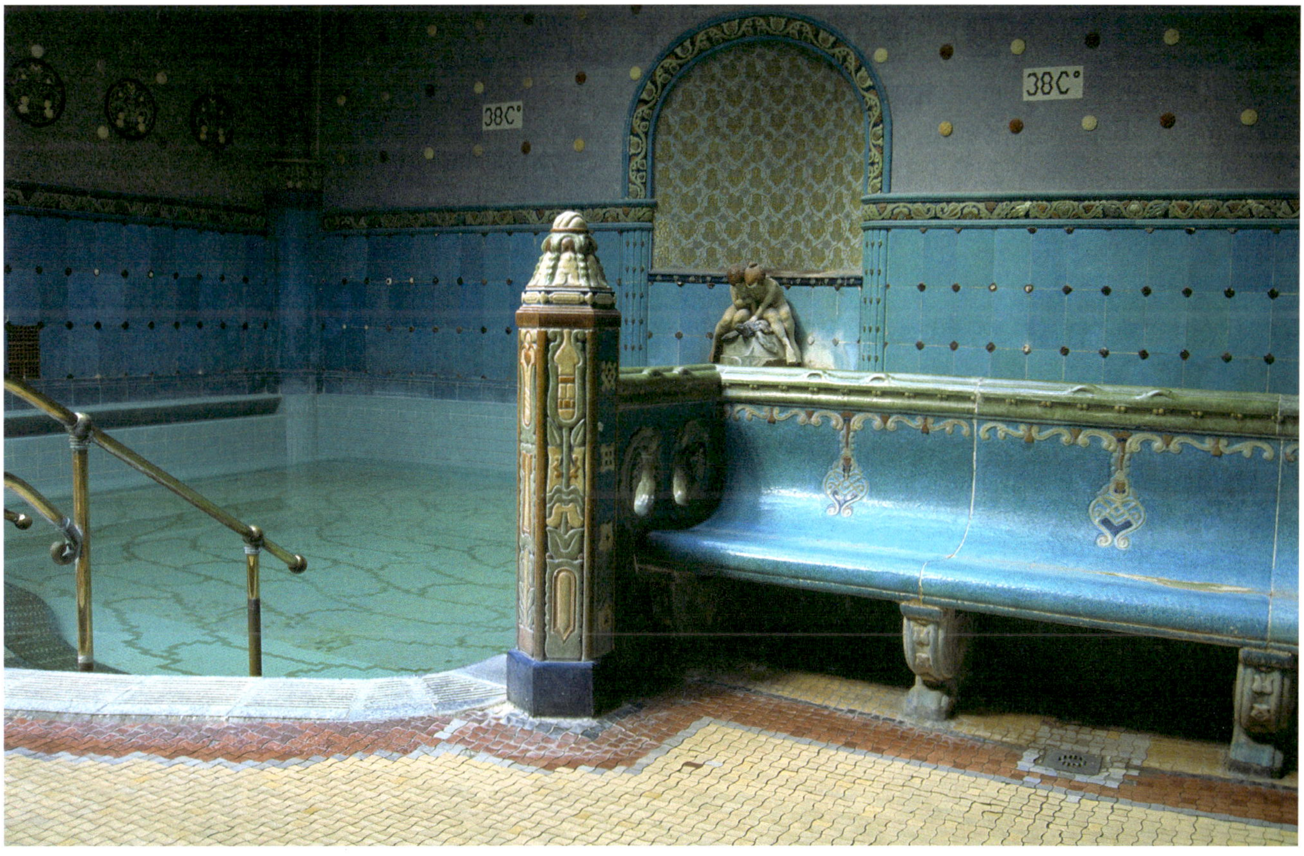
38C°
38C°

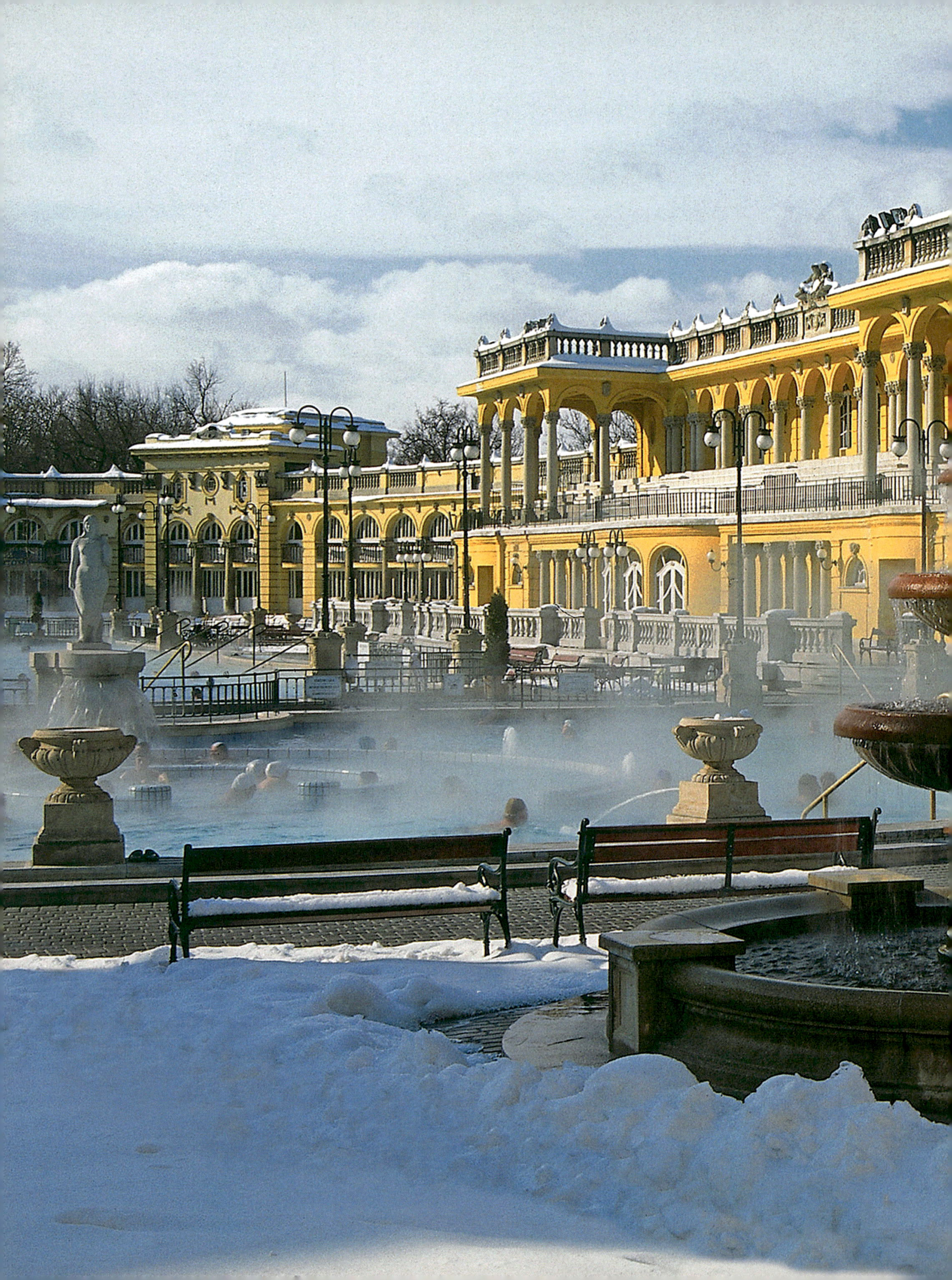

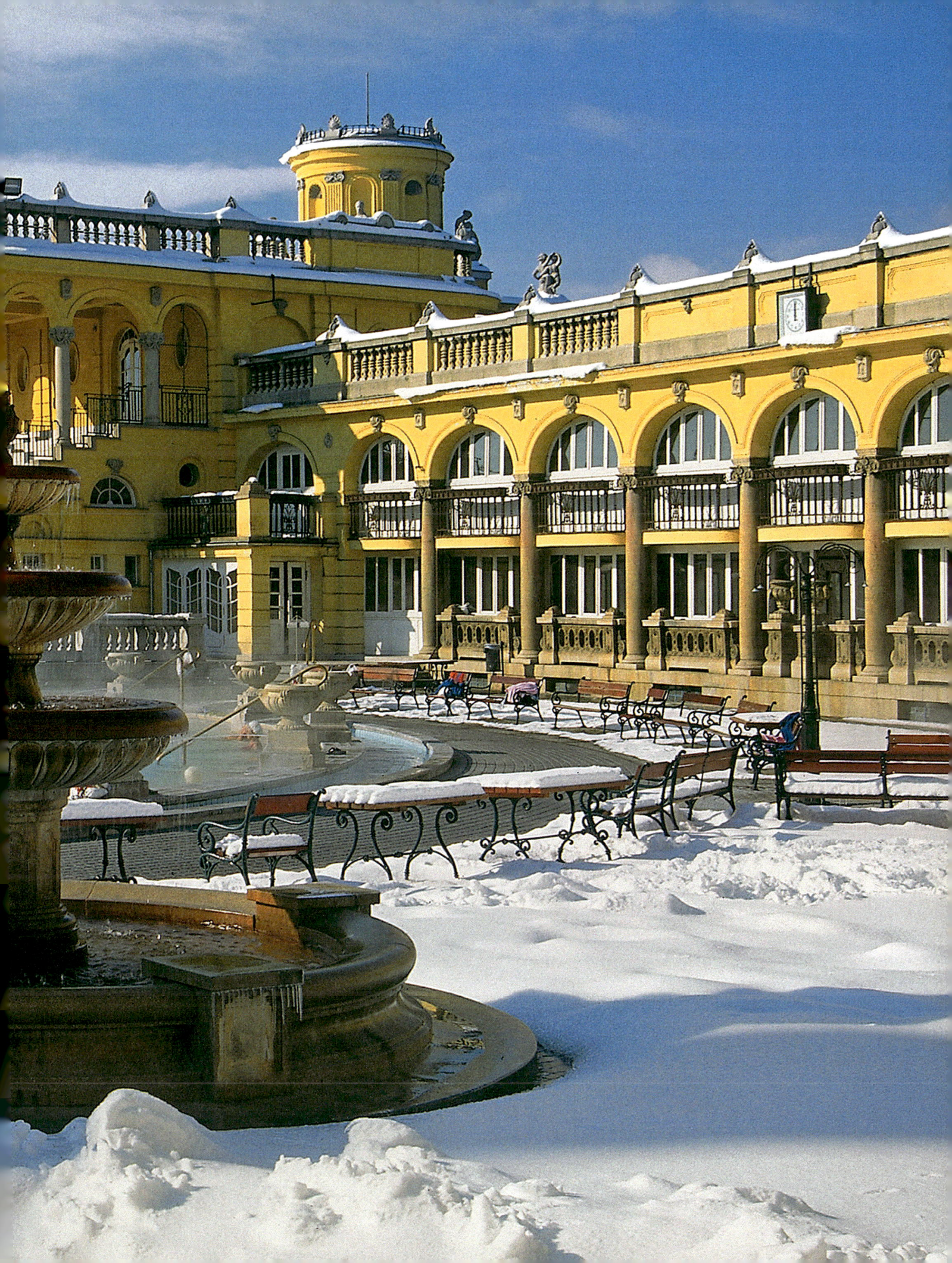

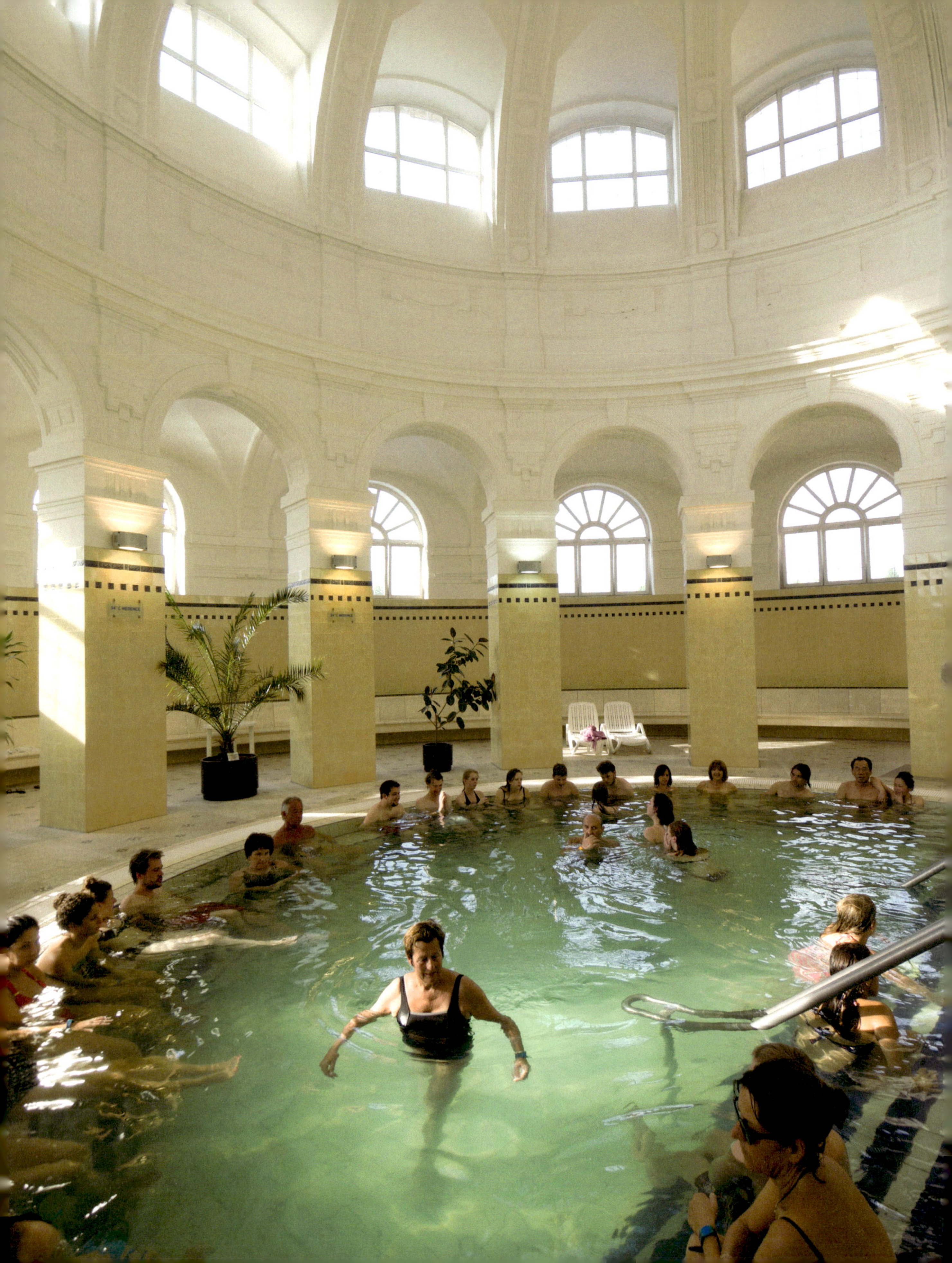

← Das Széchenyi-Badehaus zählt mit seinen 15 Innen- und drei Außenbecken zu den größten Thermalbädern der Region und entfaltet seinen Zauber besonders im Winter.

→ Die große zentrale Kuppel des Széchenyi-Heilbads zeigt den Sonnengott Helios in seinem Streitwagen, umgeben von den Tierkreiszeichen. Kleinere Mosaike stellen Wassermotive aus dem alten Ägypten, Griechenland und Rom dar.

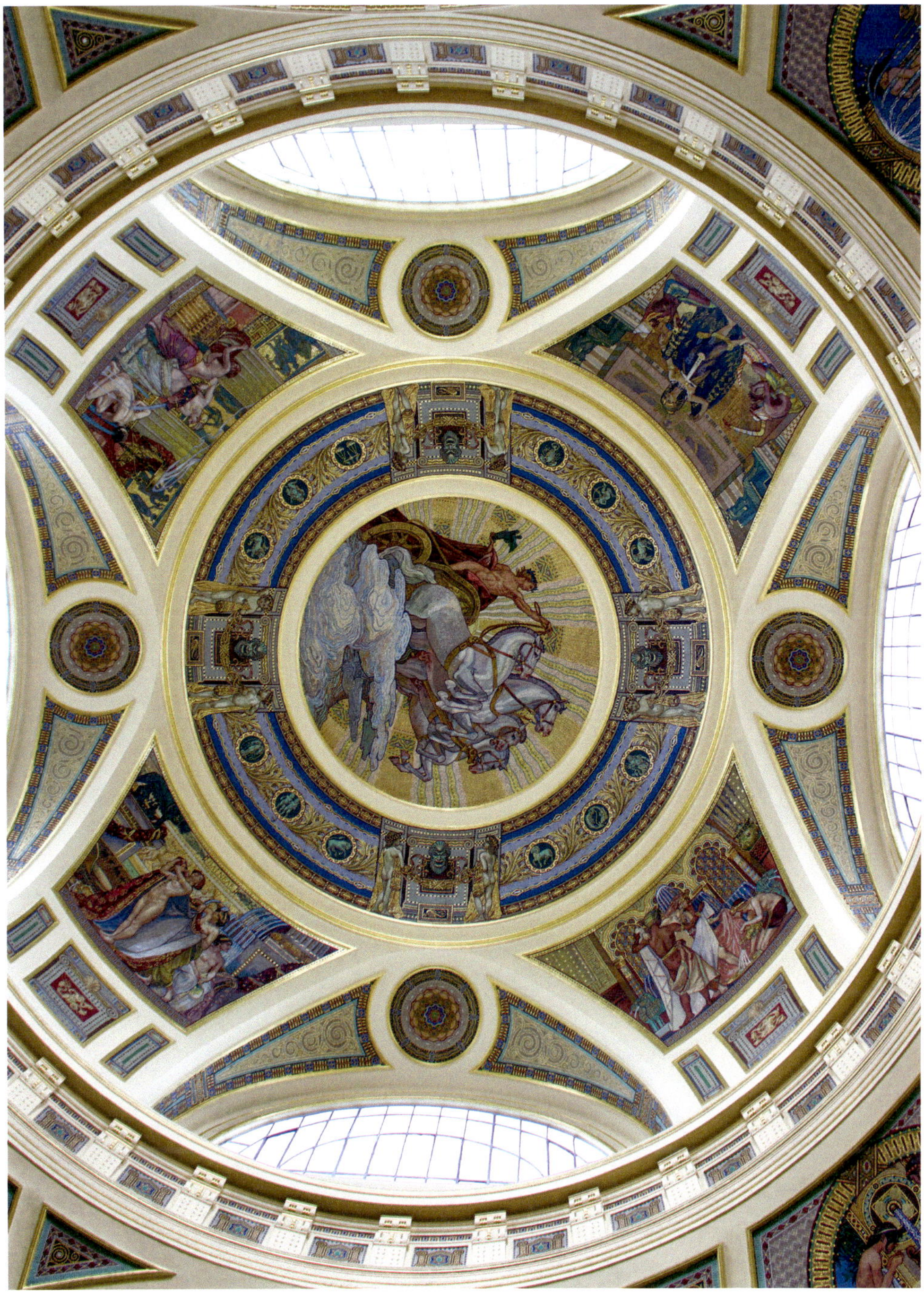

Die Regeln in den meisten Budapester Bädern ähneln einander, doch Hinweise zur Navigation durch die weitläufigen Räumlichkeiten sucht man meist vergebens. Man sollte jedoch Seife, Handtuch, Pflegeprodukte, Flip-Flops und Badekleidung mitbringen (das Nacktbaden ist lediglich in den nach Geschlechtern getrennten Bereichen erlaubt) oder sich ein *Koteny,* eine schürzenartige Bedeckung, überziehen. Auch Anwendungen sind zu empfehlen (entgiftende Schlammpackungen und ungarische Rosmarin- und Holunderblütenmassagen sind sehr beliebt). Die Badehausatmosphäre ist offen, aber auch direkt: Wer vergisst seine Badelatschen anzuziehen, muss sich auf Schelte gefasst machen. Auf der anderen Seite sind die Preise im Vergleich ziemlich moderat: Eine wohltuende Massage gibt es schon ab 16 Euro. Wer über die etwas verblasste Pracht hinwegsieht, kann es sich hier auf schweflig-luxuriöse Weise gut gehen lassen.

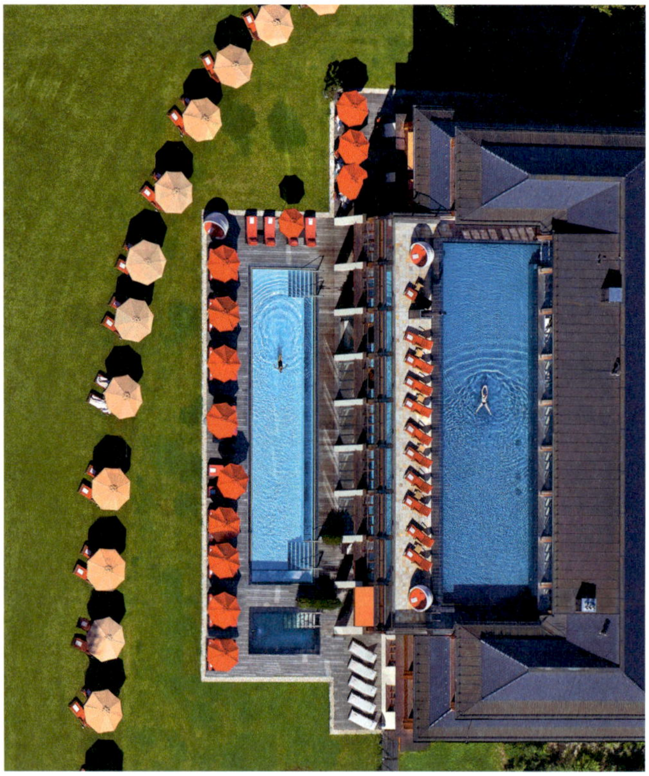

Ein göttliches Wellness-retreat

SCHLOSS ELMAU
KRÜN, DEUTSCHLAND

Das Schloss Elmau inmitten unberührter Natur. Und das ist auch gut so.

Im Jahr 1916 eröffnete der Philosoph und Theologe Johannes Müller das Schloss Elmau am Fuß des Wettersteingebirges. Er wollte einen Freiraum schaffen, wo Gäste „durch das Erlebnis der Stille in der Natur oder bei Konzerten und Tanzabenden mit klassischer Musik [...] der ‚göttlichen Wirklichkeit' gewahr werden können". Seither sind Künstler, Schriftsteller und Weltpolitiker hierher geflüchtet, um Kunst, Musik und Literatur zu frönen und ihren Körpern mit Wandern, Massagen und Yoga etwas Gutes zu tun.

Das Anwesen südlich von München bietet rustikalen Charme inmitten sanfter Hügel, Kiefernwälder und schneebedeckter Gipfel in der Ferne. Das Hotel ist in zwei Bereiche unterteilt: das ursprüngliche Schloss mit 115 Zimmern, Turm und Walmdach und das Retreat mit 47 Suiten (in denen 2015 bekanntermaßen die Staats- und Regierungschefs der G7 logierten). Wie es sich für ein anständiges europäisches Kurhotel gehört, zeichnet sich das Schloss durch einen hervorragenden, 7.000 Quadratmeter großen Wellnessbereich aus. Die Ausstattung lässt keine Wünsche offen (Saunas, Dampfbäder, Infinitypools, Solebäder, Kaltbecken, acht Behandlungsräume und ein Hamam, das so groß ist, dass man sich darin verlaufen kann).

Man kann sich nach den Regeln der TCM behandeln lassen, Pilates und Qigong machen, bis die Muskeln schmerzen, und sich danach mit einer Warmstein-, Shiatsu- oder Tiefengewebsmassage verwöhnen lassen. Yogis können ihre Körper im einzigen Jivamukti-Yoga-Center außerhalb der Großstadt fit halten. Dank Ultraschallgesichtsbehandlungen und Mikrodermabrasion bleibt keine Pore unbehandelt.

Jedem steht selbstverständlich frei, wie viel Wellness es sein darf. Müllers freidenkerischer Philosophie entsprechend gibt es weder eine feste Tagesordnung noch Wanderungen bei Morgendämmerung oder zermürbende Fastenkuren. Stattdessen serviert das Zweisternerestaurant Luce d'Oro Hamachi zu eingelegtem Winterrettich und im Nachgang eine Edelversion des traditionellen Früchtebrots. Es gibt Bibliotheken sowie eine Buchhandlung, in denen man tagelang schmökern kann, sowie einen imposanten Konzertsaal, in der Musiker allabendlich Stücke von Klassik über Jazz bis hin zu World Music darbieten. Doch wenn man sich in einem entlegenen Schloss in den Alpen befindet, möchte man manchmal auch einfach nur die göttliche Stille genießen.

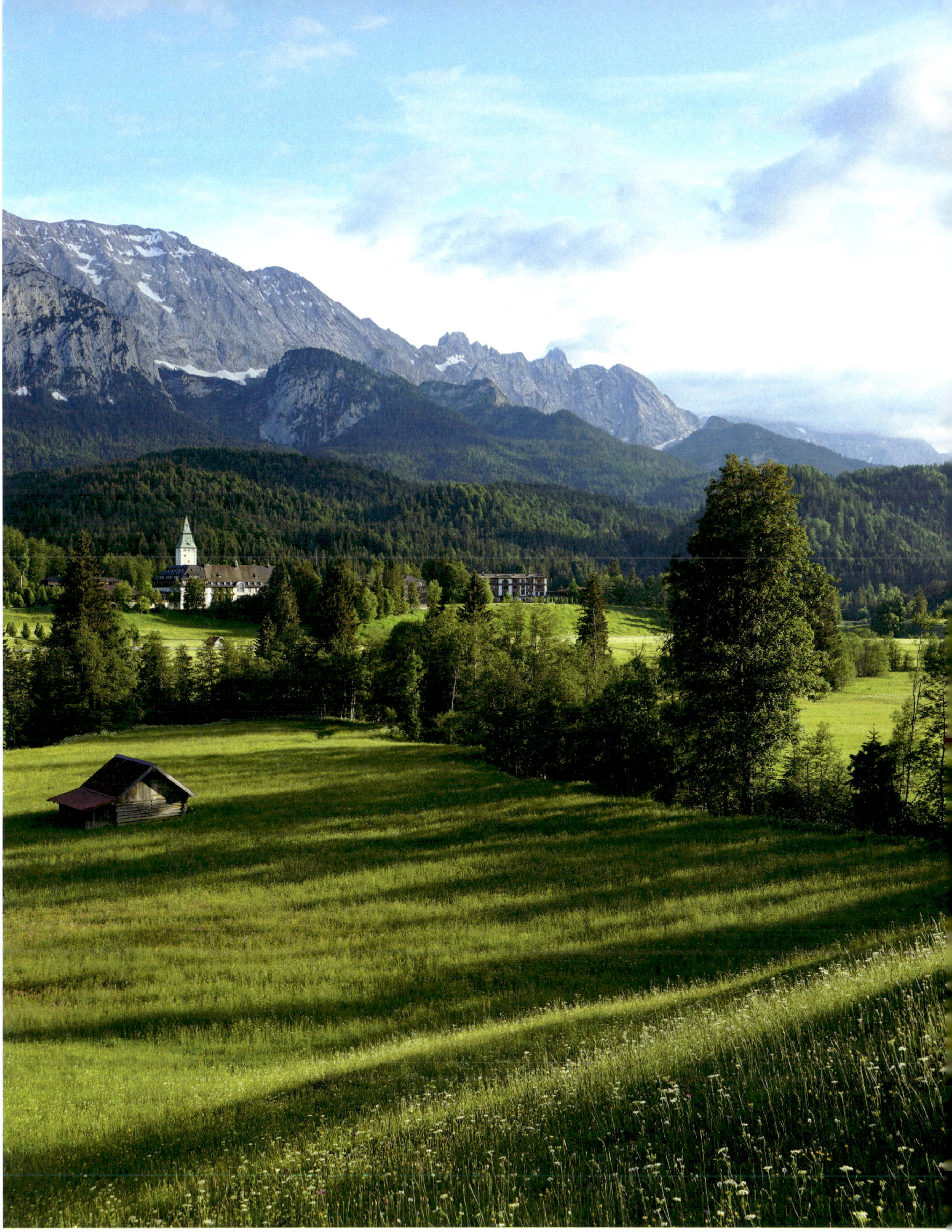

↖ Im Jahr 1916 eröffnete der Theologe Johannes Müller das Schloss Elmau am Fuß des Wettersteingebirges, um einen Ort für Bewegung und Gedankenfreiheit zu schaffen.

↑ Mit seiner stillen Schönheit und dem ausgedehnten Spabereich, zu dem neben Saunas, Dampfbädern und Salzwasserpools auch ein Jivamukti-Yoga-Center und eine Konzerthalle gehören, hat das Schloss schon viele Künstler, Schriftsteller, Weltpolitiker und Wellnessfans gelockt.

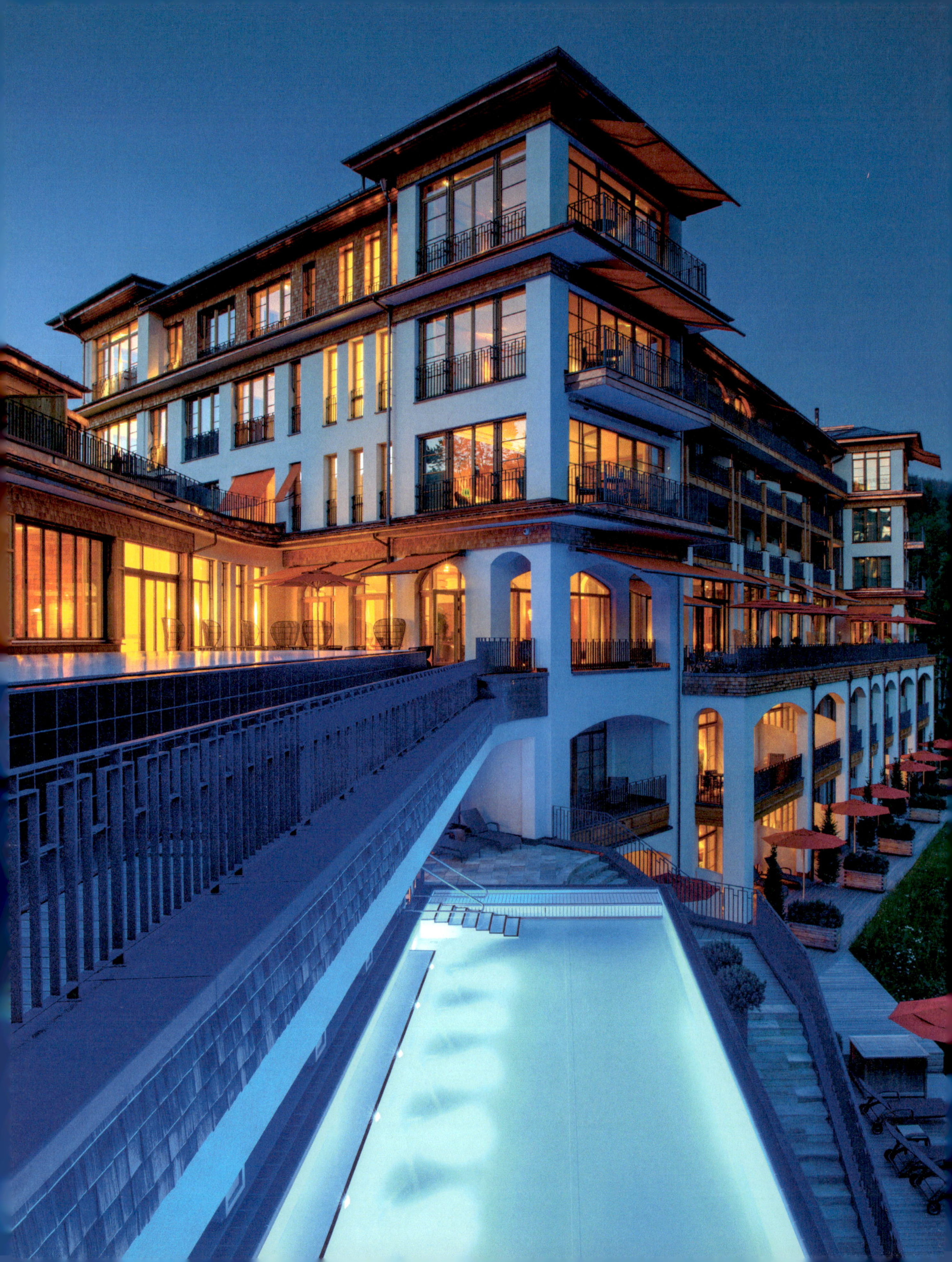

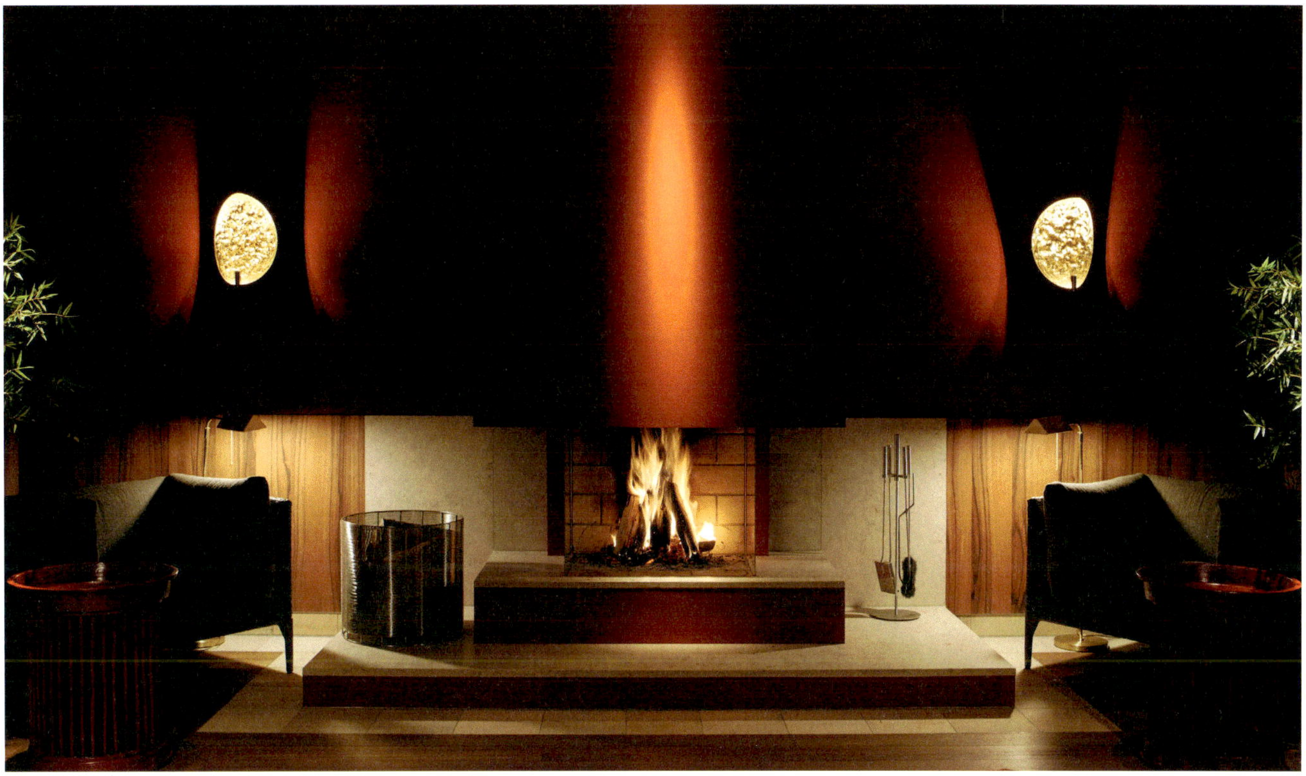

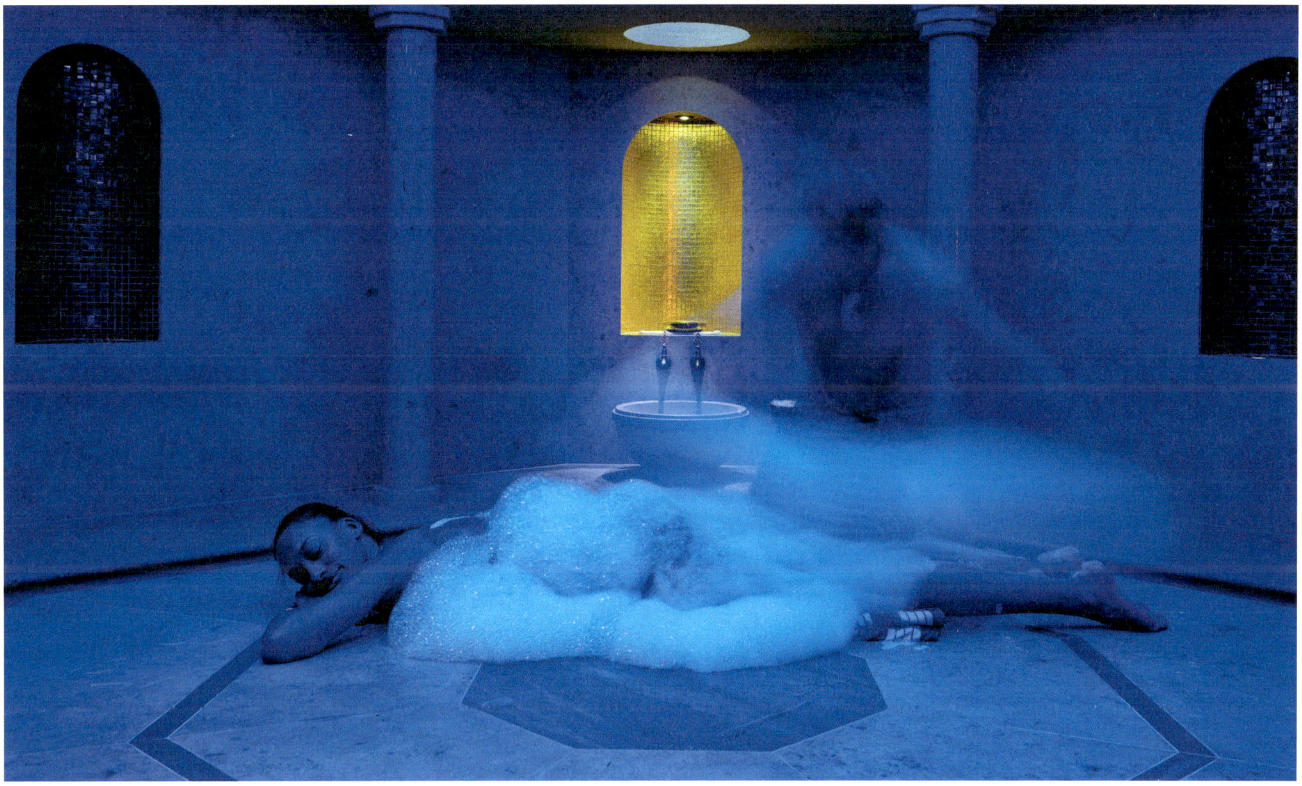

← Gäste können im Schloss oder im Retreat unterkommen. Letzteres ist eine separate Anlage mit Suiten, zwei Spas, einem Yogapavillon und einem Salzwasserpool im Freien.

↑↑ Im Shantigiri Adult Spa des Retreats kann man nach den Anwendungen in einer fernöstlich inspirierten Lounge bei einer Tasse Tee entspannen.

↑ Im 5.400 Quadratmeter großen Hamambereich kann man eine belebende Dampf-, Peel- und Schaummassage buchen, um die Haut zu reinigen und zu klären.

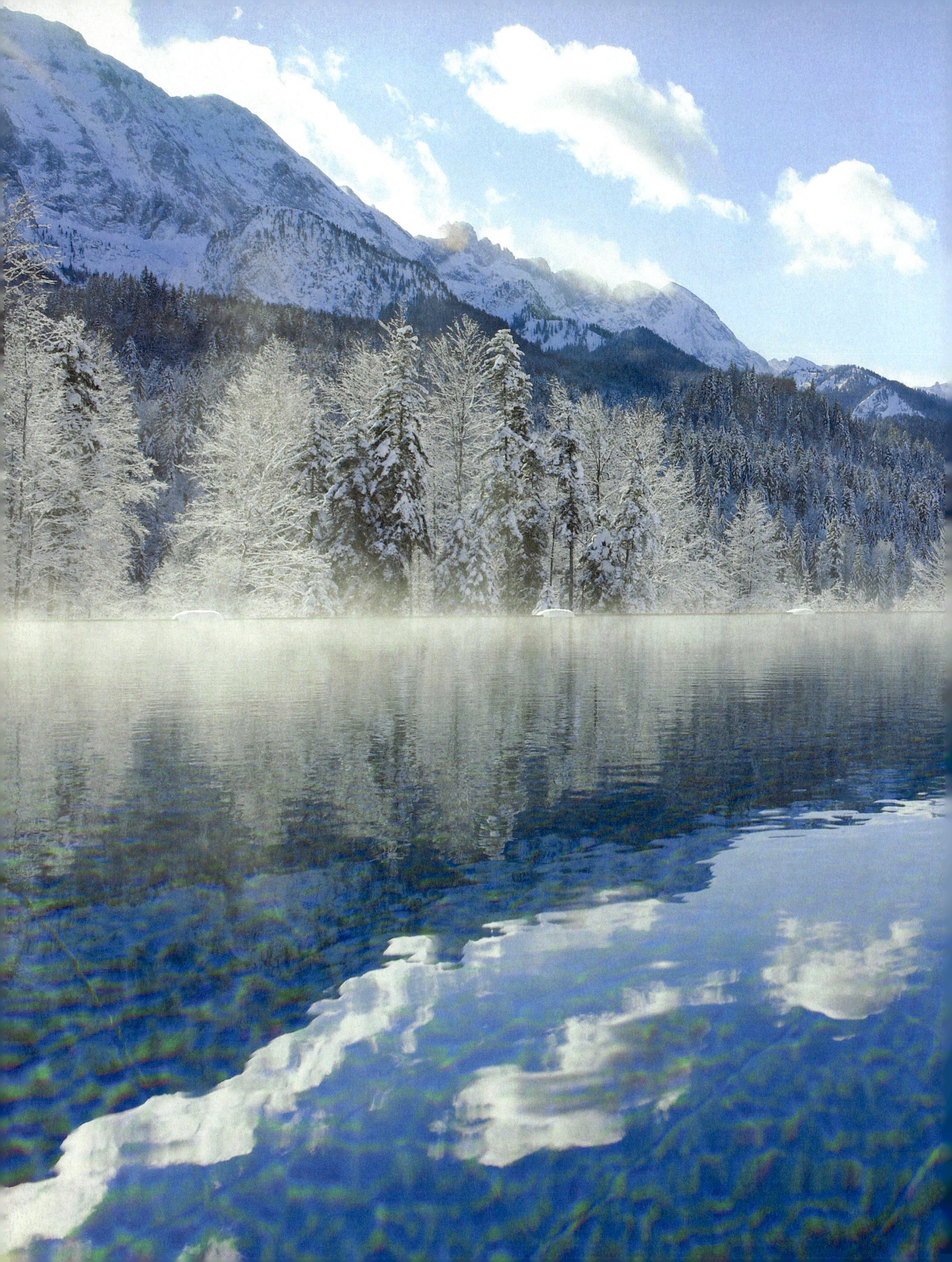

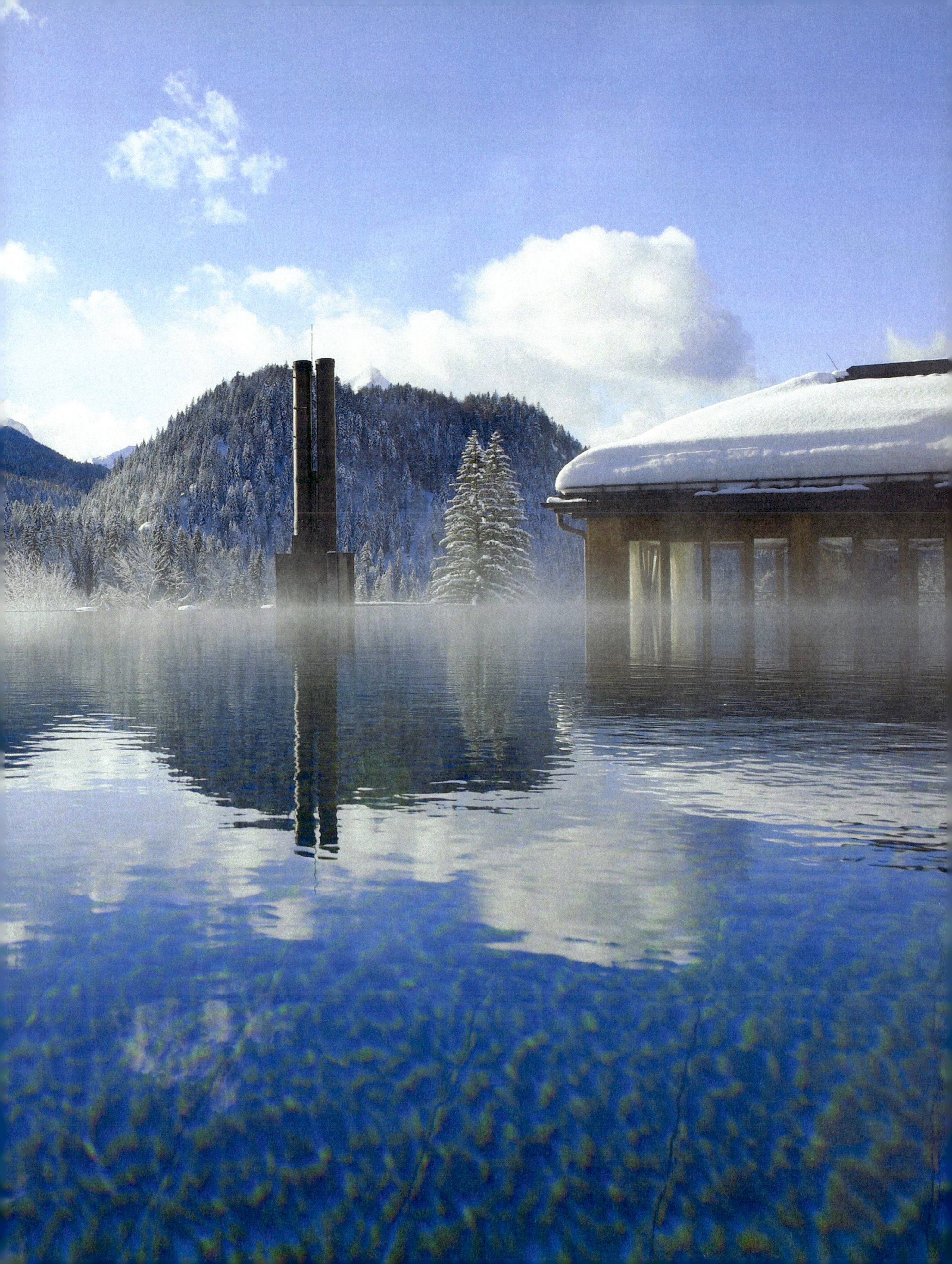

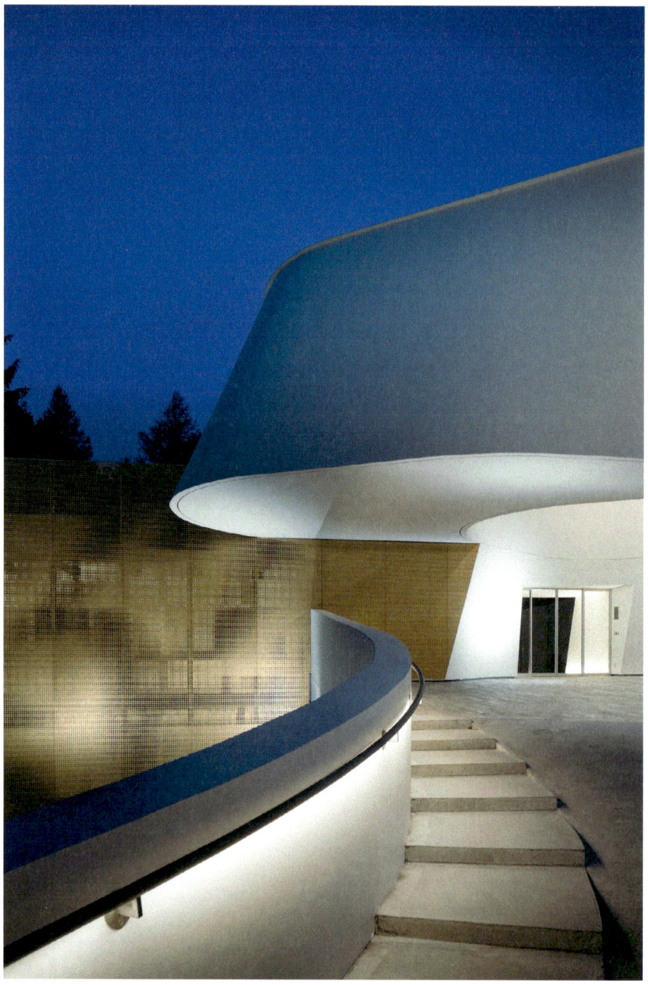

Eine Alpentherme aus einer anderen Welt

7132 THERME & SPA
VALS, SCHWEIZ

Seit hier 1893 erstmals ein Hotelbetrieb mit 60 Betten eröffnete, um Behandlungen mit dem Thermalwasser der St. Petersquelle anzubieten, ist die Alpengemeinde Vals zu einer Pilgerstätte für Wellnessfans geworden.

Mehr als hundert Jahre später, im Jahr 1996, hauchte der Architekt und Pritzker-Preisträger Peter Zumthor dem verschlafenen Schweizer Château mithilfe von 60.000 Quarzitplatten und jeder Menge Fantasie neues Leben ein und brachte den Bau mit der Tallandschaft in Einklang. Das zwei Jahre später sogar unter Denkmalschutz gestellte monolithische Bauwerk gibt den Gästen mit einer Kombination aus Stein, Glas und Wasser das Gefühl, sich im Innern eines Bergs zu befinden.

Doch nicht nur das spektakuläre Design, auch die Thermalquellen selbst sind die Reise wert. Der Spa-Bereich aus Bruchstein liegt unter der Hotellobby und verfügt über sechs Thermalbäder mit unterschiedlichen Temperaturen und Gesundheitsvorteilen. Das parfümierte „Blütenbad“ dient der Entspannung des Geists, während der Körper im „Klangstein“ wie in einer riesigen Klangschale von beruhigenden Schwingungen durchströmt wird, die von den Wänden reflektieren. Teil des Spa-Programms ist auch eine Massage mit warmen, polierten Quarzitsteinen und ätherischen Ölen, mit denen der Körper 90 Minuten lang zum Auflockern verspannter Muskeln verwöhnt wird.

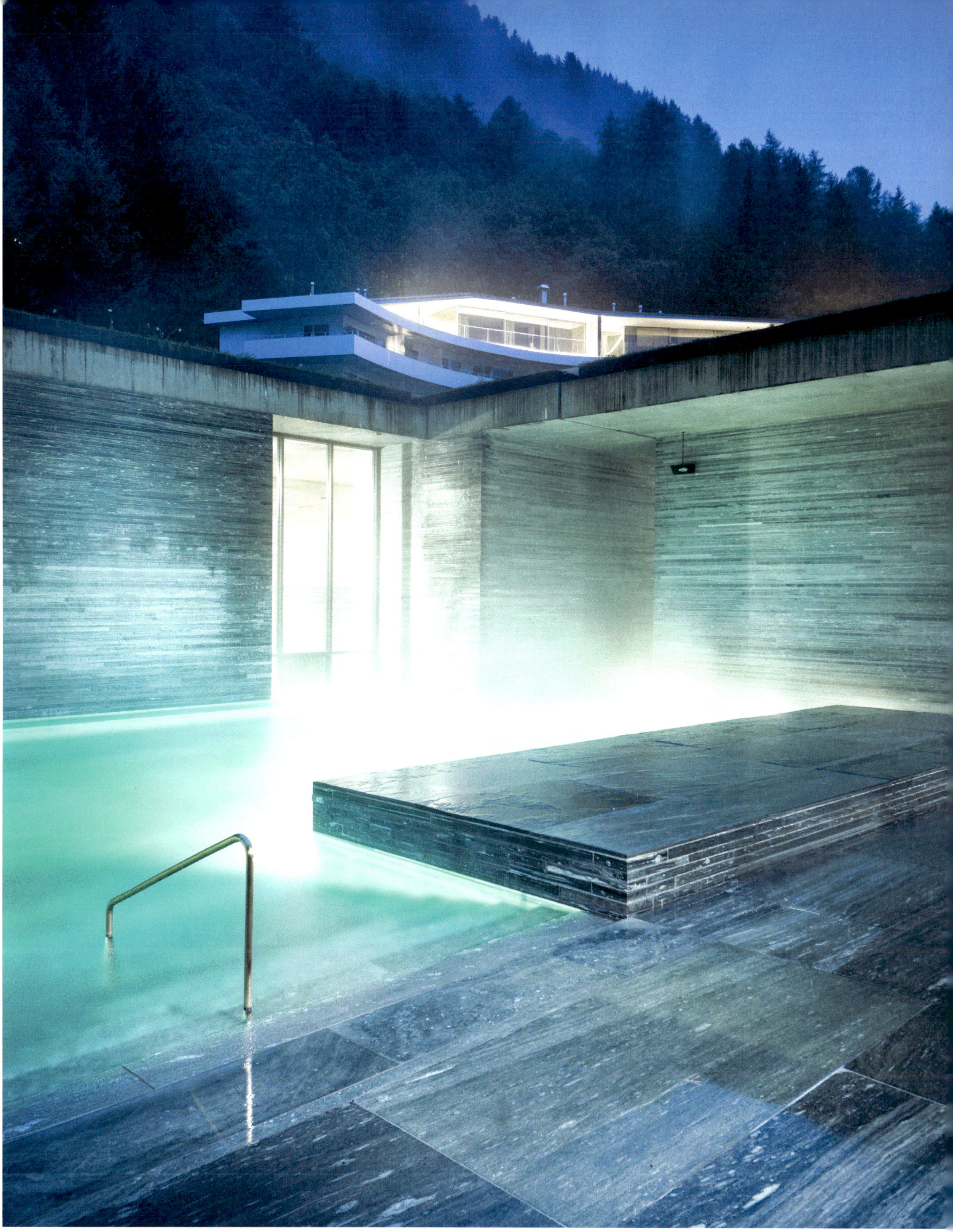

← Das nach der örtlichen Postleitzahl benannte 7132 ist durch und durch schweizerisch – von den Spa-Behandlungen bis hin zur Küche.

↑ Architekt und Pritzker-Preisträger Peter Zumthor erbaute das Hotel mit 60.000 Quarzitplatten aus der Region. Das Spa verfügt über sechs Thermalbecken mit unterschiedlichen Temperaturen, die den Kreislauf in Schwung bringen, Muskelverspannungen lösen und den Geist entspannen.

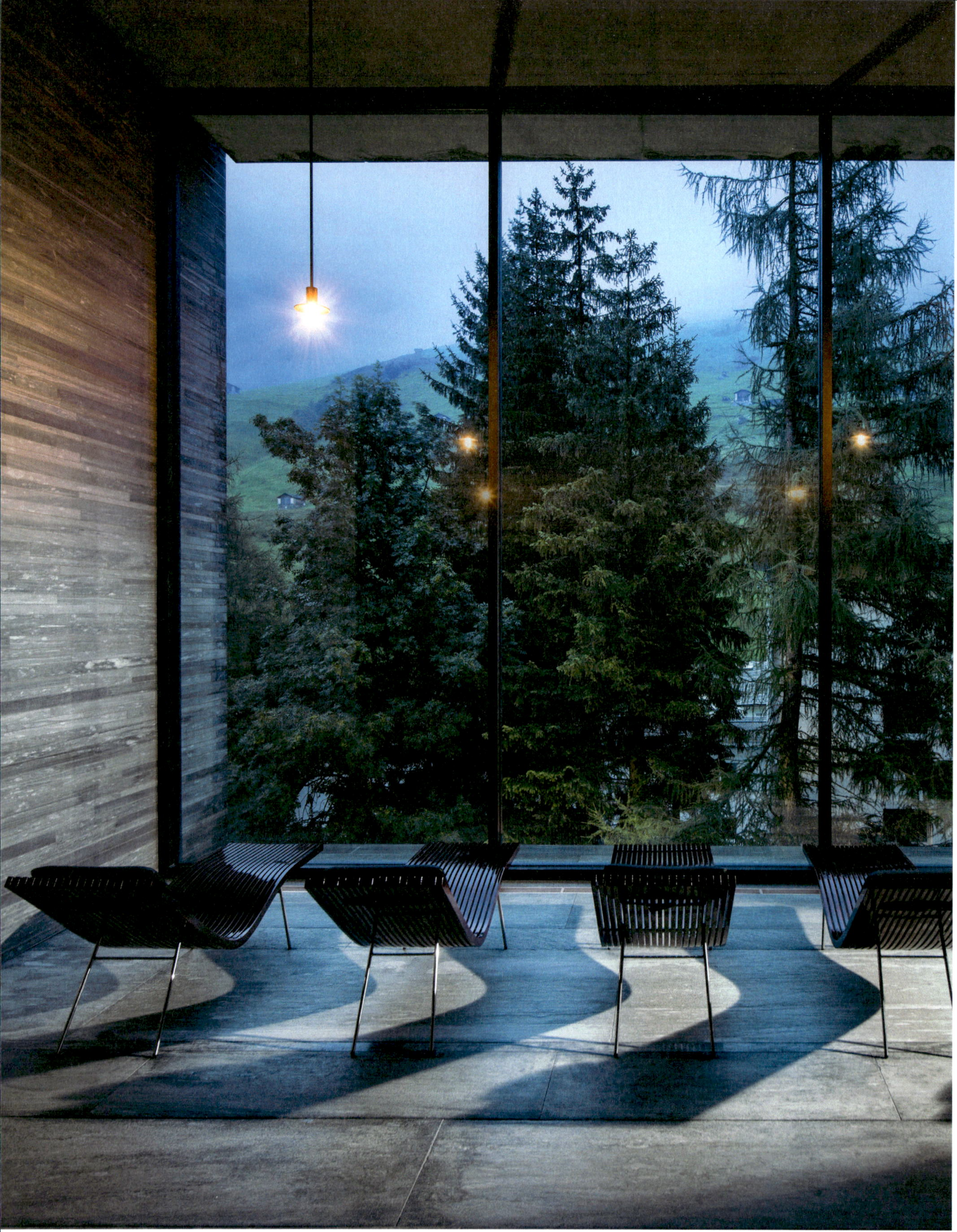

↑ Zwischen Bad und Spa-Anwendung können sich Gäste in einem der Liegestühle mit Blick auf den alpinen Wald zurücklehnen.

↗ Die Stein- und Glaselemente des unterhalb der Hotellobby liegenden Spas sollen an das Innere eines Bergs erinnern.

→ Der durch einen schmalen Durchgang erreichbare „Klangstein" gleicht einer riesigen Klangschale, in der beruhigende Schwingungen von den Wänden hallen.

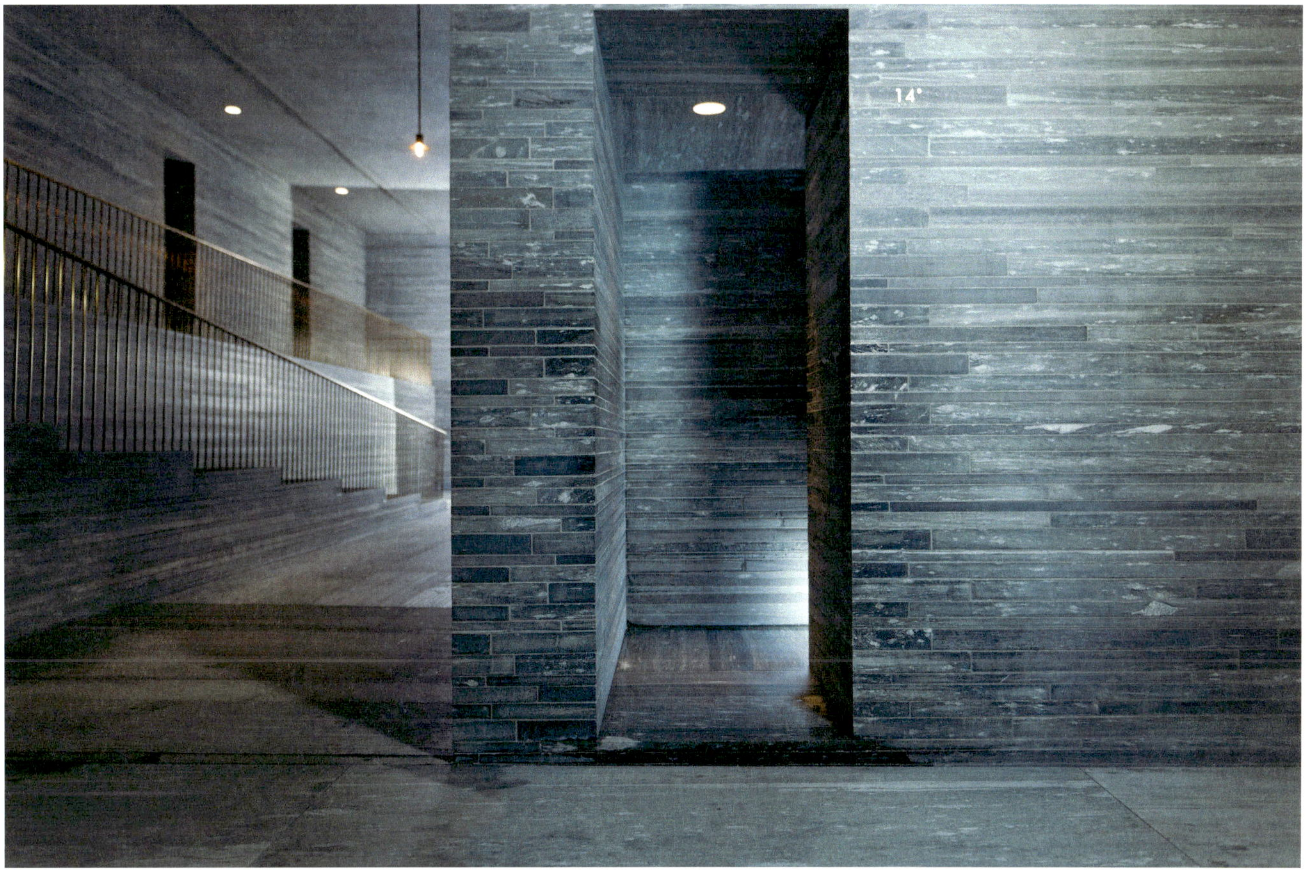
14°

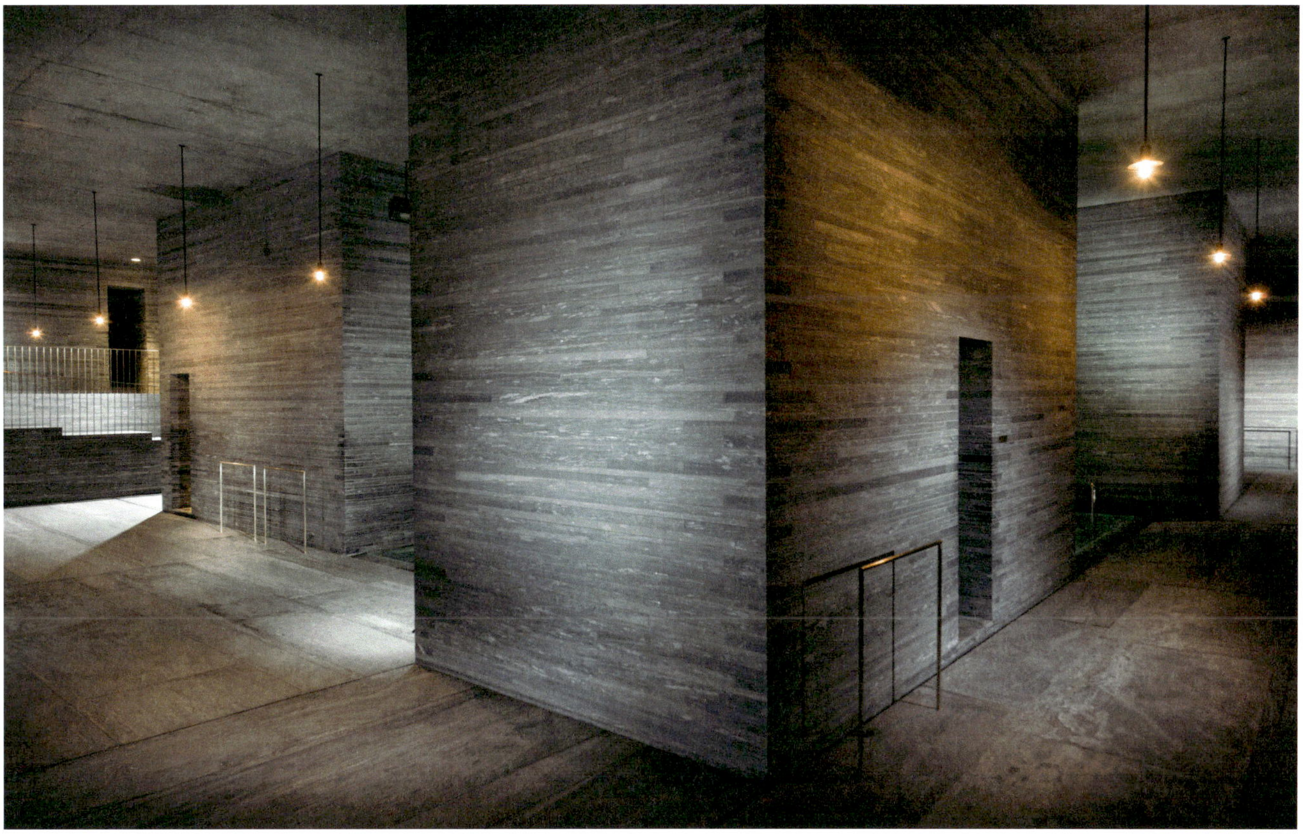

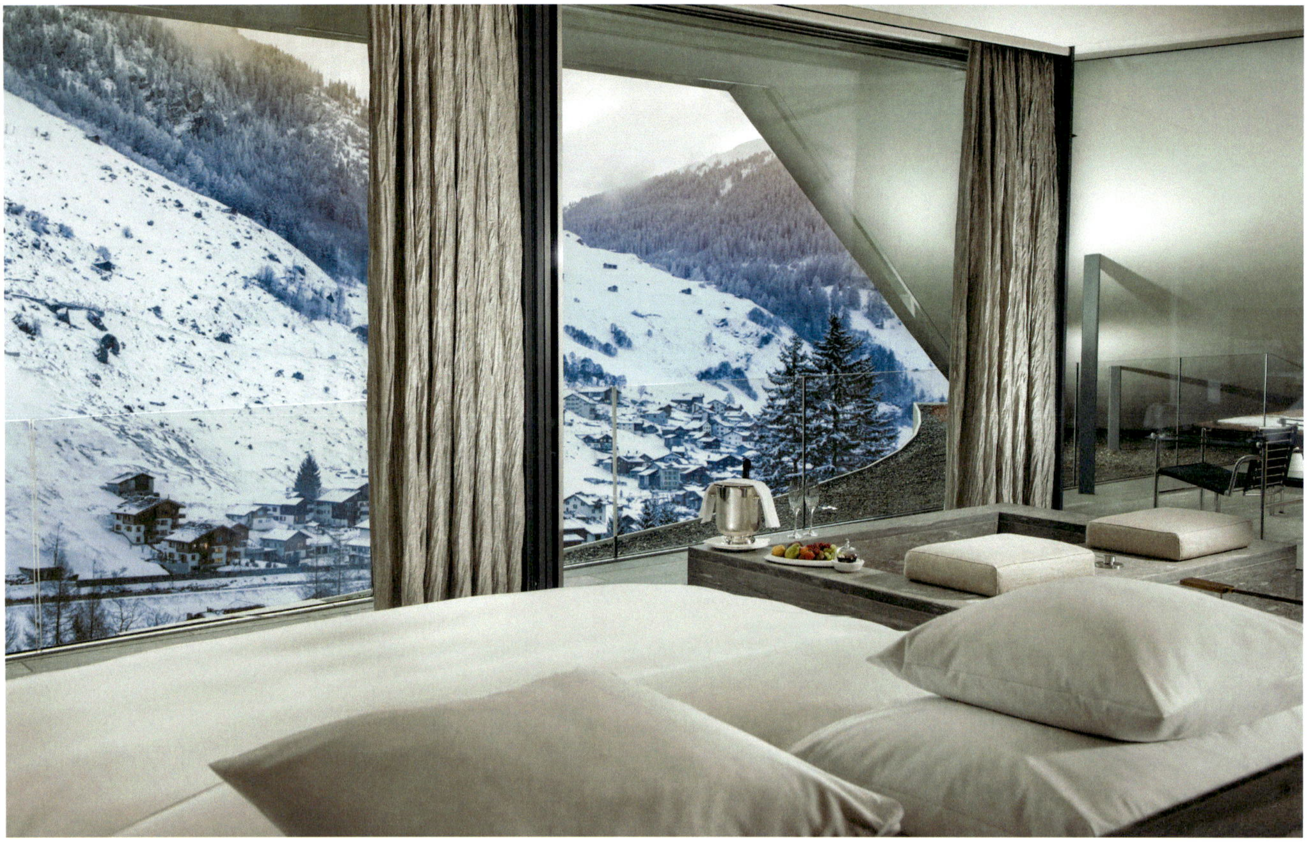

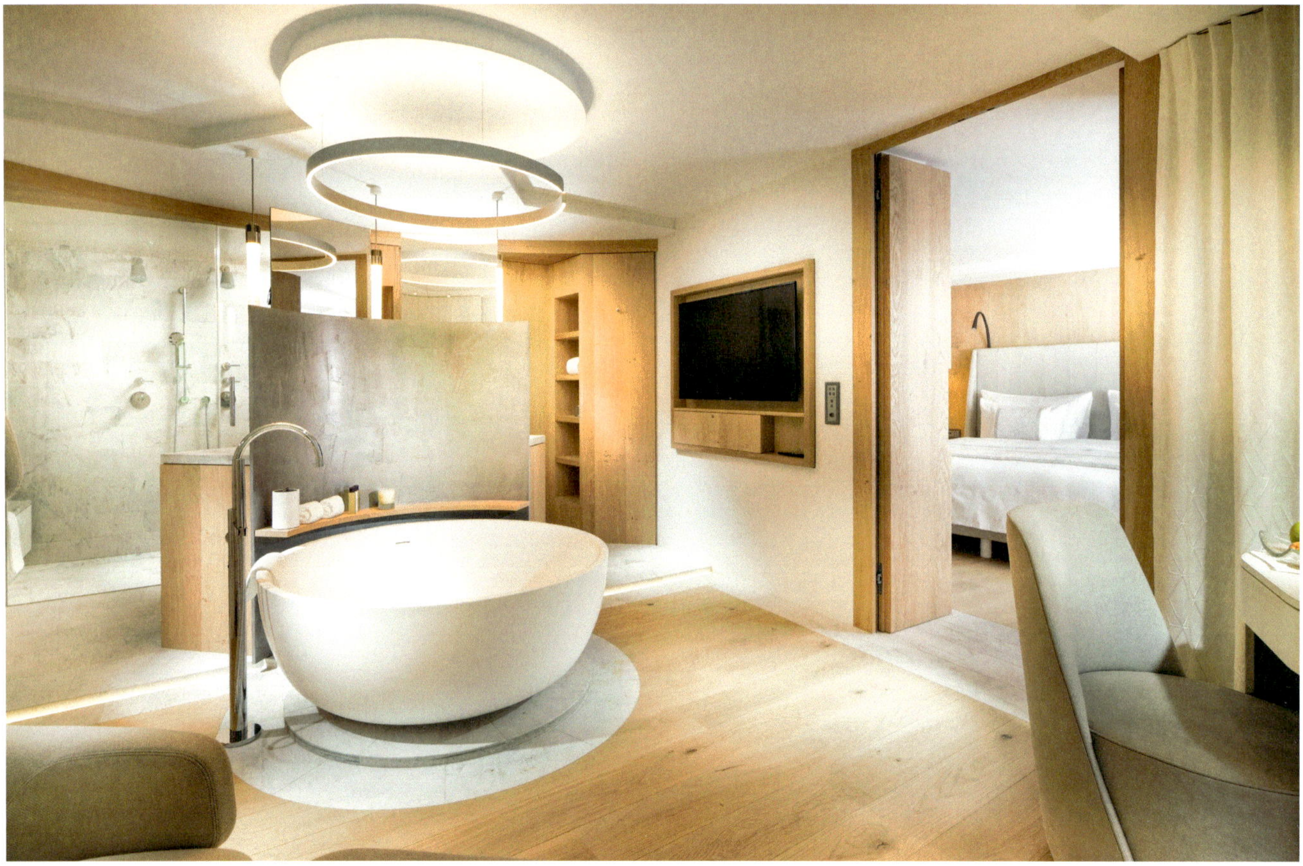

← Das Hotel verfügt über einige Zimmer, die von Stararchitekten wie Tadao Andō, Kengo Kuma oder Thom Mayne entworfen worden sind.

→ Als Anerkennung seiner einzigartigen Architektur, die sich nahtlos in die umgebende Tallandschaft einfügt, wurde das Hotel 1998 unter kantonalen Denkmalschutz gestellt.

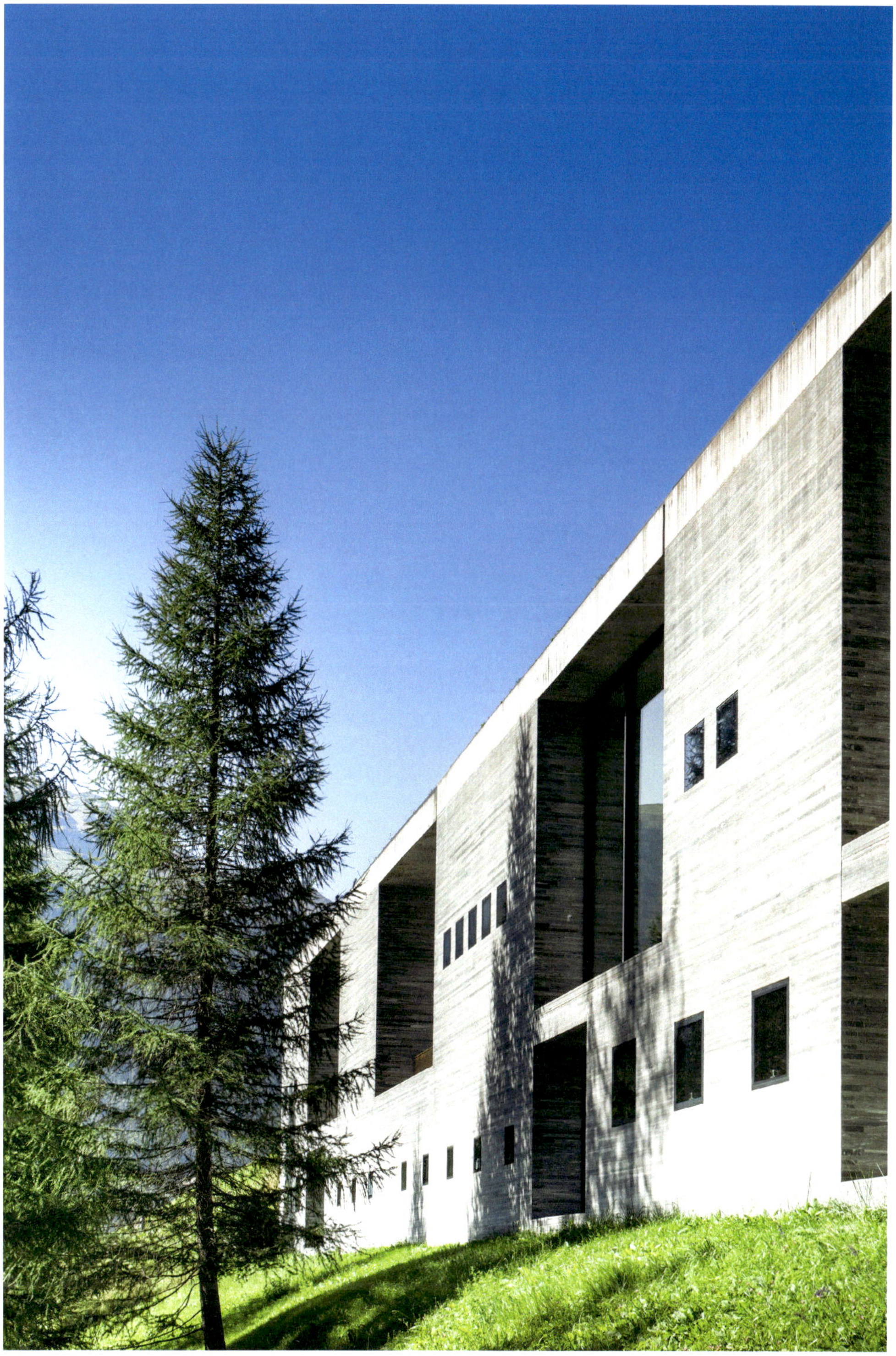

Für die Thermalbäder gibt es Tageskarten, doch die Übernachtung in dem eleganten, nach der örtlichen Postleitzahl benannten Designhotel lohnt sich, schon allein aufgrund der von Stararchitekten wie Tadao Andō, Kengo Kuma oder Thom Mayne entworfenen Zimmer. An manchen Tagen sind die Bäder auch nachts zwischen 23 Uhr und ein Uhr exklusiv nur für Hotelbesucher geöffnet, sodass man zugleich baden und in den Sternenhimmel gucken kann. Zum Frühstück gibt es hausgemachte Nusstorte, Schweizer Birnenbrot, schmackhaften Käse, Joghurt und Butter aus Milch der hoteleigenen Kühe, die auf den umliegenden Weiden grasen.

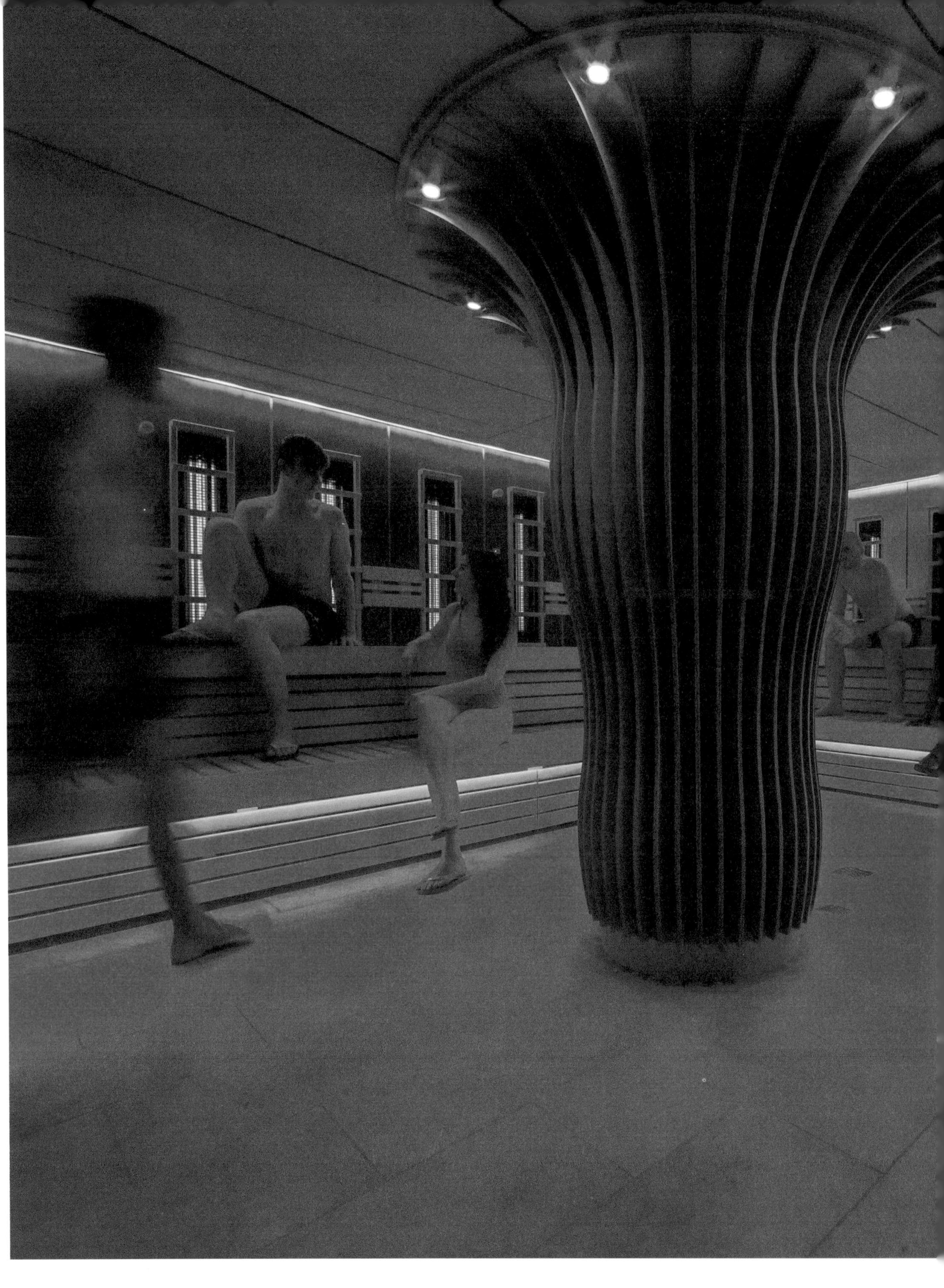

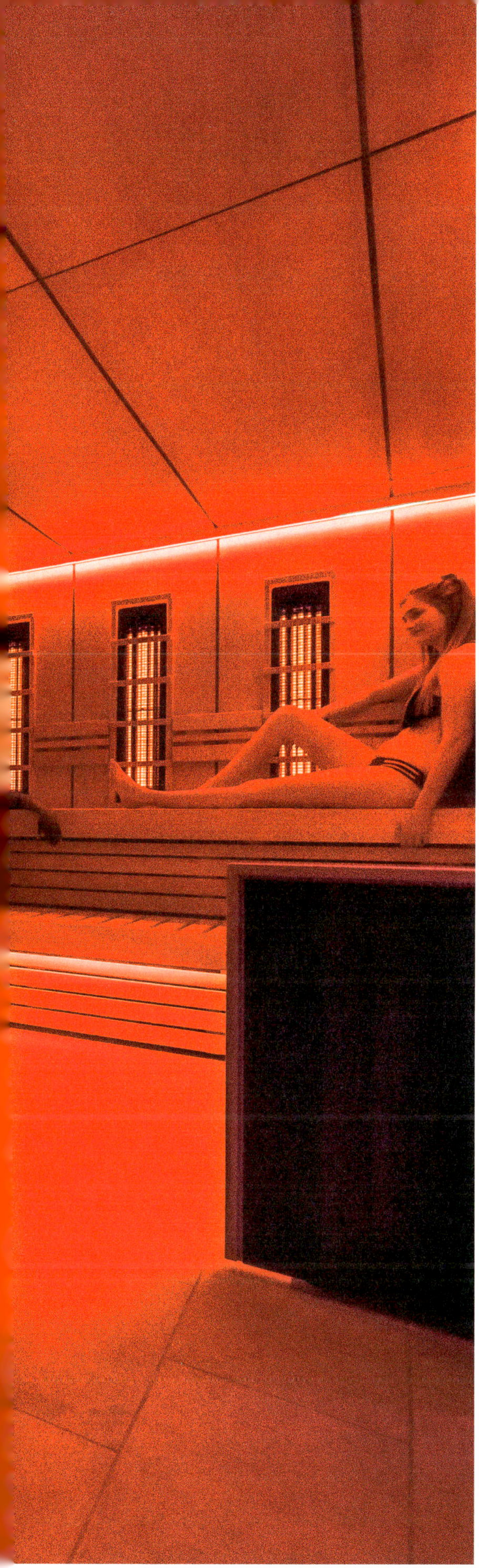

Alte Welt trifft auf neues Design

THERMAE BATH SPA
BATH, VEREINIGTES KÖNIGREICH

Jeder Badegast muss einmal in Bath gewesen sein. Der Legende nach hat Bladud, König der Britonen, im Jahr 863 v. Chr. die Thermalquellen entdeckt. Ein Jahrtausend später kam die High Society, um die heilende Wirkung des Wassers, das reich an Sulfaten, Calcium und Chloriden ist, zu genießen.

Die tatsächliche Quelle der sagenumwobenen Gewässer von Bath ist ein geologisches Rätsel. Manche verorten sie 50 Kilometer südwestlich der Stadt in den Mendip Hills, während andere sie auf ein Regenwasserreservoir im Kohlenkalk des nahen Flusstals des River Avon zurückführen. Drei heiße Quellen – Cross Spring, Hetling und King's Spring – versorgen die berühmten römischen Bäder der Stadt jedenfalls mit Wasser, das von Natur aus 45 °C warm ist und 42 Mineralien enthält.

Nach der mit Spannung erwarteten Restaurierung der Originalbäder der Stadt öffnete das Thermae Bath Spa im Jahr 2006. Die von Nicholas Grimshaw entworfene Anlage umfasst zwei Außenbäder (eins davon auf dem Dach mit überwältigender Aussicht auf die georgianische Architektur ringsum) und zwei Innenbecken. Die Eintrittskarte ist für zwei Stunden gültig und lässt sich mit Anwendungen kombinieren. Zur Auswahl stehen Watsu-Massagen (dabei führt ein Heiltherapeut im Wasser Shiatsu- und Akupressurbewegungen am Körper durch), Peelings, lichttherapeutische Vichy-Duschen und Kräuterschlammpackungen. Oder man macht sich auf zur Wellness-Suite, die über einen entgiftenden Infrarotraum, eine Kältekammer (mit bergeweise zerstoßenem Eis zum Peelen der Haut) sowie botanische Dampfräume verfügt.

Wer in Ruhe baden möchte, sollte Mitte der Woche kommen (am besten zwischen Dienstag und Donnerstag). Falls allerdings gerade ein Jane-Austen-Festival stattfindet – die Autorin lebte Anfang des 19. Jahrhunderts in Bath –, kann man sich auf jede Menge Gesellschaft im Becken gefasst machen. Womöglich ist das aber sogar der authentischste Weg, um das Ritual, wie es bereits in elisabethanischen Tagen begangen wurde, wiederaufleben zu lassen.

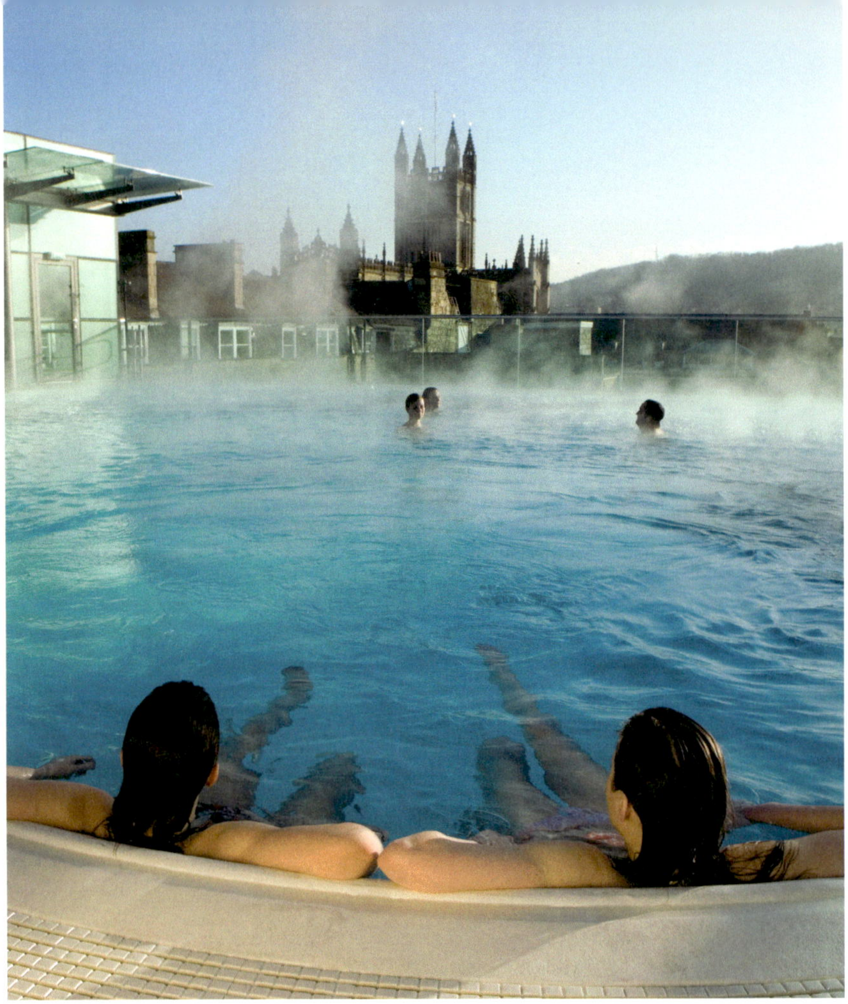

→→ Bei der Renovierung installierte der englische Architekt Sir Nicholas Grimshaw ein Thermalbecken auf dem Dach, das Besuchern bis zur Dämmerung Ausblicke auf die Skyline von Bath bietet.

↓ Zur Wellness-Suite gehört ein entgiftender Infrarotraum, dessen heilsames Licht die Zellerneuerung stimuliert (vorherige Seite), sowie ein römisches Dampfbad mit Steinbänken und einem Mosaik von Sulis, einer Sonnen- und Heilgottheit der britannischen Kelten.

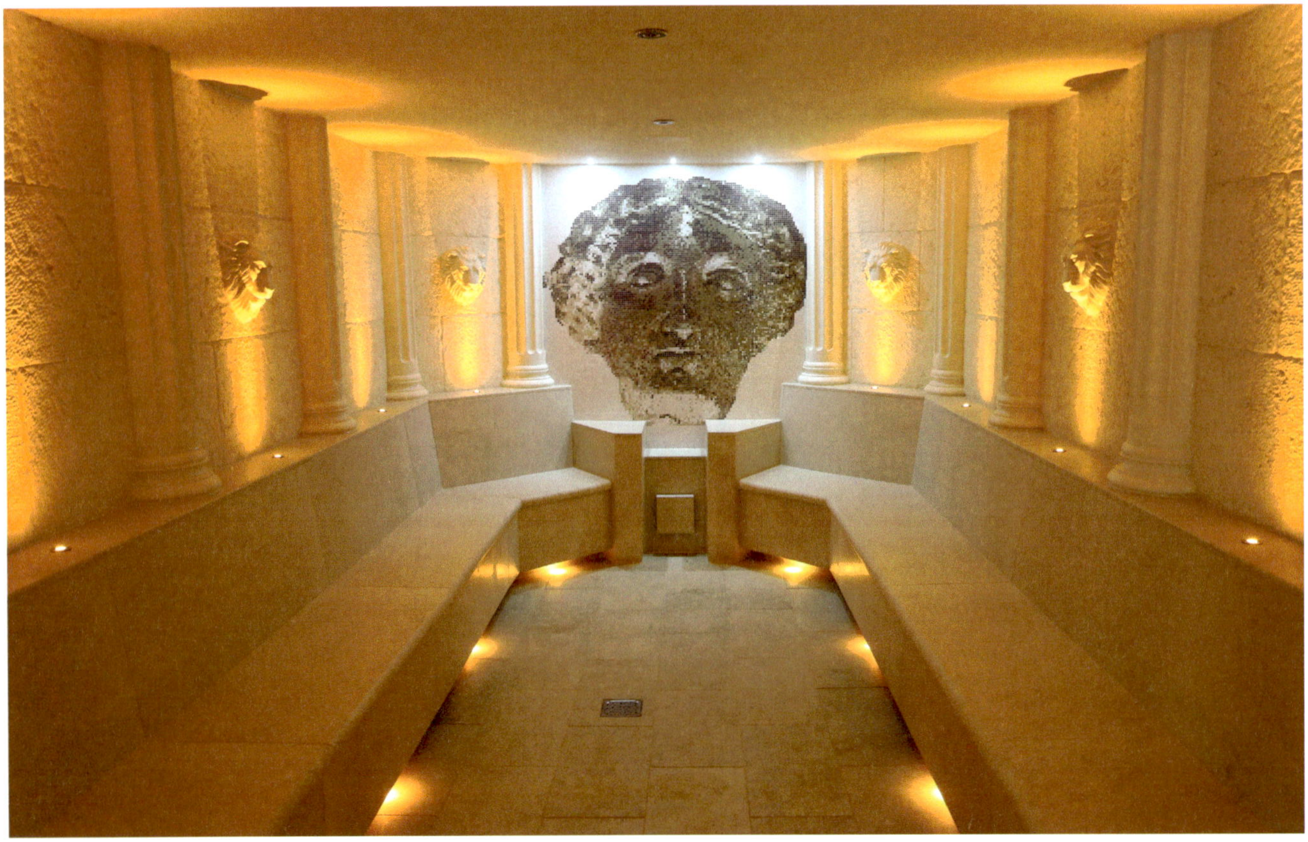

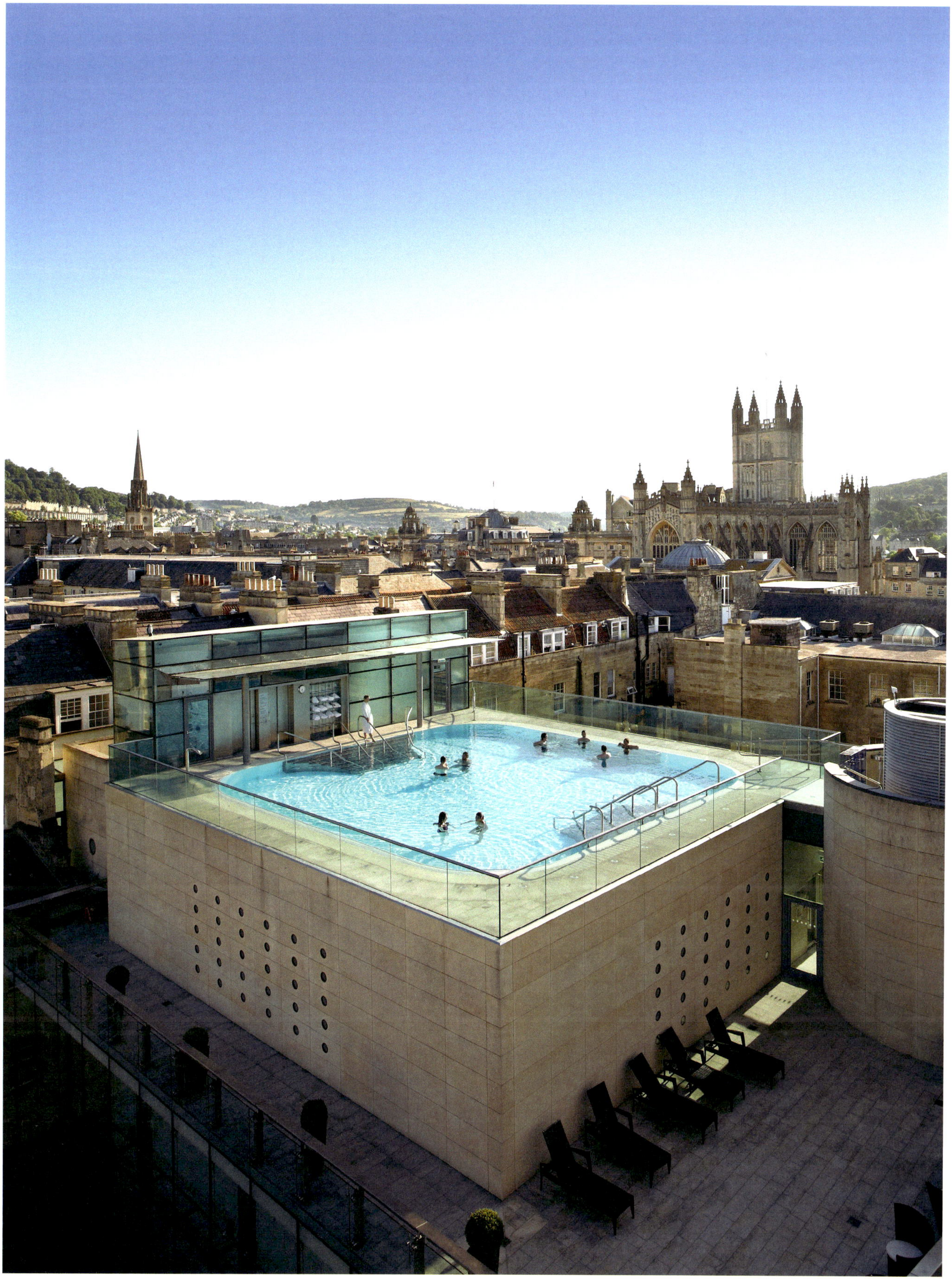

Waldbaden mal anders

BLEICHE RESORT & SPA
BURG, DEUTSCHLAND

Die Entdeckung einer heißen Quelle hat den beschaulichen Spreewald mit seinen einsamen Feldwegen und märchenhaften Kanälen zu einer beliebten Wellnessdestination gemacht.

Wer die heißen Quellen des von der UNESCO geschützten Spreewalds nahe der deutschen Hauptstadt, wo sich der Lauf der Spree in ein einzigartiges Binnendelta verzweigt, finden will, muss nur der sogenannten Kurortroute folgen, die sich vorbei an Wäldern, traditionellen Holzpantoffelwerkstätten, Gurkenfeldern und Kanalbrücken bis nach Burg schlängelt. Das winzige Städtchen, das seit 2005 staatlich anerkannter Kurort ist, liegt auf einer natürlichen Quelle 1.341 Meter unter der Erde innerhalb des Biosphärenreservats. Oben sprudeln die reinigenden Solewasserbäder der Spreewald-Therme.

Direkt um die Ecke liegt das Bleiche Resort & Spa. Die 90 Hotelzimmer und Suiten verteilen sich auf eine Ansammlung historischer Gebäude, die bis ins Jahr 1750 zurückreichen, als König Friedrich der Große hier die Uniformen seiner Soldaten bleichen ließ. Der 5.000 Quadratmeter große Wellnessbereich des Hotels ist von den vielen Wasserläufen der Region, inspiriert und bietet eine feine Auswahl an Bademenüs. In einem fünfstündigen Ritual wird der Körper erst in verschiedenen Becken aufgeweicht, dann mit einem Meersalzpeeling gereinigt und anschließend großzügig mit Spreewaldhonig bestrichen, der in die Haut einzieht, während man in der Hitze der Dampfsauna entspannt. Nach der Dusche wird man zu einem Kräuterbad mit feuchtigkeitsspendender Milch oder vitaminreichem regionalem Leinöl geführt. Hierauf folgen eine ganzheitliche Massage und eine porenverfeinernde Gesichtsbehandlung.

Wer nach der Badekur Hunger verspürt, kann aus den acht Restaurants des Hotels wählen. Wie wäre es etwa mit dem 17fuffzig, das für seine hervorragende regionale Küche mit einem Michelin-Stern ausgezeichnet wurde? Sämtliche Zutaten stammen aus dem Spreewald und sorgen für genug Energie für ein letztes Wasserabenteuer: Auf Wunsch kann man sich von einem Fährmann im hoteleigenen Kahn durch die verzweigten Flüsse und winzigen Kanäle staken lassen.

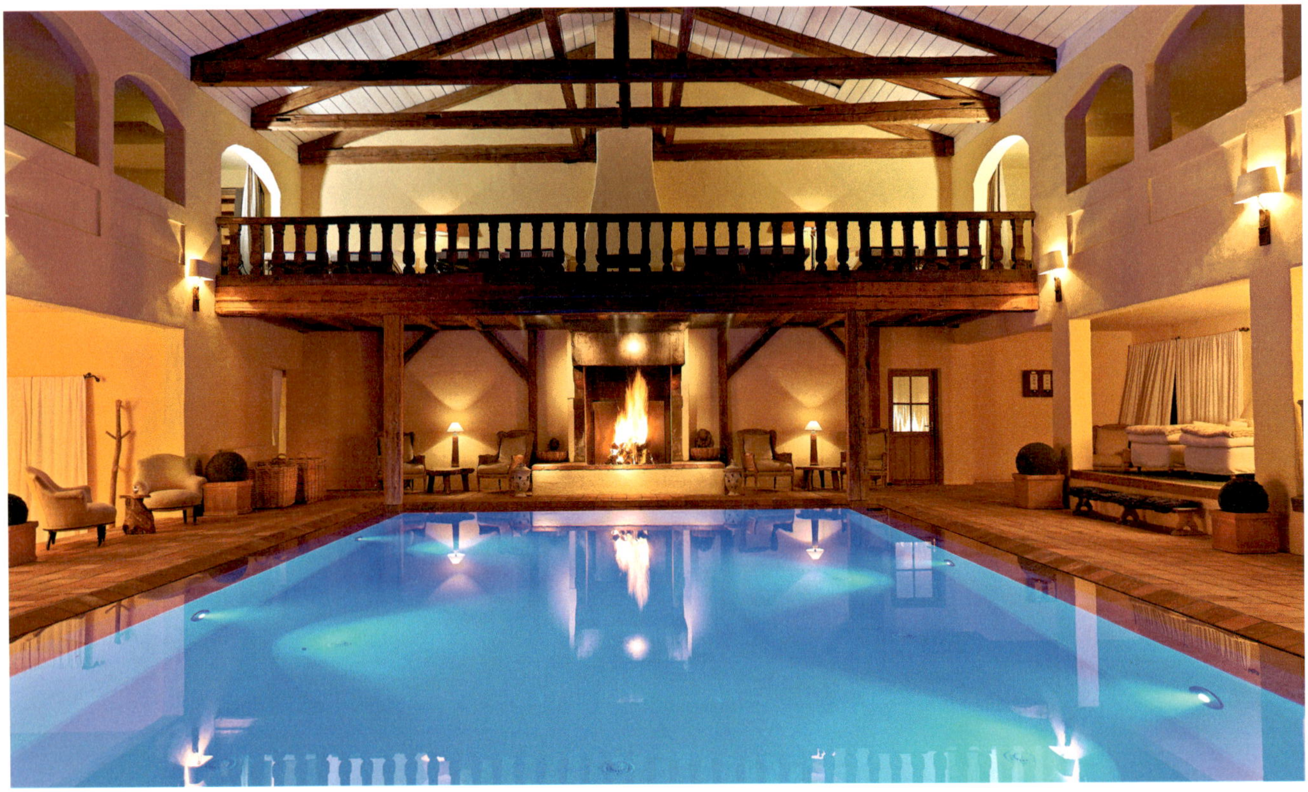

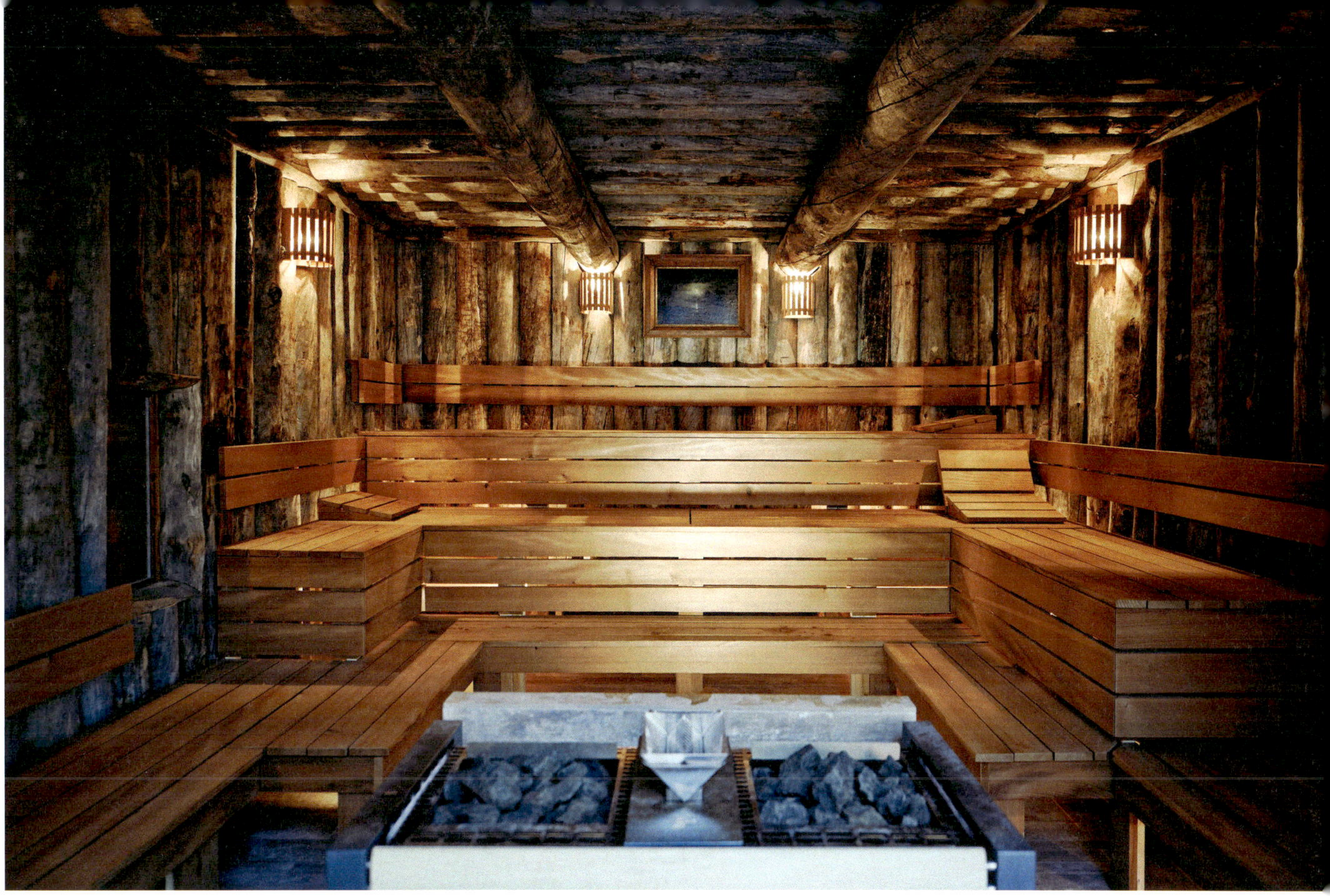

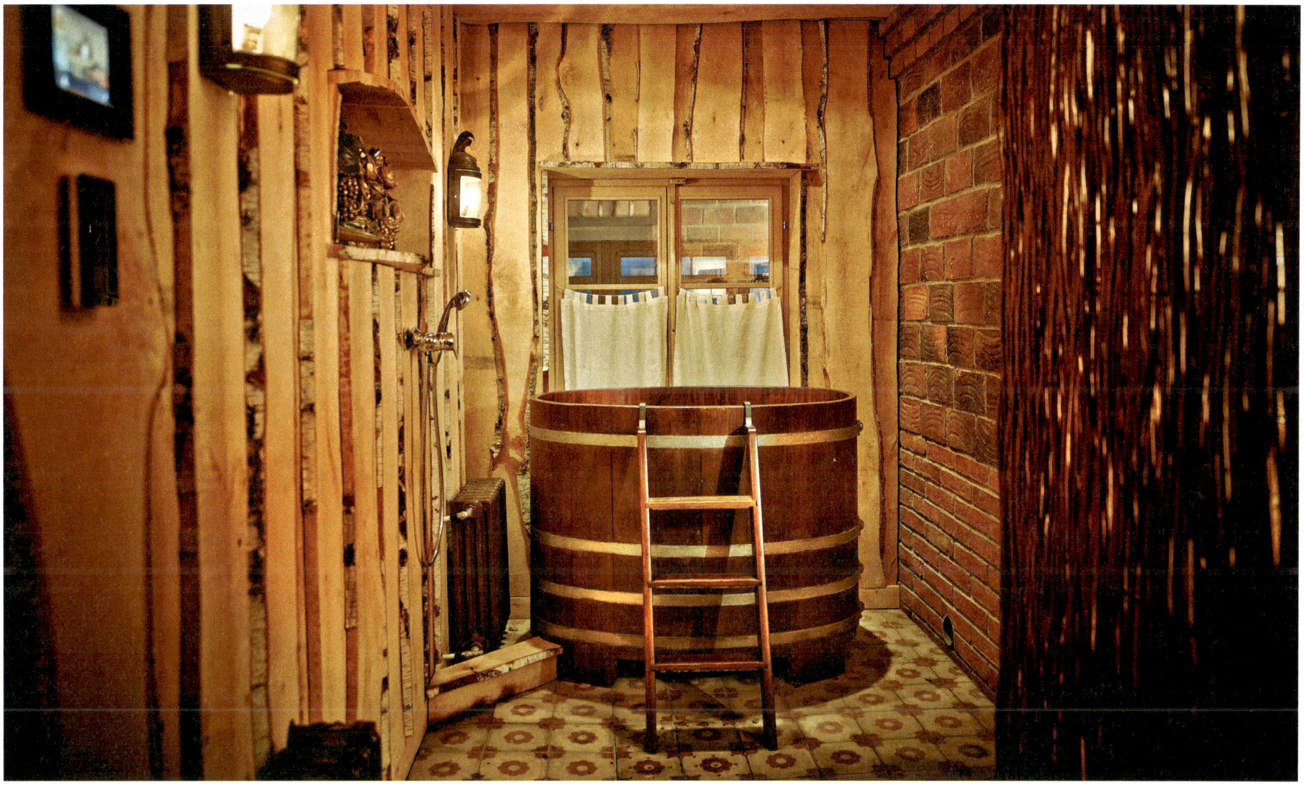

← Das rustikale Resort befindet sich in einem Anwesen aus dem Jahr 1750, in dem der Preußenkönig Friedrich II. damals Uniformen fertigen ließ.

↑↑ In einer Sauna russischer Art kann man die Haut mithilfe von Birkenzweigen peelen und sich danach in einem eiskalten Tauchfass abkühlen.

↑ In einer ehemaligen Scheune im 5.000 Quadratmeter großen Wellnessbereich befindet sich ein großes Badebecken nebst einem gemütlichen Kamin.

Haut und Sinne beleben im Hamam

Seit der Antike sorgen die Hamams im Mittleren Osten und in Nordafrika mit Dampf, Olivenseife und belebenden Peelings auf meditative Art und Weise für Entspannung von Körper und Geist.

Ein Hamam zu betreten ist ein Erlebnis für alle Sinne: Die Kombination aus Gewölbedecken über kerzenbeleuchteten Räumen, heißer Luft, massiven Marmorplatten und Lichtstrahlen, die den Dampf beleuchten, erzeugt eine erhabene Atmosphäre. Im palastartigen Interieur eines Hamams, das die einfache Architektur vieler öffentlicher Badehäuser blass aussehen lässt, erfüllen die nach Gewürzen duftende Luft und die geschwungenen Bogen einen höheren Zweck als die bloße Hautreinigung: Die Besucher sollen sowohl körperlich als auch mental in eine andere Welt transportiert werden. Weil in einem Hamam mit der rauen Haut auch der Stress und die Erschöpfung des Alltags verschwinden, hat diese lang gehegte Tradition seit Jahrhunderten nichts von ihrem Zauber verloren.

Hamams existieren schon seit der Antike, ihre Hochzeit aber erlebten sie mit dem Aufstieg des Osmanischen Reichs im 14. Jahrhundert, als die Türken Hamams in den eroberten Ländern im Mittleren Osten, Nordafrika und

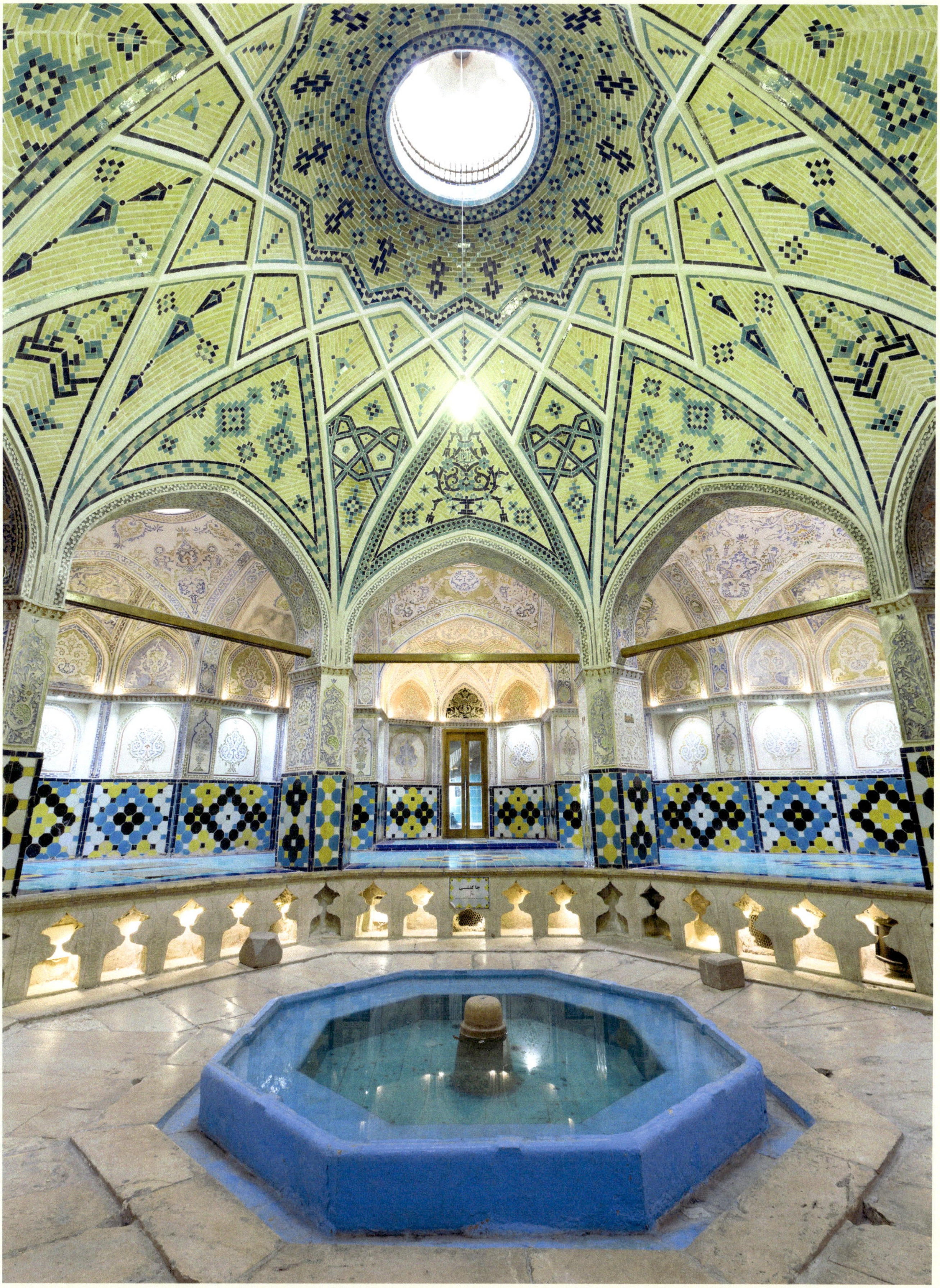

Das historische Sultan-Amir-Ahmad-Badehaus in der iranischen Stadt Kaschan wurde im 16. Jahrhundert erbaut.

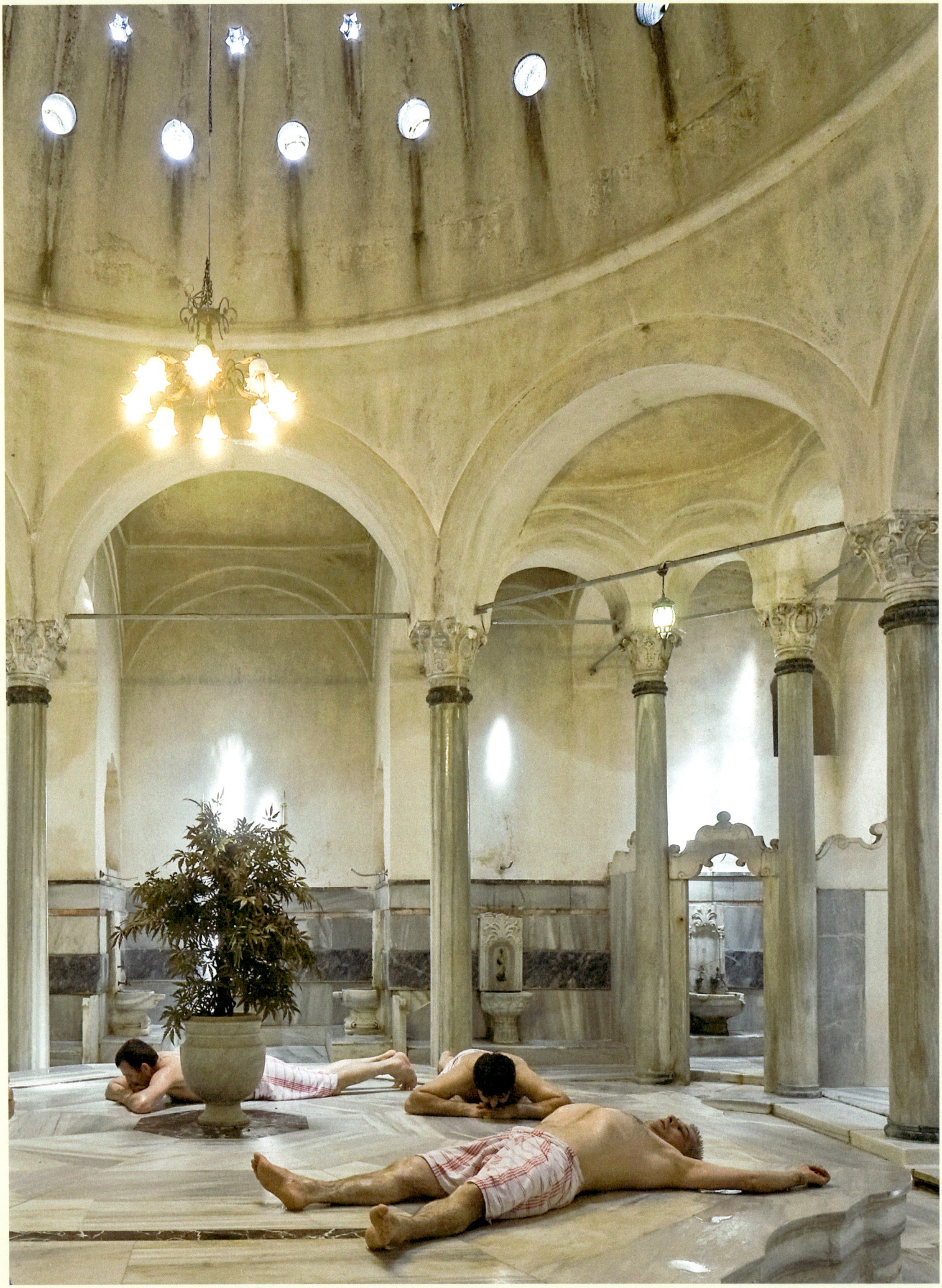

Das Cagaloglu Hamam in Istanbul, Türkei.

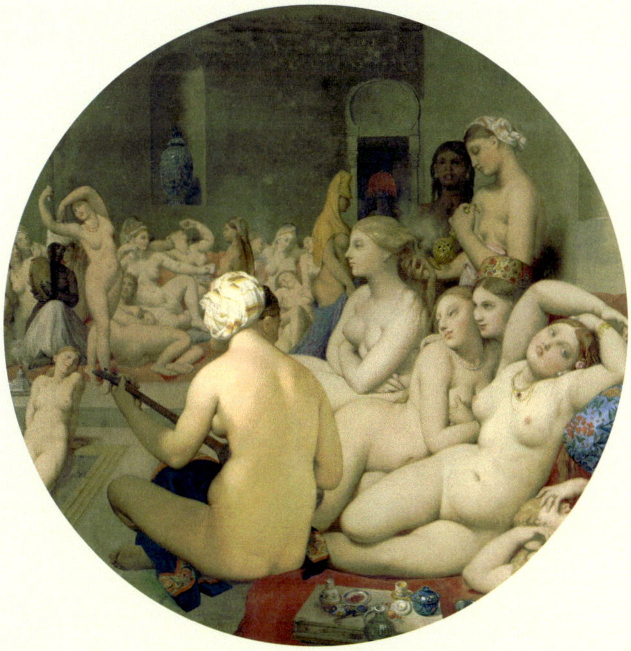

Le Bain Turc (Das türkische Bad) von Jean-Auguste-Dominique Ingres, 1862.

darüber hinaus errichteten. Einige der ältesten und eindrucksvollsten Hamams finden sich in der Türkei (dem ehemaligen Sitz des Sultans des Osmanischen Reichs) und in Marokko, wo die rituelle Waschung Teil der religiösen Pflichten des Islams ist. Im Altertum lagen Hamams (vom arabischen Wort *hamma*, was „erhitzen" bedeutet) deshalb häufig in der Nähe von Moscheen. Auch Bäckereien befanden sich interessanterweise oft direkt daneben, sodass sie die Wärmequelle mit den Bädern teilen konnten – eine planerische Meisterleistung in der damaligen Zeit.

Bevor es Badewannen in den meisten Häusern gab, diente der Hamambesuch auch der körperlichen Hygiene. Alle Gesellschaftsschichten trafen sich hier, um sich im Dampf abzuschrubben und zu plaudern. Im Gegensatz zu römischen Thermen sind Hamams nicht für das Ein- und Untertauchen im Wasser konzipiert. Stattdessen gießt man sich das Wasser mit Schalen über den Körper. In den Dampfbädern wurde nicht nur der tägliche Klatsch und Tratsch ausgetauscht, häufig war auch für ein Musik- und Unterhaltungsprogramm gesorgt. Außerdem fand während des Einschäumens gern mal ein Businessmeeting statt. Mütter kamen oft gemeinsam mit ihren Töchtern, um sich die Haare zu waschen, Nägel zu schneiden und anderen Pflegeroutinen nachzugehen. Historische Überreste zeigen Frauen mit Körben, die Hygieneartikel, Parfüm und Kosmetik für den Hamam enthalten haben sollen. Man könnte den Hamam also als Vorläufer heutiger Day Spas betrachten.

Nach dem Zusammenbruch des Osmanischen Reichs nach dem Ersten Weltkrieg verloren die Hamams ihre alltägliche Bedeutung. Mit der Industrialisierung wurden immer mehr Häuser an die Kanalisation angeschlossen, sodass man sein Bad nun bequem zu Hause statt in der Öffentlichkeit nehmen konnte. Trotzdem erfreuen sich Hamams – ob sorgfältig restauriert oder von Spaliebhabern neu erbaut – nach wie vor großer Beliebtheit, sodass auch zukünftigen Generationen ihre Architektur und speziellen Heilmethoden erhalten bleiben werden. Das Leuchten der Haut nach einem ordentlichen Peeling

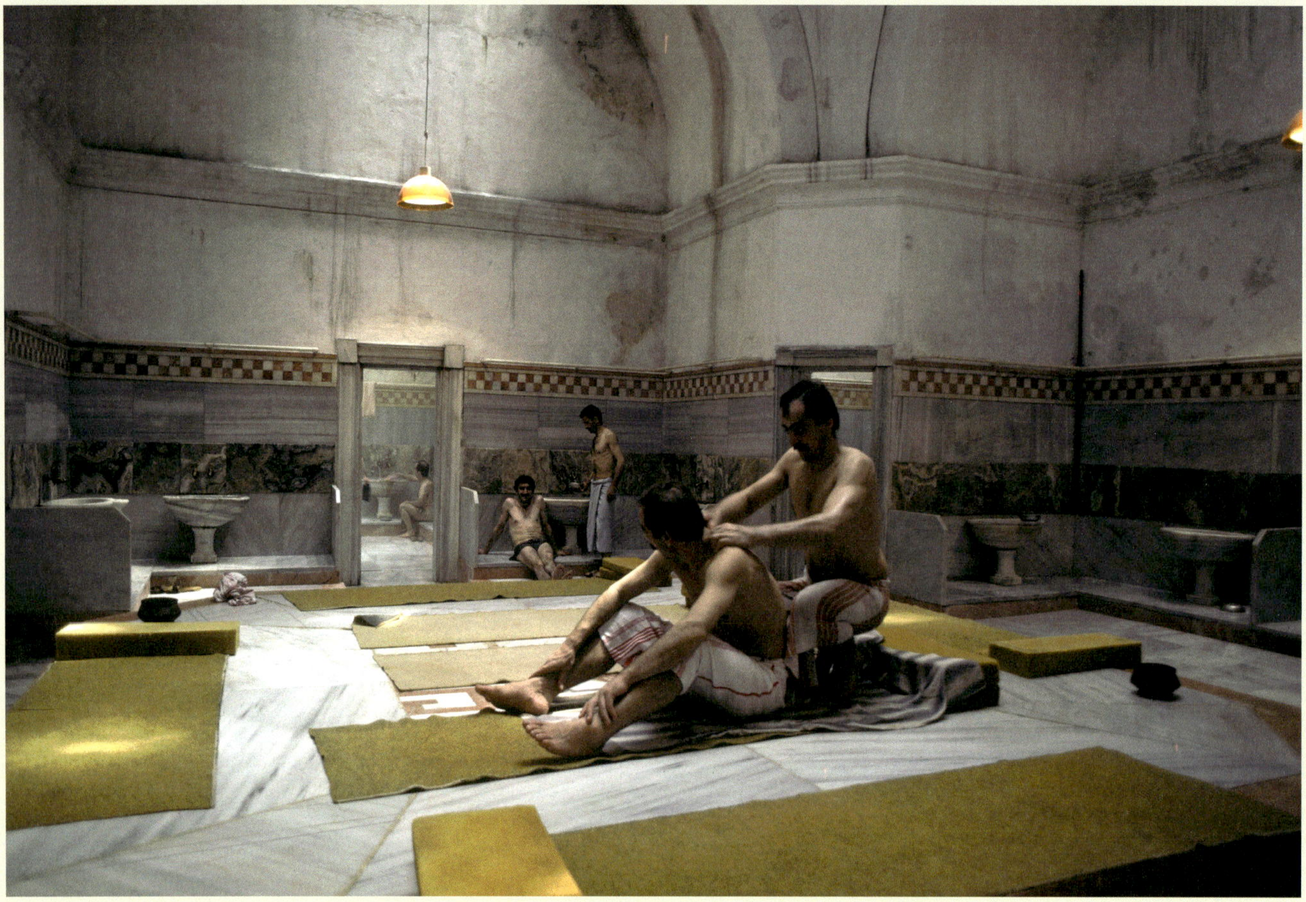

Ein Hamam für Männer in Istanbul.

hat sich im Lauf der Jahre ebenfalls nicht verändert.

Die Erfahrung eines Hamambesuchs mag sich von Ort zu Ort unterscheiden, das Ritual aber dreht sich immer darum, Räume unterschiedlicher Temperaturen zu durchlaufen, von heiß über warm bis hin zu kalt. Man kann sich das Ganze wie einen Wärmekreislauf vorstellen, der den Körper zum Schwitzen und den Geist zur Entspannung animiert. Bei einem traditionellen Hamamausflug ist man nackt und es gibt getrennte Bereiche für Männer und Frauen. Zu Beginn wickelt man sich ein *pestemal* um, ein dünnes Tuch aus Baumwolle oder Naturfaser. In den frühen Zeiten trug man dazu noch handgeschnitzte Holzschuhe, um auf den nassen Oberflächen nicht auszurutschen, heute sieht man eher einfache Plastikbadeschlappen.

Den größten Luxus aber stellt ein *tellak* dar – ein Begleiter, der durch das Prozedere führt und beim Peeling hilft, damit man keine Stelle auslässt. Zunächst wird man in einen warmen Raum geleitet, wo man sich entspannt, an die Hitze gewöhnt und die Hautporen auf das Abschrubben vorbereitet. In einem türkischen Bad wird der Raum mit heißer, trockener Luft beheizt, in einem marokkanischen Bad hingegen wird er durch heißes Wasser in Rohren erhitzt. Danach folgt ein heißerer Raum, in dem man vom *tellak* mit einer Seife aus schwarzen oder grünen Oliven von pasten- oder gelartiger Konsistenz eingeseift wird. Sie wird sanft über den Körper gestrichen und entfernt so Hautunreinheiten. Der belebendste Teil des Rituals ist das Abrubbeln toter Hautpartikel mit einer *kessa*, einem rauen Handschuh. Die kreisenden Bewegungen fungieren gleichzeitig als spannungslösende Massage.

Erneuert und vermutlich etwas erschöpft geht es als Nächstes auf eine warme Marmorplatte, auf der man von seinem Begleiter mit einem schaumgefüllten Tuch massiert wird. Schließlich wird man mit kaltem oder warmem Wasser übergossen, um Schaumrückstände zu entfernen. Man kann entweder hier verweilen oder einen kühleren Raum aufsuchen, um den Körper zu aktivieren und schneller auf Normaltemperatur zu bringen. In türkischen Hamams werden häufig mit Rübenzucker gesüßter türkischer Tee, Früchte, Nüsse und Süßigkeiten serviert, in marokkanischen Bädern besteht das erfrischende Finale aus Minztee.

Man verlässt dieses Sinnesbad mit „unwahrscheinlich weicher Haut“, so Behnaz Sarafpour, Modedesignerin,

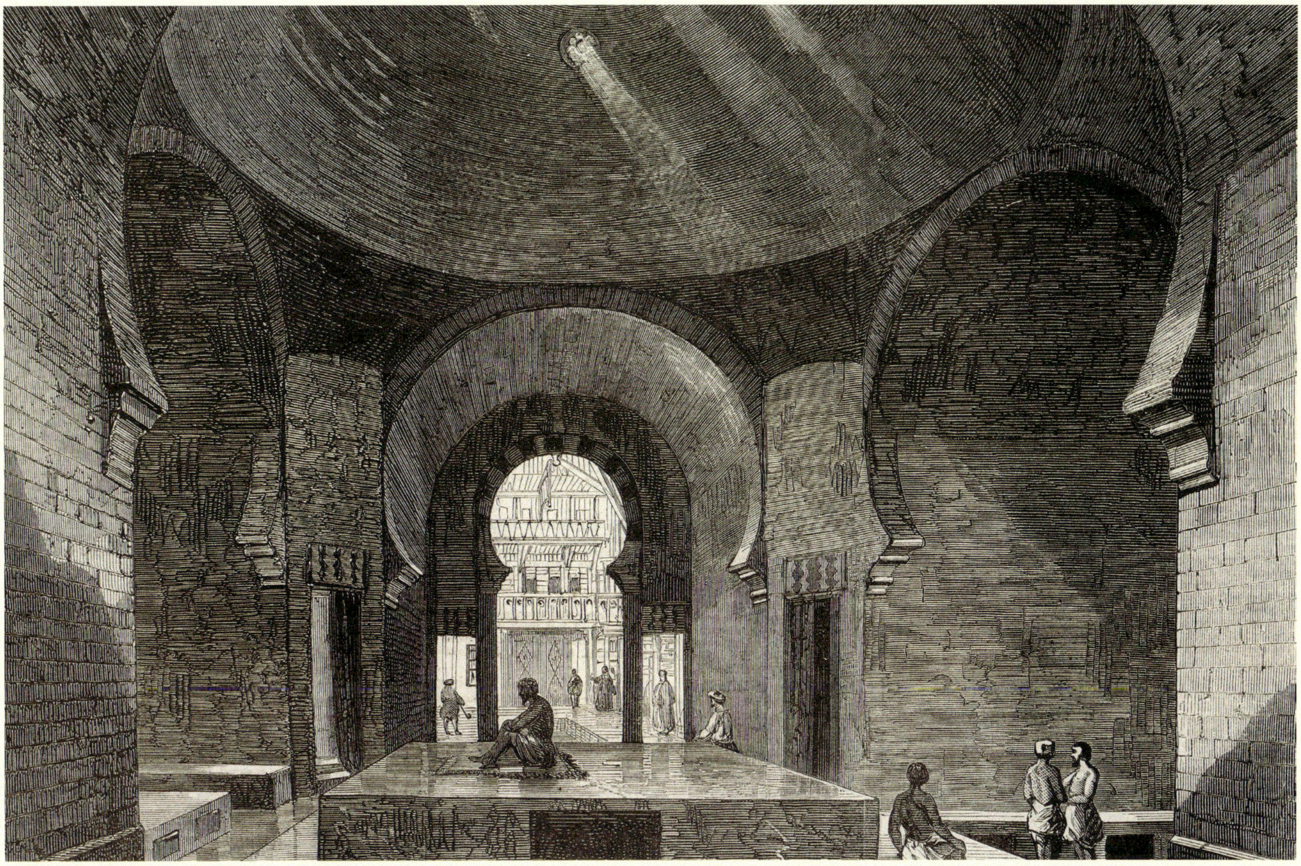

Illustration des heißen Raums der türkischen Bäder in der Londoner Jermyn Street, 1862.

Parfümherstellerin und Hamamfan aus dem iranischen Teheran. „Normalerweise rubbelt man seine Haut bei der Körperpflege nicht intensiv ab. Das belebende Element beim Hamam besteht darin, dass man neben dem Peeling auch noch eine Massage bekommt." Die Wahl-New-Yorkerin besucht regelmäßig das Hamam des Dominick Hotel in SoHo und praktiziert das Ritual auch zu Hause mit Peelings und Olivenseife aus dem Iran. „Man sieht, wie sich die tote Haut abschält. Die Haut prickelt auf eine gute Art und Weise. Das tut nicht weh, auch wenn es sich vielleicht so anhört." Dank der feuchtigkeitsspendenden Olivenseife muss man im Anschluss keine Öle auftragen – einer der Aspekte, der das Hamampeeling so einmalig macht. „Die Technik zwingt den Körper, selbst Öle zu produzieren", sagt Sarafpour. „Darum belässt man es beim Peeling."

Heute kann man sich sein Verwöhnprogramm selbst zusammenstellen. Im Dar El-Bacha, einem der größten öffentlichen Hamams Marrakeschs, kann man sich zum Beispiel mit der eigenen schwarzen Seife und *kessa* abrubbeln. Zum anschließenden Waschen gibt es in der Mitte des Raums ein sanft beleuchtetes, mit Blütenblättern übersätes Becken. Sollte man es sich auf halber Strecke anders überlegen und doch Hilfe bei schwer erreichbaren Stellen wie dem Rücken benötigen, stehen auch hier *tellaks* zur Verfügung.

Inzwischen stehen in Hamams auch weitere Wellnessoptionen auf dem Programm. Im Cağaloğlu Hamami, das 1741 als einer der letzten Hamams im Osmanischen Reich gebaut wurde, kann man auch ausgiebige Aromatherapien für Körper oder Füße mit Lindenblütenöl buchen. Das Bad selbst ist ein Mix aus alt und neu, mit weiß getünchten Wänden, taubengrauen Marmorsäulen, Fransenlaternen, die von der Decke hängen, und hauchdünnen Vorhängen, die als Raumtrenner dienen.

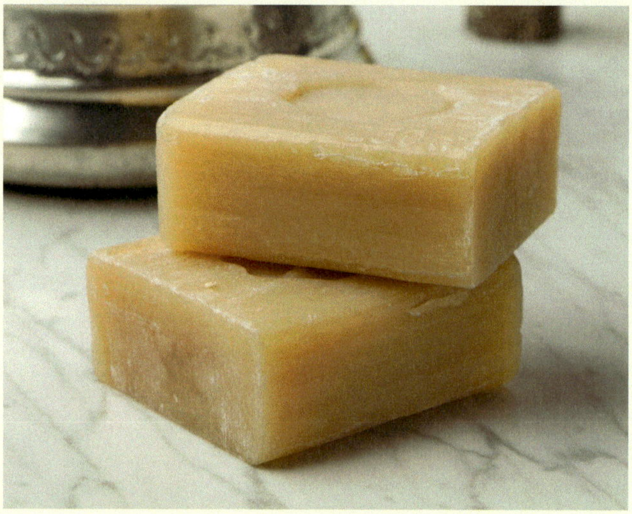

Im Hamam wird marokkanische Seife verwendet.

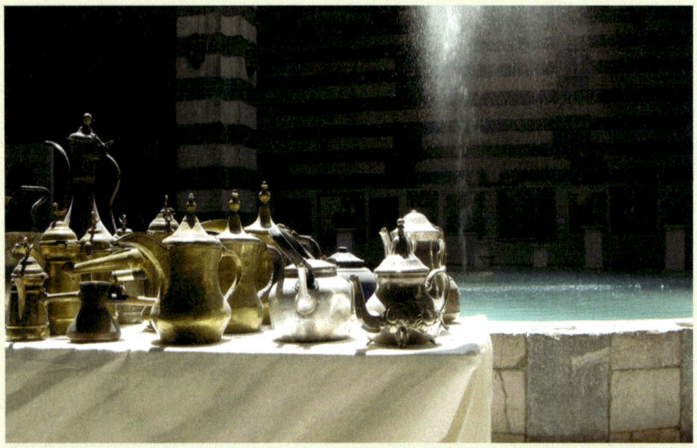

Tee und Kaffee werden in Hamams in arabischen Kannen, sogenannten *dallahs*, serviert.

Die Fotografie aus dem Jahr 1951 zeigt singende Frauen vor dem Dar-El-Bacha-Palast in Marrakesch, der um 1910 erbaut wurde und über einen gut erhaltenen Hamam verfügt.

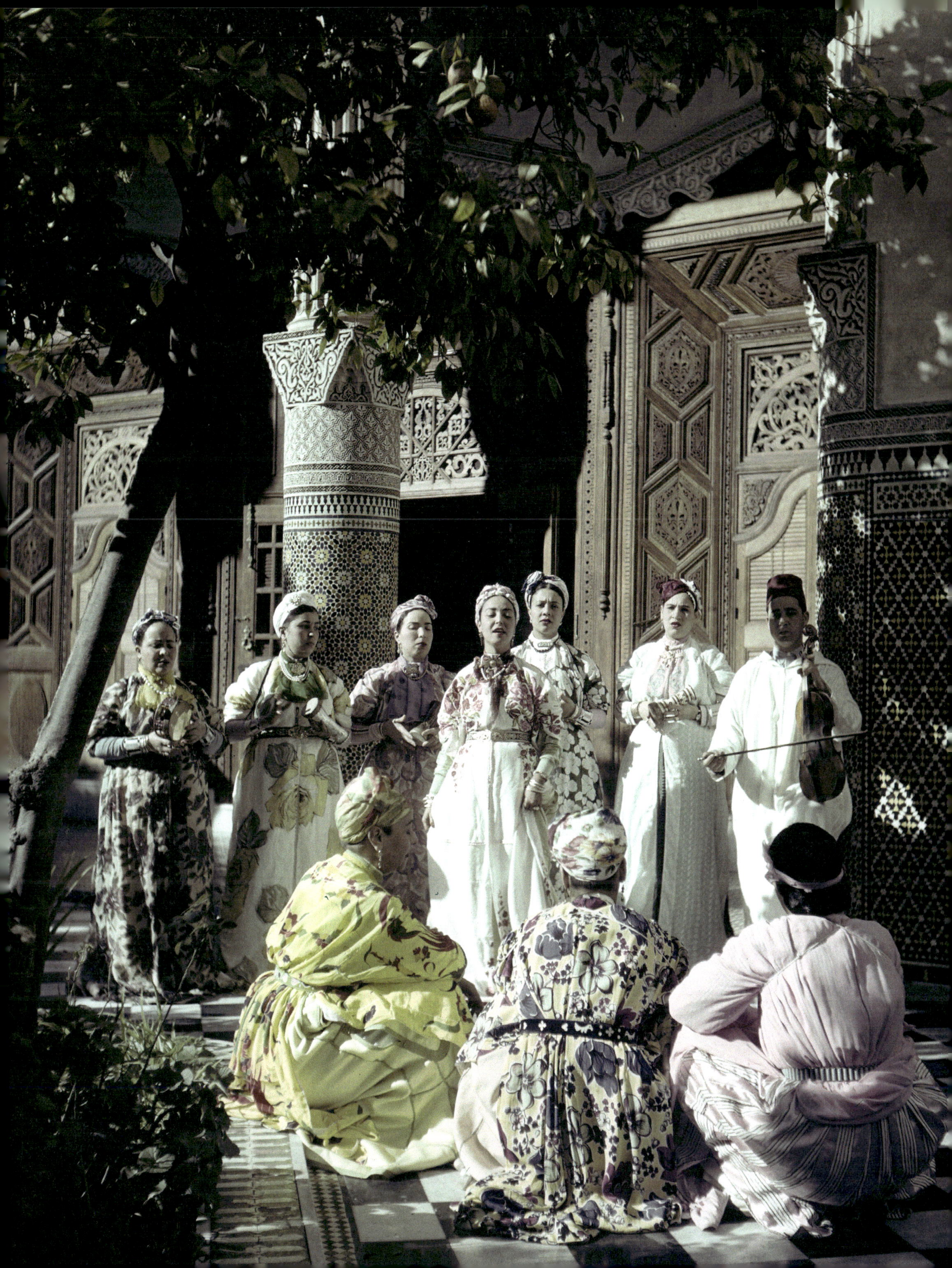

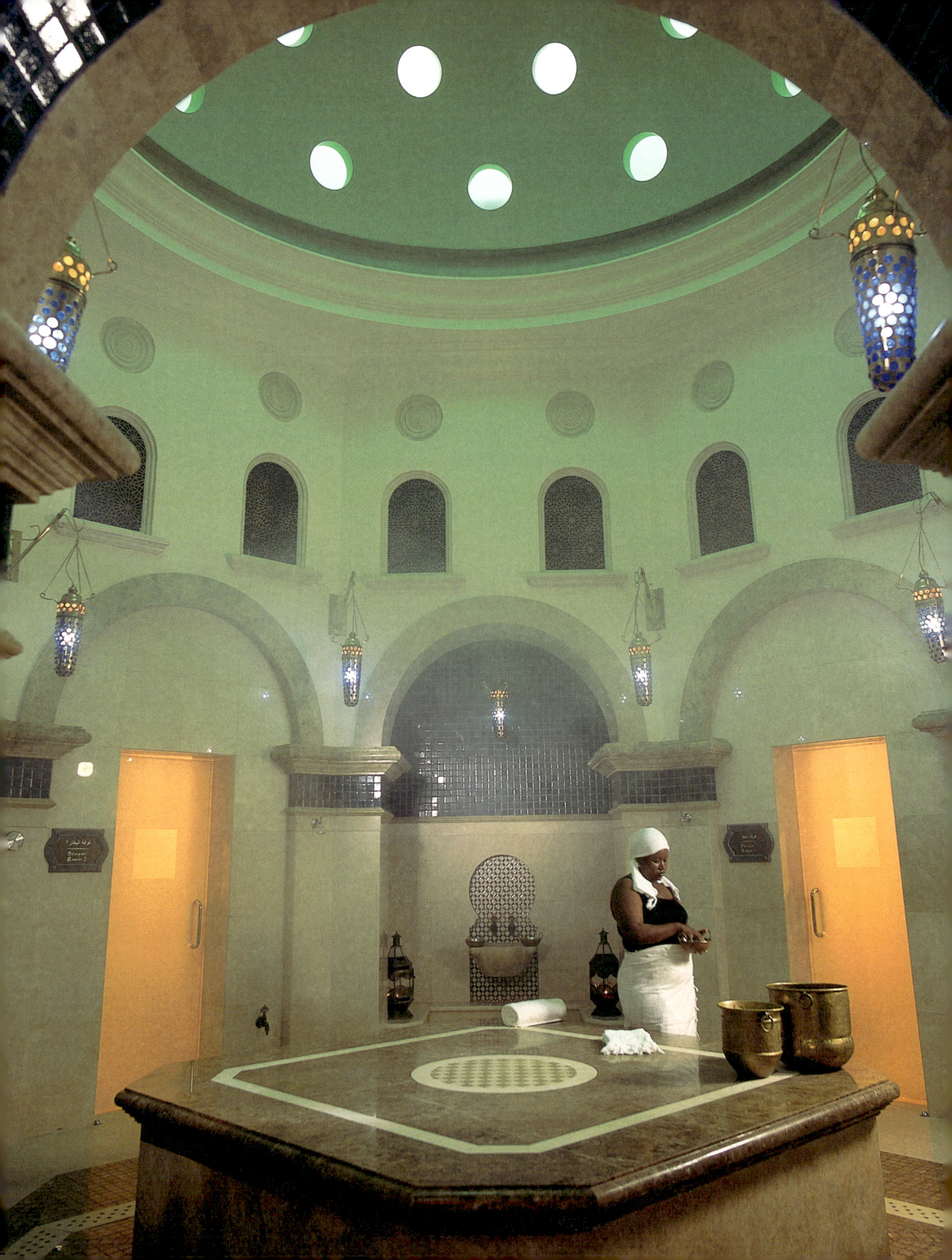
Steam
Room 2

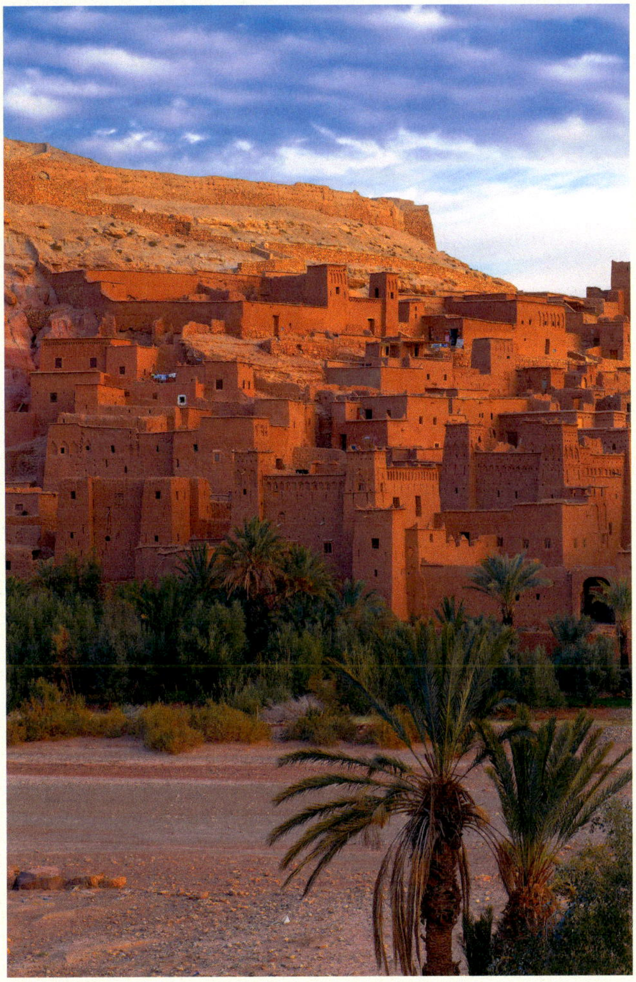

Die uralte befestigte Stadt Aït-Ben-Haddou in Marokko mit dem Atlas im Hintergrund.

Zum Abschluss der Behandlung werden ein Glas hausgemachter Limonade, Trauben, Käse, Nüsse und Konfekt gereicht. Für das leibliche Wohl ist also in jederlei Hinsicht gesorgt.

Das Royal Mansour in Marrakesch, das 2010 von Mohammed VI., dem König von Marokko, in Auftrag gegeben wurde, bietet einen vergleichbaren Luxus. Das opulente Hotel unweit der Medina beherbergt auf drei Stockwerken einen über 2.500 Quadratmeter großen Hamam mit Einzelsuiten für Gäste. Die ein- bis zweistündige Behandlung kann mit energetisierenden Ganzkörperpackungen aus Lavendel, Indischem Basilikum oder *ghassoul*, einem gemahlenen Tonmineral aus dem marokkanischen Atlas, verjüngenden Kopfhautmassagen oder Unmengen von erfrischendem Blütenwasser nach Wunsch individualisiert werden. Zum Abschluss können Gäste die Behandlung in privaten Bettnischen oder in einer eleganten, mit weißen Holzpaneelen verzierten Lounge ausklingen lassen.

Ein Hamambesuch sorgt nicht nur kurzfristig für Entspannung, seine positiven Effekte halten lange vor. Eine in der Fachzeitschrift *La Presse Thermale et Climatique* veröffentlichte Studie belegt, dass eine Hamamsession zu signifikanter Schmerzlinderung und mentaler Entspannung führen kann, was die Forscher auf thermische Faktoren – wie die hohe Luftfeuchtigkeit und Temperatur – sowie psychisch wohltuende Rituale wie Massagen und Waschungen zurückführen.

Vielleicht erklärt das auch, warum Hamams seit so vielen Jahren beliebt sind. Für Sarafpour stellt der Hamam eine kleine Auszeit von der Welt dar, einen Moment der Ruhe im Alltagstrubel. „Es geht um die Zeit, die man damit verbringt, im Dampf zu sitzen und die Haut auf das Peeling vorzubereiten", sagt sie. „Danach hat man das Gefühl, dass der ganze Körper richtig atmen kann."

Im Hotel Royal Mirage in Dubai befindet sich ein Hamam im marokkanischen Stil.

Den eigenen Rhythmus finden

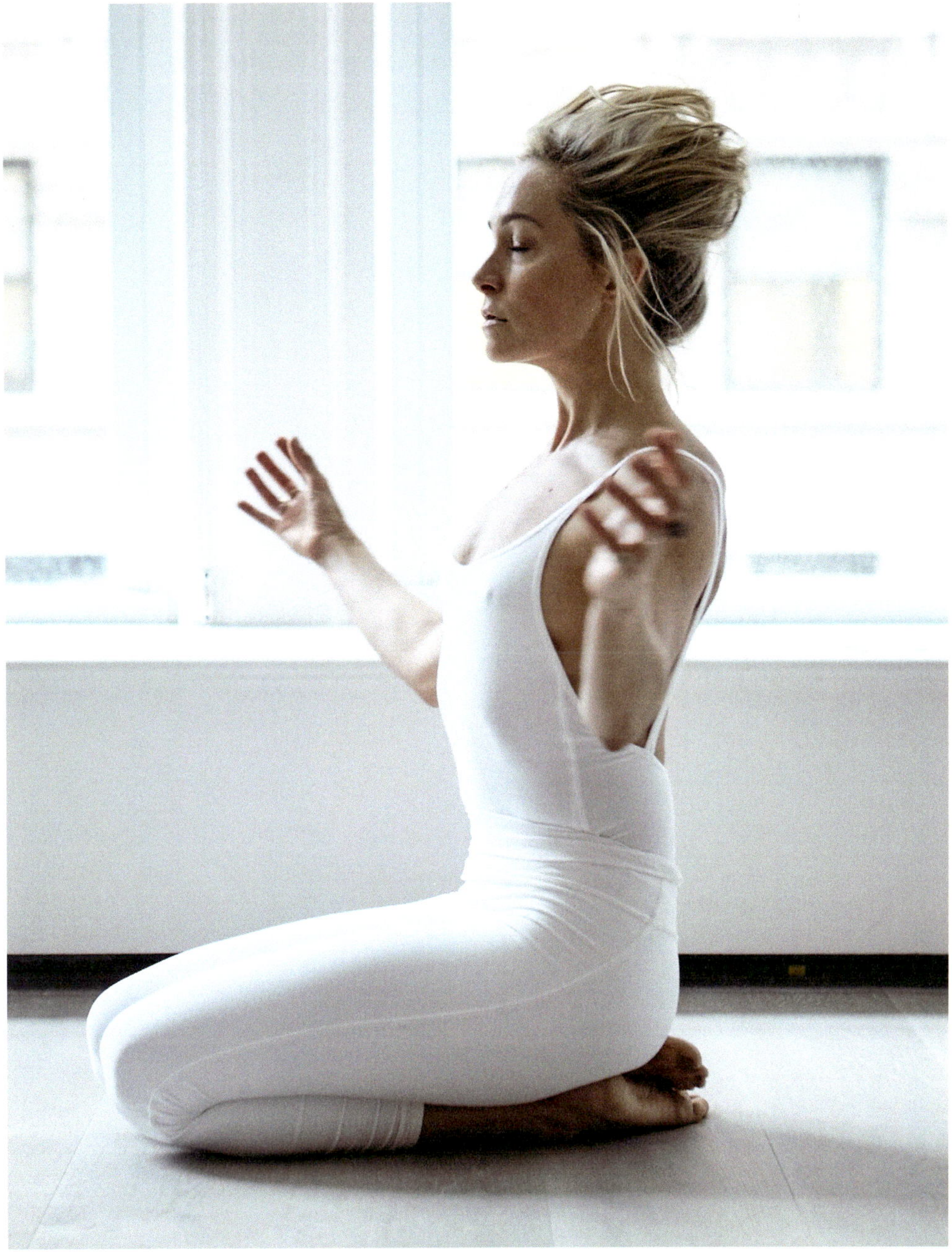

Gesundheit allein reicht manchmal nicht, um sich körperlich wohlzufühlen. Wenn man sich hingegen auch geistig erfüllt fühlt, ergibt sich alles andere oft von selbst.

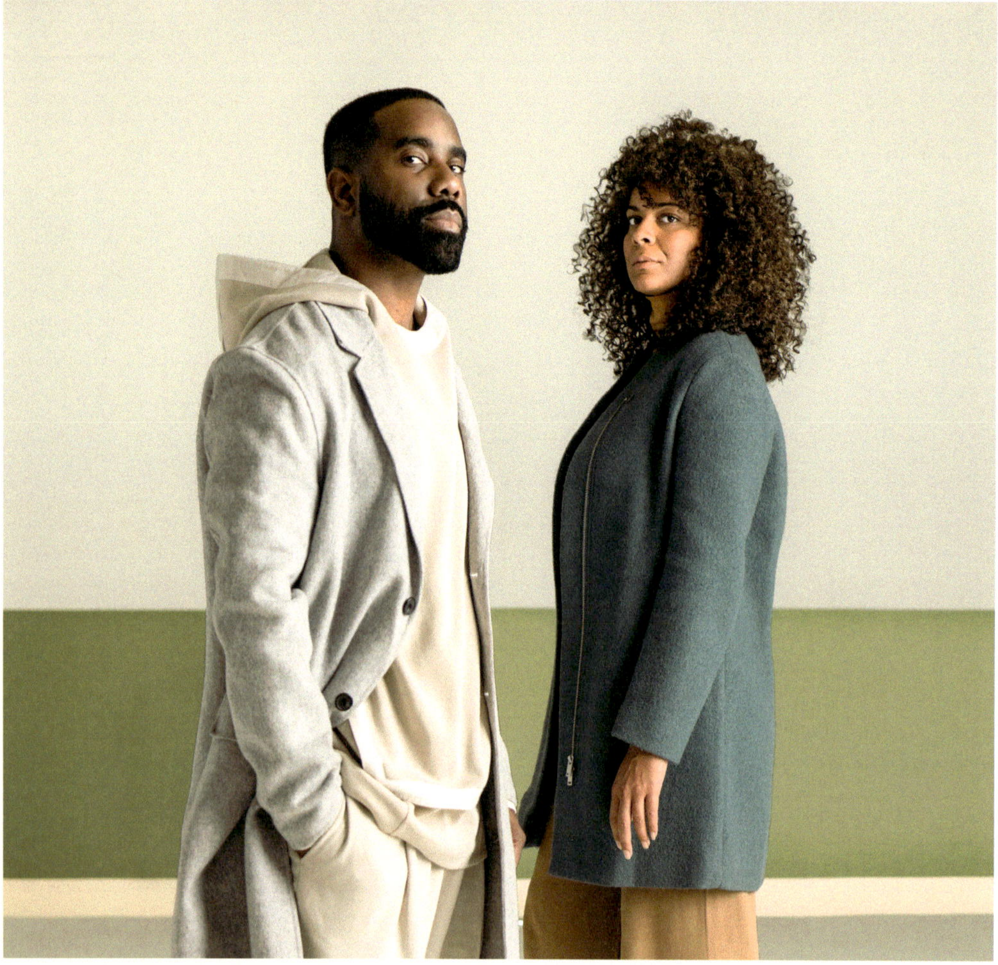

← Die HealHaus-Gründer Darian Hall (links im Bild) und Elisa Shankle (rechts im Bild) wollen eine Community aufbauen, die alle Menschen und Heilformen miteinbezieht.

BIS VOR WENIGEN JAHREN MACHTE ELISA SHANKLE UNZÄHLIGE ÜBERSTUNDEN in einem New Yorker Architektur- und Designbüro. „Ich hatte schlimme Panikattacken", erzählt sie. 2012 kündigte Shankle und änderte ihr Leben. „Ich habe angefangen, mich mit ganzheitlichen Behandlungen und verschiedenen Methoden zur Selbstheilung zu beschäftigen." Die nächsten acht Jahre vertiefte sie ihr Wissen über Heilkräuter, entzündungshemmende Ernährung, Energiearbeit (wobei es ihr die Heilkunst des Reiki besonders antat) und Meditation. Die Veränderungen in ihr waren beachtlich – und nachhaltig. „Doch Naturheilverfahren waren für meine Community, vor allem für People of Color, kaum zugänglich", bemerkt Shankle. „Ich habe mich gefragt, warum diese Orte so wenig offen zu sein schienen."

Um diesen Zustand zu ändern, eröffnete sie 2018 mit ihrem Geschäftspartner Darian Hall das HealHaus in Clinton Hill, Brooklyn, wo sie „verschiedene Heilmethoden anbieten, die es in anderen Studios nicht unbedingt gibt". Jeden Tag finden reinigende Meridianyogakurse, alchemistische Meditationseinheiten und Workshops zur Traumalösung durch Atemübungen sowie zu Methoden zur Bekämpfung von Rassismus statt. Am Wochenende gibt es ein spendenbasiertes Programm. „Wenn Jugendliche miteinander so über geistige Gesundheit sprechen wie über die neuesten Nike-Sneaker, dann habe ich gewonnen", meint Shankle.

Der Aufbau eines urteilsfreien Raums ist essenzieller Teil ihrer Mission. „Wir sind offen für alle – ob queer, LGBTQ, nicht-binär, Frau, Mann oder Person of Color", sagt Shankle. „Hier soll jeder das Gefühl haben, seinen Wellnessweg auf eine Art und Weise gehen zu können, die nicht total entfremdet von einem selbst oder dem eigenen Alltag ist. Es soll sich einfach normal anfühlen."

Shankle selbst meditiert morgens oder abends 15 bis 30 Minuten lang („um mich zu erden und Ideen Gestalt annehmen zu lassen"), nimmt CBD-Öl („wenn ich mich entspannen will, tröpfle ich mir etwas davon unter die Zunge") und entzündungshemmende Gewürze wie Ingwer, Kurkuma und Knoblauch (in den Smoothies im Café des HealHaus) und liebt Bäder mit Bittersalzen („um Energie zu entladen").

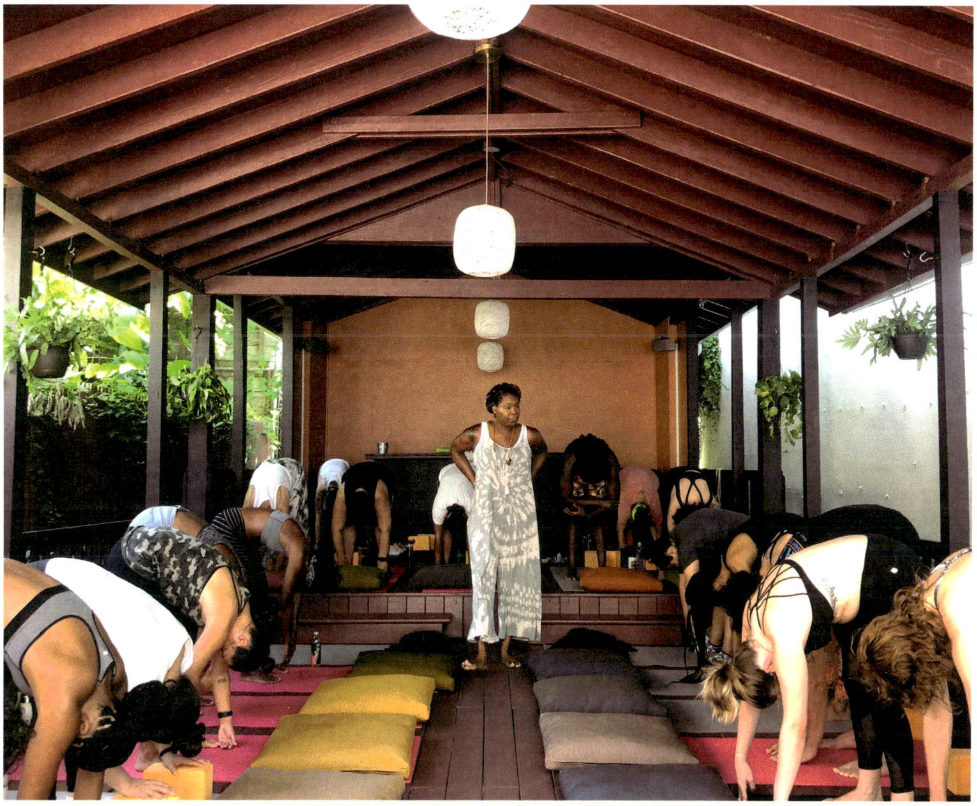

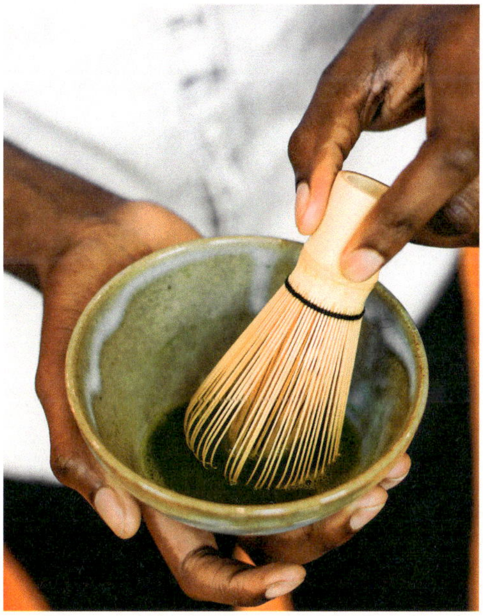

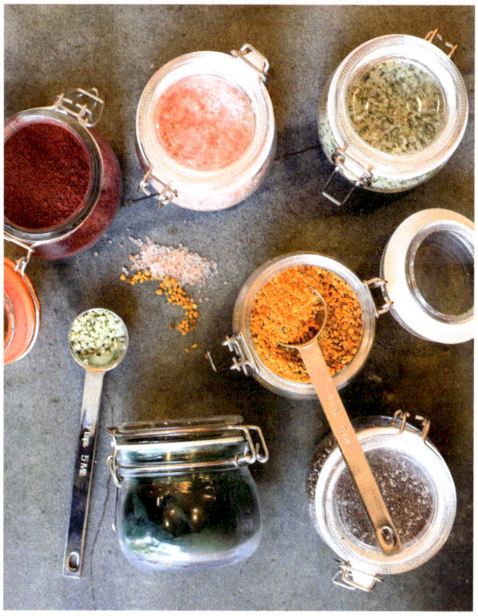

↗ Das HealHaus bietet eine breite Palette von Heilmethoden, darunter Kemetic Yoga aus dem antiken Ägypten, alchemistische Meditation und gemeinschaftliche Akupunktur auf Spendenbasis.

→ Im angeschlossenen Wellnesscafé gibt es Arzneitees, Kaffee sowie Elixiere aus Kräutern und Gewürzen.

AUCH PAULA MALLIS IST ÜBER IHRE EIGENE HEILUNG ZU IHREM JOB GEKOMMEN. Sie ist als älteste von vier Geschwistern in North Carolina aufgewachsen, verlor einen ihrer Brüder, als sie 19 war, und hatte daraufhin Alkohol- und Drogen-probleme. All diese Erlebnisse, vor allem aber die Geburt ihrer Tochter im Jahr 2012, haben sie verändert und ihr Gelegenheit gegeben, zu wachsen und zu heilen. „Ich habe angefangen, den Weg einer Frau in Relation zum Gebären zu betrachten. Das wurde zu meiner Metapher."

Mallis machte erst eine Ausbildung zur Doula und 2015 schließlich einen Master in Spiritueller Psychologie. Danach begann sie, moderne Varianten uralter Frauenkreise bei sich zu Hause in Venice Beach, Kalifornien, abzuhalten. Dabei kommen Frauen zusammen – oft zu Voll- oder Neumond oder anderen astrologisch relevanten Terminen, die Stimmungen und Denkmuster beeinflussen können –, um über ein bestimmtes Thema zu sprechen, ihre Erfahrungen zu teilen, sich gegenseitig zu inspirieren und zu unterstützen. Amerikanische Ureinwohnerinnen

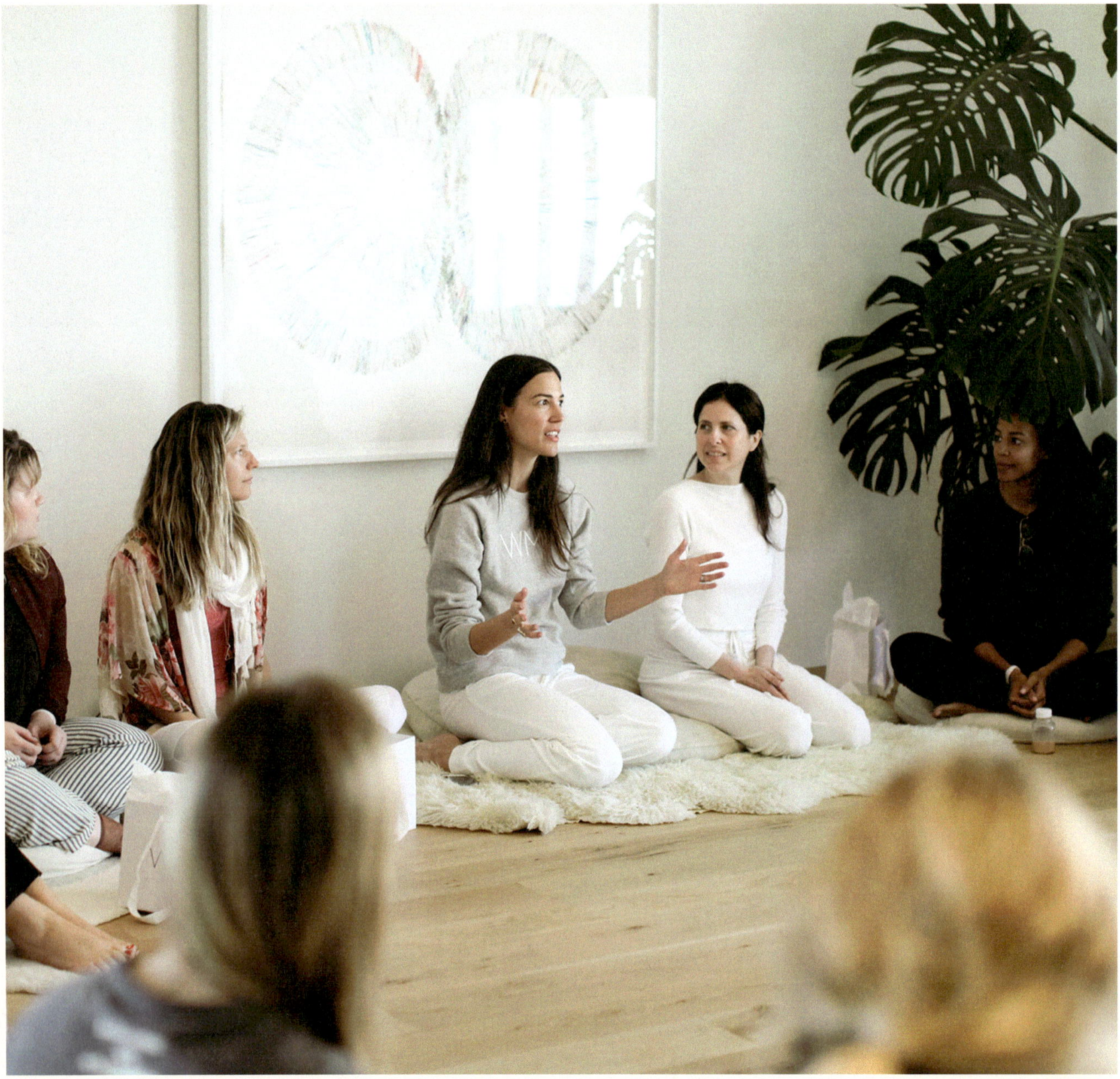

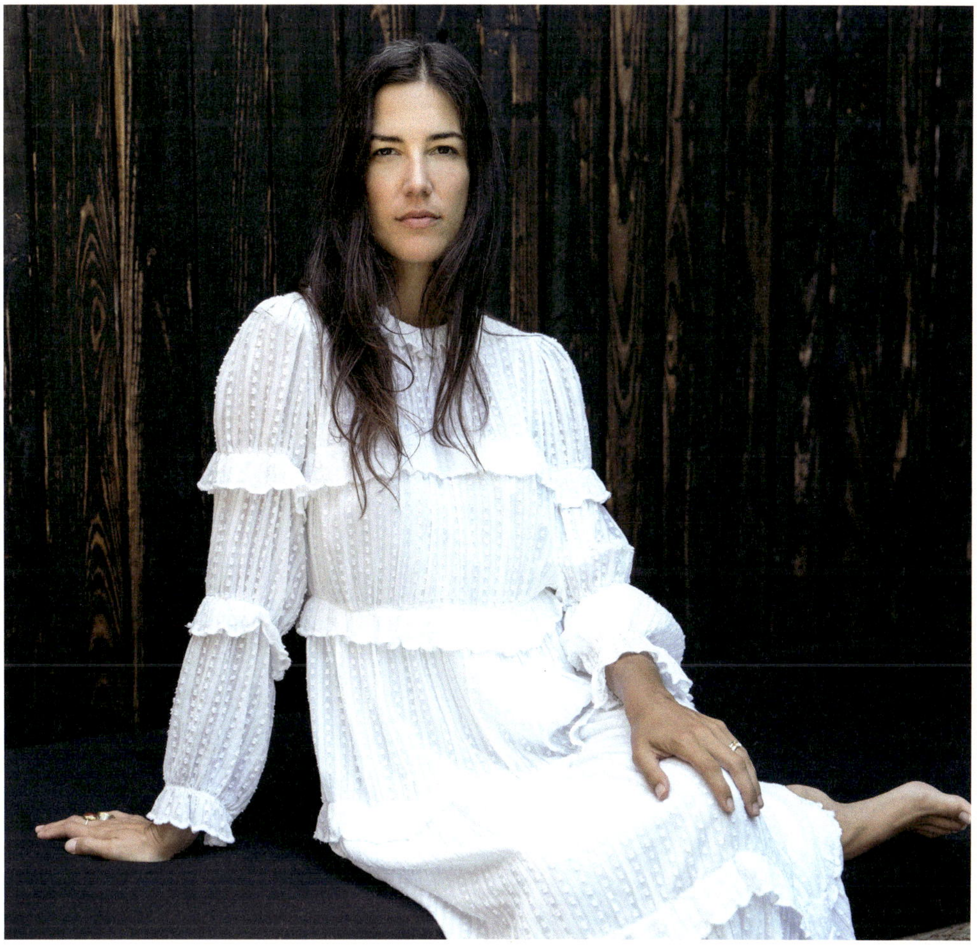

„Viele Frauen kommen zu uns, um ganz offen, verletzlich und ehrlich über ihre Erfahrungen zu sprechen. Sie hoffen, dass sie hier Hilfe dabei bekommen, wieder zu sich selbst zu finden."

↗ Paula Mallis (im Bild), Gründerin des WMN Space in Los Angeles.

← Mallis moderiert einen Frauenkreis, ein emotionales Heilritual, das schon seit vielen Generationen in verschiedenen Kulturen rund um die Welt praktiziert wird.

praktizieren dieses Ritual seit Jahrhunderten mithilfe von Redestäben. 2017 waren Mallis' Kreise so beliebt geworden, dass sie dafür den WMN Space in Los Angeles eröffnete. In dem luftigen Studio mit seinen warmen Holzböden und im Kreis angeordneten Sitzkissen werden außerdem Berührungsmassagen, Beckenheilbehandlungen und geburtsbegleitende Doula-Dienste angeboten. „Viele Frauen kommen zu uns, um ganz offen, verletzlich und ehrlich über ihre Erfahrungen zu sprechen. Sie hoffen, dass sie hier Hilfe dabei bekommen, wieder zu sich selbst zu finden."

Mallis gibt gern zu, dass die Frauenkreise ihr genauso viel geben wie den Teilnehmerinnen. Neben ihren ganz normalen Aufgaben als Mutter macht sie jede Woche regelmäßig Pilates und achtet darauf, was sie braucht. „Es geht mir nicht um irgendeine Form von idealisierter Spiritualität. Ich bin ein Mensch. Trotzdem nehme ich Spiritualität sehr ernst und meditiere und bete oft." Und sie nimmt sich Zeit für sich selbst. „Allein sein, still sein, unbewegt sein – ich habe hart daran gearbeitet, dass ich gern mit mir allein bin, und ich bin es gern."

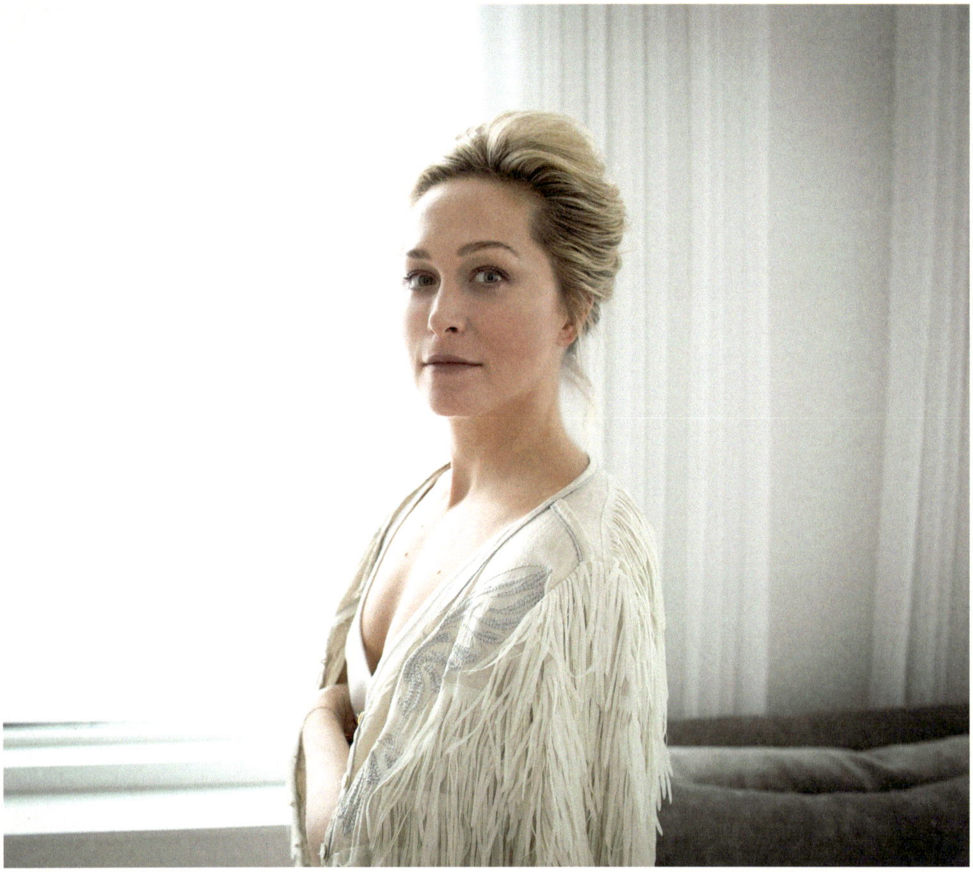

← Fitnesspionierin Taryn Toomey (im Bild) beweist, dass Workouts nicht nur körperliche, sondern auch emotionale Veränderungen herbeiführen können.

→ Toomey organisiert Retreats, die intensive Workouts mit Yoga und Workshops für nachhaltige gesundheitliche Veränderungen kombinieren.

EIN GUTES WORKOUT IST LAUT TARYN TOOMEY EINE KATHARTISCHE ERFAHRUNG. Die New Yorker Fitnesstrainerin hat ein spezielles Programm erschaffen, das sie einfach nur The Class nennt und das eine treue Anhängerschaft gefunden hat. Beim Training geht es um mehr als Bauchmuskelübungen: Mit einer Kombination aus Calisthenics- und Plyometrieübungen und einer motivierenden Playlist werden „körperliche, emotionale und spirituelle Bahnen gereinigt", so Toomey. Dabei kommt es nicht selten vor, dass Teilnehmerinnen weinen, schreien oder singen. The Class ist eine Art Gruppentherapie in Form eines unglaublich intensiven Workouts.

Jede Bewegung setzt etwas frei. „Durch Schütteln, Hüpfen und tiefe Muskelarbeit werden die ‚stagnierenden' Körperschichten aktiviert, in denen sich Stress, traumatische Erinnerungen und Gefühle ansammeln", erklärt Toomey. Sie hat The Class ursprünglich entwickelt, um ihre eigenen Emotionen zu verarbeiten. „Ich bin durch viele schwere Zeiten gegangen – wie wir alle – und habe nach einem Weg der Selbstheilung gesucht", berichtet sie. „Ich war schon immer ein hitziger Mensch und habe herausgefunden, dass ich geerdeter und sanfter zu mir selbst sein kann, wenn ich mich bewegt habe und Energie rauslassen konnte."

Mittlerweile gibt es The Class nicht mehr nur im Studio in New York und Los Angeles, sondern auch bei ein- bis sechstägigen Retreats, bei denen intensive Workouts durch Meditation, Yoga und Introspektion ergänzt werden. Toomey weiß, dass Achtsamkeit unterschiedlich praktiziert werden kann. „Man muss herausfinden, welche Bewegungsform zu einem passt. Egal ob Springen, Hüpfen, Sichdrehen oder Laufen – man sollte tun, was für einen funktioniert." Um ihren eigenen Energiefluss anzukurbeln, meditiert Toomey täglich, macht Kapalabhati (eine Atemübung aus dem Yoga, bei der man kraftvoll und schnell ausatmet, während die Einatmung eher passiv und reflexhaft ist) und ist auch außerhalb ihres Studios sehr aktiv und veranstaltet gern Abendessen zu denen jeder etwas mitbringt – vor allem positive Vibes. „Beziehungen können sehr therapeutisch sein", weiß sie.

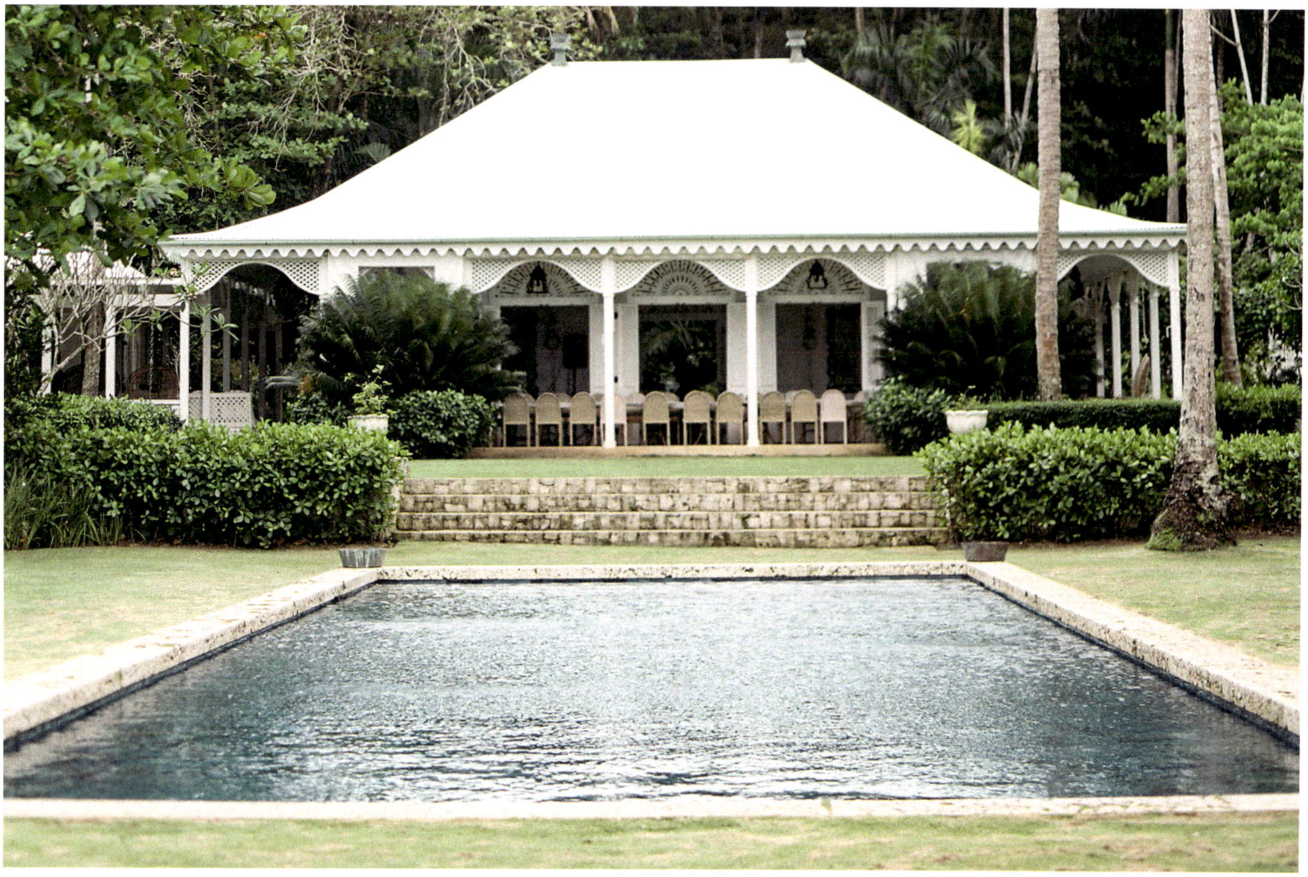

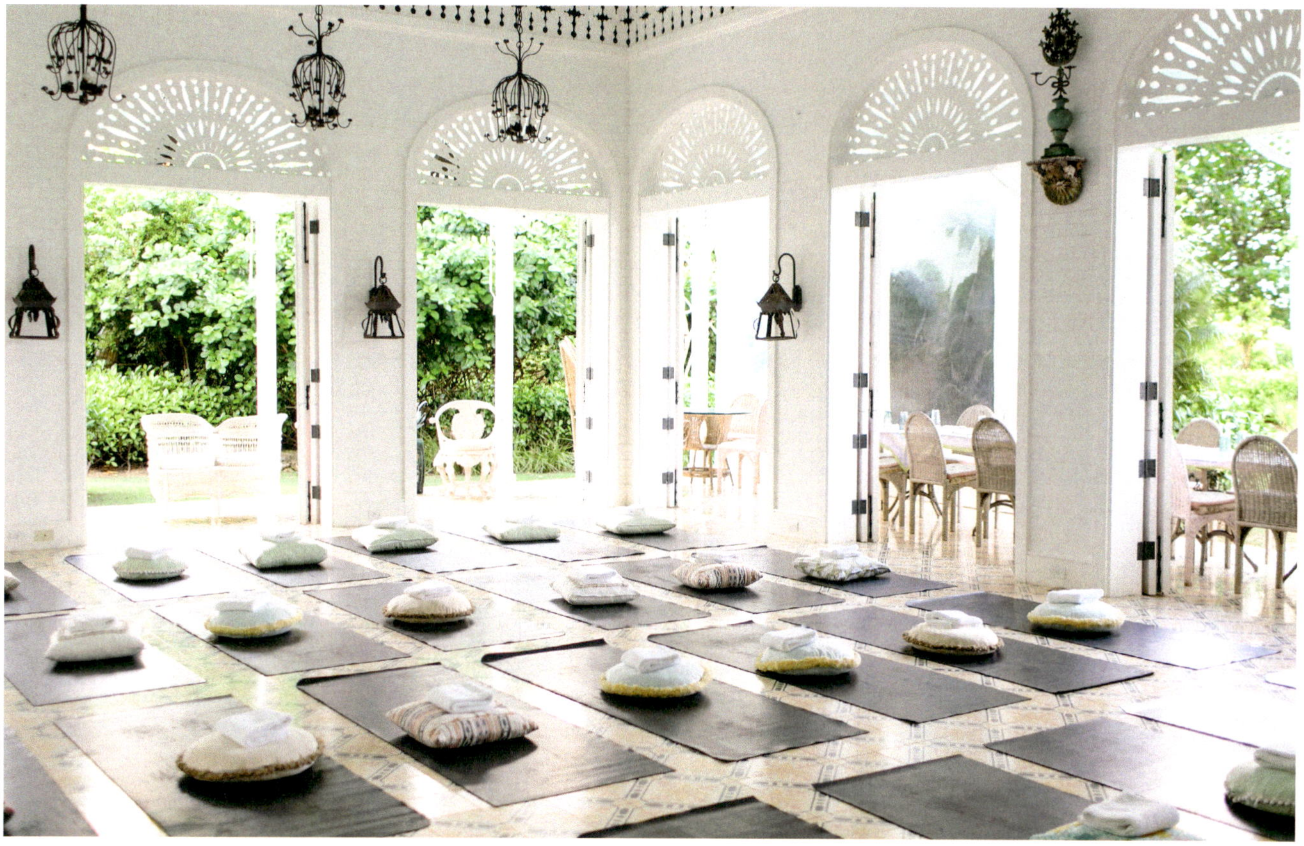

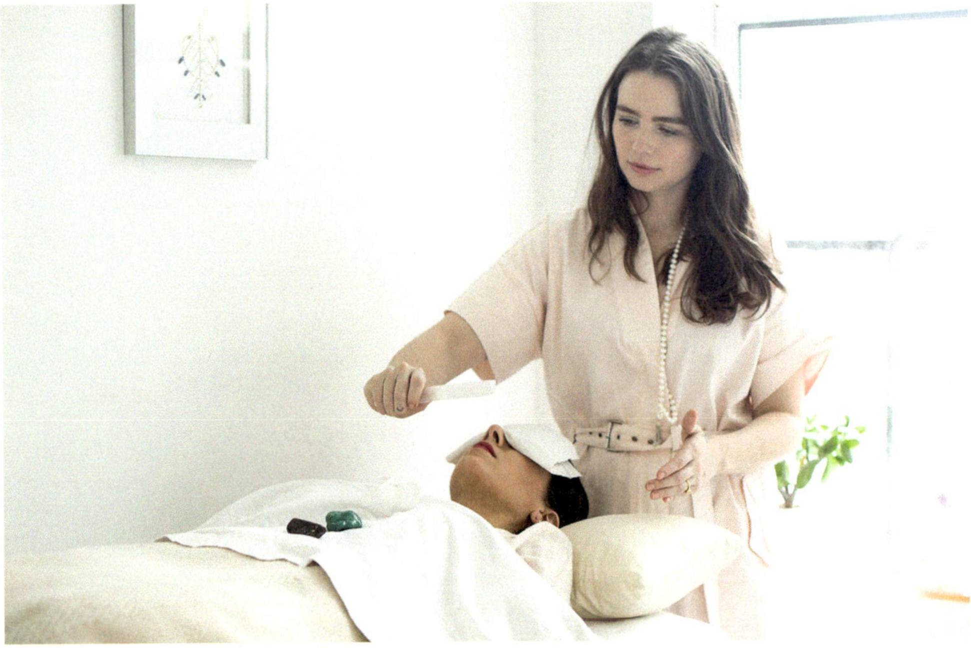

„Es gibt viele schnelle Lösungen. Ich habe oft beobachtet, wie Menschen ihre Kraft an Gurus, Heiler und Schamanen abgegeben haben. Ich will einen Gegenentwurf schaffen und daran erinnern, dass man selbst die größte Macht über sich hat."

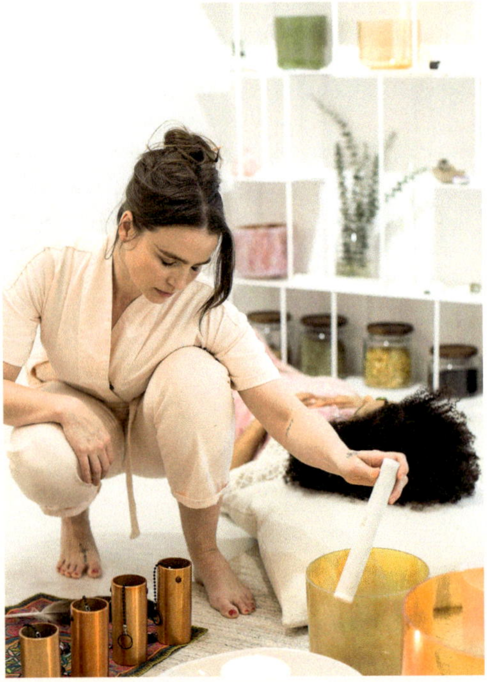

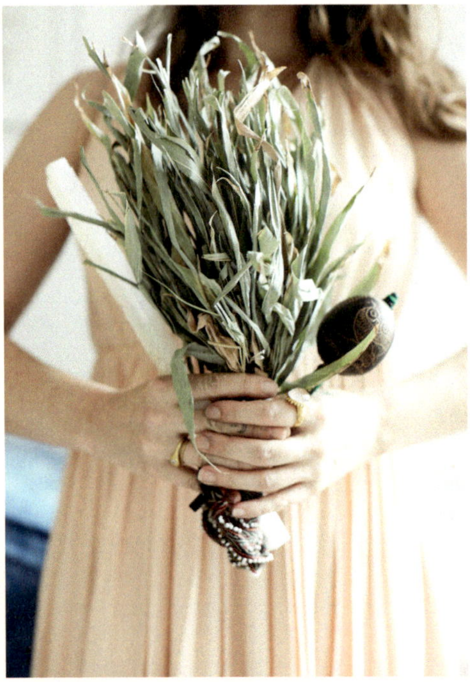

← In ihren „Medicine Readings" lässt Deborah Hanekamp (im Bild) Kenntnisse aus dem Schamanismus, dem Zen, der Energiearbeit und der Kristallheilung miteinfließen.

→ In ihrem New Yorker Studio lehrt Hanekamp ihre Kunden bei Lebensherausforderungen auf ihr Inneres zu hören. „Ich zeige den Leuten, wie sie sich selbst heilen können", sagt sie.

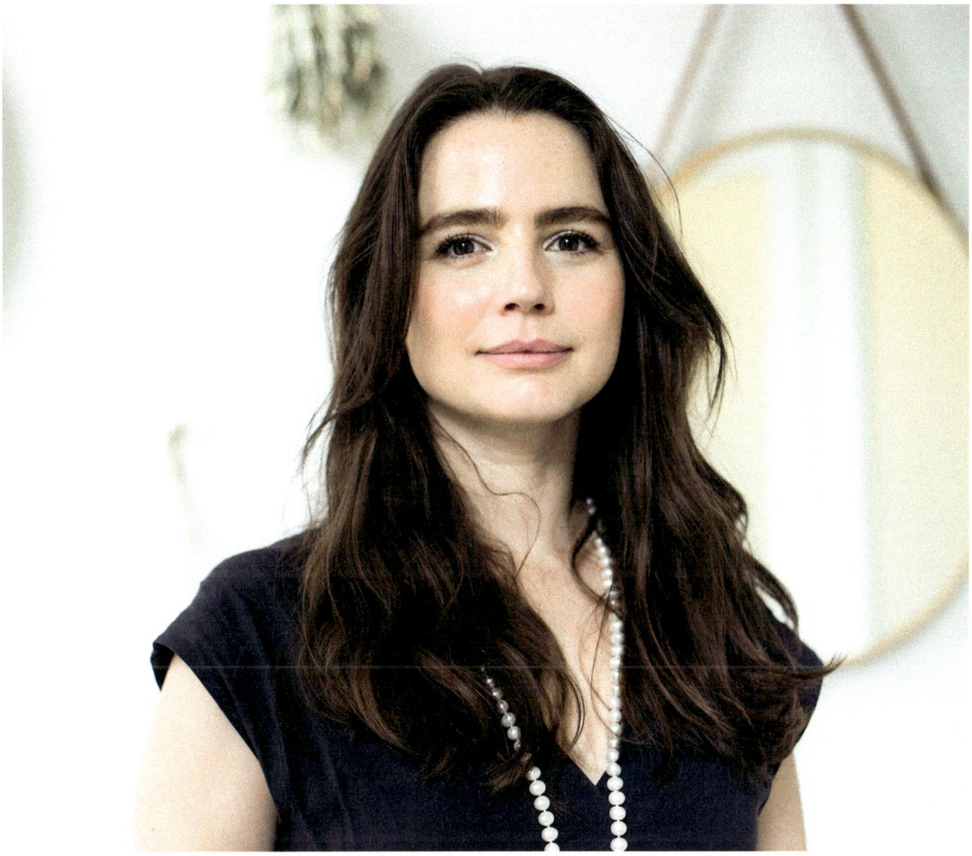

VOR FAST ZWANZIG JAHREN FING DEBORAH HANEKAMP AN, SICH FÜR KRISTALLE, KLANGBÄDER UND KLANGTHERAPIE ZU INTERESSIEREN. Damals stand sie damit ziemlich allein da. Nach ereignisreichen Jugendjahren verließ Hanekamp ihren Heimatort in New England mit nur 17 Jahren. „Ich habe in der Tiefe nach meinem mystischen Selbst gesucht", erzählt sie. Daraufhin wurde sie Reiki-Meisterin und Schamanin und begann Yoga zu praktizieren. 2012 eröffnete sie schließlich ihr Wellnesszentrum Mama Medicine in New York, das Teil einer größeren modernen Heilkunstbewegung ist.

In ihrem Studio in SoHo finden zwischen unzähligen Pflanzen sogenannte „Medicine Readings" statt. Bei den einstündigen Einzelzeremonien liest Hanekamp Auren und gibt schamanische Beratungen. Viele ihrer Kunden suchen nach Klarheit in Bezug auf persönliche Probleme. Hanekamp hilft ihnen, einen Weg nach vorn zu finden, indem sie Energieblockaden mithilfe der reinigenden und schützenden Effekte von Klangschalen, Gesängen und Düften löst. Dabei fordert sie ihre Kunden auch dazu auf, selbst tief in sich nach Lösungen zu suchen. „Wenn mich jemand fragt, was eine Eule in einem Traum bedeutet, frage ich: ‚Was bedeutet sie dir?'", erklärt Hanekamp. „Ich habe oft beobachtet, wie Menschen ihre Kraft an Gurus, Heiler und Schamanen abgegeben haben. Ich will einen Gegenentwurf schaffen und daran erinnern, dass man selbst die größte Macht über sich hat."

Auch wenn das alles ein bisschen nach New Age klingt, überraschen die Ergebnisse selbst Skeptiker. „Ich habe erlebt, wie Menschen schwieriges Suchtverhalten überwunden haben, einfach indem sie erkannt haben, dass sie nicht krank und schwach, sondern stark und robust sind." Um ihre Energie auch über die Stadtgrenzen von New York hinaus teilen zu können, bietet Hanekamp digitale Sessions an, organisiert Retreats und gibt auf Instagram Tipps zur Reinigung der Aura. Wie wär's zum Beispiel mit einem Bad in Himalayasalz, Rosenquarz und Honig? Ihr einfachster Ratschlag besteht aber in der (buchstäblichen!) Öffnung einer Tür: „Ein Spaziergang, ohne Smartphone, ohne Ablenkung, nur man selbst und die Natur. Das erinnert uns daran, dass wir miteinander verbunden sind und alles einen Sinn hat."

JOYCE CHANG IST MIT EINER WEISEN HEILERIN IN DER FAMILIE GROSS GEWORDEN. Ihre chinesische Großmutter pflegte zu sagen: *Shing bu tzai yen*. „Das bedeutet: Sei, wo du bist. Beim Spazierengehen sollte man sich auf die Atmung konzentrieren. Beim Essen darauf, was man isst." Changs Großmutter lebte ihr Leben in achtsamem Einklang mit diesem Prinzip. „Sie ist während des Zweiten Weltkriegs und der japanischen Invasion in China aufgewachsen. Sie hat vier Kinder großgezogen, war zeit ihres Lebens Erzieherin, Lehrerin und Schuldirektorin und stets sehr aktiv in ihrer Gemeinschaft." Von ihr lernte Chang, die selbst in den USA geboren wurde und sowohl bei ihren Eltern als auch bei ihrer Großmutter aufwuchs, schon früh, was Achtsamkeit bedeutet.

Ihre Einsichten begleiteten sie in ihrer Karriere als Journalistin beim *New York Times Magazine* und anderen Publikationen und von 2014 bis 2016 als Chefredakteurin von *Self*, einem Magazin, dem sie eine neue Vision gab. „Es war das erste Magazin seiner Art und hat die Sprache verändert, mit der wir über Wellness sprechen", sagt sie. Die veröffentlichten Artikel handelten von Body Positivity, Autoimmunerkrankungen bei jungen Frauen und vom Joggen, Gewichtheben oder Dehnen zur Unterstützung der

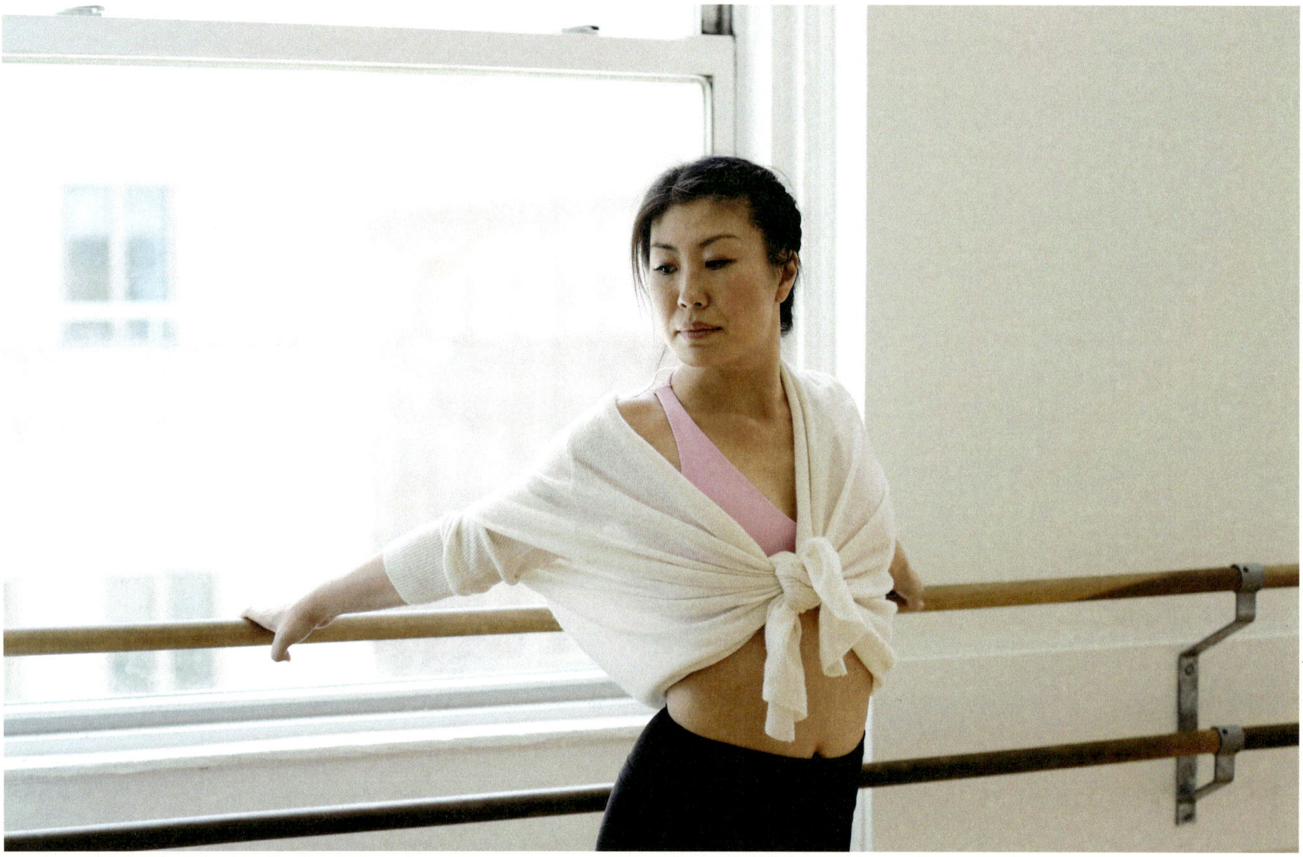

„Wir versteifen uns oft darauf, was vor uns liegt, oder bereuen Dinge, die in der Vergangenheit passiert sind. Dabei ist um uns herum doch so viel Raum, um uns zu bewegen", findet Chang. „Wir müssen diesen Raum füllen, mehr davon einnehmen, ihn weiter auskundschaften."

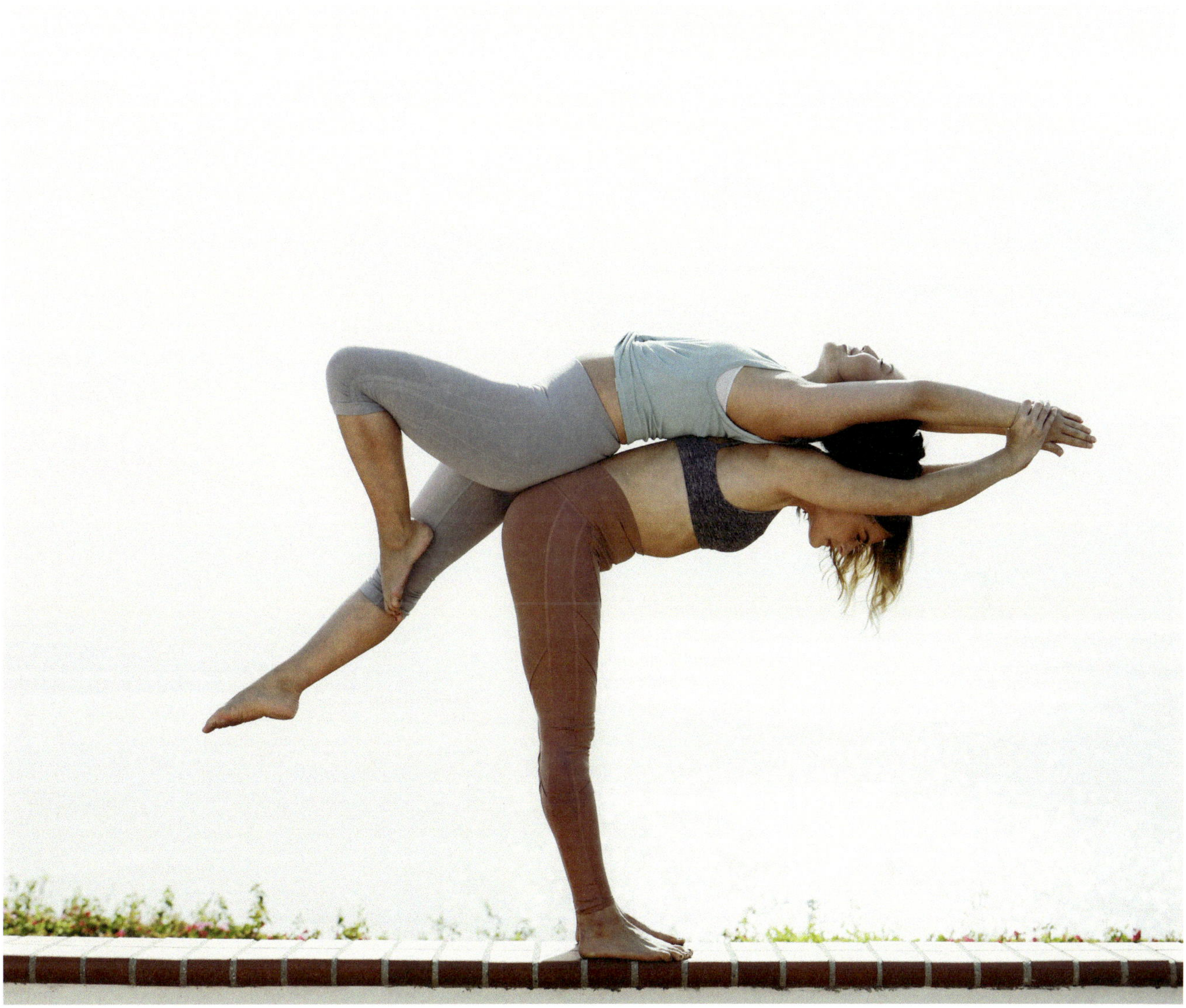

← Joyce Chang (im Bild) gründete die digitale Plattform From the Get Go, um anderen zu helfen, in unserer schnelllebigen Welt Glück und Ausgeglichenheit zu erfahren.

geistigen Gesundheit. „Es ging nicht um Fitness, sondern darum, wie man sich fühlt", erklärt Chang. 2016 gründete sie das Start-up From the Get Go, eine digitale Plattform, die von ihrer eigenen Suche nach Balance in einer intensiven, lauten Welt inspiriert ist. „Unsere Existenz ist total verdichtet – wir wollen immer noch mehr machen, noch mehr schaffen." Bei From the Get Go geht es um die achtsame Auseinandersetzung mit dem Körper und mit Schönheit, um Rezepte und um die tägliche Erinnerung daran, dass wir, so Chang, „weniger perfekt, dafür friedlicher" leben sollten.

Changs tägliche To-do-Liste sieht so aus: "Meinem Körper etwas Gutes tun. Etwas tun, das ich bisher vermieden habe. Etwas tun, das einen meiner Träume voranbringt. Jemand anderem etwas Gutes tun. Etwas tun, das mir guttut." Punkt eins hakt sie neuerdings mit Tanzstunden ab. „Viele Workouts sind sehr eindimensional, Tanzen ist da vielschichtiger. Man bewegt sich rückwärts, vorwärts, seitlich, hoch und runter; und es fühlt sich einfach gut an." Bewegung ist für sie eine Metapher fürs Leben. „Wir versteifen uns oft darauf, was vor uns liegt, oder bereuen Dinge, die in der Vergangenheit passiert sind. Dabei ist um uns herum doch so viel Raum, um uns zu bewegen", findet Chang. „Wir müssen diesen Raum füllen, mehr davon einnehmen, ihn weiter auskundschaften." Ihre weisen Worte hätten wohl auch ihrer Großmutter gefallen. „Am Ende geht es immer wieder um das, was sie mir beigebracht hat", folgert sie. „Die Botschaft wurde nur etwas für die Gegenwart angepasst."

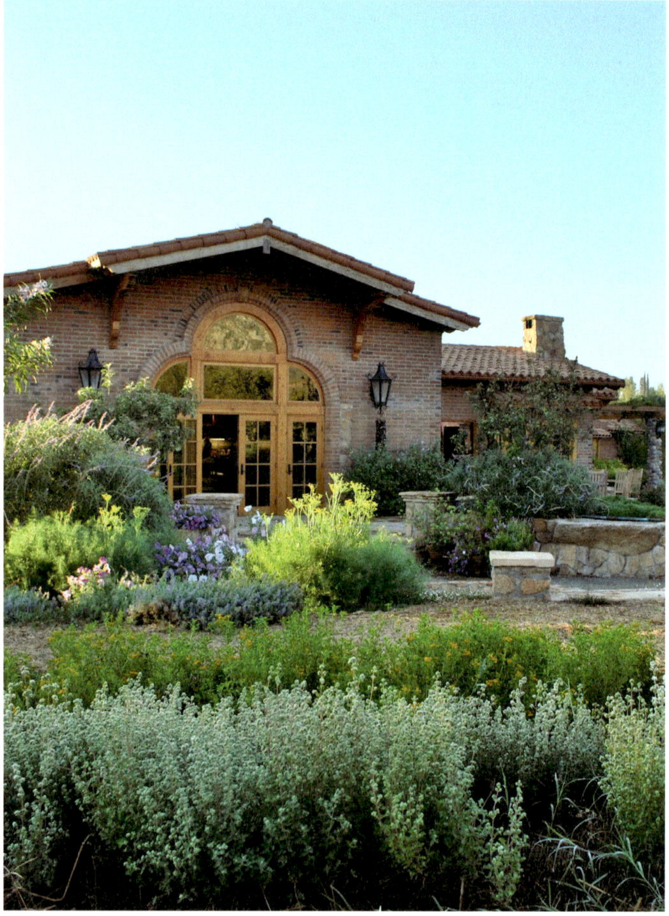

Das gute Leben auf der Ranch

RANCHO LA PUERTA
TECATE, MEXIKO

Die Rancho La Puerta begeistert ihre „Camper" so sehr, dass viele immer wieder herkommen. Ein „Jünger" hat das Wellnessmekka in den Bergen sogar schon fast 50 Mal besucht. Und das aus gutem Grund.

Die Rancho La Puerta im mexikanischen Tecate, nur knapp fünf Kilometer von der Grenze zu Kalifornien entfernt, gab es, schon lange bevor sich das Konzept von „Gesundheitsfarmen" in Südkalifornien verbreitete. In den 1940ern gründeten Edmond Szekely, ein ungarischstämmiger Philosoph, und seine Frau Deborah ein kommunenartiges Camp mit Fitnessangeboten, täglichen Vorlesungen und vegetarischen Mahlzeiten aus dem Biogarten. Sie waren davon überzeugt, dass mentales und körperliches Training zu ganzheitlicher Gesundheit führe. Der Aufenthalt kostete nur 17,50 Dollar pro Woche und Camper wurden gebeten, ihre eigenen Zelte mitzubringen.

Heute umfasst die Ranch über 160 Quadratkilometer Land mit Gärten, Bergen und Wiesen und zieht noch immer eine gehobene und doch unkonventionelle Klientel an, die den Lebensstil der Szekelys in Form von Yoga, Meditation, belebenden Wanderungen und Kräuterpackungen ausprobieren möchte. Im Gegensatz zu vielen europäischen Retreats mit strengen Fastenprogrammen verfolgt die Ranch eine gelassenere Philosophie, die sich zwar ebenfalls um Bewegung und Fitness dreht, aber auch viel Entspannung unter den großen Eichen vorsieht. Es geht um Wellness im eigenen Tempo.

Frühaufsteher können vor Sonnenaufgang eine Wanderung durch den riesigen Gemüsegarten unternehmen. Danach kann man sich nach Herzenslust auspowern – ob bei Kardiotraining, Aerial Yoga, Tennis oder Gyrotonic – oder Vorlesungen über sozialen Wandel und Umweltschutz besuchen. Natürlich kann man sich auch einfach in

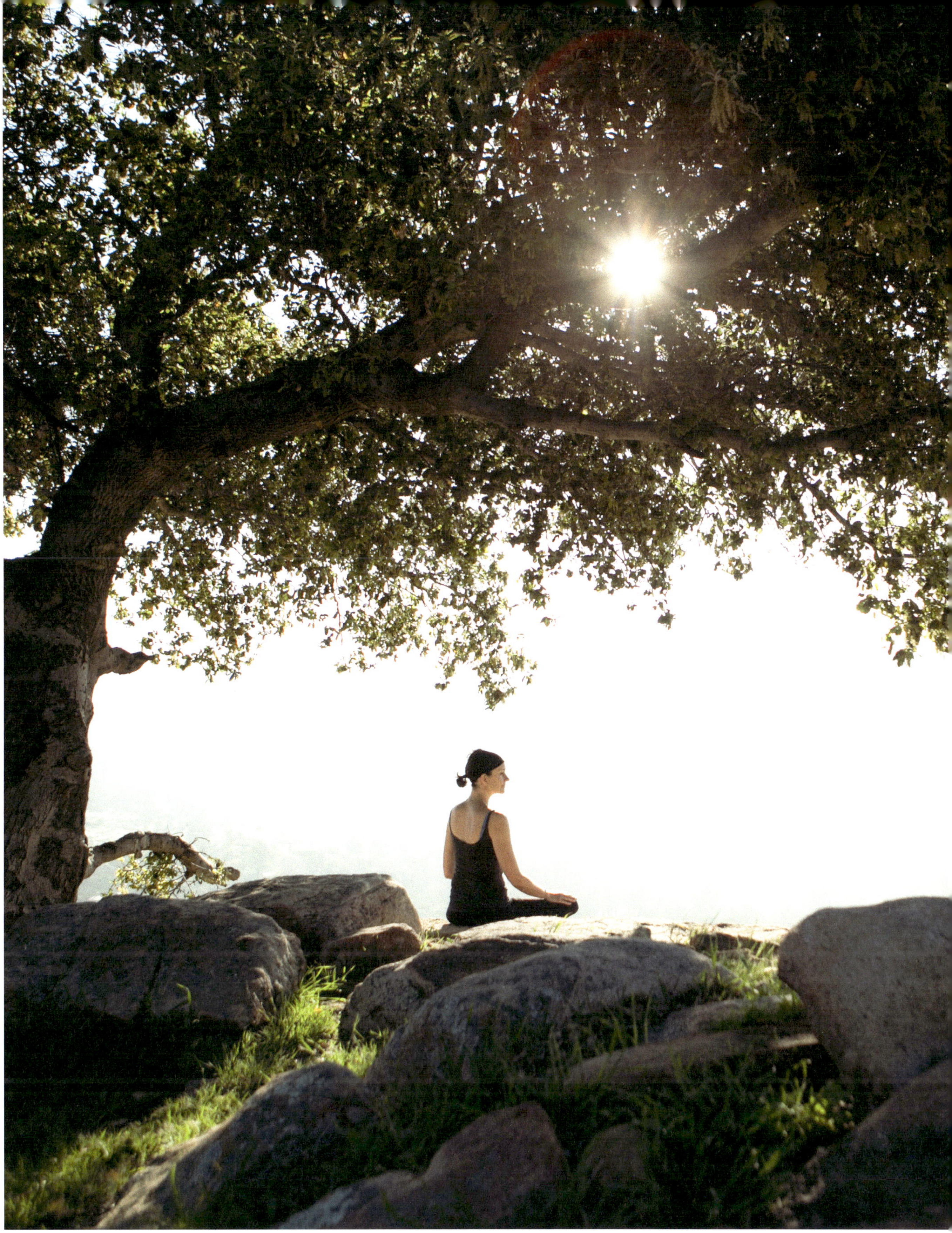

↖ Die Rancho La Puerta wurde in den 1940ern als Gesundheitsfarm gegründet und bot schon damals Programme, die sich rund um ganzheitliche Ernährung sowie Übungen für Körper und Geist drehten. Inzwischen hat das Resort diesem Konzept ein Update verpasst.

↑ Frühaufsteher können mit Morgenyoga anfangen und später Kochworkshops, Vorlesungen und Warmsteinmassagen besuchen.

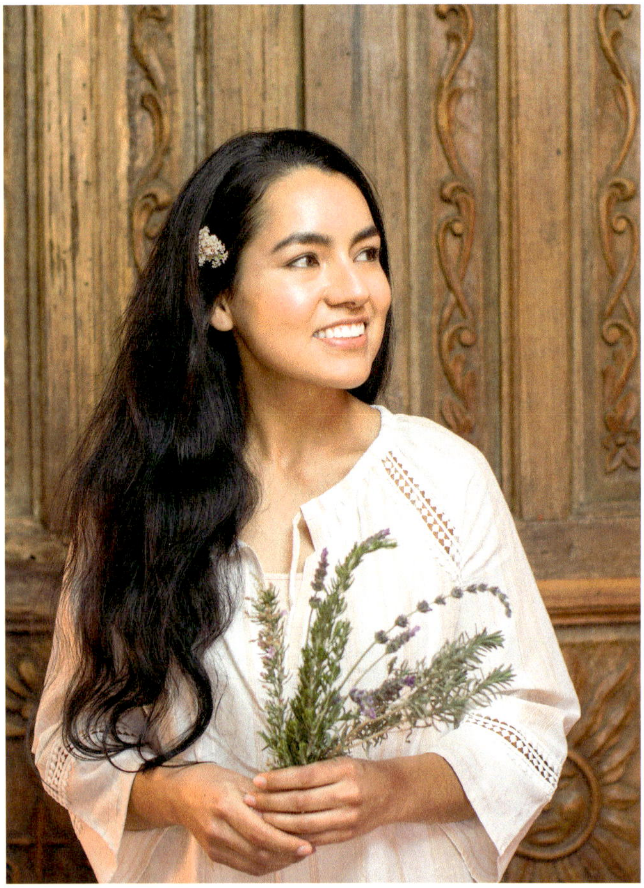

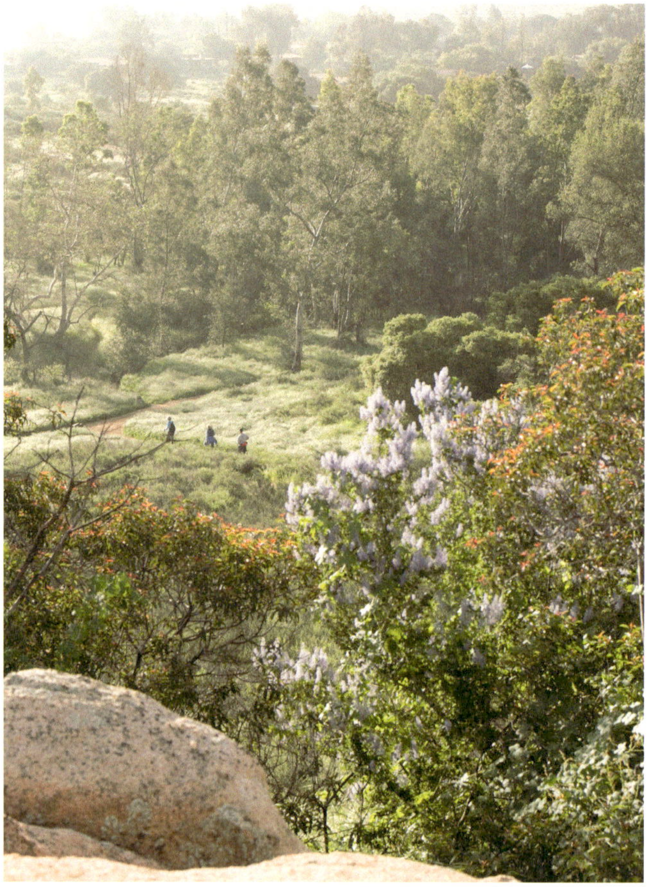

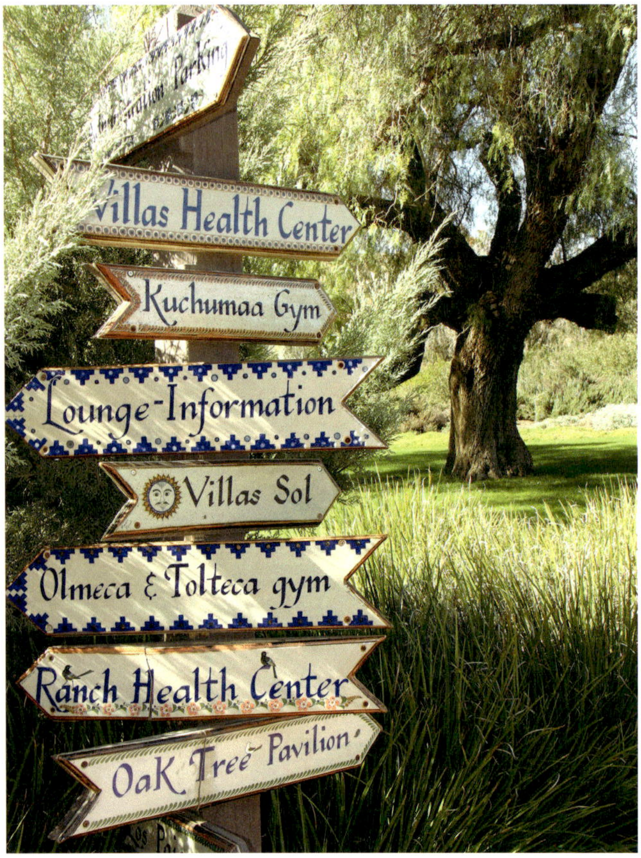
Villas Health Center
Kuchumaa Gym
Lounge-Information
Villas Sol
Olmeca & Tolteca gym
Ranch Health Center
Oak Tree Pavilion

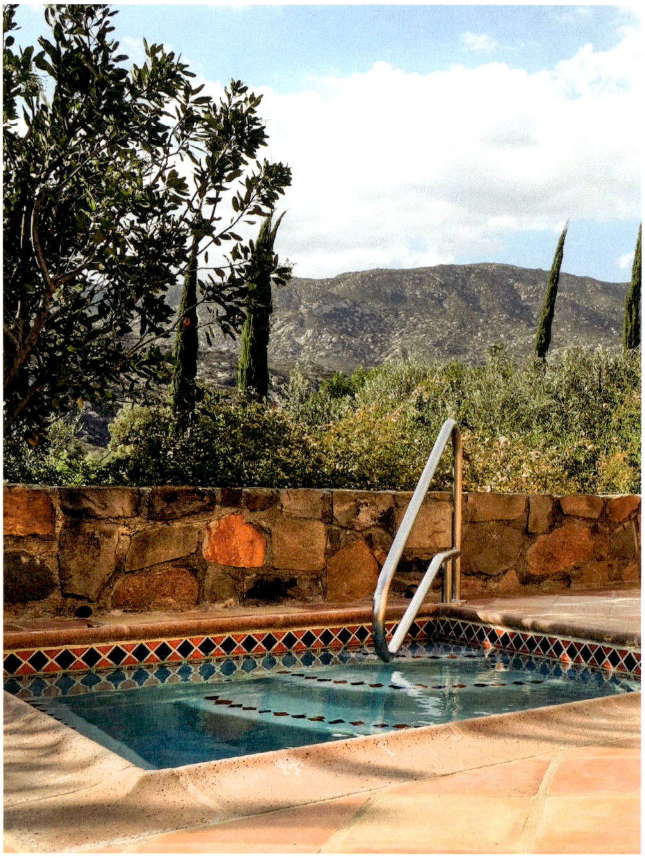

← Die Ranch umfasst 160 Quadratkilometer Fläche voller grüner Gärten und zahlloser Wanderpfade.

→ Auf der Ranch können Gäste Wellness im eigenen Tempo betreiben und ihre Tage mit schweißtreibenden Fitnessübungen, im Pool oder in der Hängematte verbringen.

← Gästen stehen neun unterschiedliche Massagevarianten zur Verfügung, darunter eine ganzheitliche Packung mit Pflanzenextrakten zur Hautreinigung und -entgiftung.

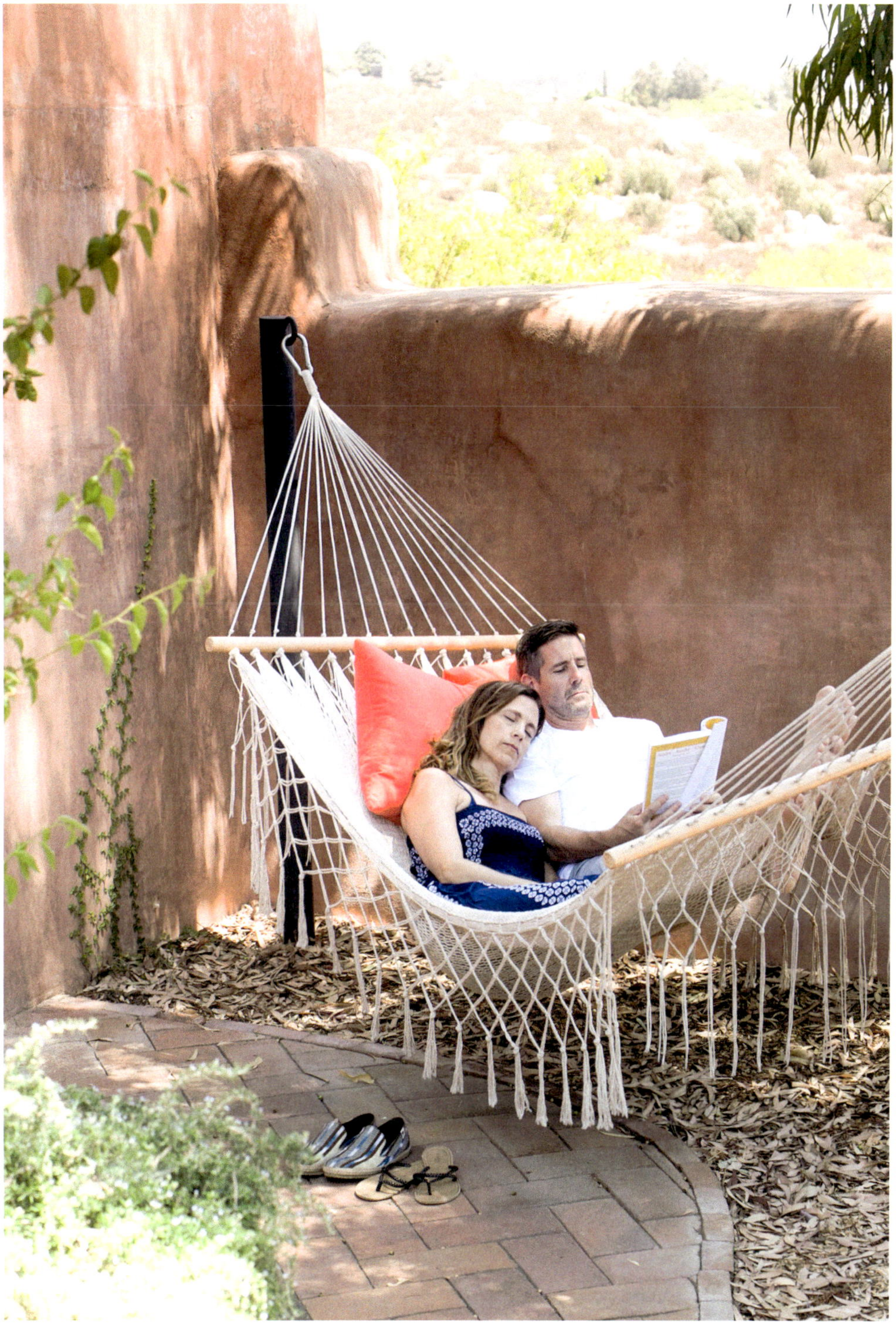

die Hängematte legen oder eine Warmsteinmassage genießen. Das Spa bietet neun verschiedene Massagevarianten sowie zahlreiche Peelings, Facials und eine von Szekely höchstpersönlich entwickelte Kräuterpackung zur Reinigung, Entgiftung und Spannungslösung.

Die Aufenthalte dauern sieben Tage, man kann aber auch die neue, 14-tägige Detoxkur buchen, die den Körper sanft mit Saftkuren, Darmspülungen und weiteren Anwendungen erneuert. Es gibt sicherlich Luxusretreats mit größerem Angebot, doch diese einzigartige Ranch ist sich ihrer unverfälschten, ganzheitlichen Gesundheitsphilosophie über viele Jahre hinweg treu geblieben.

Die Weisheit der Griechen

TATOÏ CLUB
ATHEN, GRIECHENLAND

Der ganzheitliche Ansatz des TATOÏ Club beruht auf Platons Philosophie, dass das Ganze nur gesund sein kann, wenn all seine Teile gesund sind.

Wellnessrituale erfreuen sich heute zunehmend großer Beliebtheit, doch die Griechen pflegen sie schon seit vielen Jahrhunderten. Der antike griechische Arzt Hippokrates glaubte, dass es für einen gesunden Körper auf Ernährung, Lebensstil und Umweltfaktoren ankomme. Der in den kiefernbedeckten Gebirgsausläufern der Parnitha bei Athen gelegene TATOÏ Club verpasst dieser uralten Philosophie in Form von ganzjährigen Mitgliedschaften zur Förderung eines ganzheitlichen und gesunden Lebensstils ein modernes Gewand. Der Club gleicht einem Wellnessretreat, in dem man täglich ein und aus gehen kann wie in einem Fitnessstudio.

Auf sieben Hektar vereint der TATOÏ Club fünf Kernkonzepte: körperliche Bewegung, geistige Stimulation, gesunde Ernährung, Verbundenheit mit der Natur und Gemeinschaftsbildung. Wer keine Lust mehr auf Fitnessstudios hat, kann sein funktionelles Zirkeltraining hier nach draußen verlegen, Yoga im Kräutergarten praktizieren oder den Tennisschläger auf 17 verschiedenen Sand- und Rasenplätzen schwingen (die Tennisprofis Gaël Sébastien Monfils und Maria Sakkari spielen regelmäßig hier). Für Körper und Geist gibt es zudem medizinisches Pilates gegen chronische Schmerzen, McKenzie-Dehntechniken, entzündungshemmende Ganzkörperkältetherapien, Dampfsaunas und klassische Spa-Anwendungen. Im Anschluss locken vitaminreiche Säfte und nachhaltige mediterrane Mahlzeiten im MUZE Bar Restaurant, in dem ein Team aus Ernährungswissenschaftlern und Köchen saisonale Gerichte mit frisch geernteten Zutaten aus Tatoïs Garten zubereitet.

Der TATOÏ Club regt Mitglieder dazu an, sich bei Vorlesungen zu Kunst oder bei Kochworkshops kennenzulernen. Dank Sportprogrammen und Spielflächen für Kinder können sich junge Familien zu gemeinsamen Aktivitäten verabreden. Hat jemand Lust auf eine Runde Kardio mit anschließendem Seilchenspringen?

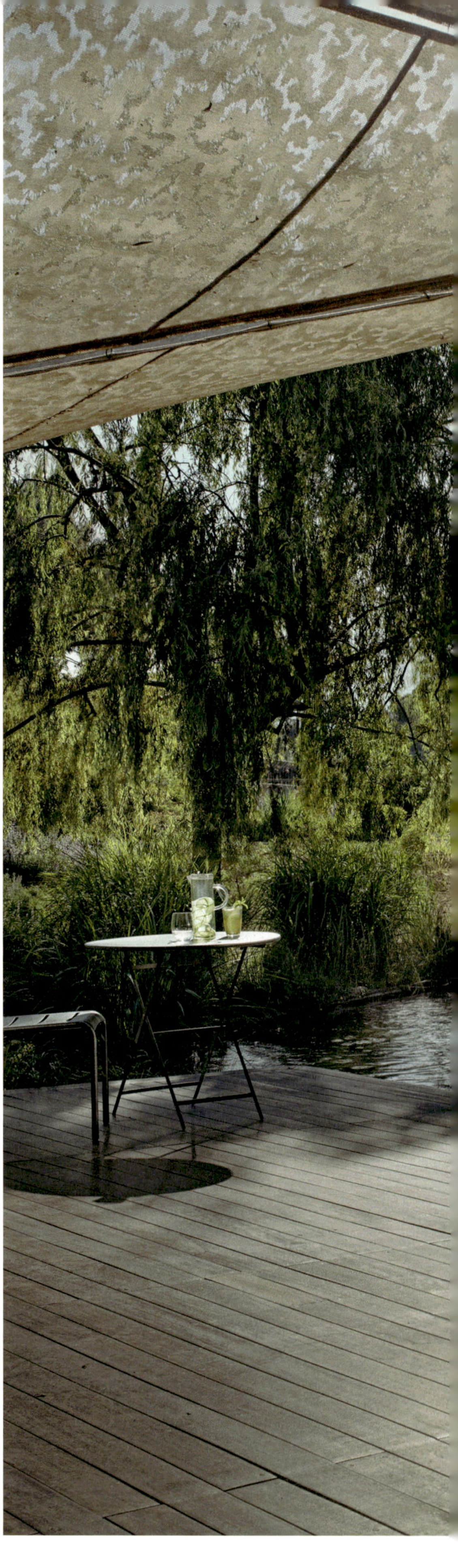

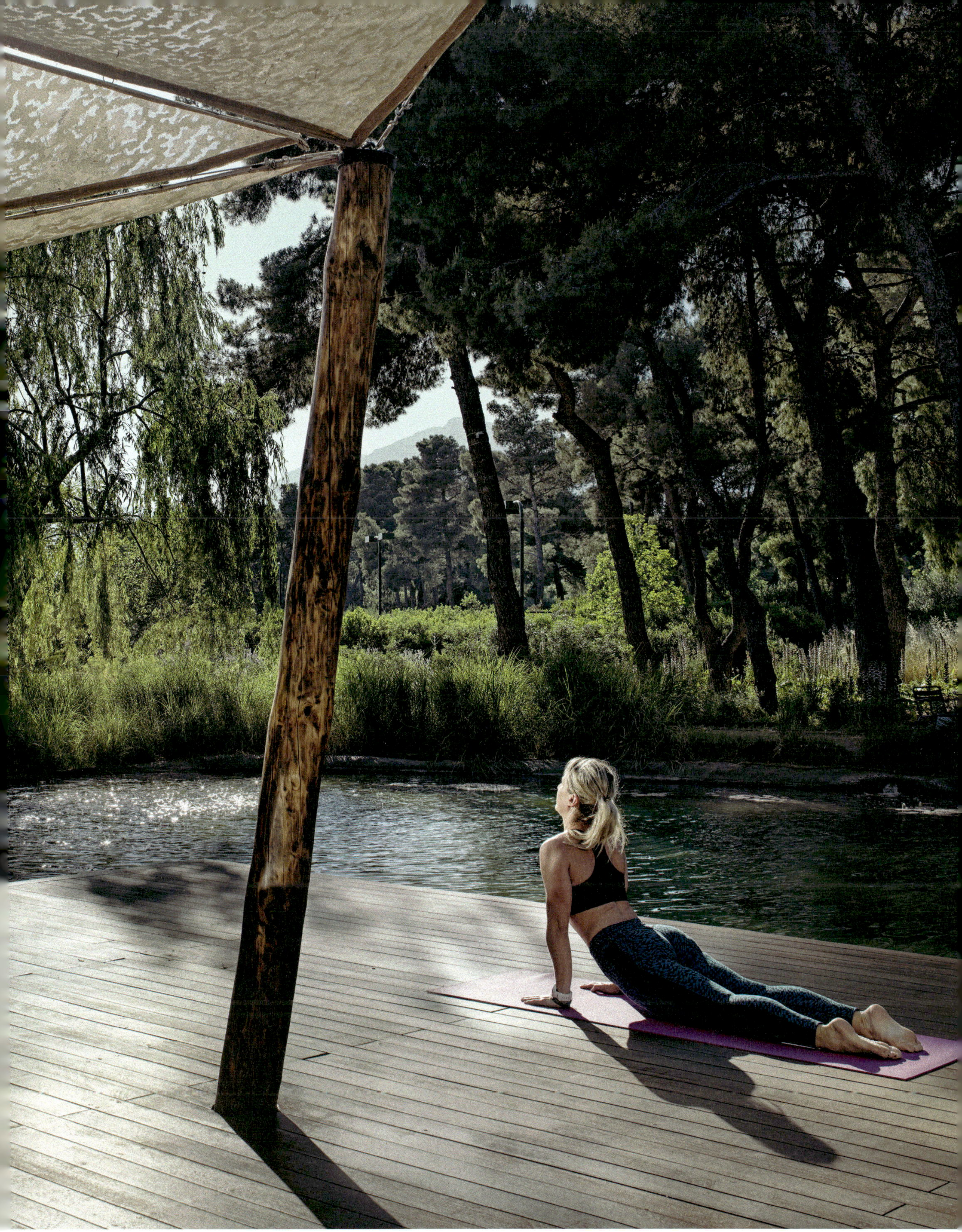

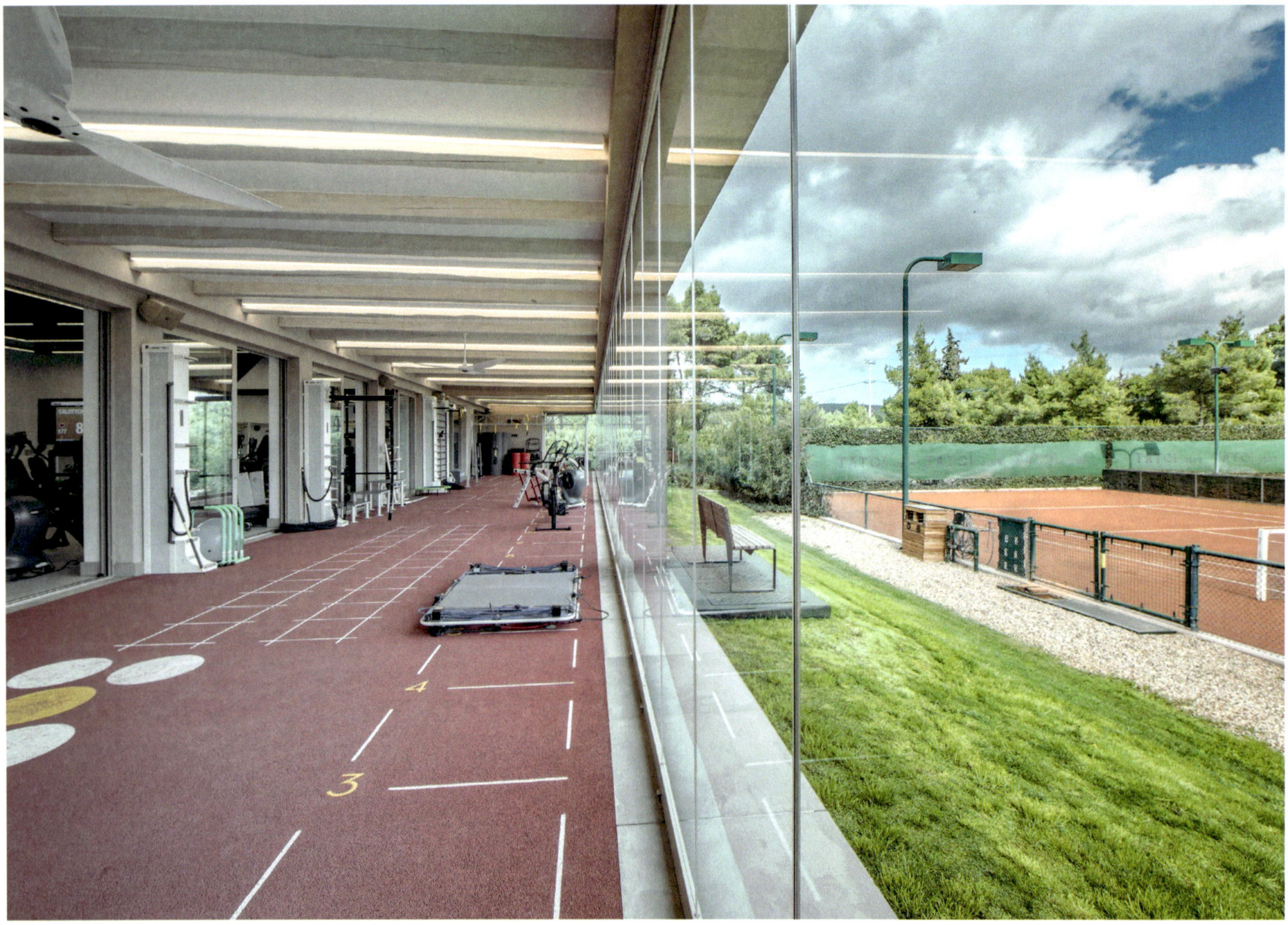

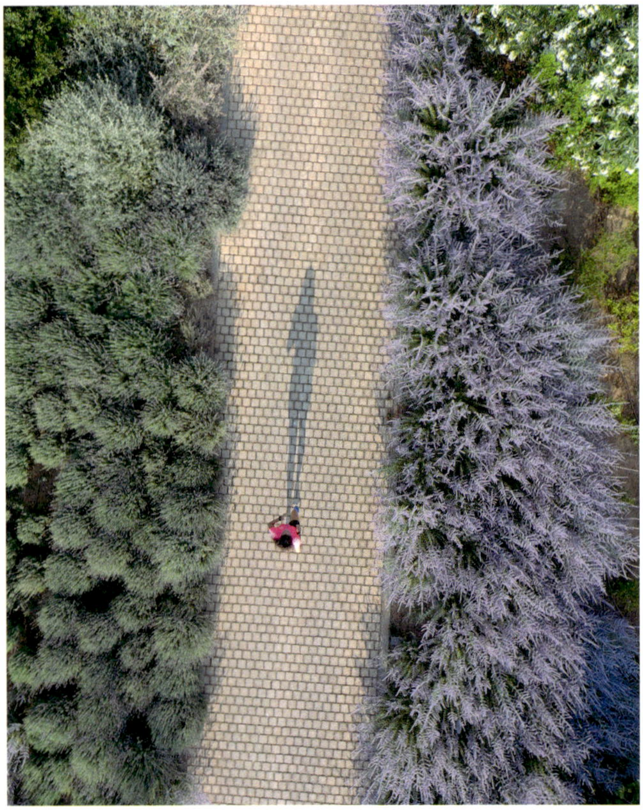

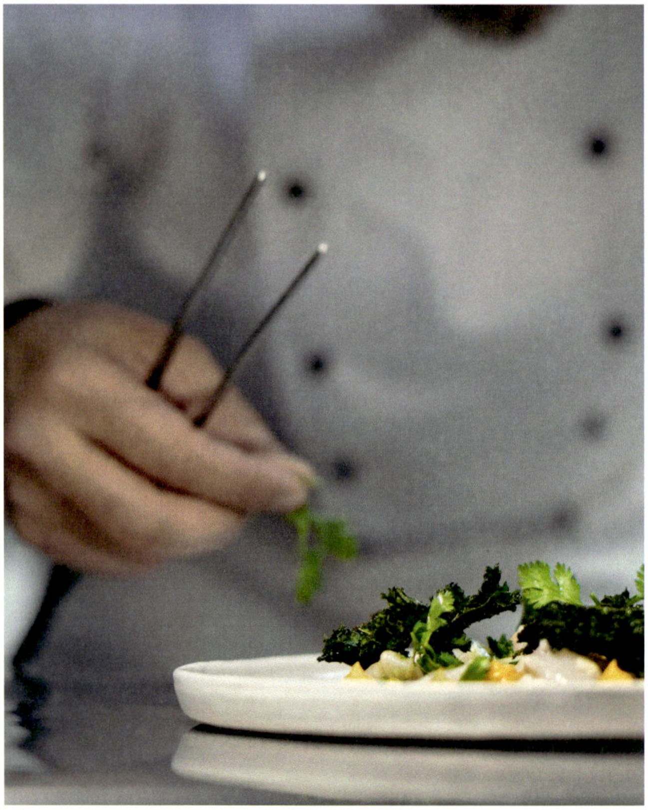

Das Tatoï vereint fünf Kernkonzepte: körperliche Bewegung, geistige Stimulation, gesunde Ernährung, Verbundenheit mit der Natur und Gemeinschaftsbildung. Es gleicht einem Wellnessretreat, in dem man täglich ein und aus gehen kann.

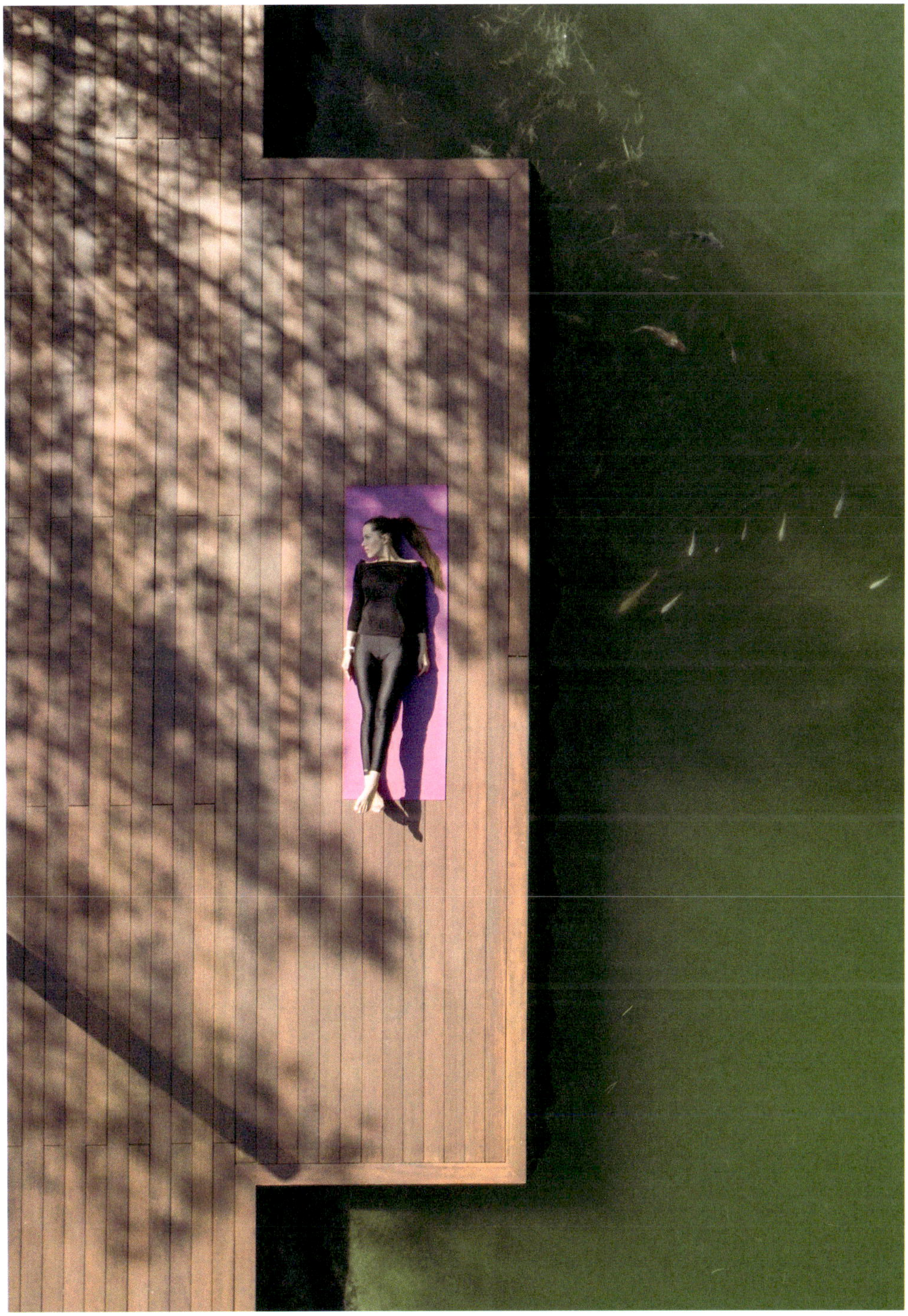

← ↗ Der auf sieben Hektar Land außerhalb von Athen gelegene Tatoï Club bietet Bereiche für Outdoor-Yoga, Meditation, Tennis, eine moderne verglaste Turnhalle sowie eine Laufbahn.

→ Das von Lavendelfeldern und Gärten umgebene Clubrestaurant bietet saisonale Gerichte, die von einem Ernährungswissenschaftlerteam aus vor Ort angepflanzten Zutaten zusammengestellt werden.

Im Rhythmus der Natur relaxen

MIRAMONTI BOUTIQUE HOTEL
HAFLING, ITALIEN

Das Miramonti Boutique Hotel beschreibt sich als „angenehm unaufdringlich und doch sehr präsent". Das gilt für das Design genauso wie für die Wellnessphilosophie des Alpenhotels.

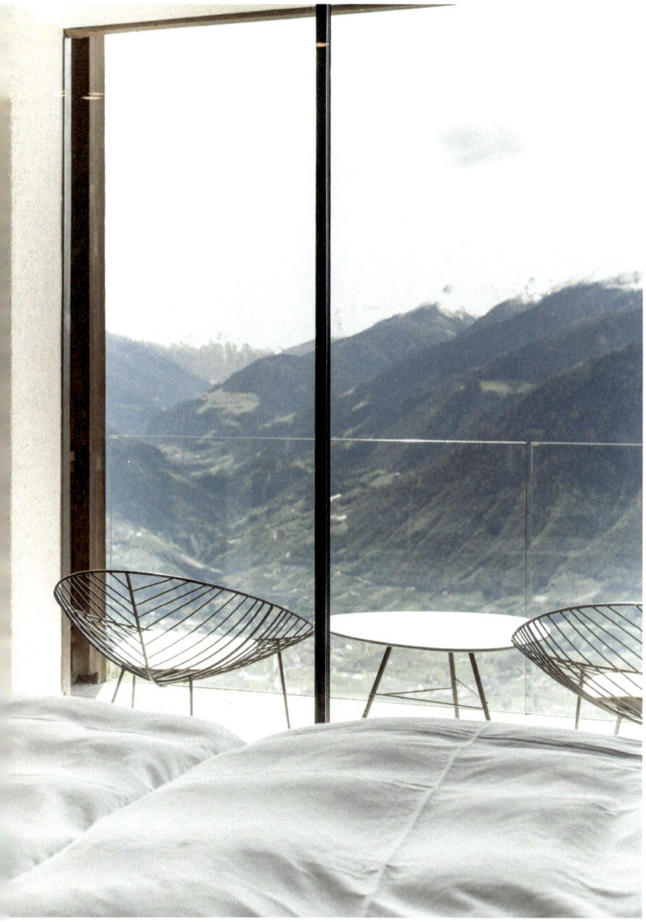

Bevor Carmen und Klaus Alber das Miramonti-Anwesen aus den 1930er-Jahren 2012 als Boutiquehotel wiedereröffneten, machten sie in den alten Hotelplänen aus den 1950er-Jahren eine interessante Entdeckung: eine „versteckte" Brücke, die vom Grundstück in den dichten grünen Forst zu einem kleinen Teich auf einer Lichtung hinausgeführt hatte. Inspiriert durch den Charme des Originalgebäudes und ihre Naturverbundenheit erbaute das Paar eine neue Brücke an gleicher Stelle, um die Gäste in eine „magische Welt" im Wald zu entführen.

Das Miramonti liegt in der Gemeinde Hafling auf einem Bergmassiv auf 1.230 Metern Höhe, ist von 30 Hektar Mischwald umgeben und überblickt die Kurstadt Meran, die für ihre Thermalbäder bekannt ist. Als das Hotel 1932 als kleines Gasthaus mit drei Räumen erstmals öffnete, fuhren die Meraner Badegäste mit der Seilbahn nach Hafling, um die selbstgemachten Kuchen im Sternerestaurant des Miramonti und den Ausblick auf die Berge Südtirols zu genießen. Auch wenn das Hotel im Lauf der Jahre den Besitzer wechselte, ist es ein elegantes und zugleich schlichtes Feriendomizil für einen entspannten Alpenurlaub geblieben (selbst Elizabeth Taylor soll hier schon eingecheckt haben).

Die Albers haben das Hotel auf 42 Zimmer erweitert und eine rustikal-alpine Atmosphäre geschaffen, die ganz der „Einheit mit der Natur" gewidmet ist. Klaus Alber selbst leitet Waldspaziergänge und Schneeschuhwanderungen durch die Haflinger Berglandschaften. Dazu können Gäste ihre Tage mit Paragliding, Reiten sowie Schlitten- und Skifahren auf den präparierten Pisten von Meran verbringen. Zur anschließenden Erholung stehen ein Salzwasserinfinitypool,

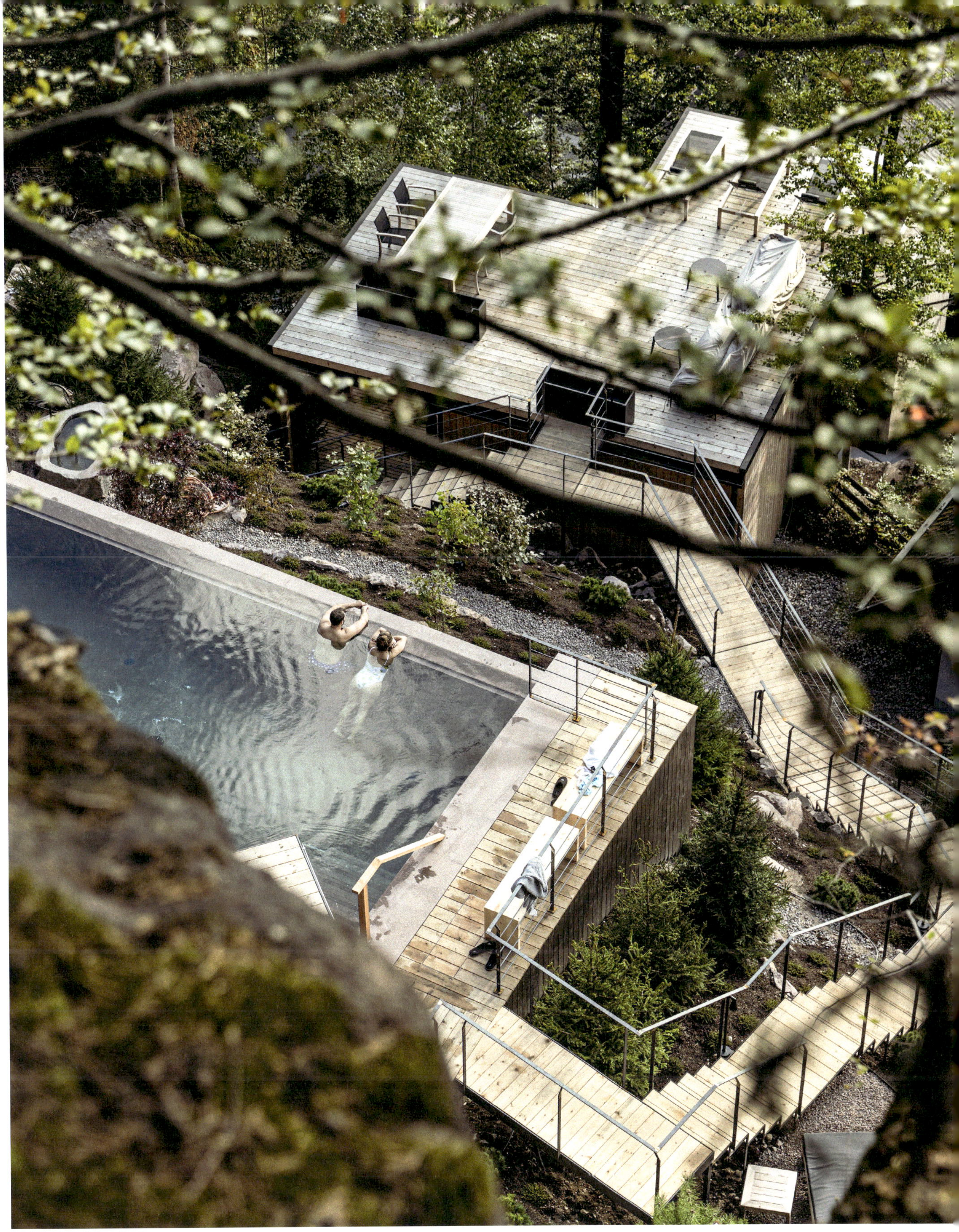

← ↑ Das Miramonti liegt auf einem Bergmassiv oberhalb der Gemeinde Hafling in Südtirol und strahlt eine besondere Atmosphäre aus, die ganz im Zeichen der „Einheit mit der Natur" steht.

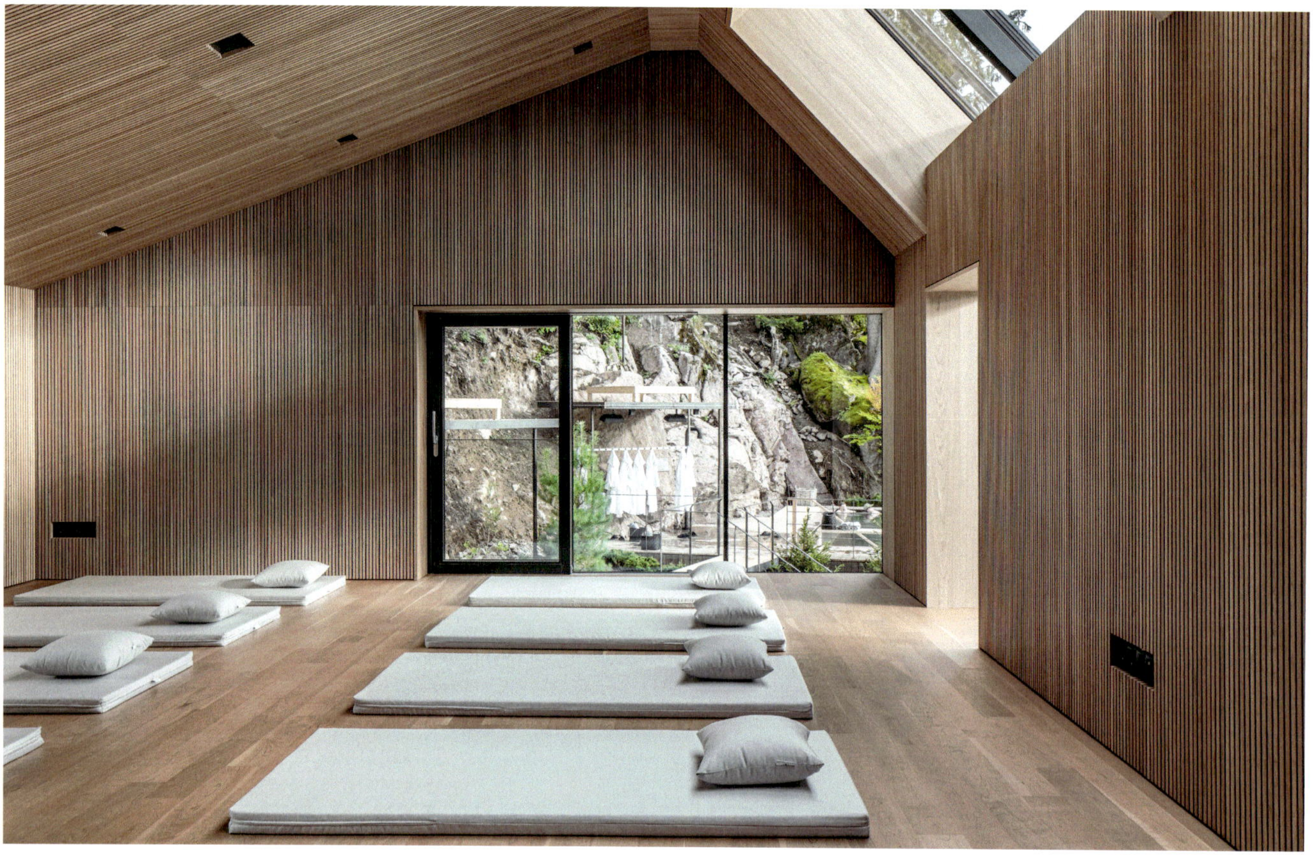

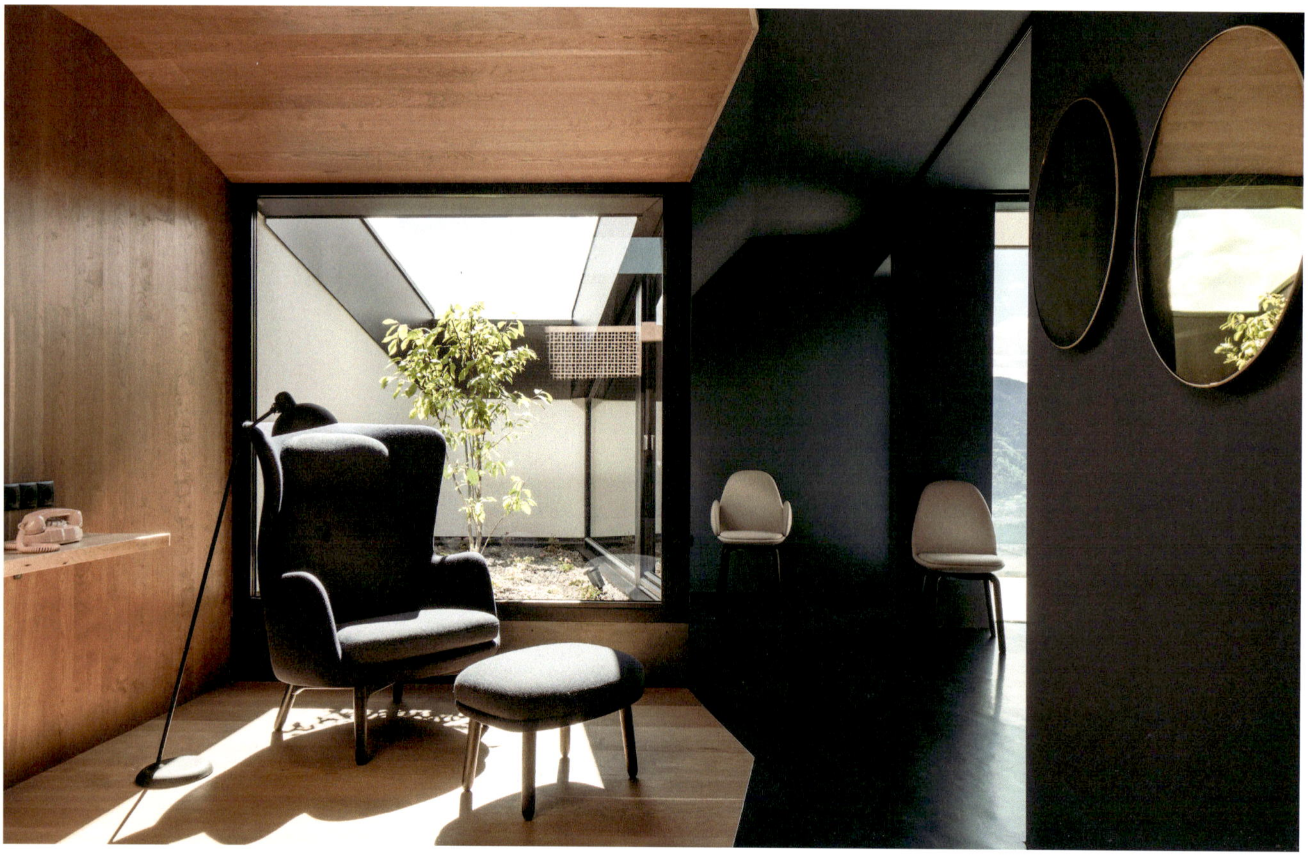

← → Im hellen Activity House stehen Meditation, Hatha Yoga, Pilates, Dehnung, Faszientraining sowie Einheiten mit einem Personal Trainer auf dem Programm. Nach dem Sport lässt es sich wunderbar im Infinitypool, dem japanischen Onsen oder der finnischen Holzsauna entspannen.

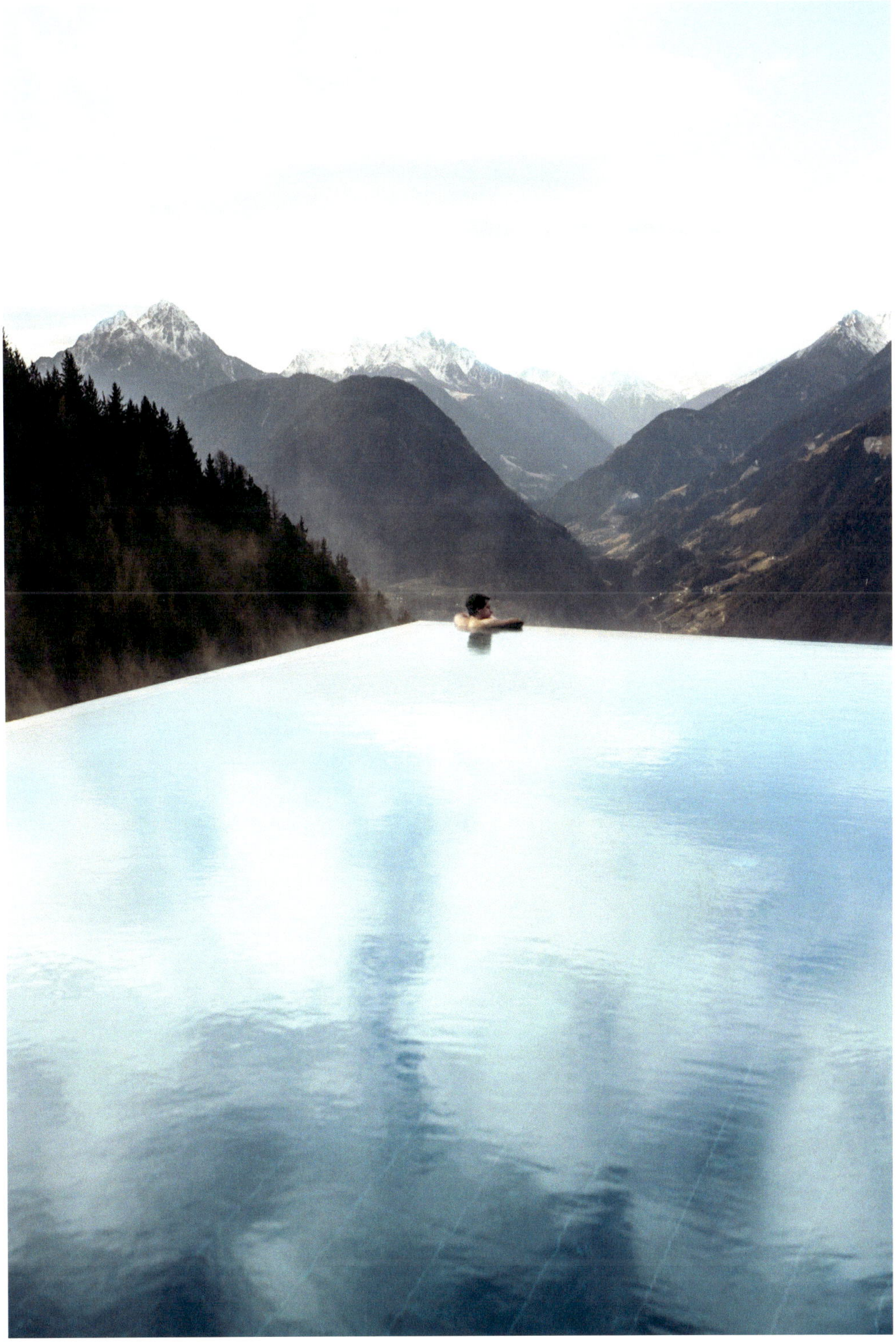

ein japanisch inspiriertes Onsen mit alkalihaltigem Wasser, ein Außenwhirlpool sowie eine finnische Holzsauna zur Verfügung. Für die Massagen werden die erlesenen Hautpflegeprodukte von Davines verwendet, die in Italien mit heimischen Pflanzen hergestellt werden.

Beim Entspannen auf der Sonnenterrasse kann man in der Ferne die Überreste der alten Seilbahnstation erkennen, ein kleines Stück Ortsgeschichte. Und auch beim Überschreiten der neuen alten Brücke kommt Nostalgie auf.

Ein Mid-Century-Motel als Wellnessoase

CALISTOGA MOTOR LODGE AND SPA
KALIFORNIEN, USA

Ein ehemaliges Motel in Nordkalifornien lässt die Hippie-Ära der 1970er-Jahre mit Schlamm- und Mineralbädern sowie Cannabismassagen wieder aufleben.

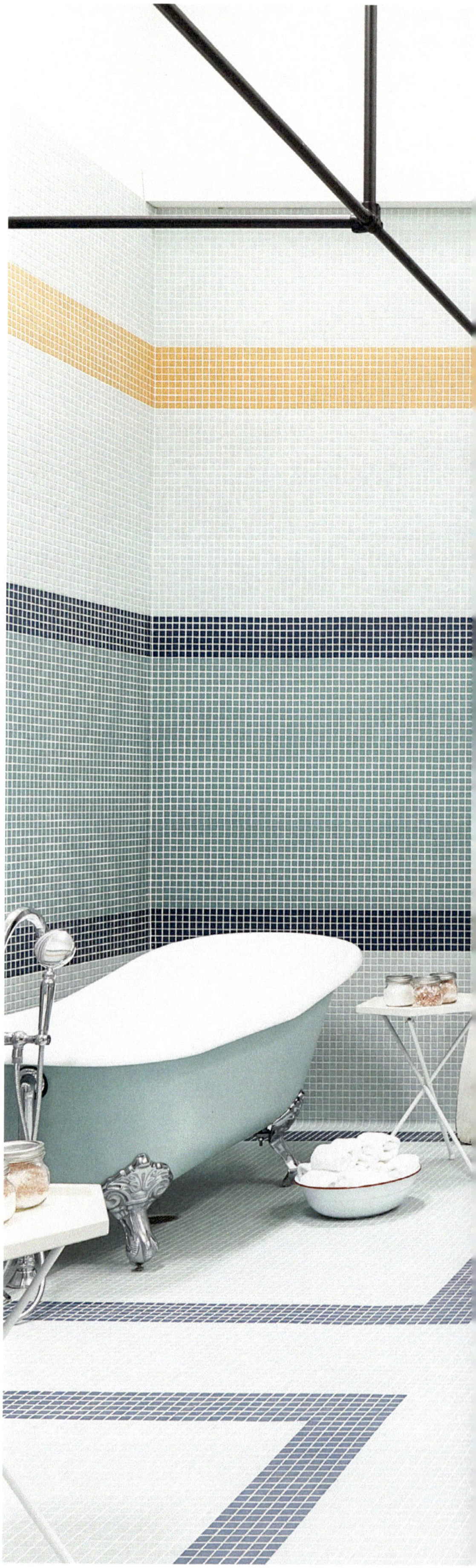

In den 1970ern bestand ein typischer Urlaub in den USA darin, Auto, Campingbus oder Wohnmobil zu bepacken, durchs Land zu fahren und unterwegs Nationalparks und Sehenswürdigkeiten zu besuchen. Für die Restaurierung der Calistoga Motor Lodge, einem Motel aus den 1940er-Jahren am Silverado Trail im Napa Valley, bedienten sich die New Yorker Designer von Avroko genau dieses nostalgischen Gefühls.

Die Mid-Century-Ästhetik ist von den auffälligen, leuchtenden Schriftzügen inspiriert, die man von amerikanischen Tankstellen und Rasthöfen kennt, die Zimmer sind klassischen Campingbussen und -mobilen nachempfunden. Eine große Tafel im Empfangsbereich listet die täglichen Aktivitäten wie in einem Ferienlager auf. Dazu finden sich überall Brettspiele, Puzzles, Hula-Hoop-Reifen und Springseile, die Gäste dazu animieren sollen, ins Gespräch zu kommen und Spaß zu haben.

Das Spa orientiert sich an Calistogas berühmten Schlammbädern aus Vulkanasche und heißem Wasser aus den geothermalen Quellen der Region. An einer „Schlammbar" können Gäste die Hippietradition wieder aufleben lassen, das erdige Sediment auftragen und so trockene Haut loswerden. Während die Packung einzieht, kann man sich auf einer Sonnenliege entspannen. Nachdem man sich unter einer Regendusche abgewaschen hat, kann man sich weiter ausruhen oder das Ritual mit einer Massage abrunden – bei einer neuen Variante werden die Muskeln mit einer beruhigenden CBD-Hanfcreme geknetet. Zu weiteren Anwendungen des Spas, das mit Klauenfußbadewannen und blau gefliesten Wänden optisch an einen Stilmix aus kurioser Apotheke und öffentlichem Freibad erinnert, zählen heilende Mineralbäder und Körperpeelings mit Traubenkernen aus dem Napa Valley sowie lokalen Lavendel- und Rosmarinölen. Man kann sich natürlich auch einfach in einem der drei 27 bis 82 °C heißen geothermalen Außenbecken treiben lassen. Besser lässt sich die Aussicht auf die Mayacamas Mountains in der Ferne kaum genießen!

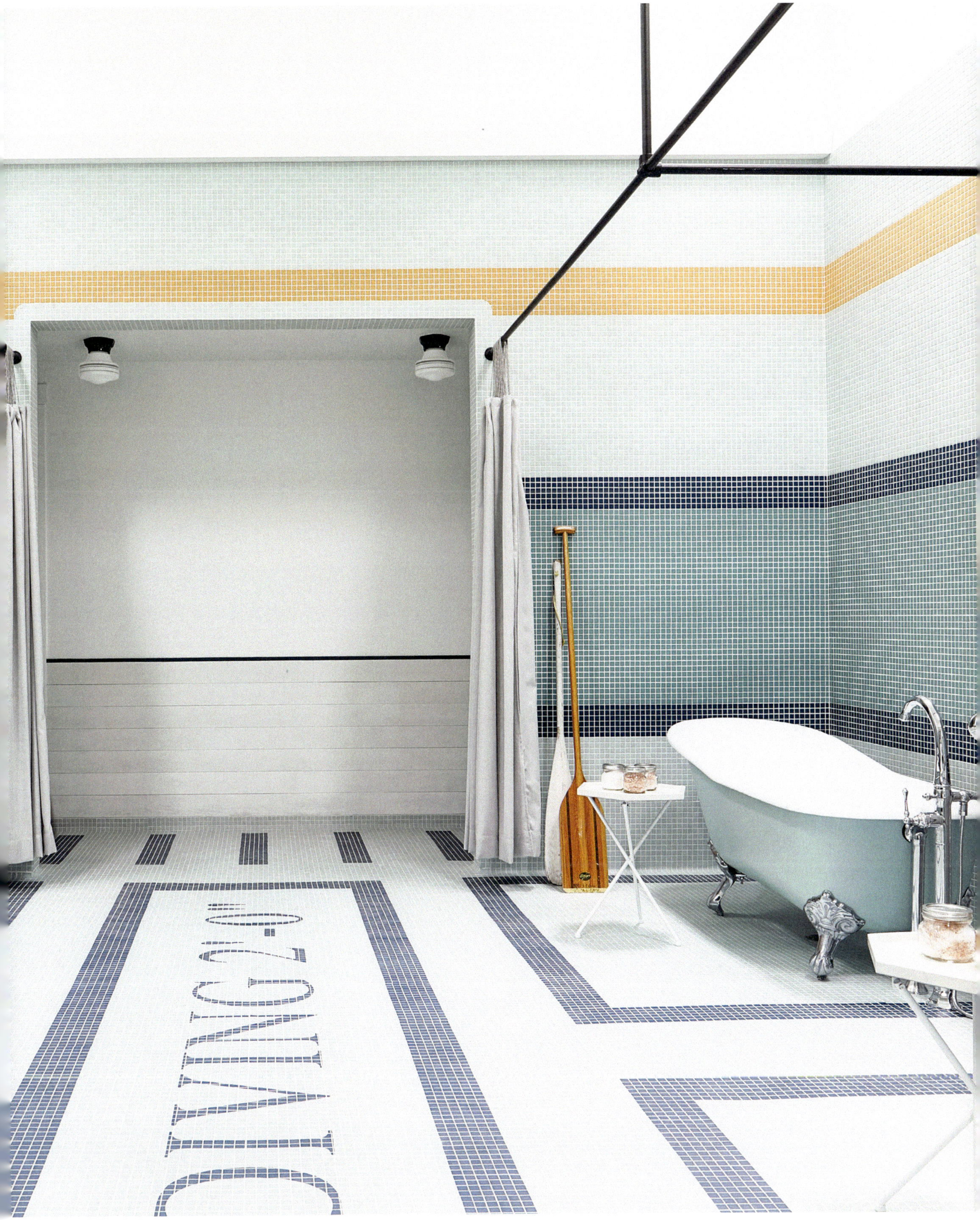

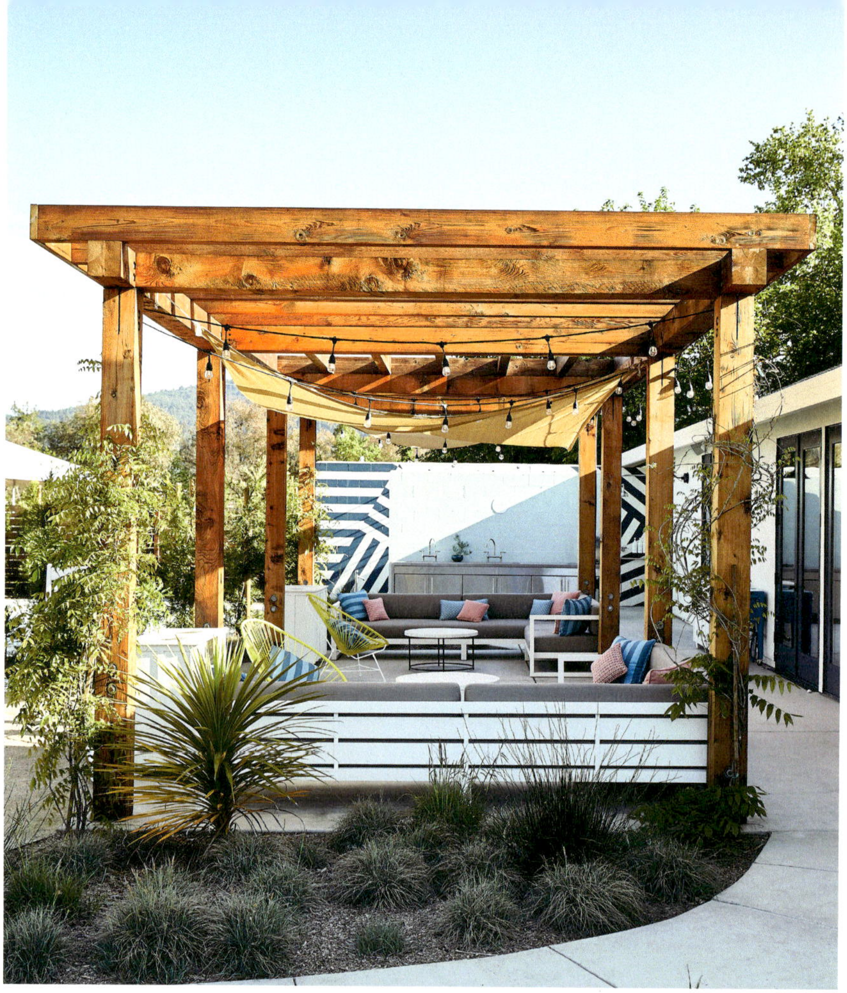

← (vorherige Seite) Das Spa, das dank seiner Klauenfußbadewannen und der blau gefliesten Wände wie eine Mischung aus Apotheke und Freibad anmutet, hat unter anderem CBD-Massagen und Bäder im Programm.

↓ Die Lodge bietet drei geothermale Außenbecken und Schlammbäder mit der berühmten Vulkanasche der Region, die in die Haut einzieht, während man in der Sonne liegt.

→→ Die Zimmer sind von Campingbussen und -mobilen inspiriert inspiriert (siehe S. 154). Boccia, Hula-Hoop-Reifen und Brettspeile sorgen für gemeinschaftlichen Spielespaß.

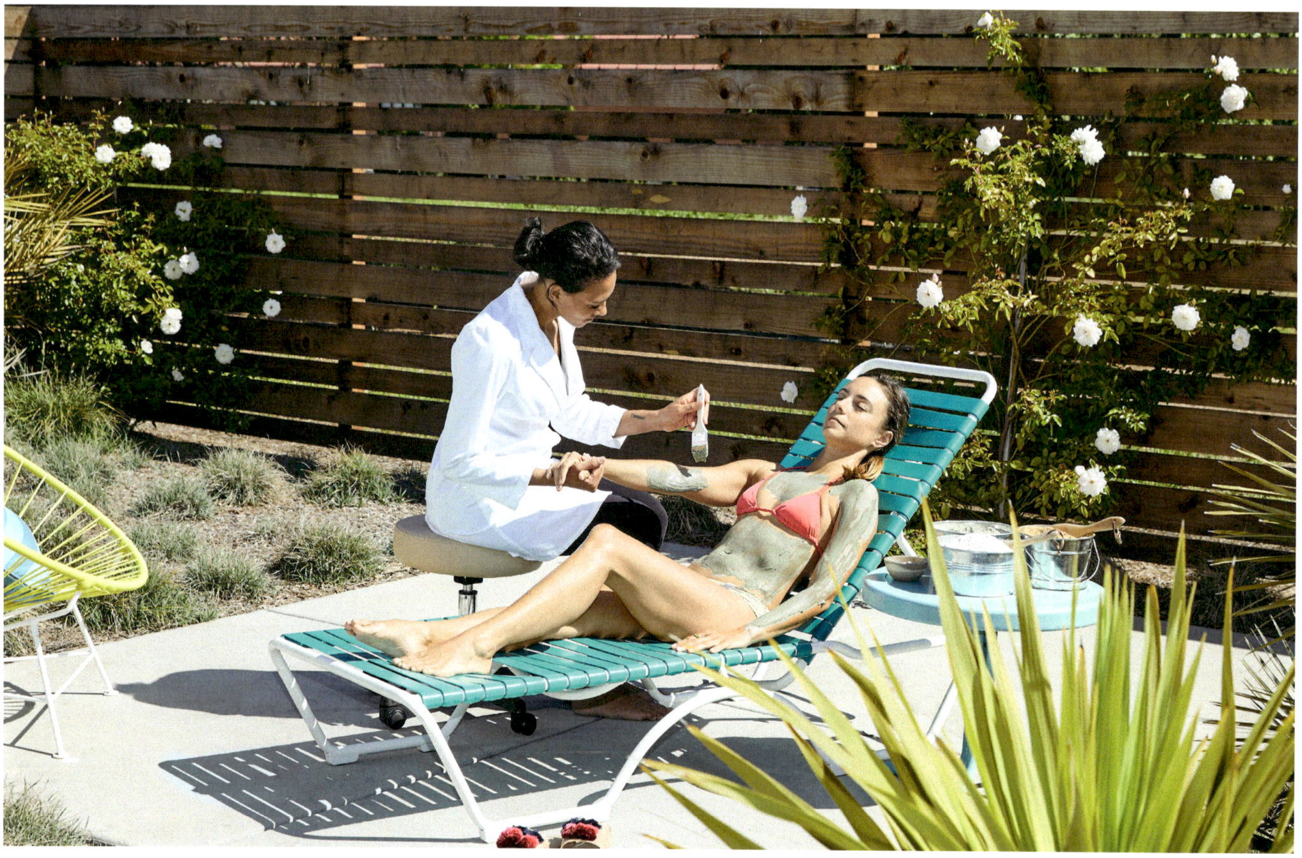

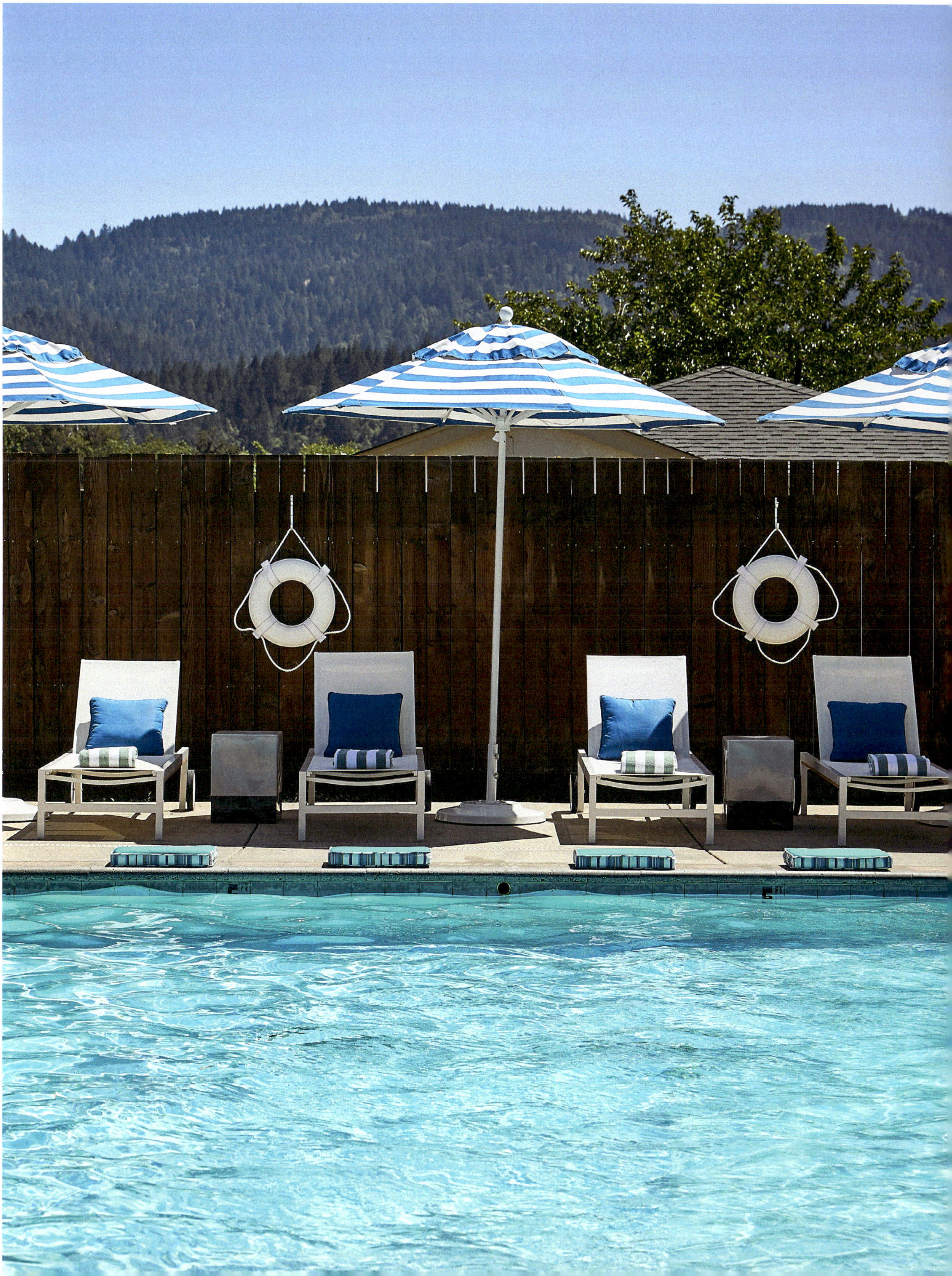

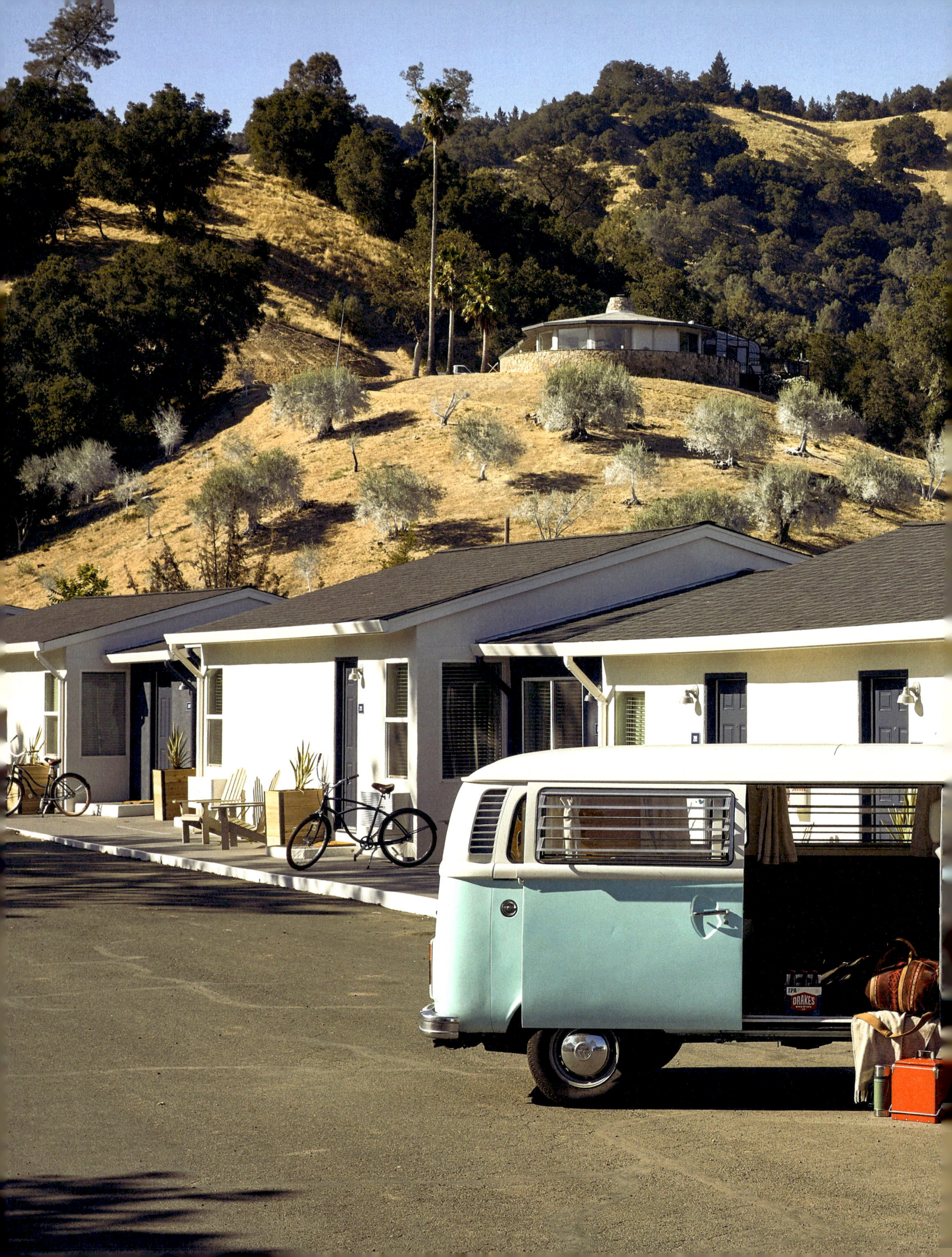
IPA
DRAKES

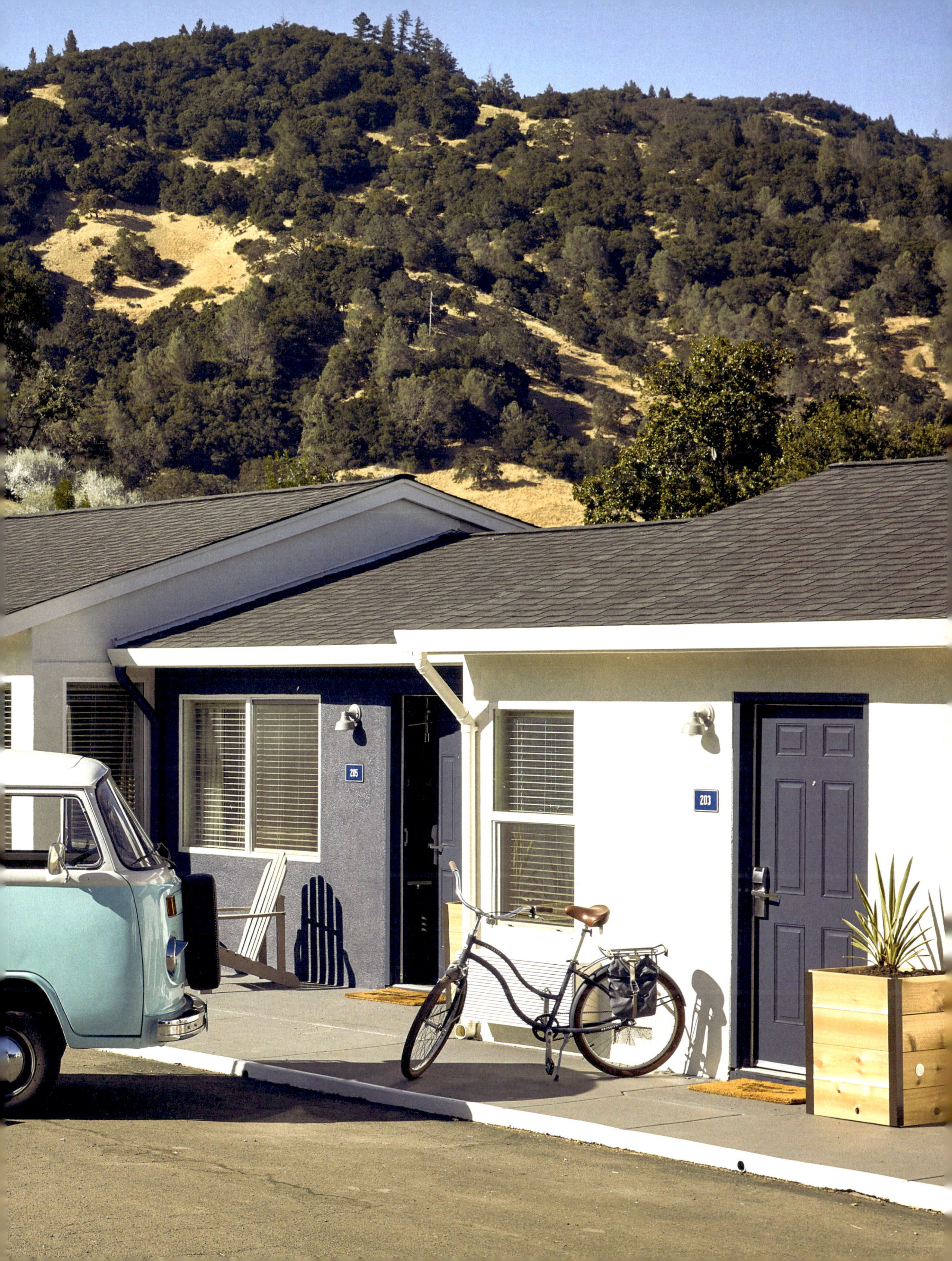
205
203

Alles ist erleuchtet: die uralten Heilmethoden Asiens

Jahrtausendealte Heilkünste – von traditioneller chinesischer Medizin bis Ayurveda – eröffnen neue Welten und ein völlig anderes Zeitempfinden und sorgen so für Entspannung und Ausgeglichenheit.

Meditation vor Sonnenaufgang, Goldene Milch aus Kurkuma oder Steine zur Gesichtsbehandlung gehören zu den Wellnesstrends der Stunde, dabei sind diese Praktiken uralt. Ganzheitliche Heilverfahren, die den gesamten Körper miteinbeziehen, sind in Indien, China und Südostasien seit über 5.000 Jahren tief in der Kultur verwurzelt. Die Rituale werden seit Generationen wie Familienerbstücke weitergegeben. Shrankhla Holecek, die im Norden Indiens aufgewachsen ist, kannte ihr *dosha* (den speziellen Mix aus körperlichen, emotionalen und geistigen Eigenschaften, der im Ayurveda eine Person beschreibt), schon bevor sie ihre Schuhe binden konnte, und begann bereits im Alter von acht Jahren mit Yoga. „Ob Essen als Medizin, Schönheitsrituale oder körperliche Übungen – ich kam schon früh mit unseren Traditionen in Kontakt", erklärt die Gründerin von Uma Oils, einer von den ayurvedischen Lehren inspirierten Wellnessproduktreihe.

Weltweit erleben traditionelle chinesische Medizin und Ayurveda einen

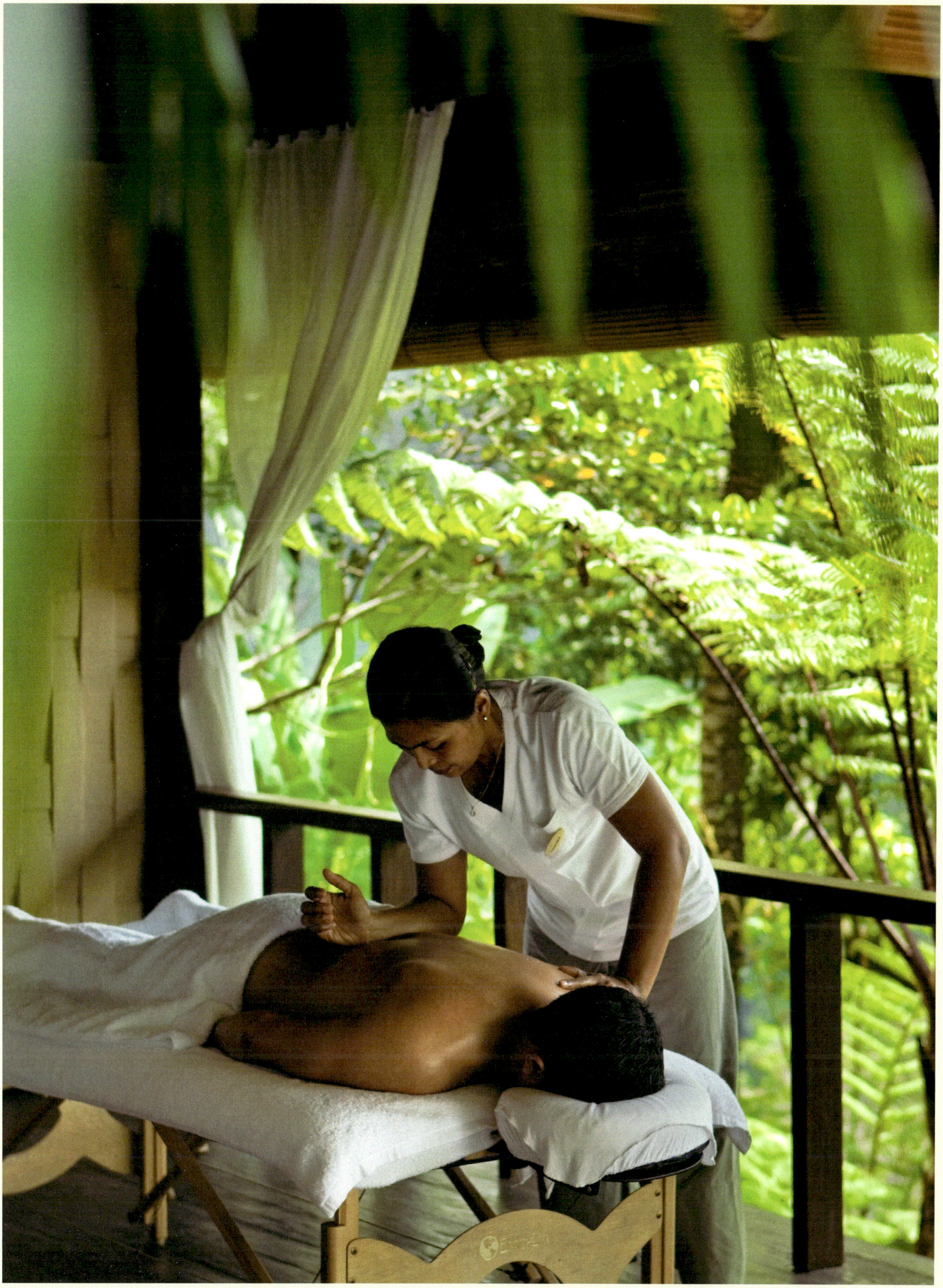

Ayurvedische Massagen stimulieren Energiebahnen im Körper, die an sogenannten Marmapunkten gebündelt werden.

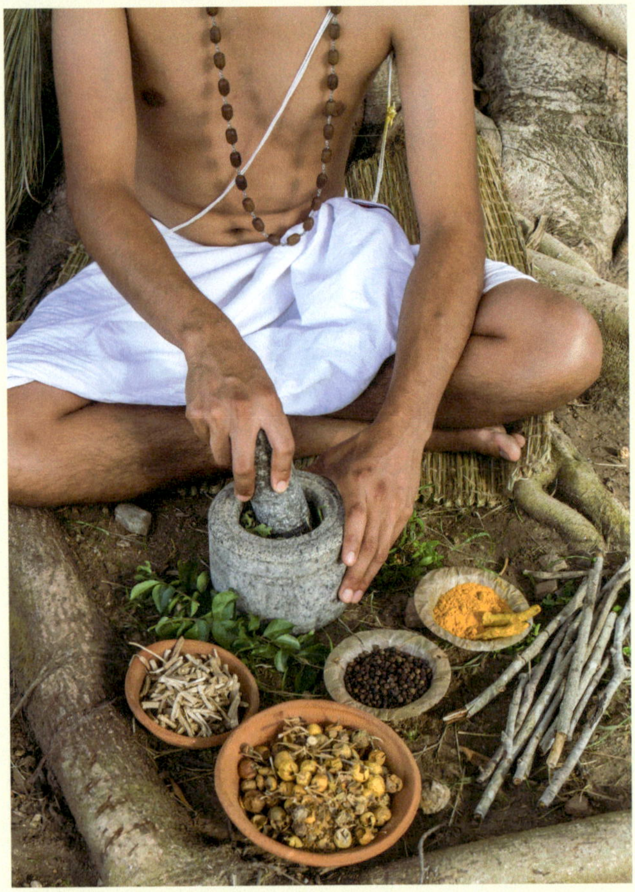

Ayurvedische Medizin basiert auf heilenden Kräutern, Gewürzen und Pflanzen.

„Sie funktionieren", sagt Ling Chan, eine in chinesischer Medizin erfahrene Hautspezialistin und Gründerin der Ling Spas in New York.

Die Griechen waren ihrer Zeit mit der Erkenntnis von notwendiger Ganzheitlichkeit weit voraus. Hippokrates glaubte, dass der Fokus der Medizin auf die gesamte Person gerichtet sein müsse, schreibt Bridgette Shea in ihrem *Handbook of Chinese Medicine and Ayurveda: An Integrated Practice of Ancient Healing Traditions*. Bei der Diagnose von Gesundheitsproblemen schauten sich die Griechen Ernährung, Schlafgewohnheiten, Pulsschlag, Symptome im Gesicht, Luftqualität und den Stuhlgang an. Viele dieser Aspekte waren auch in der Heilkunde nachfolgender

Hype (sogar bei Starbucks gibt es mittlerweile Kurkuma Latte zu kaufen). Mehr als 750.000 US-Amerikaner haben schon mal eine ayurvedische Behandlung gebucht und die Weltgesundheitsorganisation hat alternative Therapien aus China anerkannt. In unserer schnelllebigen Welt kurieren diese uralten Heilmethoden Schlaflosigkeit, schlechte Verdauung, geistige Trägheit und unreine Haut. Der Erfolg dieser Methoden, die eine Balance von Körper und Geist mithilfe der fünf Elemente (Erde, Wasser, Feuer, Wind und Raum bzw. Äther) anstreben, überrascht nicht:

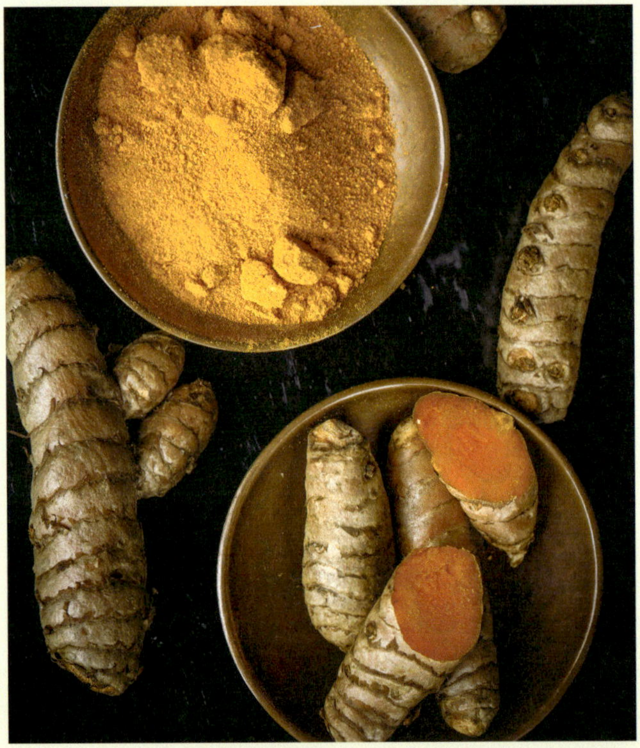

Kurkuma wird schon seit Jahrhunderten zur Heilung von Entzündungen verwendet.

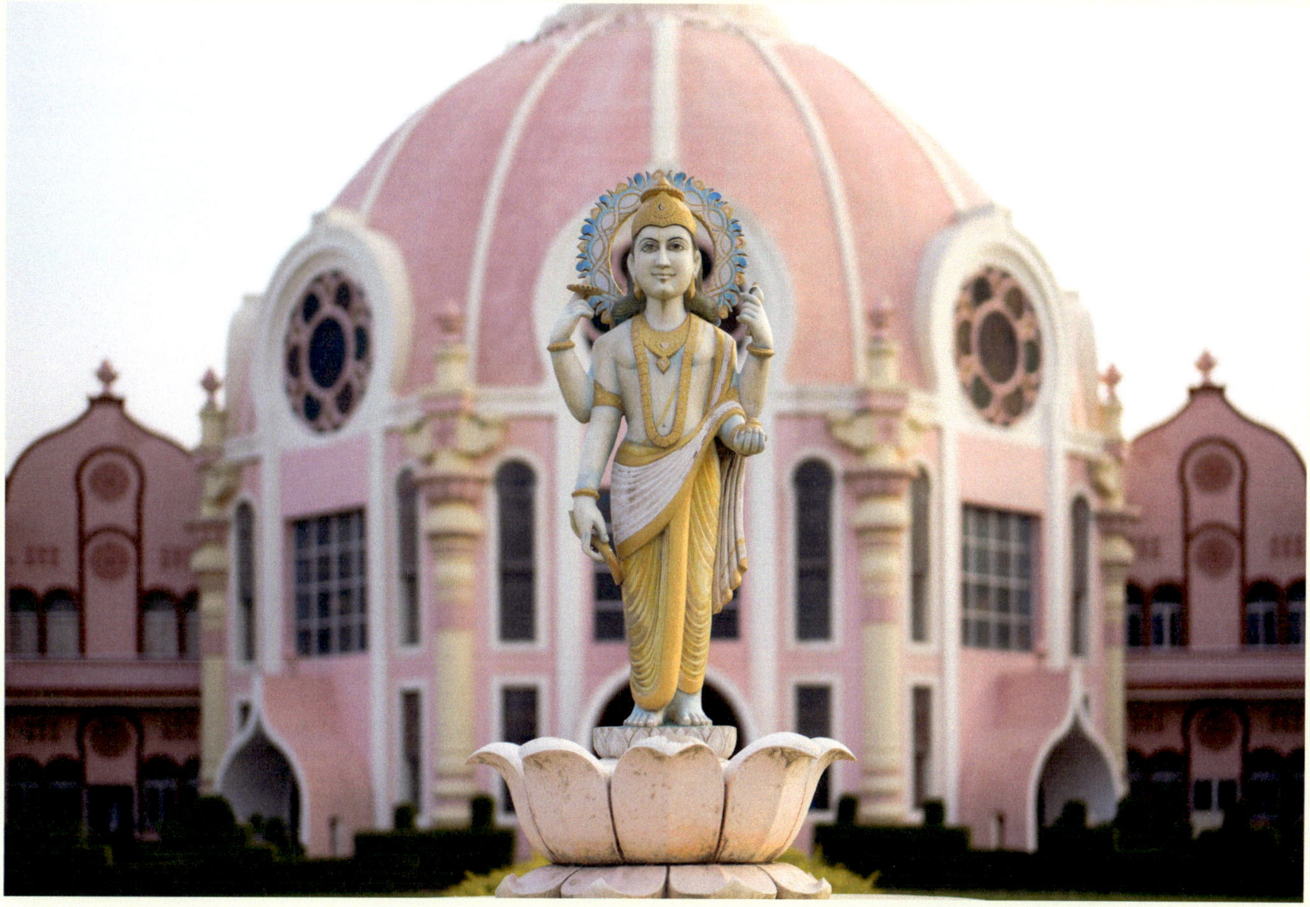

Eine Statue von Dhanvantari, der in der hinduistischen Mythologie als Arzt der Götter gilt, am Sri Sathya Sai Institute of Higher Medical Sciences, Puttaparthi, Andhra Pradesh, Indien.

Gesellschaften in Südostasien zentral und wurden durch andere Vorstellungen ergänzt. Der chinesische Taoismus etwa, der bis ins 6. Jahrhundert v. Chr. zurückgeht, basiert darauf, in Harmonie mit den zwei entgegengesetzten Kräften Yin und Yang zu leben, damit Körper und Geist nicht aus dem Gleichgewicht geraten. Diese Theorie hat sich auch in der traditionellen chinesischen Medizin durchgesetzt. In Indien stützt sich das philosophische System des Samkhja auf die Verbindung von Materie, Sinnen und Geist. Die Schriftensammlungen des Atharvaveda, die von 1200 bis 1000 v. Chr. verfasst wurden, befassen sich mit der täglichen Reinigung und Abstimmung des Körpers auf die Natur – einer der Bräuche, der heute eine zentrale Rolle im Ayurveda (Sanskrit für „Wissen vom Leben“) spielt.

„Auch Lebensmittel können unterschiedlichen Gesundheitszielen dienen“, sagt Sandra Lanshin Chiu, Akupunkteurin, Kräuterexpertin und Gründerin der Heilpraxis Treatment by Lanshin in Brooklyn, New York. Bei brennenden Hautausschlägen etwa empfiehlt sie Bittermelone. Kurkuma wiederum, das Goldener Milch ihre leuchtende Farbe

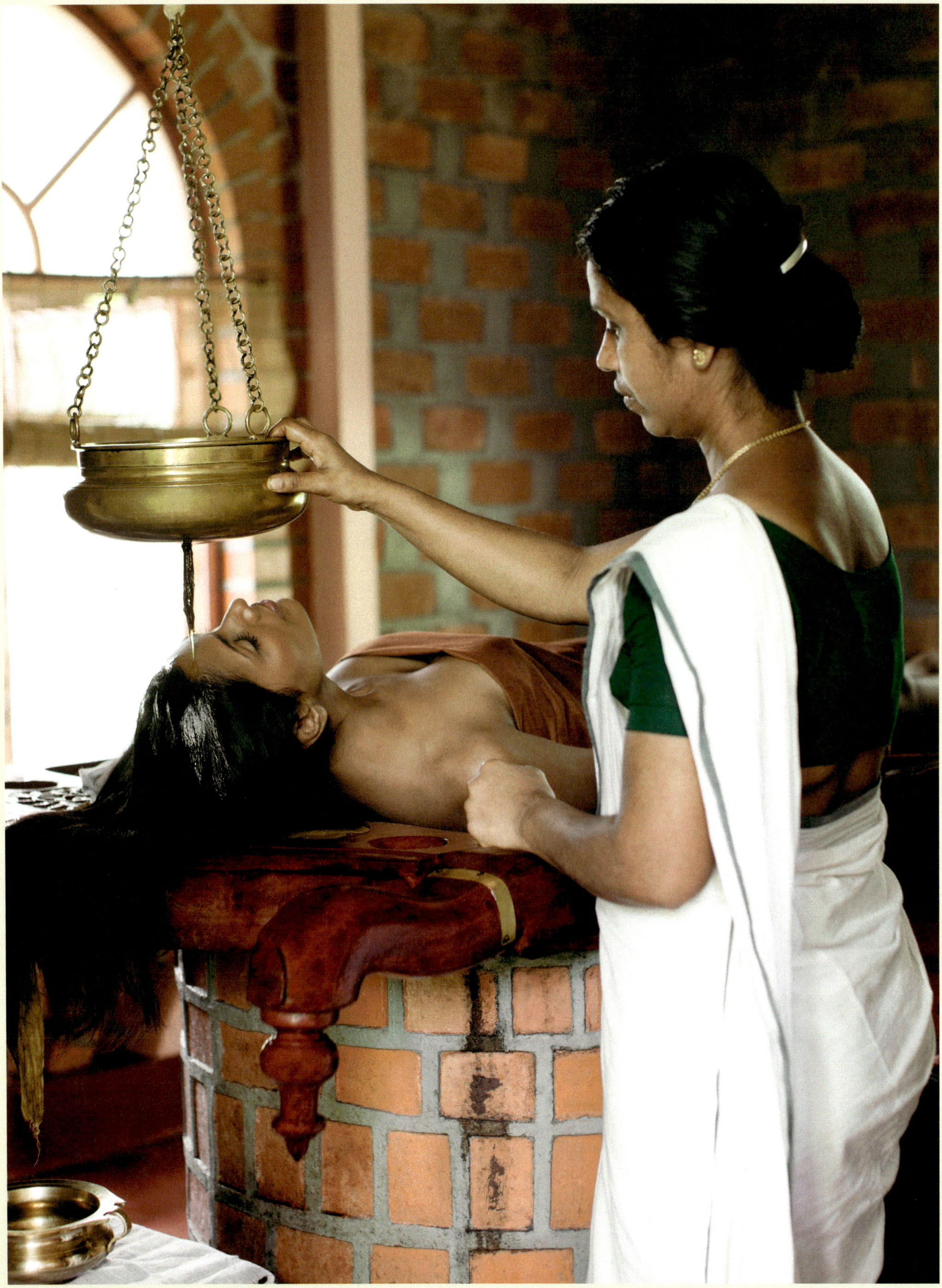

Eine traditionelle *Shirodhara*-Anwendung (Stirnölguss) dient der Förderung von Schlaf und Konzentration.

verleiht, wirkt entzündungshemmend. Bewegung ist entscheidend: „Eine einfache Übung wie eine Kniebeuge mit schwingenden Armen sorgt sofort für Aufladung der Lebensenergie Qi", sagt Chan, die auf Tai Chi schwört. Meditation ist grundlegend: „Sie hilft mir bei der Konzentration und verleiht mir Energie", erklärt Holecek. Massagen wirken medizinisch: „Gua Sha hilft bei Schmerzen und Verspannungen und senkt das Fieber", verrät Chan. Dabei wird die Haut mit der flachen Seite eines Steins „abgeschabt", um Gesichtszüge hervorzuheben, Poren zu öffnen und die Haut zu glätten.

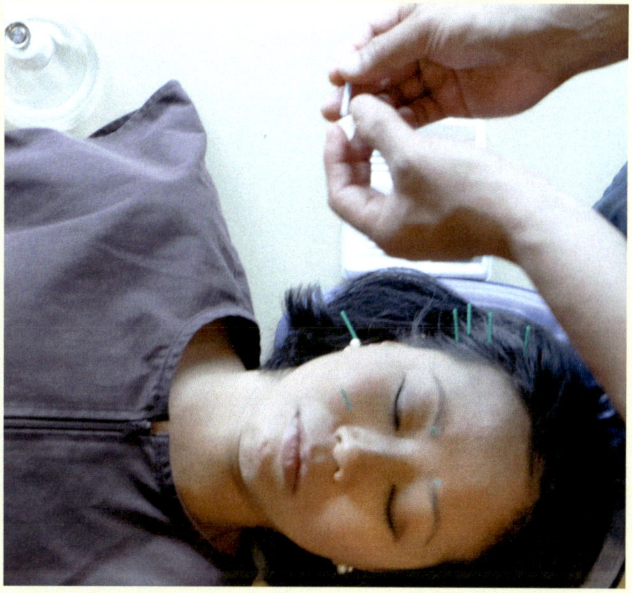

In der chinesischen und ostasiatischen Medizin kommt Akupunktur seit mindestens 2.000 Jahren zum Einsatz.

Viele Wellnessenthusiasten steigen mit der Reinigungskur *Panchakarma* ins Ayurveda ein, um ihre *doshas* ins Gleichgewicht zu bringen. Zu der 21-tägigen Kur zählen Kräutereinläufe zur Bekämpfung eines trockenen Dickdarms und mentaler Erschöpfung, Nasenspülungen mit Öl zur Verbesserung der Atmung, therapeutisches Erbrechen, Abschaben der Zunge, um Bakterien loszuwerden und die Verdauung anzuregen, sowie *Shirodhara*, eine Technik, bei der warmes Öl über die Stirn gegossen wird, um die eigene Intuition anzuregen (darüber hinaus wirkt es wahre Wunder bei chronischen Kopfschmerzen). Panchakarma ist körperlich und mental herausfordernd und zwingt zum Verbleib im Hier und Jetzt: Technologie ist nicht erlaubt, nach Sonnenuntergang ist Bettruhe und zu Sonnenaufgang gibt es Meditation und warmes Ghee mit ausgewählten Kräutern.

Das Ziel besteht darin, Giftstoffe loszuwerden, um die Kur schließlich rundum erneuert mit gereinigtem Dickdarm abzuschließen. „Ayurveda ist zu 80 Prozent sanft, doch diese Kur ist intensiv und sollte nur unter Aufsicht praktiziert werden", sagt Holecek, die wenige Kilometer von Ananda, einem angesehenen ayurvedischen Wellnessresort am Fuße des Himalaya, ein Internat besucht hat. Auch das Jindal Naturecure Institute im südindischen Bundesstaat Karnataka, das in den 1970ern eröffnete und laut Holecek zwar spartanisch ist, aber überwältigende Ergebnisse erzielt, ist ein beliebtes Wellnessziel.

Es gibt natürlich auch weniger extreme Wege, seine Balance zu finden.

Akupunktur etwa wirkt im Vergleich ziemlich harmlos. Bei dieser Behandlungsmethode, die schon seit 2.000 Jahren Teil der traditionellen chinesischen Medizin ist, werden an bestimmten Stellen kleine Nadeln in den Körper gestochen, um Blockaden des Qi zu lösen, die Beschwerden verursachen können. Moderne Heilpraktiker verstärken diese Wirkung, indem sie Akupunktur mit Praktiken wie der Akupressur kombinieren, um den Energiefluss anzutreiben. Wer Schmerzen hat und friert, sollte es mit Moxibustion versuchen. Dabei wird getrockneter Beifuß über der Haut verbrannt, um den Kreislauf anzuregen und Schwellungen zu mindern.

Chiu wendet Heilverfahren der chinesischen Medizin auch oberhalb des Halses an und nutzt Gesichtsakupunktur, um Spannungen zu lösen und die Durchblutung anzuregen. Auch Gua Sha gehört zu ihrem Programm. „In der traditionellen chinesischen Medizin steht eine Frage im Mittelpunkt: Wie gut ist der Kreislauf? Wenn er nicht in Schwung ist, muss man ihn ankurbeln", sagt Chiu. Beispielsweise mit einem Jade-Roller. Dabei wird ein Jadestein über die Haut gerollt, um Lymphdrainage, jugendliche Gesichtskonturen und eine gesunde Gesichtsfarbe zu fördern. Chan merkt an, dass schon die „Kaiserinwitwe" Cixi, die im 19. Jahrhundert lebte, für ihre Sammlung exotischer Jade-Roller bekannt war.

Auch Körpermassagen setzen Energie frei. Bei der Thaimassage, die auf den Prinzipien von Ayurveda und chinesischer Medizin aufbaut, wird der Körper auf einer Matte geschüttelt und gestreckt. Dabei finden auch Techniken aus Akupressur, klassischer Massage und Yoga Anwendung, um blockierte Regionen zu entspannen. Das kann bis zu zwei Stunden dauern. Danach fühlt man sich wie neugeboren, selbst die Zehenmuskulatur fühlt sich lebendiger an.

Das eigentliche Geheimnis fernöstlicher Medizin liege darin, dass sie individuell anpassbar sei, behauptet Chiu, die ihre Therapien auf den Körper und die gesundheitliche Verfassung ihrer Patienten abstimmt. Gerade im Kontrast zur unpersönlichen westlichen Medizin ist dieser Grad an Personalisierung reizvoll. Zudem lernt man dabei, auf den eigenen Körper zu hören und besser zu verstehen, was er braucht. „Wir verbringen unser halbes Leben damit, die Signale unseres Körper zu ignorieren", so Holecek. „Je achtsamer wir also gegenüber unserer Rituale, unserer Ernährung und der Gestaltung unseres Alltags werden, desto einfacher geht alles von selbst." Chiu sieht das genauso und fügt an, dass uns alte Heilverfahren die Chance geben, uns selbst besser kennenzulernen. „Die Schönheit liegt in unserem Innern. Alles, was wir tun müssen, ist, das bereits bestehende Heilungspotential zu erwecken."

Zu einer Thaimassage gehört die Dehnung des Körpers zur Steigerung der Harmonie

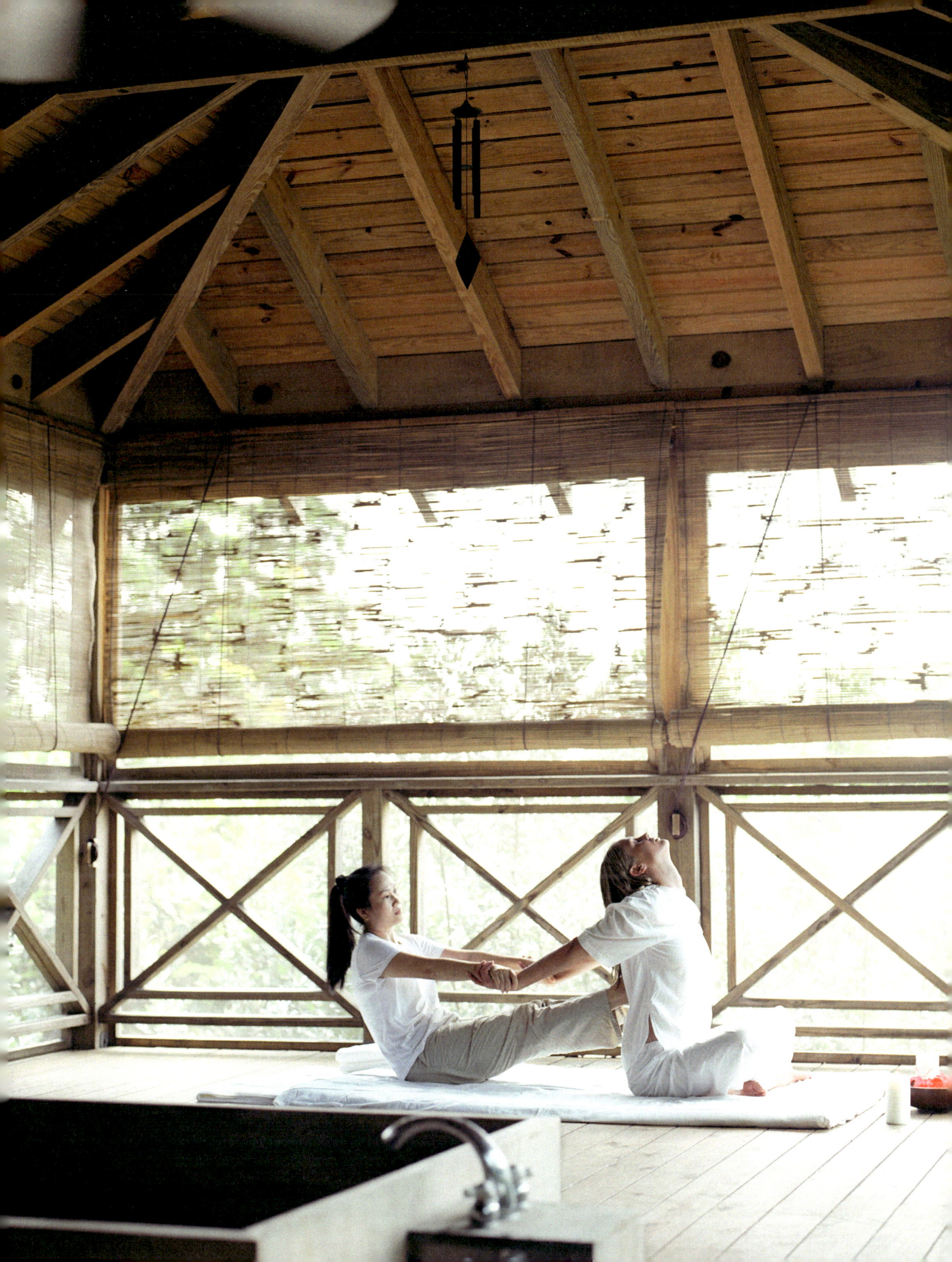

Genuss auf Balinesisch

COMO SHAMBHALA
BALI, INDONESIEN

Das Wellnessretreat Como Shambhala auf Bali liegt kurz hinter Ubud inmitten wilder Dschungelvegetation und duftender Orangenhaine. Auf dem mehr als neun Hektar großen Grundstück kann man seinen Körper mit zahlreichen Übungen und Anwendungen im tropischen Klima fit machen.

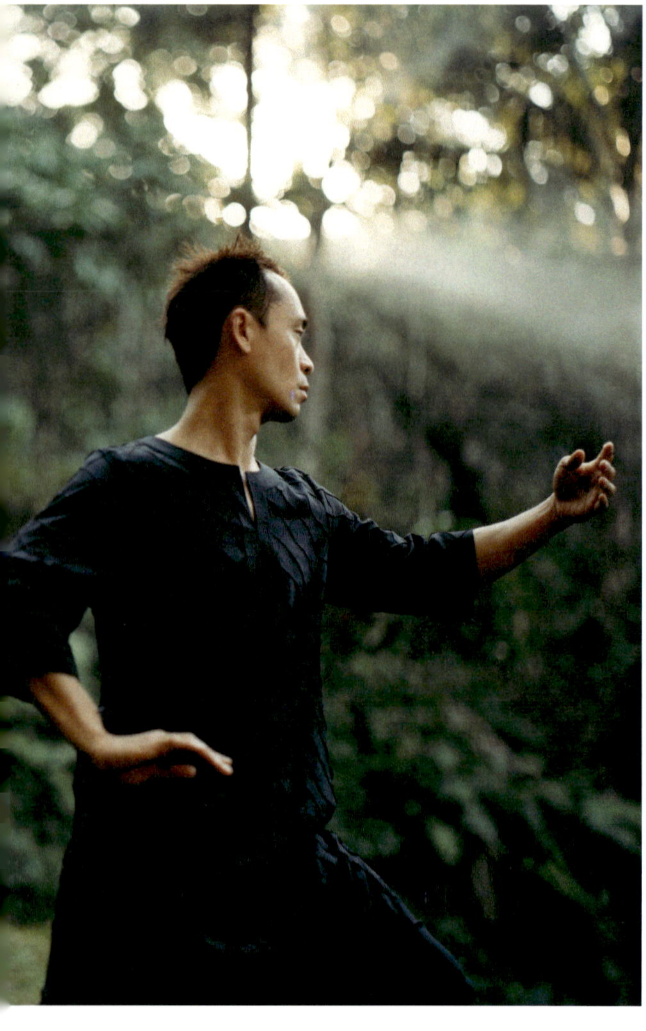

Das Inselanwesen von Como Shambhala bietet mit Yoga an der frischen Luft, Intervalltraining oder Exkursionen zu Wasserfällen, uralten Tempeln und moosigen Naturpfaden unzählige Möglichkeiten, um in Bewegung zu bleiben. Wer es anspruchsvoller mag, kann den nahen Schichtvulkan Batur besteigen, Wildwasserrafting auf dem Ayung ausprobieren, durch die Reisfelder radeln oder einfach den Empfehlungen seines persönlichen Assistenten folgen.

In alten buddhistischen Schriften bezieht sich *Shambhala* auf ein mythisches Königreich. Das Anwesen ist tatsächlich so heilig, dass es über sein eigenes Weihwasser aus einer natürlichen Quelle verfügt. An der Quelle erhält man neben einer Wellnessbehandlung auch einen rituellen Segen. Die drei- bis mehrtägigen Wellnessprogramme sind von den umgebenden Kulturkreisen und Traditionen inspiriert – von Java bis nach Malaysia, Thailand und Indien. Gurus und Meister arbeiten gemeinsam mit den Gästen personalisierte Kuren aus: So kann man etwa zum Ausbalancieren der Chakren einen ayurvedischen Arzt konsultieren, der individuelle Speisepläne und Anwendungen verschreibt. Die Optionen reichen von *Shirodhara* (dem Übergießen der Stirn mit warmem Öl zur Verbesserung der Konzentration) über *Abhyananga* (einer rhythmischen Massage zur Aktivierung des Körpers) bis hin zu *Marma*-Massagen (Energiepunktherapien zur Wiederherstellung der inneren Harmonie).

Alternativ kann man auch einfach den Komfort der Villen genießen, von denen viele über private Swimmingpools, Gärten und Behandlungsräume verfügen. Oder man fragt nach einem Javanese Royal Lulur Bath – einer Abreibung im indonesischen Stil mit rollenden und knetenden Bewegungen, gefolgt von einem aromatischen Gewürzpeeling und einem Bad voller Blumen.

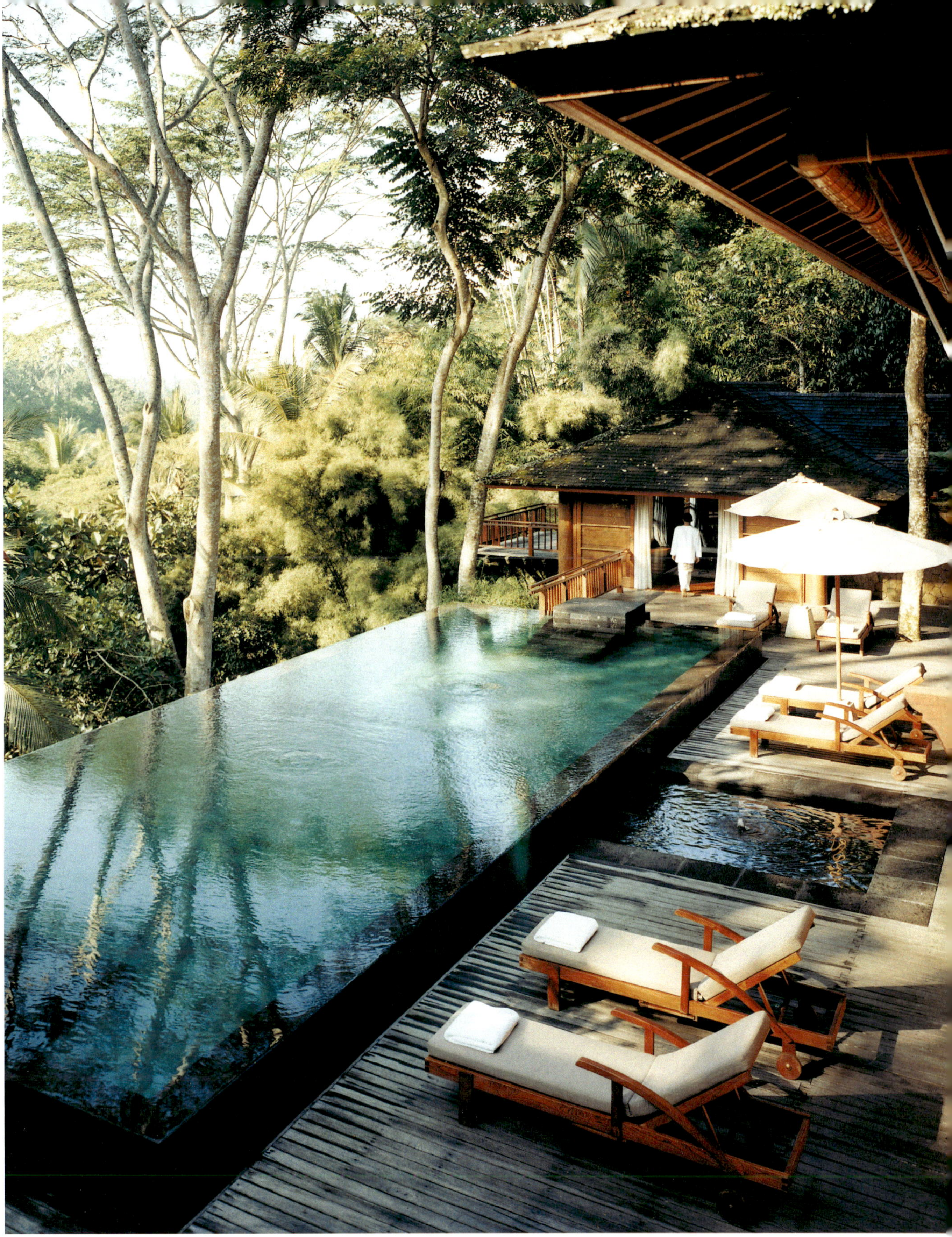

← Gurus und Wellnessmeister lehren im Como Shambhala alles von Yoga über Chakra-Heilung bis hin zu Wassertherapie.

↑ Das neun Hektar große Grundstück liegt inmitten des balinesischen Dschungels. Einige der Gästevillen verfügen über private Pools und eigene Spa-Behandlungsräume.

Das Resort bietet ayurvedische und reinigende Anwendungen, viele Meter abgeschiedener Dschungelpfade und eine eigene Quelle. Abenteuerlustige können den Schichtvulkan Batur besteigen oder Wildwasserrafting auf dem Ayung ausprobieren.

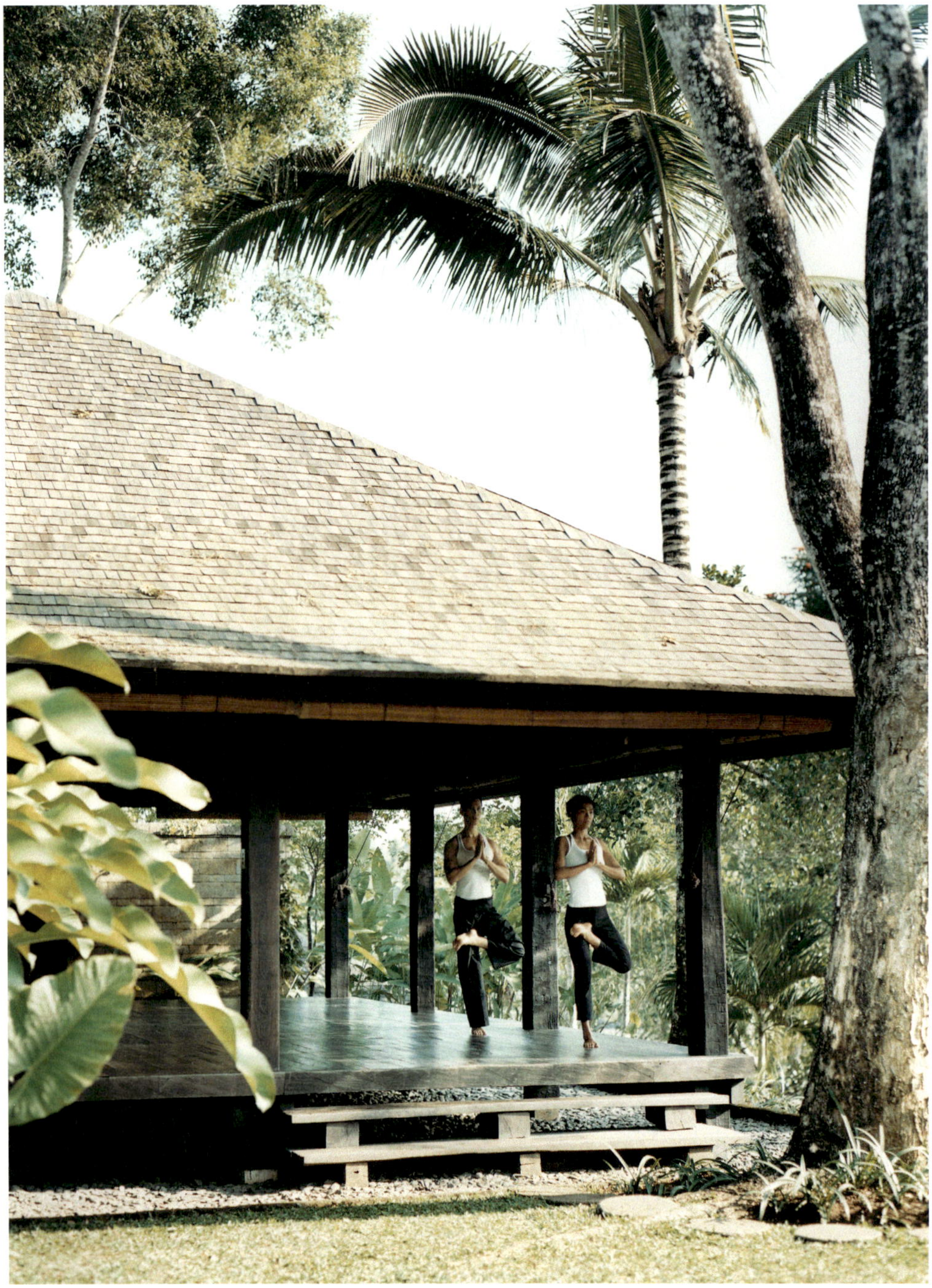

← Die drei- bis viertägigen Aufenthalte lassen sich den eigenen Bedürfnissen anpassen und können Konsultationen mit einem ayurvedischen Arzt, *Marma*-Massagen sowie private Yogastunden umfassen.

→ Das Spa verfügt über sein eigenes natürliches Weihwasser. An der Quelle können Gäste einen rituellen Segen empfangen.

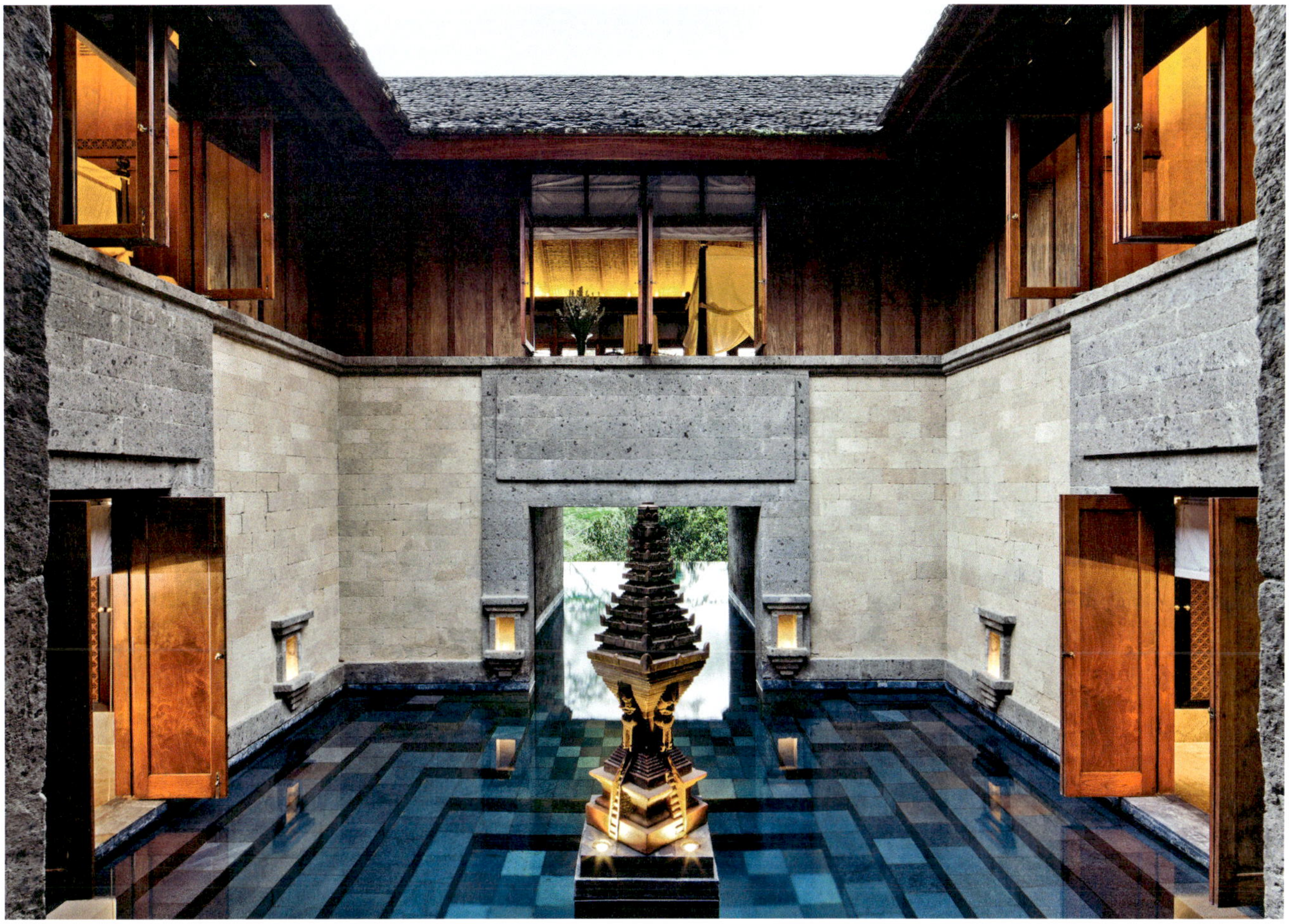

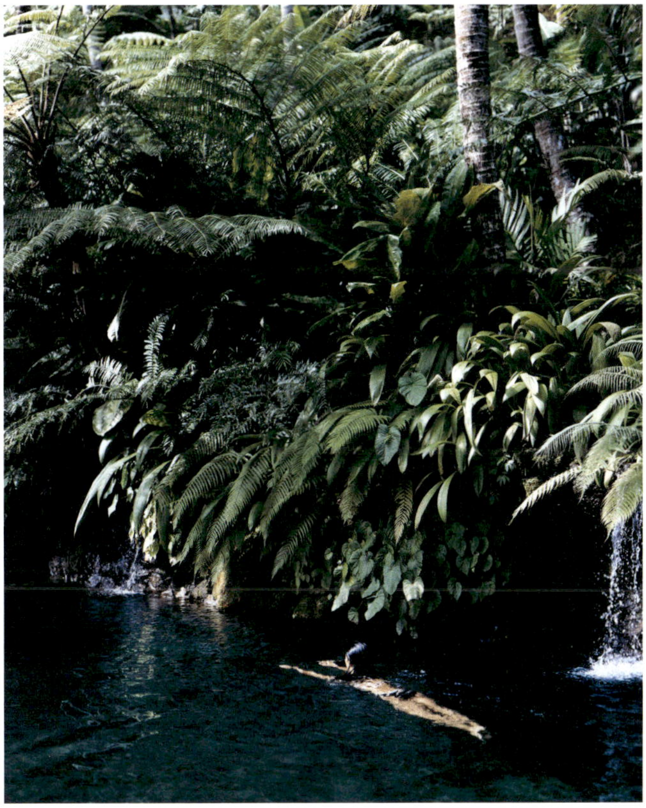

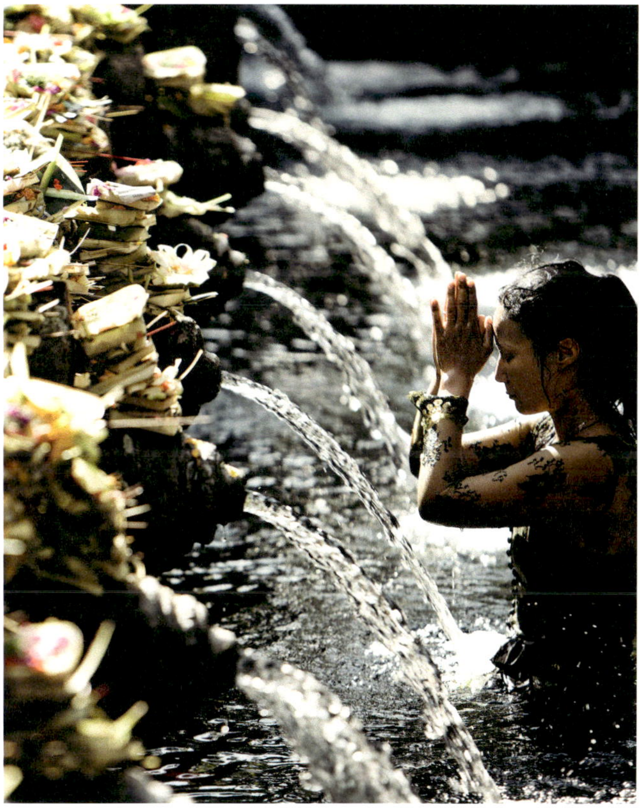

Wabi-Sabi-Gärten und eine stille Kur

SHOU SUGI BAN HOUSE
NEW YORK, USA

Das Shou Sugi Ban House ist mehr als ein kurzer Wellnesszwischenstopp. Inmitten von Laubbäumen und Wabi-Sabi-Design kultiviert das japanisch inspirierte Retreat in Water Mill eine ruhige Form der Heilung.

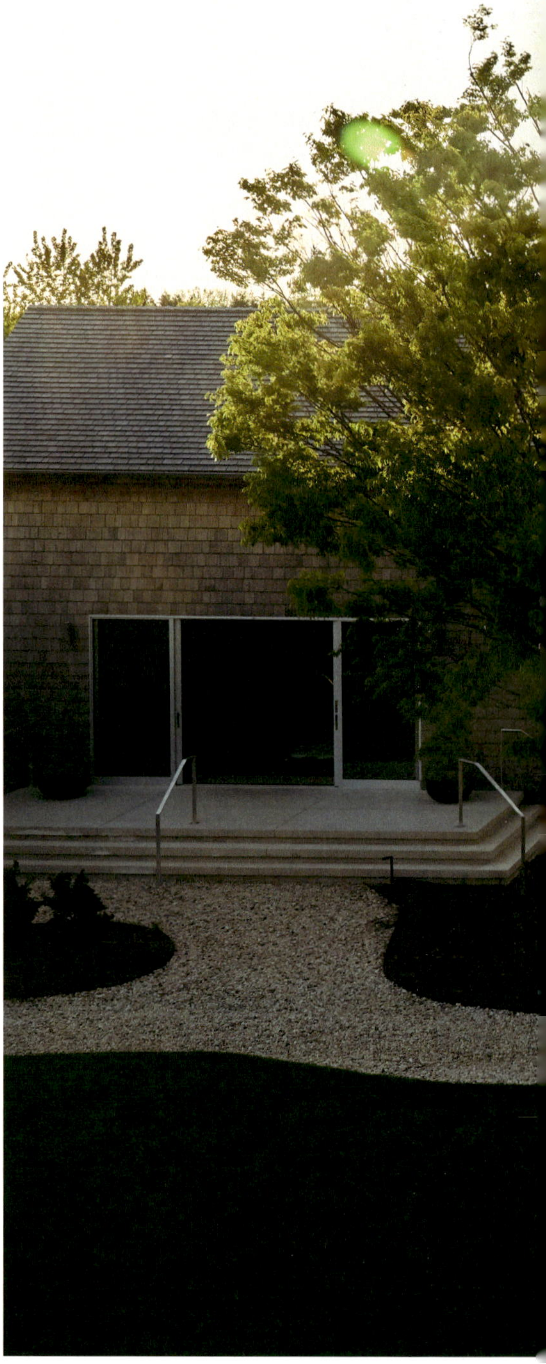

Das Shou Sugi Ban House auf der Südseite von Long Island, zwei Autostunden von New York City entfernt, ist nach einer uralten japanischen Methode der Holzbehandlung benannt, bei der die Holzoberfläche verkohlt wird, um sie resistenter gegen Umwelteinflüsse zu machen. Tatsächlich brannte das Haupthaus des Anwesens, kurz nachdem es die beiden Besitzerinnen Amy Cherry-Abitbol und Kathleen Kapnick 2015 erworben hatten, bis auf die Grundmauern ab. Dieser Zwischenfall ermutigte das Duo nur noch mehr, ihre Vision eines Retreats in die Tat umzusetzen. 2019 wurde es fertiggestellt und bietet nun statt einem gleich zwei Gebäude zur physischen und spirituellen Transformation.

Es gibt 13 Gästestudios, die mit *Tokonomas* (erhöhten traditionell japanischen Nischen), *Ofuro*-Badewannen und Privatgärten ausgestattet sind. Das Programm lässt sich, abhängig von der Länge des Aufenthalts (zwei Nächte sind Minimum), an die eigenen Bedürfnisse anpassen. Es gibt Kurse für Körperhaltung, Yoga, holotrope Atemarbeit zur Aktivierung des Geistes, emotional stärkende Feuerkreiszeremonien sowie gemeinsame vegane Mahlzeiten, die mit Sternekoch Mads Refslund, Mitbegründer des Noma in Kopenhagen, entwickelt wurden. Das holzverkleidete Spa bietet indessen Watsu-Massagen und Tauchbecken, Badewannen, eine Farbtherapiedusche mit stressreduzierender Beleuchtung, ein Sonnendeck, Klangtherapie sowie Gesichtsbehandlungen mit Mikronadeln (mit Produkten der Pariser Marke Biologique Recherche). Zur Erfrischung steht aus Kyōto importierter Matchatee bereit.

Die Landschaftsarchitektin Lily Kwong entwarf den Garten der Anlage, der mit 250 Laubbäumen und wilden, ungezähmten Gräsern bepflanzt ist. Das im Wind wogende Schilf ist der lebende Beweis dafür, dass man mit etwas Geduld große Veränderungen in Gang setzen kann.

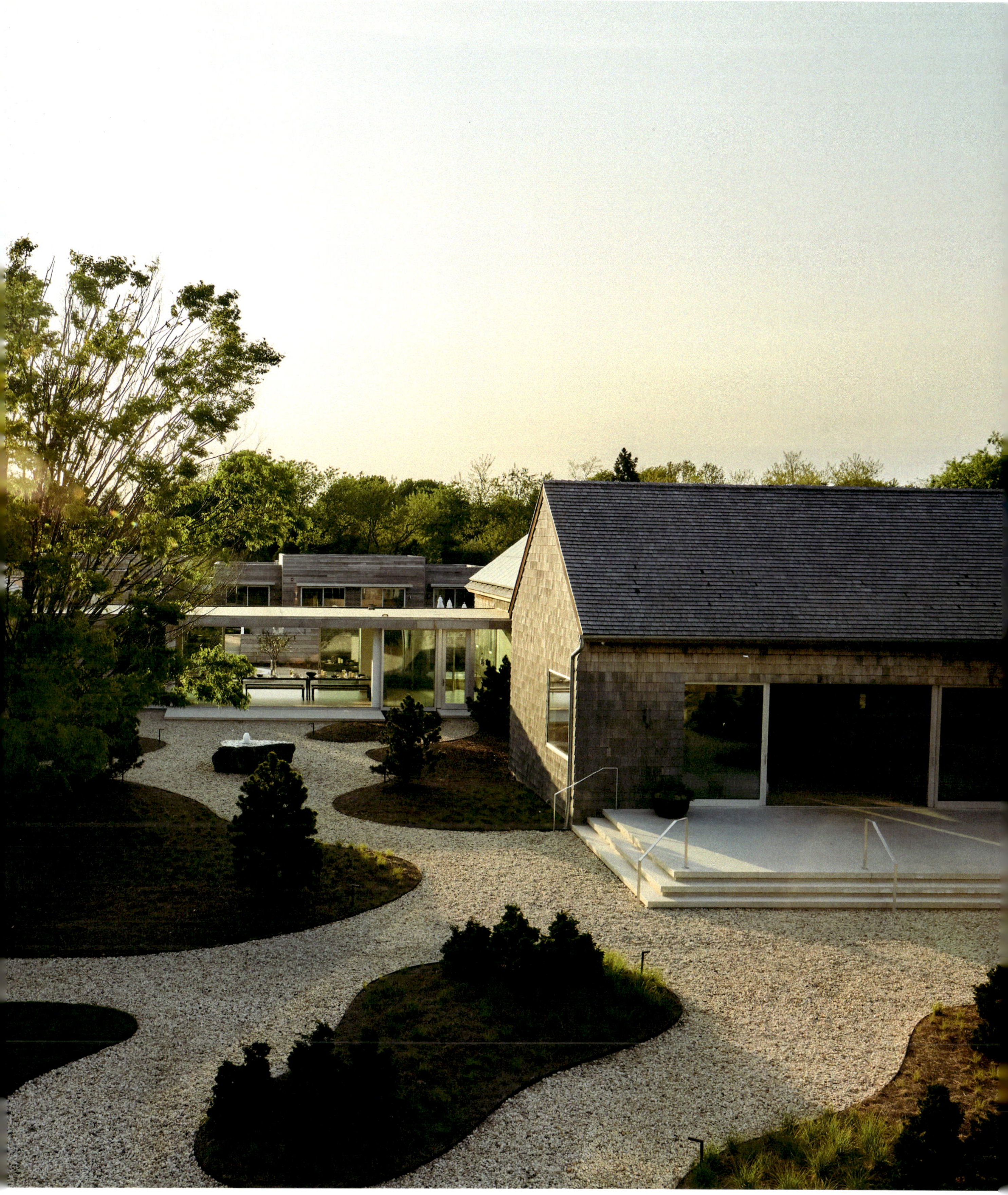

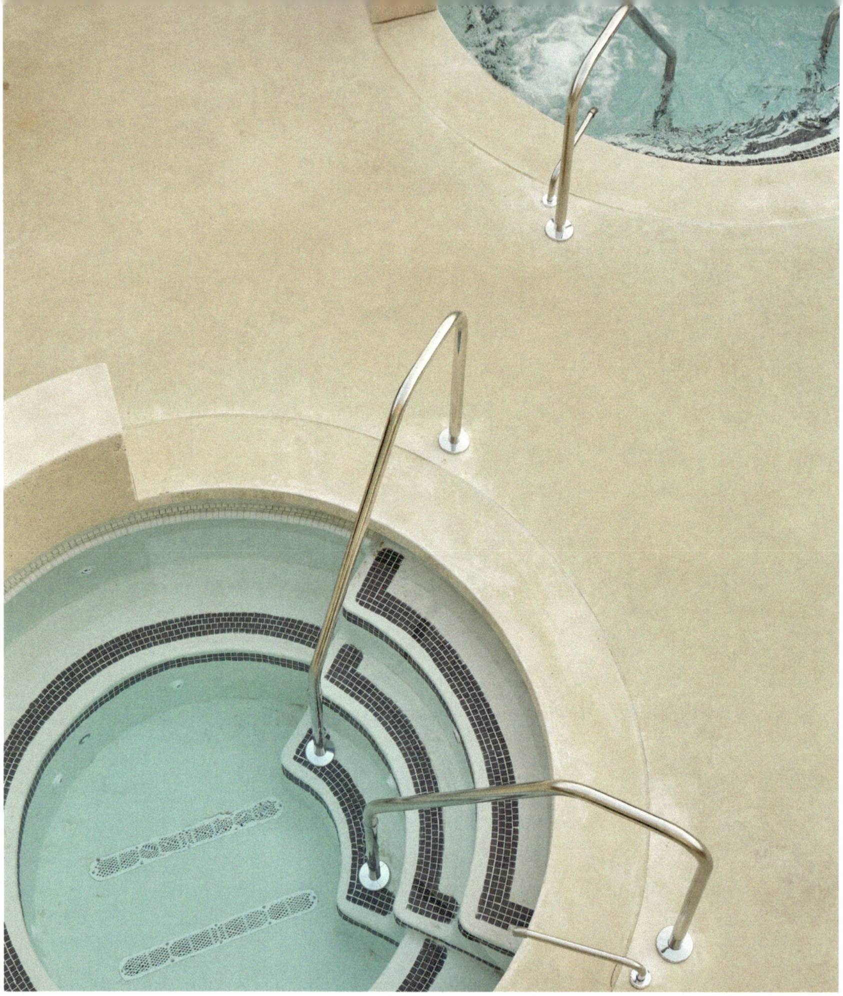

↓ → Das über einen Hektar große Retreat verfügt über 13 Gästestudios mit Badewanne und gewundene, von japanischen Gärten inspirierte Pfade. Das ganzheitliche Spa bietet Watsu- und Shiatsu-Massagen, Tauchbecken und eine Infrarotsauna.

→→ Der Name des Shou Sugi Ban House geht auf eine uralte japanische Methode der Holzbehandlung zurück, bei der die Holzoberfläche verkohlt und geölt wird, um sie resistenter gegen Feuer und Umwelteinflüsse zu machen.

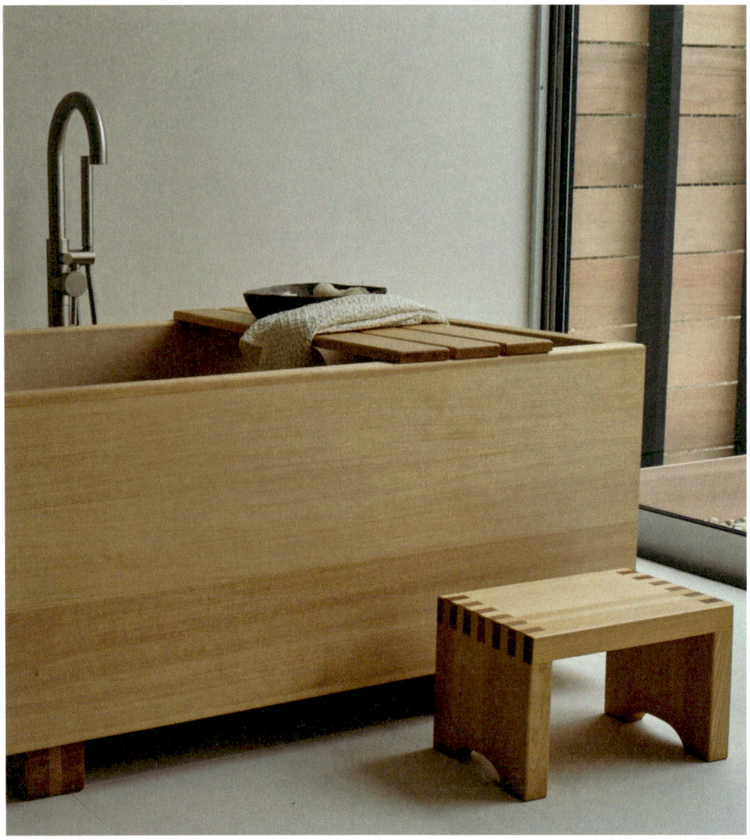

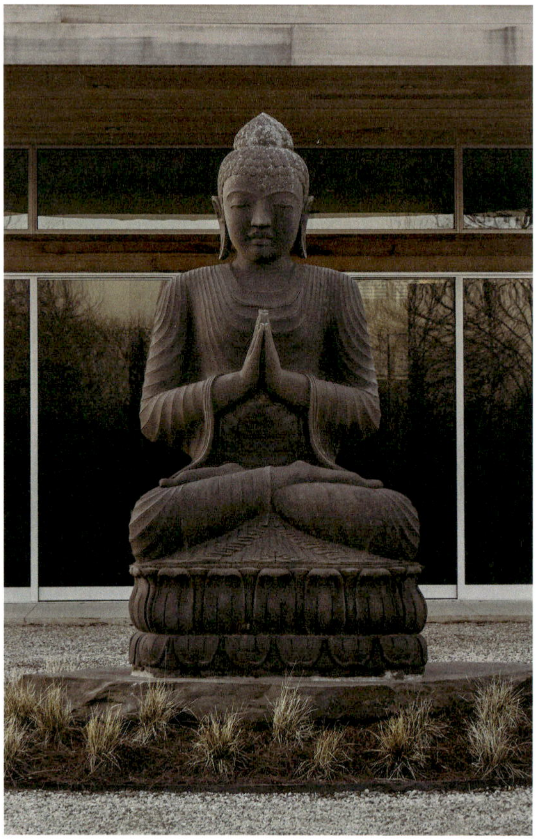

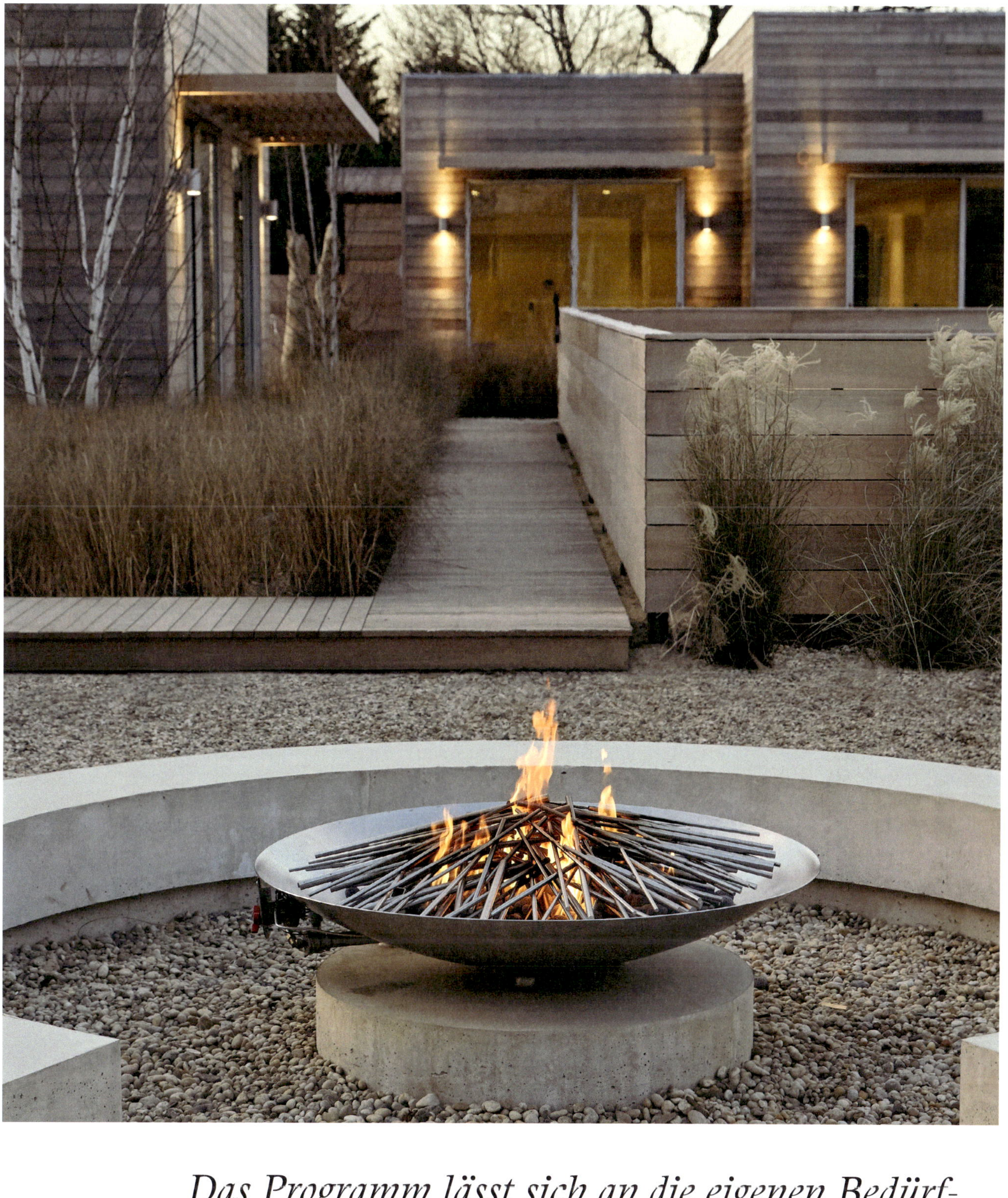

Das Programm lässt sich an die eigenen Bedürfnisse anpassen. Es gibt Kurse für Körperhaltung, Yoga, holotrope Atemarbeit zur Aktivierung des Geistes und emotional stärkende Feuerkreiszeremonien.

In die Tiefe: die stille Schönheit japanischer Bäder

Wer alles loslässt, kann in japanischen Bädern ein wahrhaftigeres Selbstgefühl – und nebenbei schönere Haut – erlangen.

Ob Teeservieren, Steigenlassen von Lampions oder Sumokampf – Zeremonien sind in Japan sehr beliebt. Die heiligste davon ist wahrscheinlich die Badezeremonie. Sie ist mehr als ein monatlich stattfindendes Entspannungsritual. „Jeden Tag heiß zu baden ist einfach Teil von uns", sagt die japanische Kosmetikerin Joomee Song, die in Kōbe aufgewachsen ist. Bei dem bedeutsamen Baderitual geht es nicht nur um bloße Körperreinigung, vielmehr wird ein tieferes Gefühl von Harmonie vermittelt. Es geht darum, zu entspannen, den Kopf abzuschalten, den Körper zu heilen, Freunde und Familie zu treffen und schwerelos im Wasser zu treiben (die reine, saubere Haut ist ein erfreulicher Nebeneffekt).

Japan war in vielerlei Hinsicht zum Badehotspot prädestiniert. Den Grundstein legten die Lehren des Buddhismus, die das Übergießen mit heißem oder kaltem Wasser als reinigenden Akt empfehlen. Bereits 789 n. Chr. machten dampfgefüllte Bereiche in Tempeln das Baden zu einer spirituellen Erfahrung, die sowohl bei Mönchen als auch bei der breiten Masse beliebt war. Dazu kommt Japans einzigartige Geologie mit Tausenden von heißen Quellen, die reich an Mineralien aus vulkanischem Gestein sind und praktischerweise auf

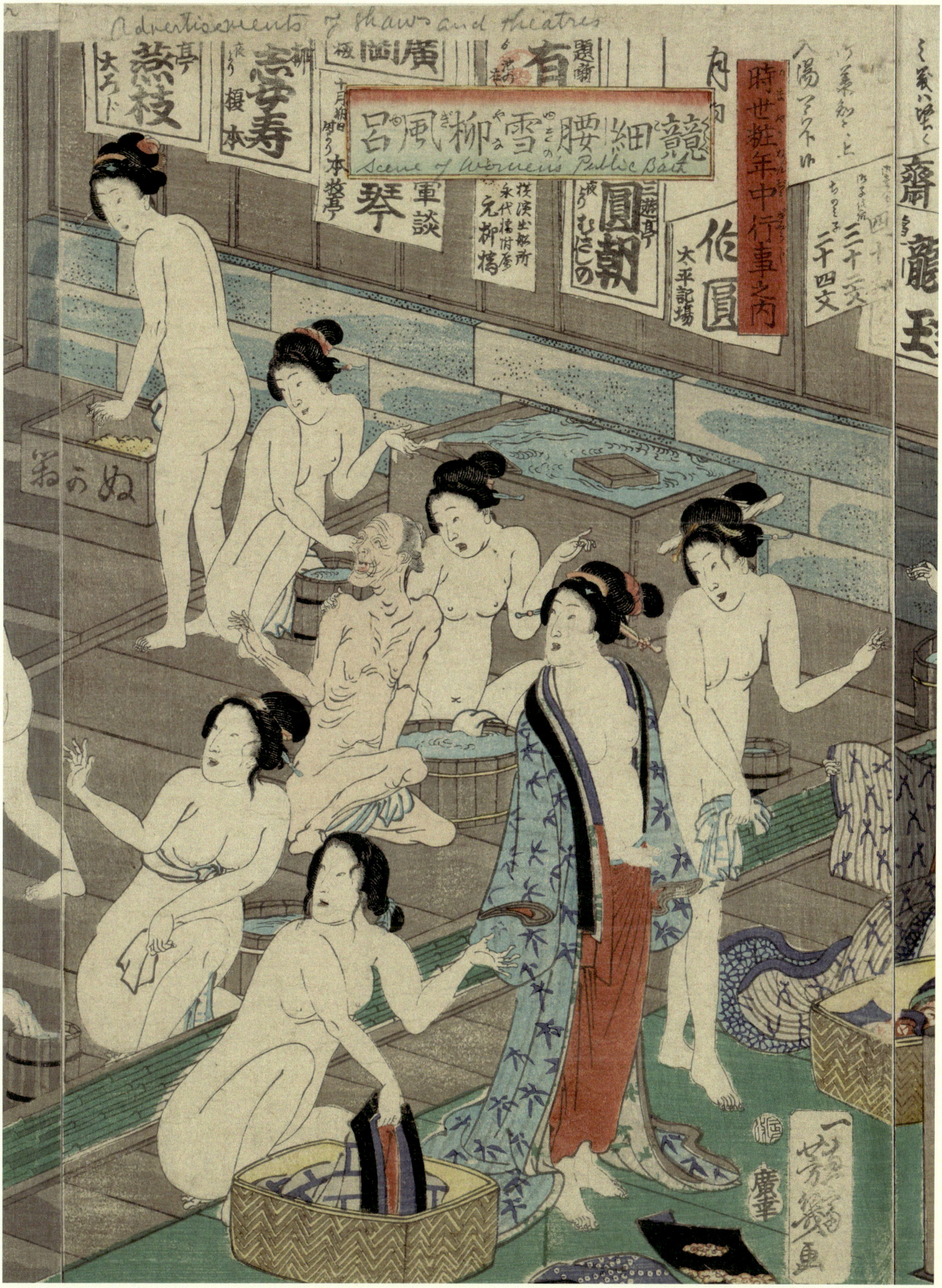

Ein Druck der Künstler Toyohara Kunichika und Ochiai Yoshiiku aus dem Jahr 1868 zeigt ein öffentliches Badehaus für Frauen.

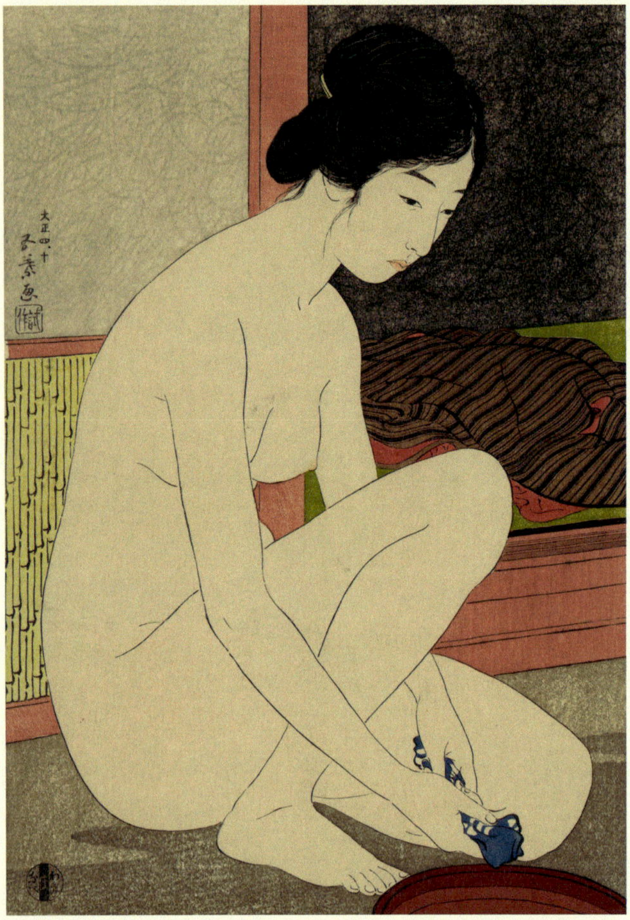

Ein Druck von Goyō Hashiguchi aus dem Jahr 1915 zeigt eine nackte Frau nach dem Bad.

hautfreundliche Temperaturen erhitzt sind. Nachdem Bauern schon vor Hunderten Jahren ihre müden Körper in den Quellen entspannten, eröffnete 1894 mit dem Dōgo Onsen in Matsuyama das erste Badehaus an einer Heilquelle. Um die heißen Quellen (Onsen) brach ein regelrechter Boom aus. Wer nicht in der Nähe einer solchen Quelle lebte, ging ins Sentō – ein Badehaus in der Stadt, das mit erwärmtem Leitungswasser versorgt wurde.

Im 20. Jahrhundert hatte schließlich jeder ein Badehaus bei sich in der Nähe oder eine Ofuro, eine private Badewanne, zu Hause. Song erinnert sich an die sonntagabendlichen Ausflüge mit ihrem Vater ins Sentō: „Diese gemeinsame Aktivität von Vätern und Kindern ist Tradition", erzählt sie. „Woanders geht man spazieren, in Japan geht man ins Sentō." Kleine Badegäste lernen früh die komplexen Verhaltensregeln im Badehaus. Denn auch wenn das Baden der Entspannung dient, sind die Regeln im Sentō und Onsen nicht gerade entspannt. Bei Ankunft zieht man erst die Schuhe aus, packt seine Klamotten in einen Spind, wäscht sich vor dem Eintreten (das ist kein Vorschlag, sondern Vorschrift, um die Sauberkeit des Wassers zu erhalten und sich bei den Mitbadenden nicht unbeliebt zu machen) und betritt dann die Bäder mit einem kleinen Handtuch, das man entweder am Beckenrand ablegen oder um den Kopf wickeln kann (auf gar keinen Fall darf es ins Wasser gelangen).

Männer und Frauen baden zwar getrennt, aber komplett nackt. „Das war

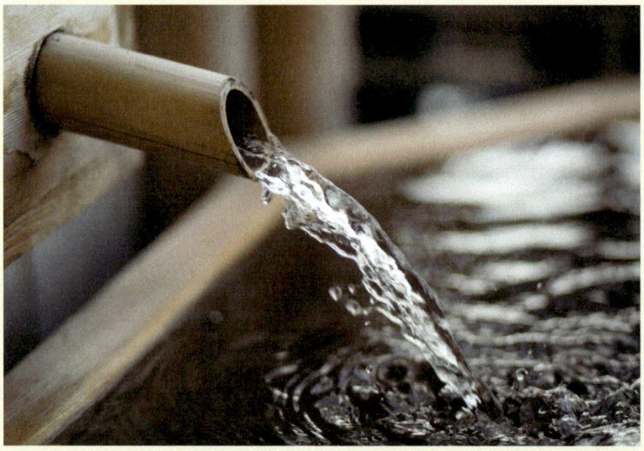

Das Thermalwasser der Onsen ist reich an hautstraffenden Mineralien.

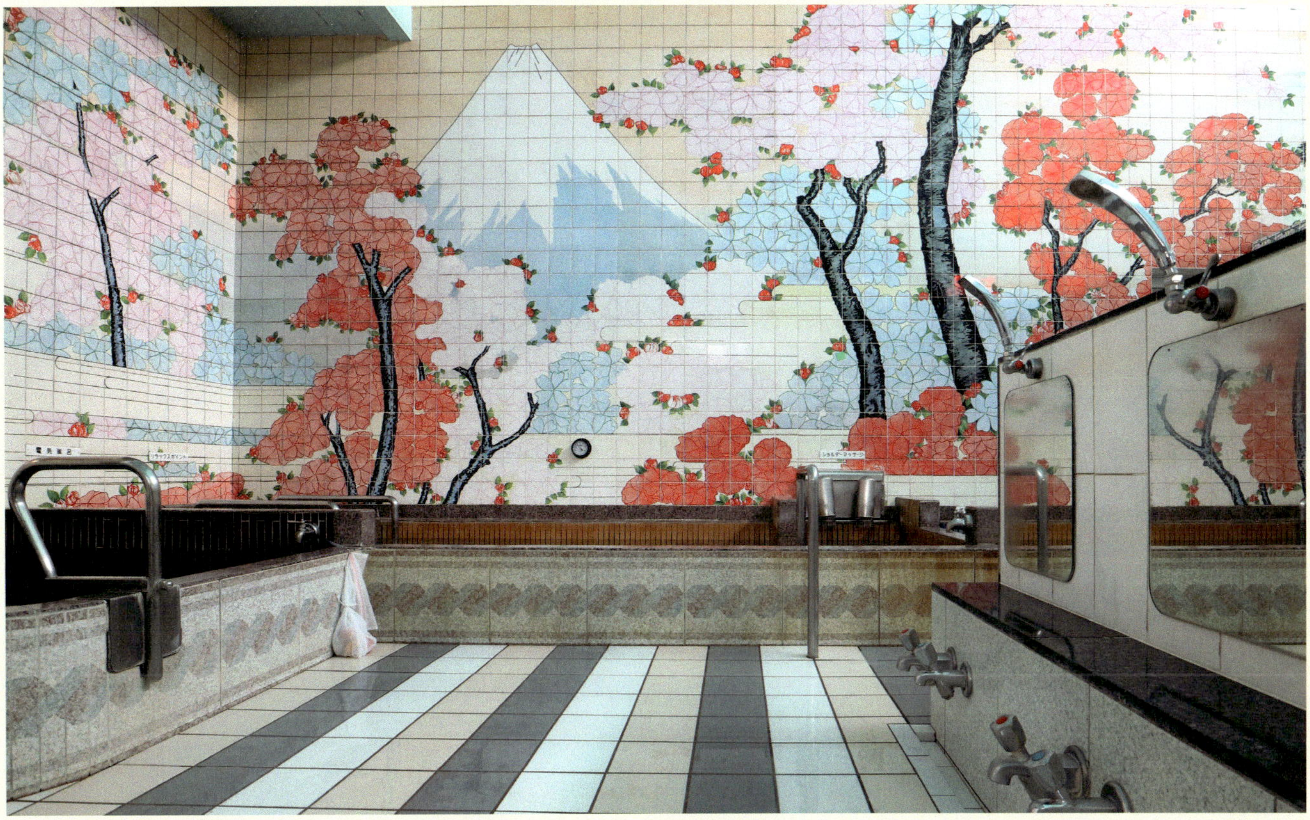

Ein Wandgemälde, das die Kirschblüte vor dem Fuji zeigt, ziert das Hotta-yu-Nisharai, ein öffentliches Sentō in Tokio.

komisch, aber ich habe mich schnell daran gewöhnt, weil es für alle anderen normal schien", sagt die New Yorker Influencerin Linda Bui, die einen Teil ihrer Jugend in der japanischen Stadt Kōfu verbracht hat. Der Brauch hat einen tieferen Sinn: Nackt sind wir in gewisser Hinsicht menschlicher. Klasse, Status, Sneakervorlieben und andere äußerliche Merkmale verschwinden. Laut der japanischen Philosophie des Wabi-Sabi, die sich um den Glauben dreht, dass nichts perfekt ist, ist das Bad eine urteilsfreie Zone. Hier ist es komplett egal, wie man aussieht.

Sentōs findet man meist in Städten; sie sind Fitnessstudios oder Bürokomplexen angeschlossen und eher zweckmäßig ausgestattet. „Das macht man täglich oder wöchentlich zum Waschen", sagt Song. Im Onsen hingegen fühle man sich mehr wie im Urlaub. Ein Bad muss gewisse Kriterien erfüllen, um sich „Onsen" nennen zu dürfen. Gemäß einer Verordnung aus dem Jahr 1948 muss die Quelle mindestens eins von 19 spezifischen chemischen Elementen enthalten (etwa Eisen, Schwefel oder Radium) und unterhalb der Erdoberfläche mit einer natürlichen Temperatur von mindestens 25 °C entspringen. Die unterschiedlichen Wasserarten haben dabei ihre ganz eigenen Gesundheitsvorteile. Chloride helfen bei Verbrennungen und Muskelschmerzen, Basen unterstützen das Abschuppen

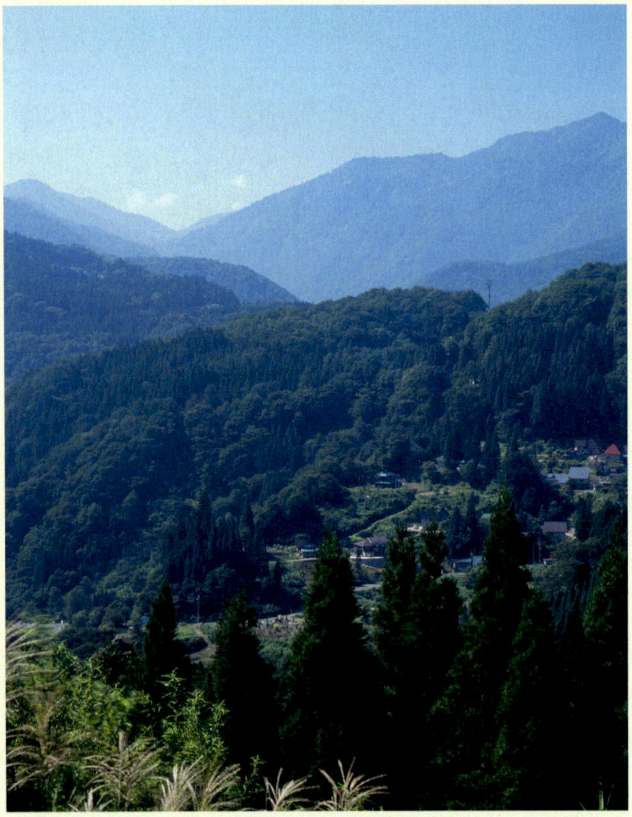

In der bewaldeten Region Akiyamago in der japanischen Präfektur Nagano kann man sich in Flussnähe sein eigenes Onsen graben.

der Haut und entfernen Verfärbungen, während sterilisierendes und antibakterielles Aluminium ein effektives Mittel gegen Hautausschläge und Entzündungen ist.

Echte Onsenfans nehmen lange Anreisen in Kauf. Zum Beispiel um im goldenen Wasser der Quelle Kin No Yu zu baden, die hohe Mengen an Eisen und Salz enthält, die das Wasser gelbbraun färben, sobald es auf Luft trifft. In Kiriake, das in der entlegenen Region Akiyamago liegt, kann man sich mithilfe einer Schaufel (die man in einem der nahen Hotels leihen kann) am Rande des Flusses sein eigenes Bad ausheben und anschließend Sand hineinschaufeln, um das dampfende Wasser auf die perfekte Temperatur zu kühlen. Song schwört auf das Ginpaso, ein Ryokan (ein traditionelles japanisches Hotel) in Akō mit Open-Air-Onsen und Blick auf das Seto-Binnenmeer, auf dem man die Fischer dabei beobachten kann, wie sie den Fisch für die Mahlzeit nach dem Bad fangen.

Ein Onsen ist eine Art moderne Wellnessoase. Es gibt Menschen, die ihren kompletten Urlaub mit „Onsen-Hopping“ verbringen. „Immer wenn Freundinnen gemeinsam einen entspannten Tag verbringen wollten, ging es in ein Onsen – mindestens einmal im Monat. Dadurch ist mir klar geworden, wie essenziell diese Tradition in Japan ist“, sagt Bui. Vor Ort kann man aus einer großen Palette von Optionen wählen – von Indoor- und Outdoorwannen über kalte Tauchbecken und Sprudelbäder bis hin zu Hightech-Infrarotsaunas. In Shizuoka, einem Teeanbaugebiet,

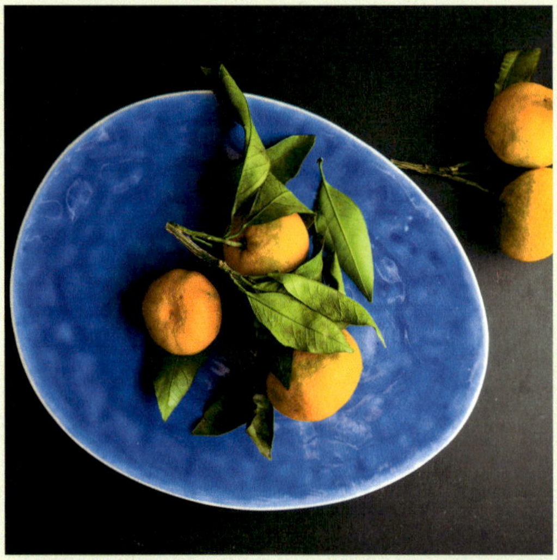

In einigen Onsen werden dem Wasser frische Yuzu-Früchte beigegeben.

Badebereich im Ryokan Houshi Onsen Chojukan im japanischen Minakami.

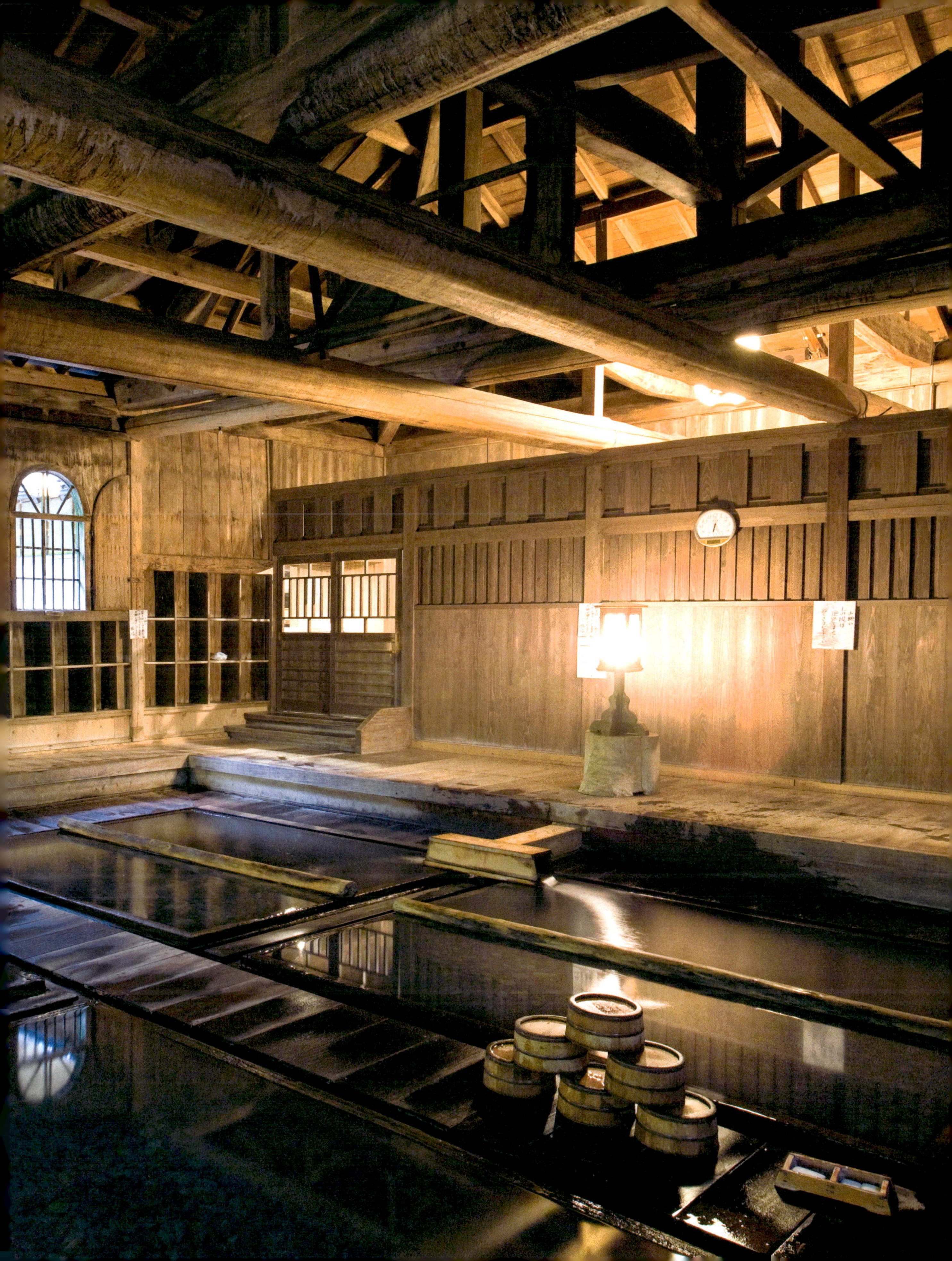

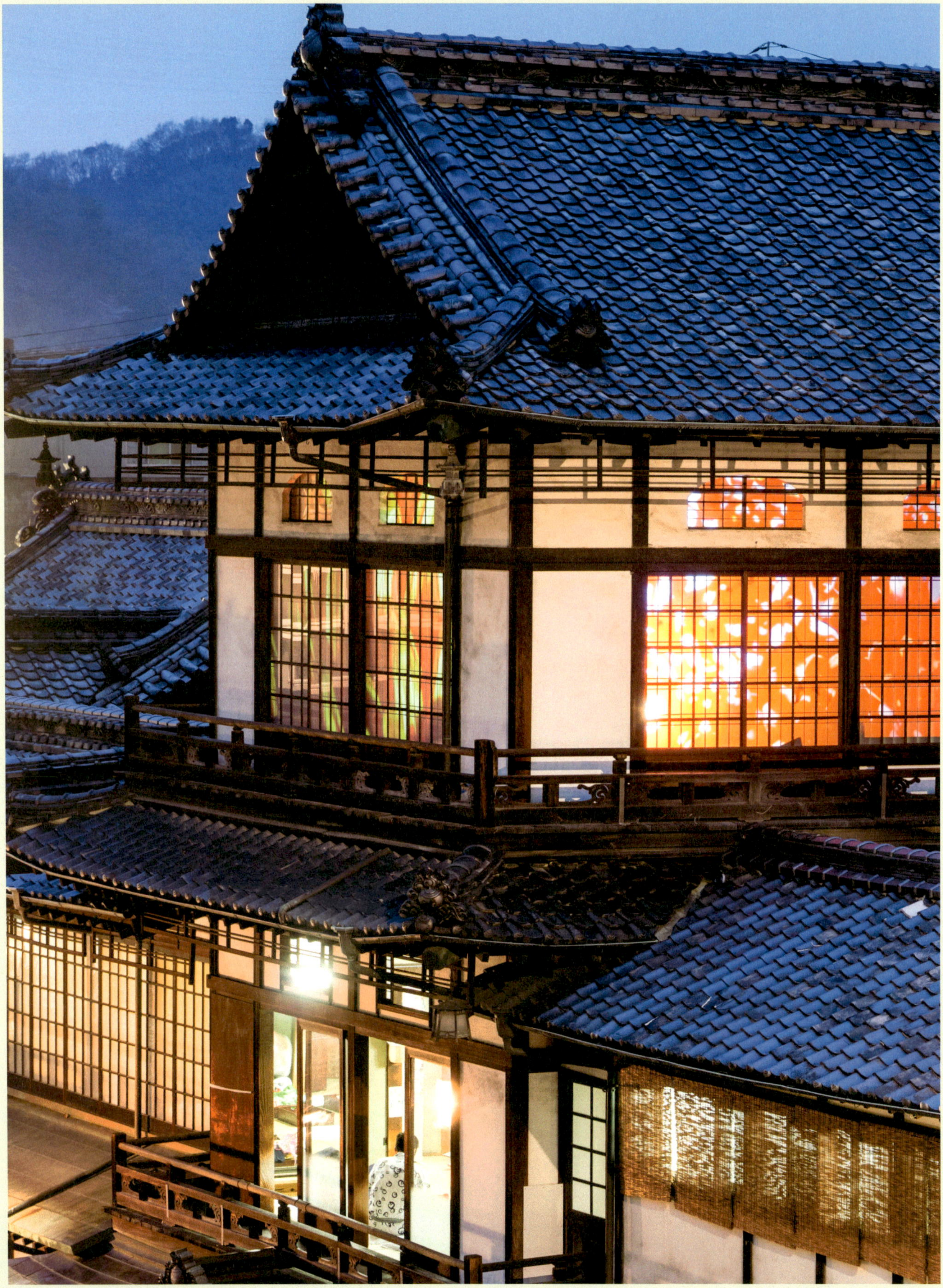

Das Dogo Onsen Honkan, ein öffentliches Badehaus aus Holz in Matsuyama, wurde bereits 1894 erbaut.

wird das Wasser zusätzlich mit Beuteln aus entzündungshemmendem Grüntee aromatisiert, während in Nagoya oft Äpfel aus den nahen Obstplantagen auf dem Wasser treiben. In Kyōto wiederum ist die Zitrusfrucht Yuzu dank ihres hautrevitalisierenden Vitamin-C-Gehalts beliebt. „Zwischen den Badegängen kann man rausgehen, sich ausruhen und essen und wieder zurückkommen", sagt Bui. „Man kann sehr viel Zeit in einem Onsen verbringen." Der Eintrittspreis liege selten über 18 Euro, schätzt Song.

Das Baden ist in Japan so beliebt, dass es sprachlich seinen Weg selbst in die Bezeichnung für "trockene" Aktivitäten gefunden hat. Ein Spaziergang in der Natur wird etwa als shinrin-yoku, also als "Waldbaden", bezeichnet. Mithilfe von kleinen Sitzschemeln zur Vorwäsche des Körpers und Schränken voller Salze, mit denen sich das mineralhaltige Wasser der heißen Quellen nachahmen lässt, machen sich viele Japaner die heimische Ofuro zum Mini-Onsen. Auch Song hat ein solches Setup zu Hause in Los Angeles für sich und ihre beiden Töchter. Auch ihr amerikanischer Ehemann hilft mit, die sonntagabendliche Tradition aufrechtzuerhalten, obwohl ihm das Hocken auf dem winzigen Schemel schwerfällt – er ist über 1,80 Meter groß.

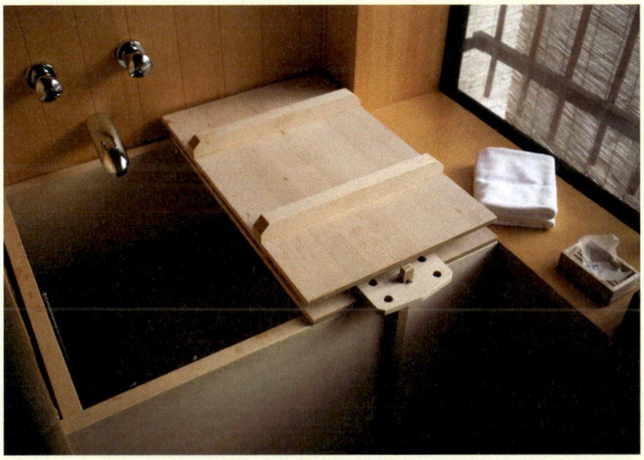

Das Bad in der privaten *Ofuro* ist ein beliebtes Wellnessritual.

Mithilfe von kleinen Sitzschemeln zur Vorwäsche des Körpers und Schränken voller Salze machen sich viele Japaner die heimische Ofuro *zum Mini*-Onsen.

Am Ende sei die Haut dank der Mineralien und durch das Sitzen in heißem Wasser glatter und weicher, meint Song. Um die Wirkung zu ergänzen, gibt sie sich dazu oft selbst auch eine spannungslösende Gesichtsmassage in der Wanne. Nach dem Bad fühle sie sich leichter, körperlich entlastet und geistig entspannt. In einer Gesellschaft, die schon die verrücktesten Strategien entwickelt hat, um sich zu entspannen (von Katzencafés bis hin zu Ohrenreinigungssalons), stellt das Bad eine simple und doch magische und unglaublich effektive Alternative dar. „Es entspannt Muskeln und Geist wirklich", sagt Bui. Vielleicht liegt die wahre Magie dieser Zeremonie auch darin, an einer jahrhundertealten Tradition teilzuhaben, die einen in der Gegenwart erdet.

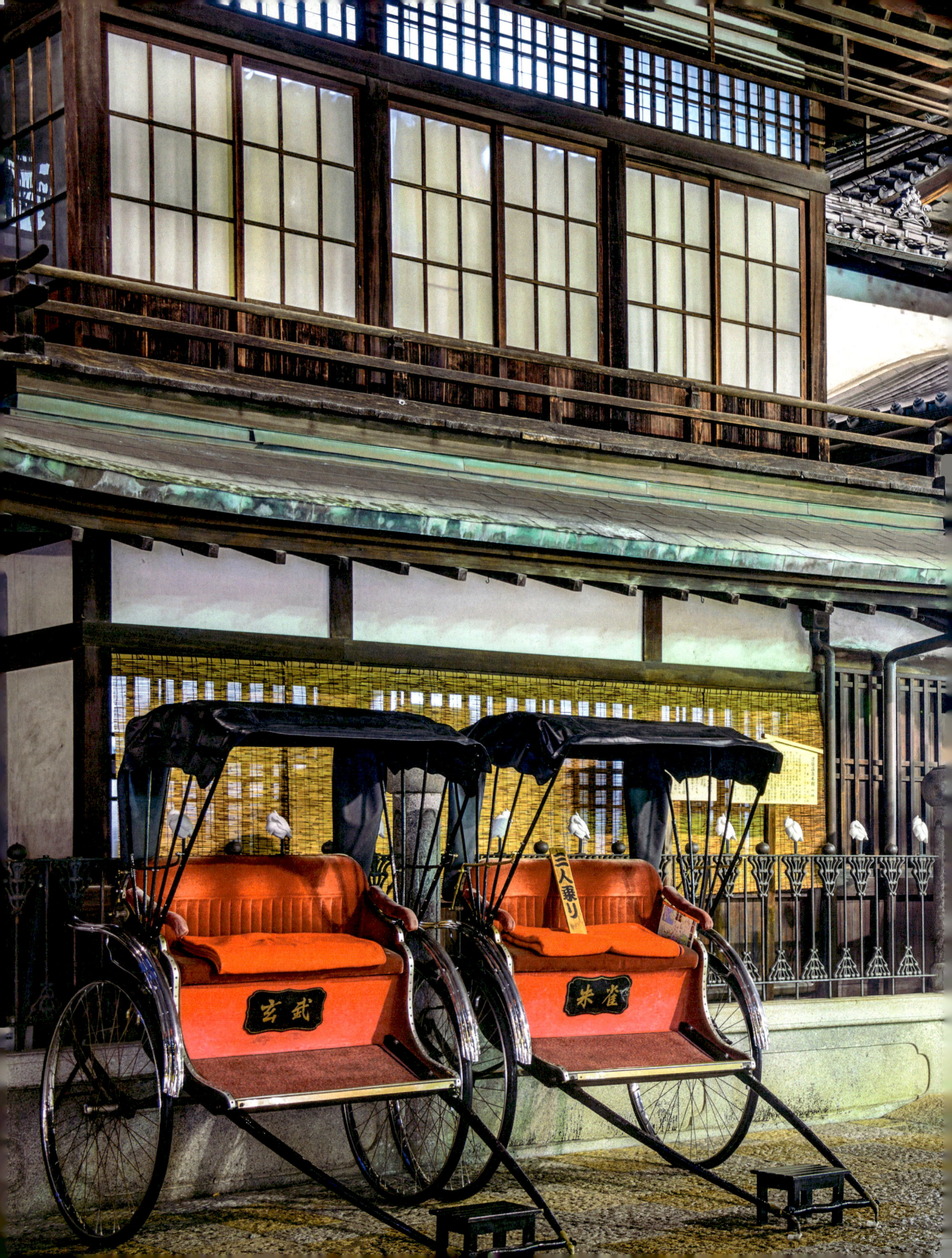
玄武
朱雀

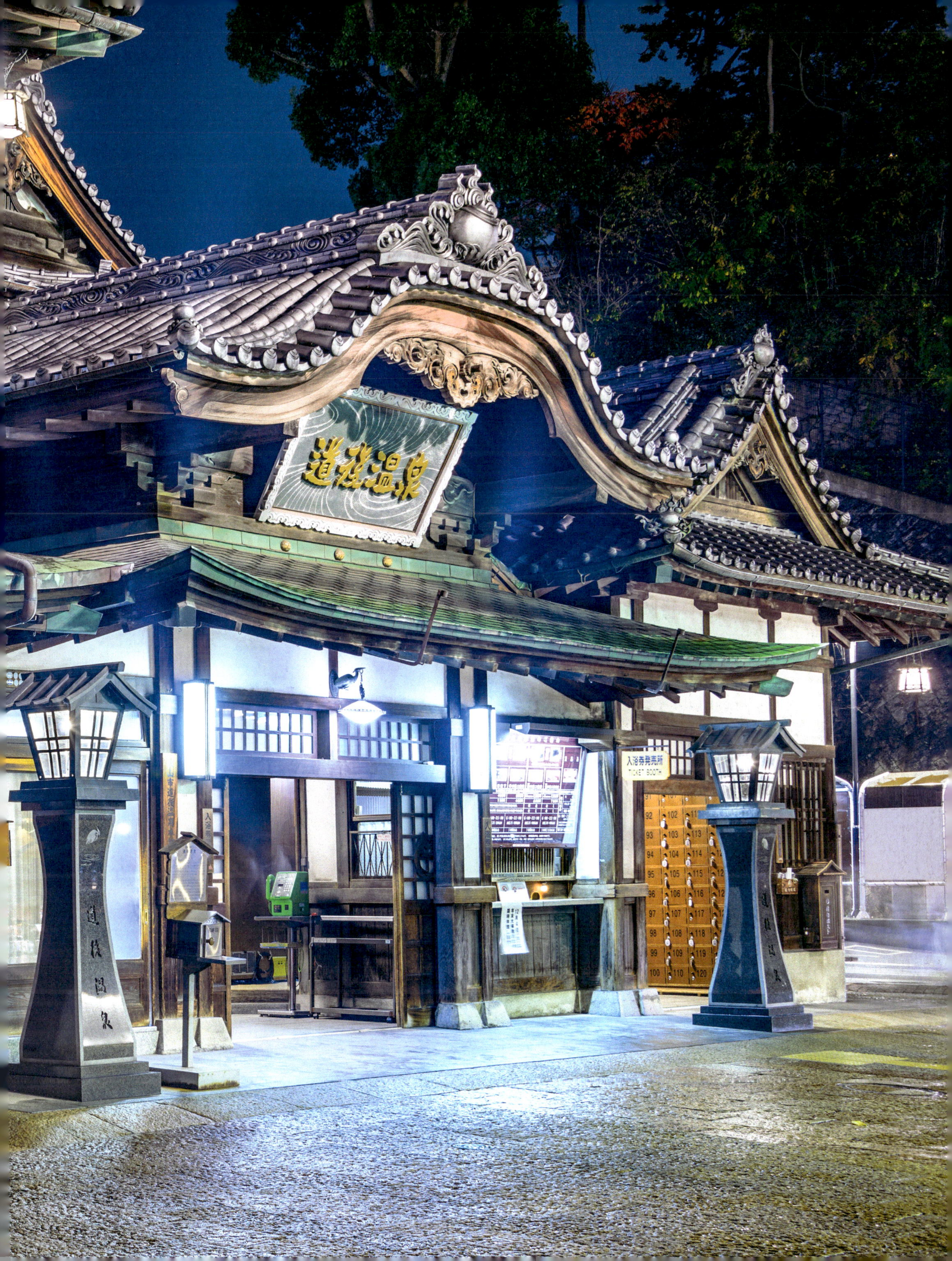

道後温泉
入浴券発売所
TICKET BOOTH

Ein Onsen für sich allein

AMANEMU
MIE, JAPAN

In Japan gibt es Hunderte Onsen, doch richtige Badeliebhaber zieht es ins Amanemu – ein Resort an einer heißen Quelle in der für ihre Perlen berühmten Ago-Bucht südöstlich von Kyōto, dessen minimalistischer Stil und Stille ihresgleichen suchen.

Das Amanemu ist ganz im Stil traditionell japanischer *Ryokan* gehalten. Natürliche heiße Quellen versorgen das Gemeinschaftsonsen, den Outdoorthermalpool und Privatbäder mit ihrem mineralhaltigen Wasser – abgeschiedener kann man nicht baden! Genau das Richtige für alle, die sich an die japanische Tradition des öffentlichen Nacktbadens erst gewöhnen müssen. Dafür einfach die eigene Wanne bis zum Kinn füllen und – ganz wie die Einheimischen – in ein Ritual eintauchen, das die japanische Kultur schon seit dem 6. Jahrhundert kennt. Es soll Entzündungen vorbeugen, den Kreislauf ankurbeln und die Haut gesund aussehen lassen.

Viele der Anwendungen im Amanemu kommen aus der Kampō-Medizin, einer japanischen Pflanzenheilkunde, die ihre Wurzeln in traditioneller chinesischer Medizin hat und dem Körper mithilfe von Kräutern und Energietherapien zu seiner natürlichen Balance zurückverhelfen soll. Bei sogenannten „Wellnessimmersionen" finden verschiedenste alternative Heilkünste Anwendung – von Zazen über entgiftende Kräuteraufgüsse bis hin zu verdauungsregulierenden makrobiotischen Mahlzeiten. Jede dieser Immersionen dreht sich um ein bestimmtes Thema (etwa Reinigung, Anti-Aging oder Genesung) und dauert mindestens drei Tage.

Wer nicht so viel Zeit hat, kann auch verschiedene Einzelanwendungen buchen, von denen sich viele von typischen Spa-Angeboten unterscheiden – ob Moxibustion (dabei werden getrocknete Beifußblätter über dem Körper verbrannt, um den Fluss der Lebensenergie Qi anzuregen), intuitive Shiatsu-Massagen oder Akupunktursessions, um Spannungen loszuwerden. Im Einklang mit traditionellen *Ryokan*-Sitten beginnt jede Behandlung mit einem Fußbad, mit Salzen aus der Ago-Bucht. Dazu wird Tee aus den Blättern des Seidenbaums gereicht, der in der Kampō-Medizin der Förderung innerer Harmonie dient.

Die Anlage hat eine tiefe meditative Wirkung. Auch die Gebäude selbst tragen mit ihren tiefhängenden und dunklen Zedernholzaußenwänden, die an Minka-Häuser erinnern, sowie den Holzschiebetüren und -trennwänden im Innern, die von der antiken Technik des Kumiko inspiriert sind, zu dieser Atmosphäre bei.

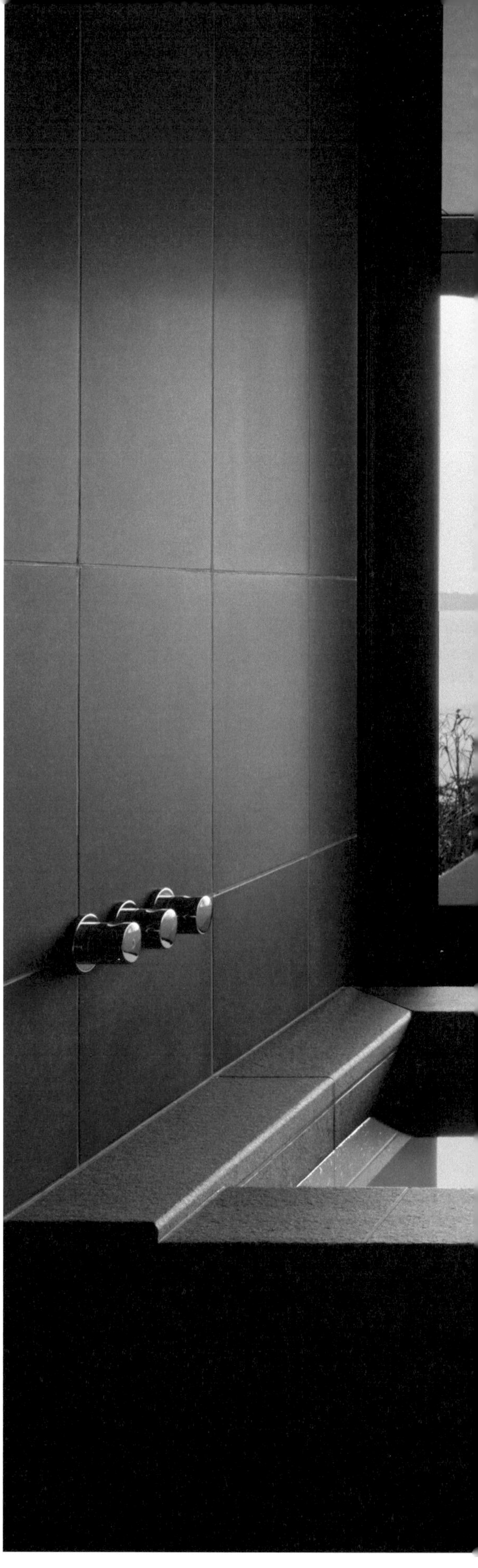

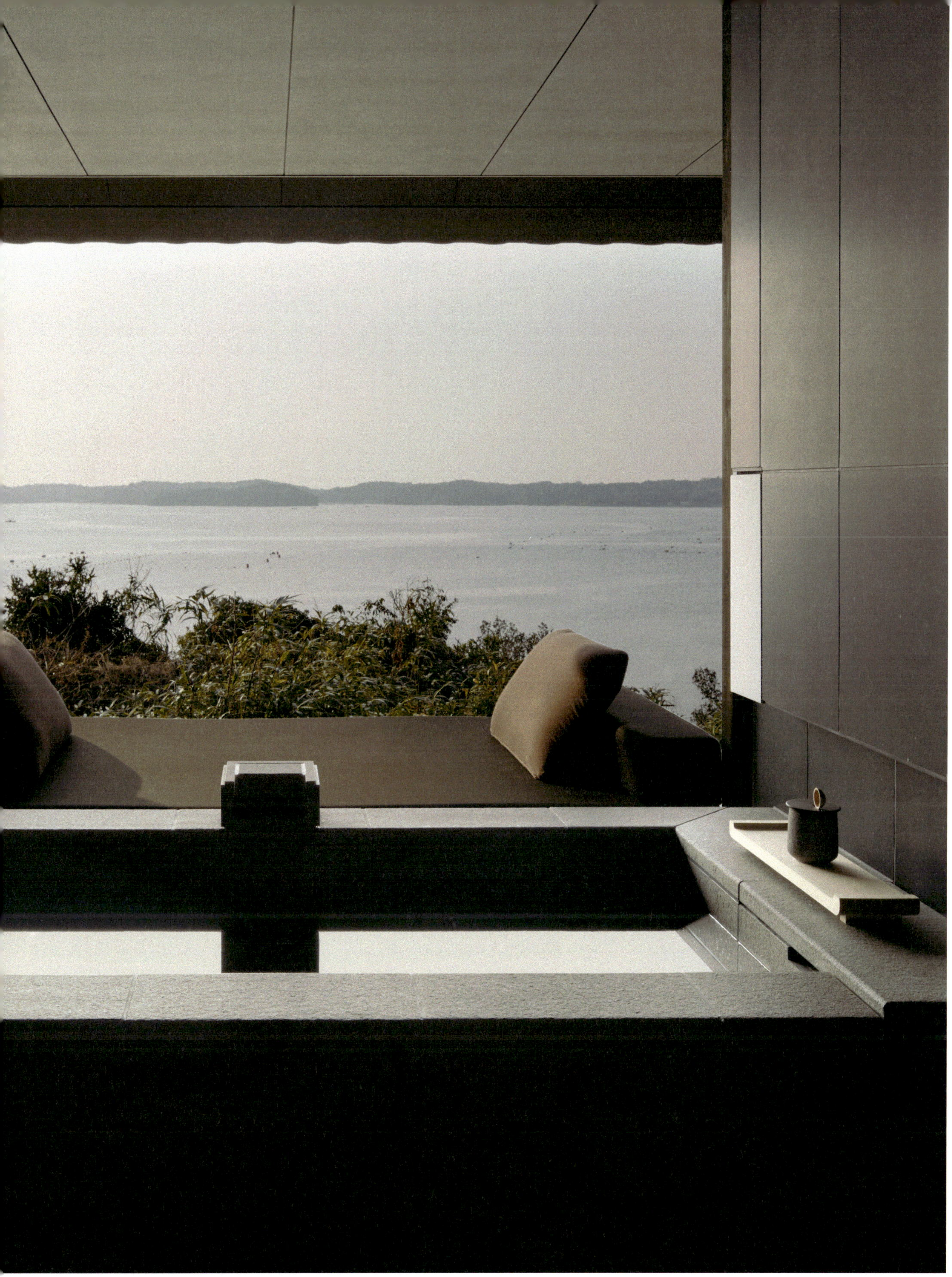

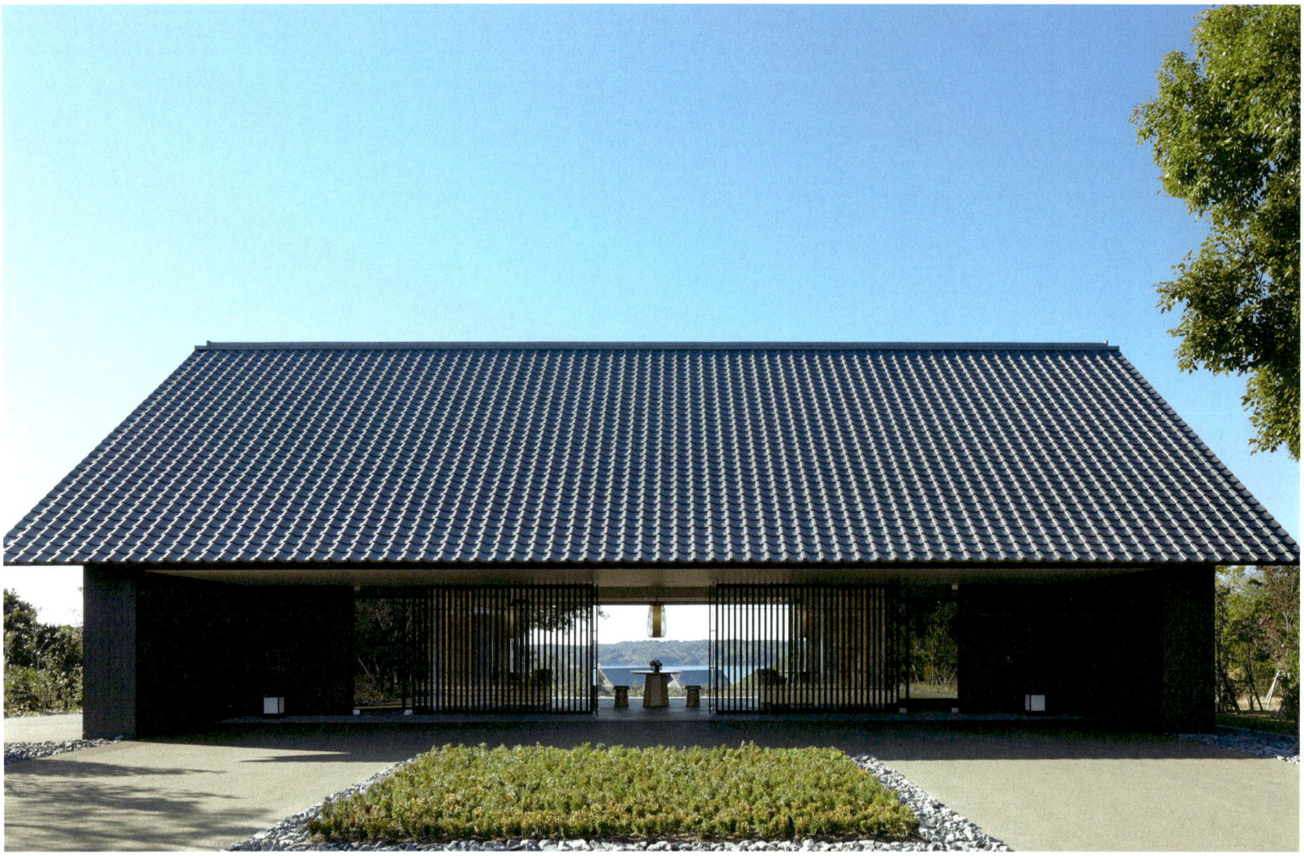

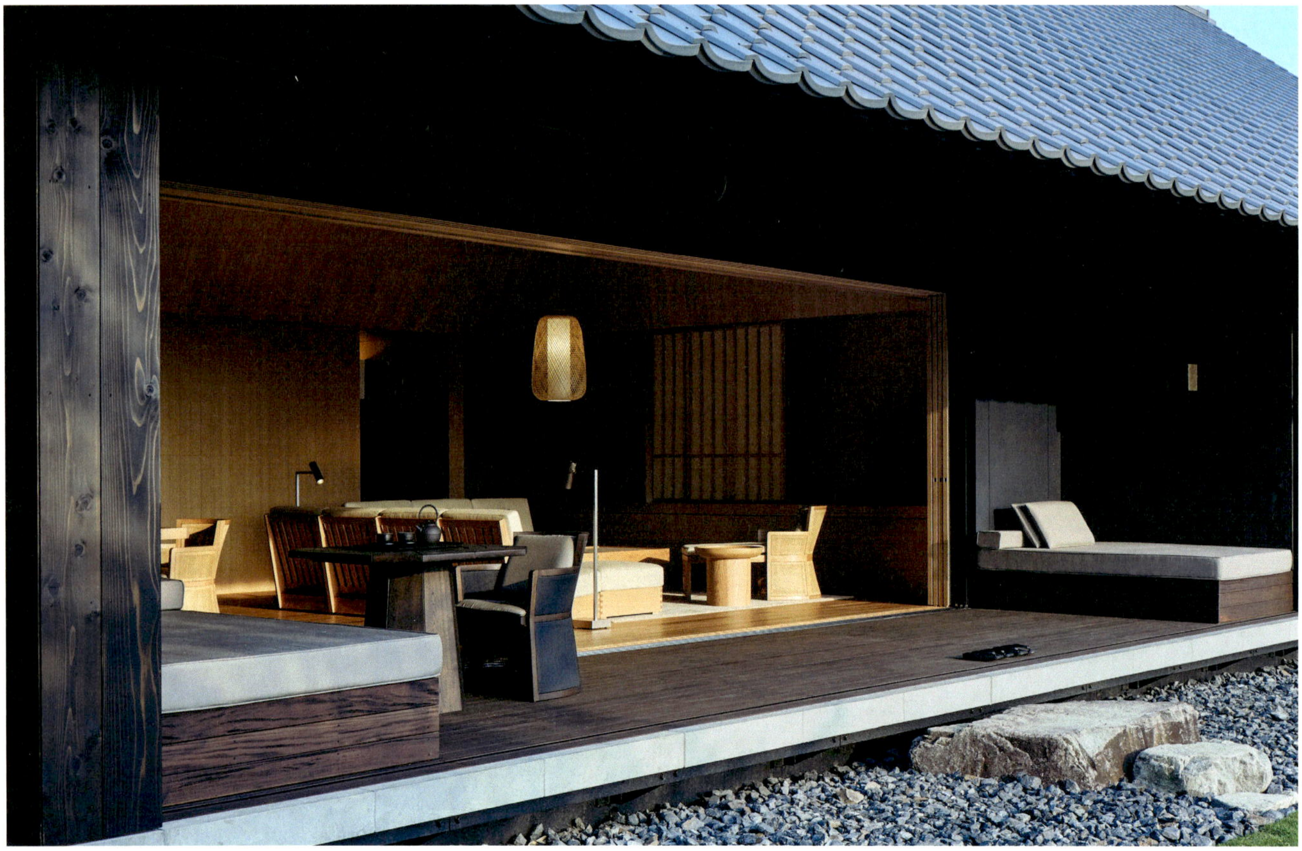

← Das Amanemu ist mit seinen dunklen Zedernholzaußenwänden und den tiefhängenden Dächern ganz im Stil traditionell japanischer *Ryokan* gehalten. Die Holzschiebetüren und -trennwände im Innern wurden mit der antiken Handwerkstechnik *Kumiko* erstellt.

↙ Im angeschlossenen Restaurant kommen nur regionale Erzeugnisse von der Shima-Halbinsel, auf der das Amanemu liegt und die als „Kornkammer des kaiserlichen Hofs" gilt, auf den Teller.

→ Die Gästesuiten verfügen über private Onsen-Badewannen und Tagesbetten mit Blick auf die umgebende Ago-Bucht.

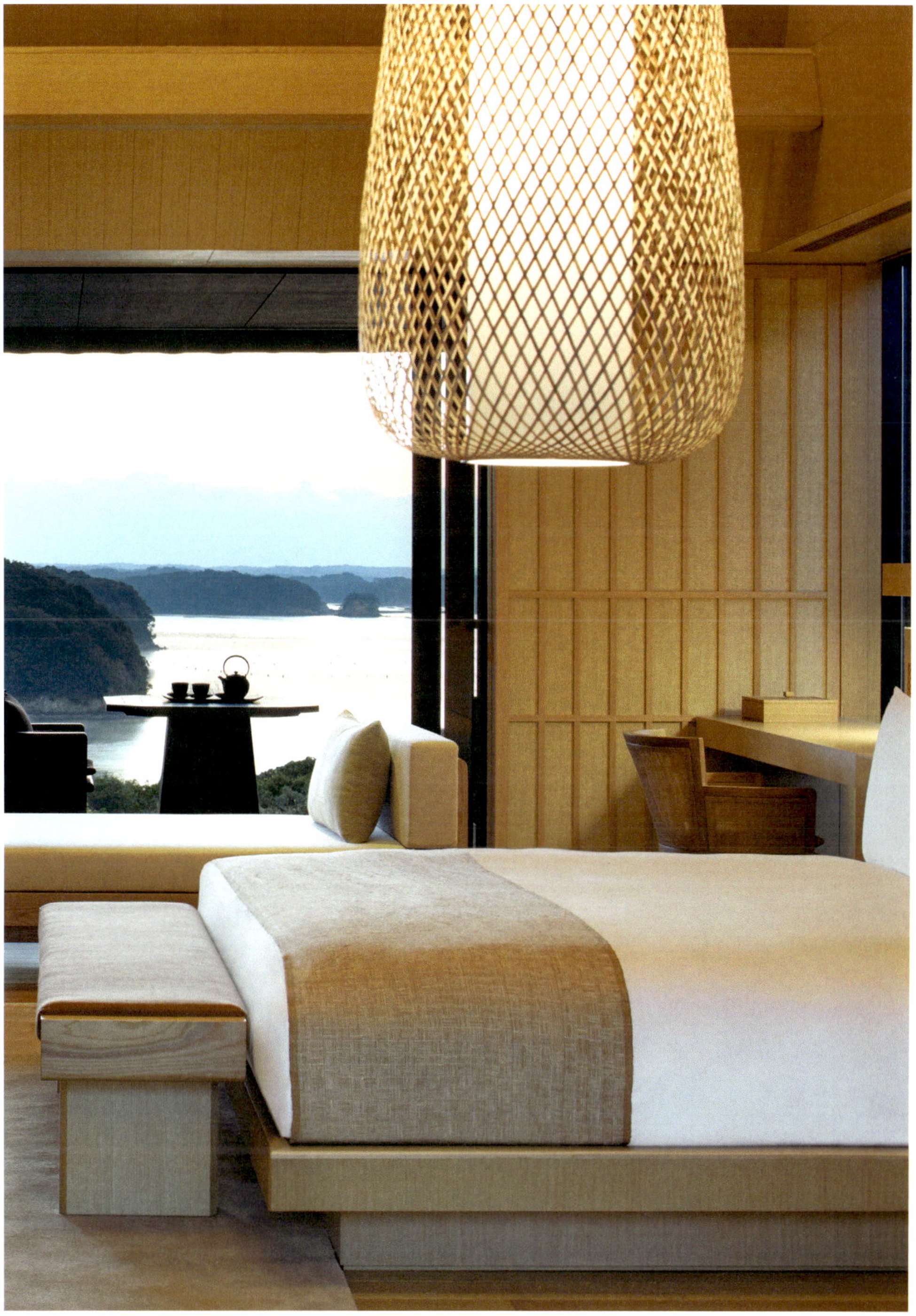

Jede Behandlung beginnt mit einem Fußbad mit Salzen aus der Ago-Bucht. Dazu wird Tee aus den Blättern des Seidenbaums gereicht, der in der Kampō-Medizin der Förderung innerer Harmonie dient.

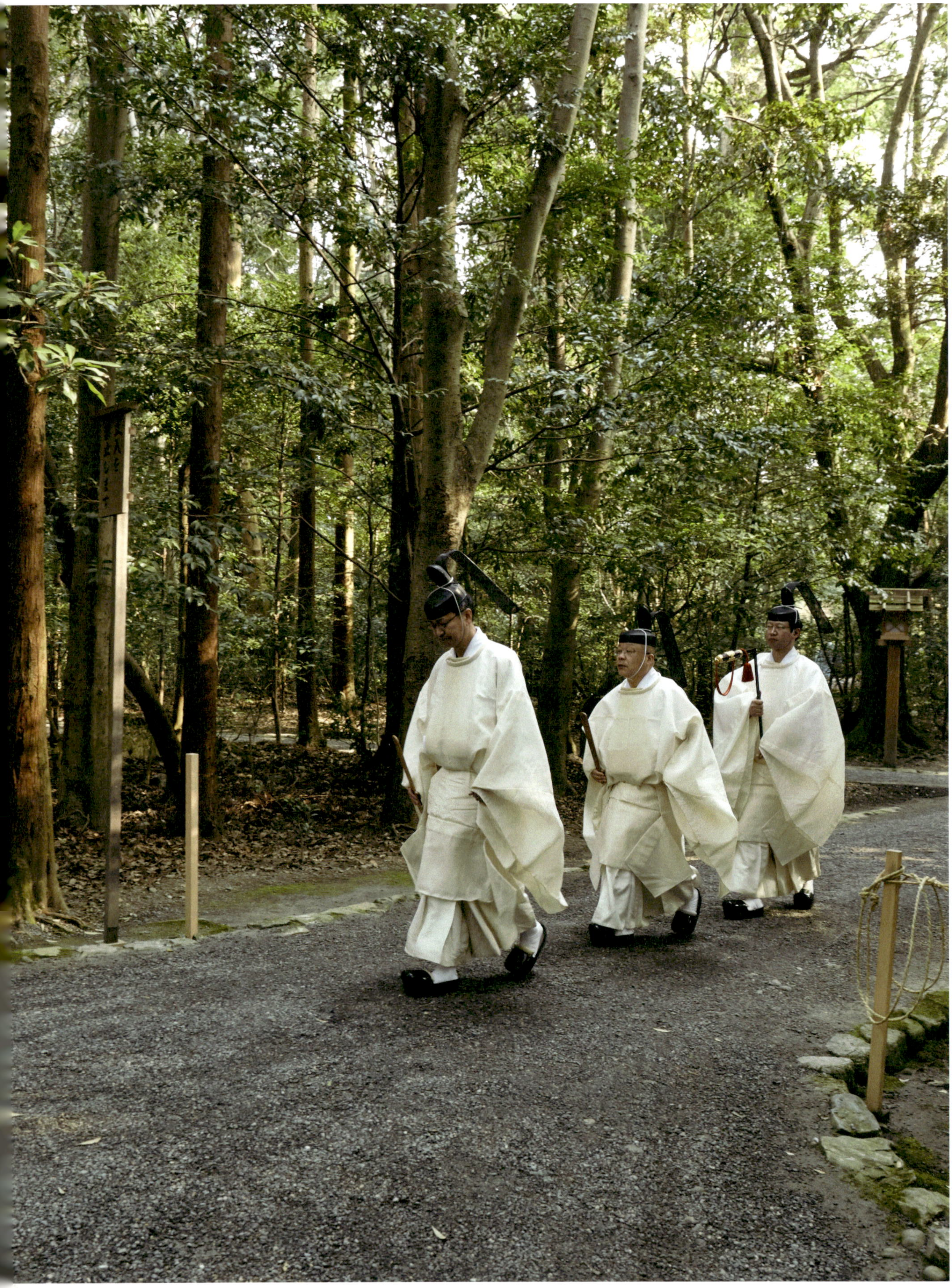

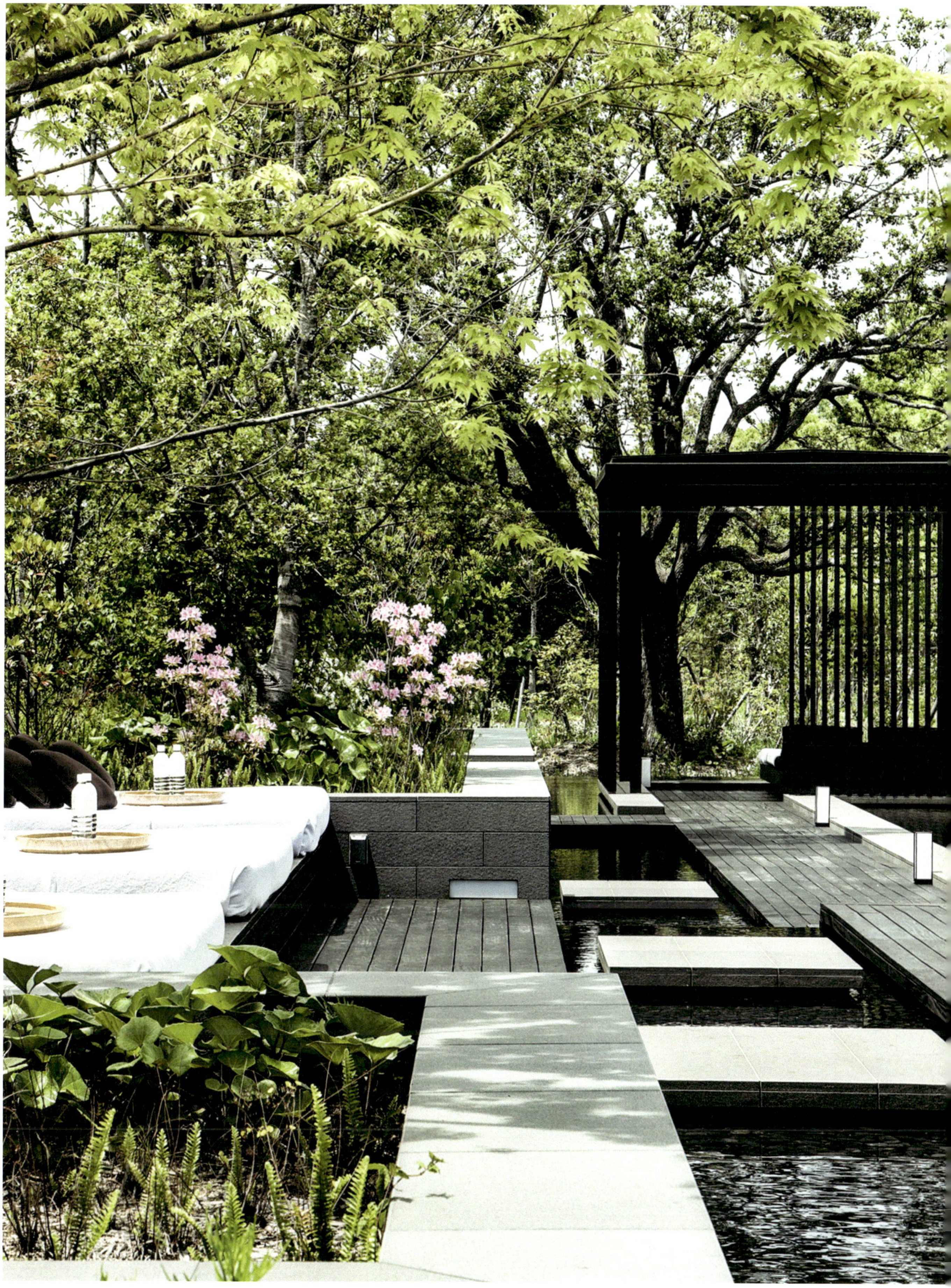

Das Licht der Fantasie

JIYU SPA
DANYANG, CHINA

Um ein bewusstseinserweiterndes Erlebnis zu erschaffen, vertraut das Jiyu Spa nicht etwa auf seltene pflanzliche Zutaten oder uralte Heiltechniken, sondern auf Sigmund Freuds Theorien zur Traumdeutung.

Es ist gar nicht so leicht, ein Spa mit einem komplett neuen Konzept zu erfinden. Gestaltung und Einrichtung mögen voneinander abweichen, aber die Räumlichkeiten selbst sind meist ähnlich angelegt: Man checkt ein, legt sich auf eine Liege, schließt die Augen und spürt im besten Fall die Anspannung schwinden. Es sei denn, man ist im Jiyu Spa in Danyang, das mehr an eine abstrakte Kunstinstallation als an eine Wellnessoase erinnert.

Das 2.000 Quadratmeter große Spa in der Küstenprovinz Jiangsu wurde vom Shanghaier Architekturbüro Hip-Pop entworfen. Es stützt sich auf die Theorien des österreichischen Psychoanalytikers Sigmund Freud und verfolgt das Ziel, Besucher in einen traumartigen Bewusstseinszustand zu versetzen. Zunächst betritt man einen verdunkelten Innenraum. Auf riesige Tafeln werden Bilder von Wasserläufen, Weizenhalmen und bernsteinfarbenen Bändern projiziert, die sich langsam verändern, während um einen herum meditative Klänge vibrieren und widerhallen. Die Balance aus Licht und Schatten sowie transparentem und spiegelndem Glas soll den Geist beruhigen und Besucher in eine andere Welt transportieren, in der dreidimensionaler Raum verschwimmt, Zeit eine neue Bedeutung bekommt und Erinnerungen und Gefühle zum Vorschein kommen. Wenn man darauf nicht vorbereit ist, kann das eine sehr aufwühlende Erfahrung sein.

„An einem so mysteriösen und tiefen Ort", so Architekturbüro Hip-Pop, „werden die Sinne durch die sichtbare Welt erweckt und vormals im Le-ben unterdrückte Gefühle und Bilder kommen hoch. So können Menschen ihr Leben aus einer besonderen Perspektive heraus neu entdecken und fühlen." Irgendwo in einem abgetrennten Bereich inmitten dieser Welt steht auch eine Massageliege. Man schließt die Augen, entspannt sich und hofft, dass die Massage echt ist – und nicht nur Teil eines fantastischen, sich ständig wandelnden Traums.

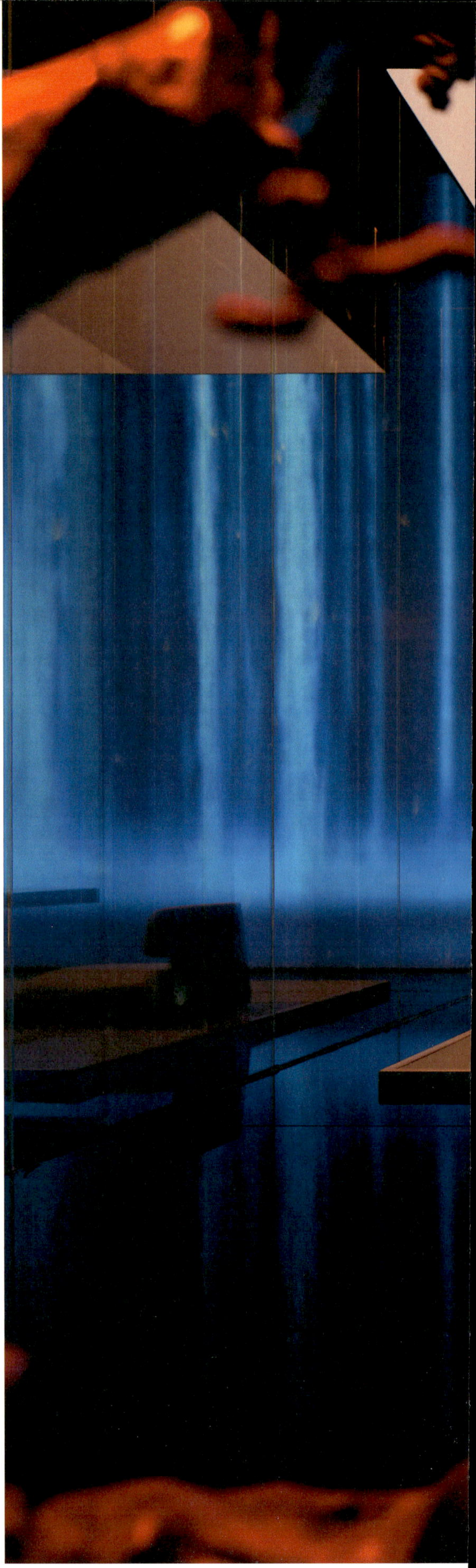

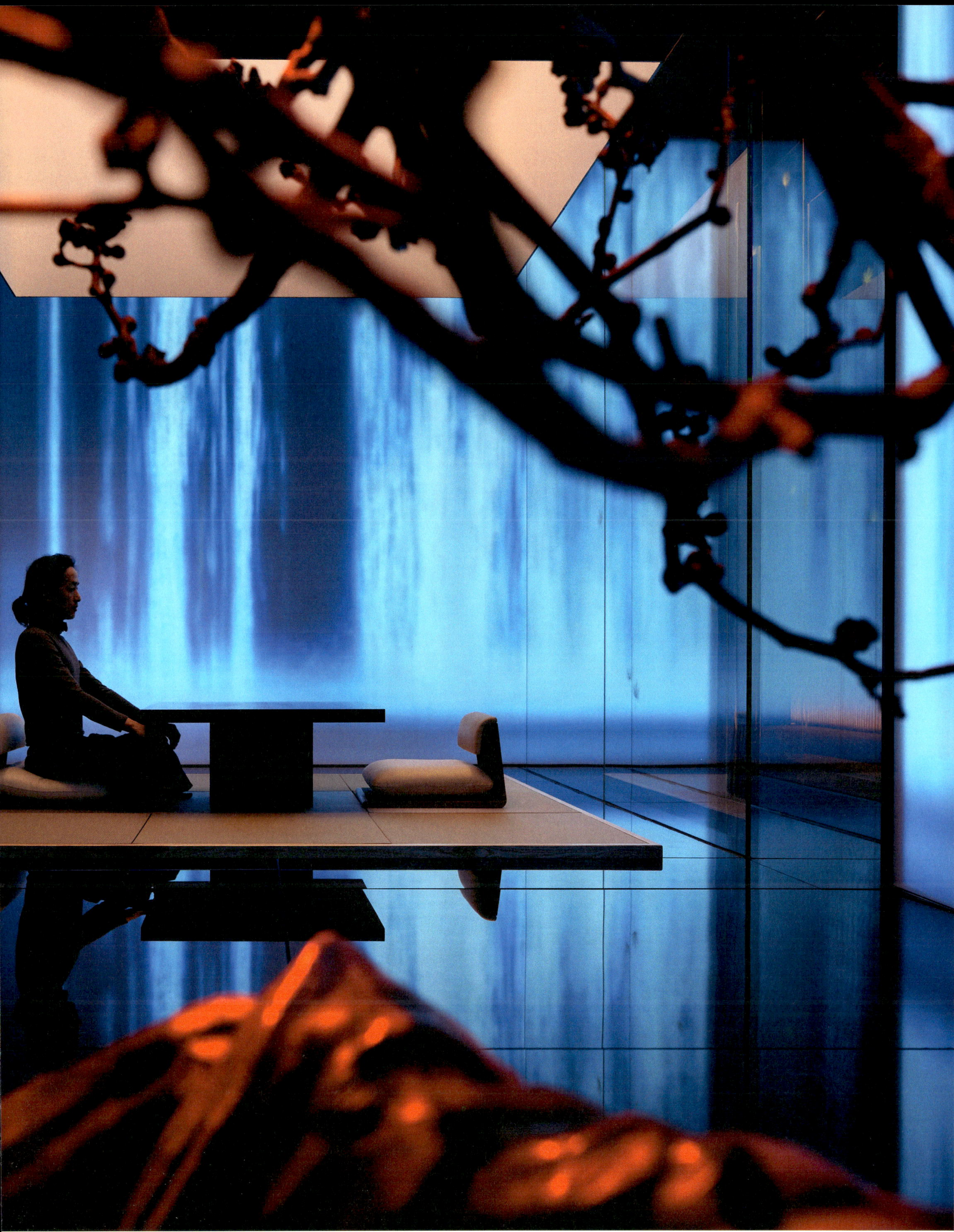

Die Balance aus Licht und Schatten sowie transparentem und spiegelndem Glas soll Besucher in eine andere Welt transportieren, in der Zeit eine neue Bedeutung bekommt und Erinnerungen und Gefühle zum Vorschein kommen.

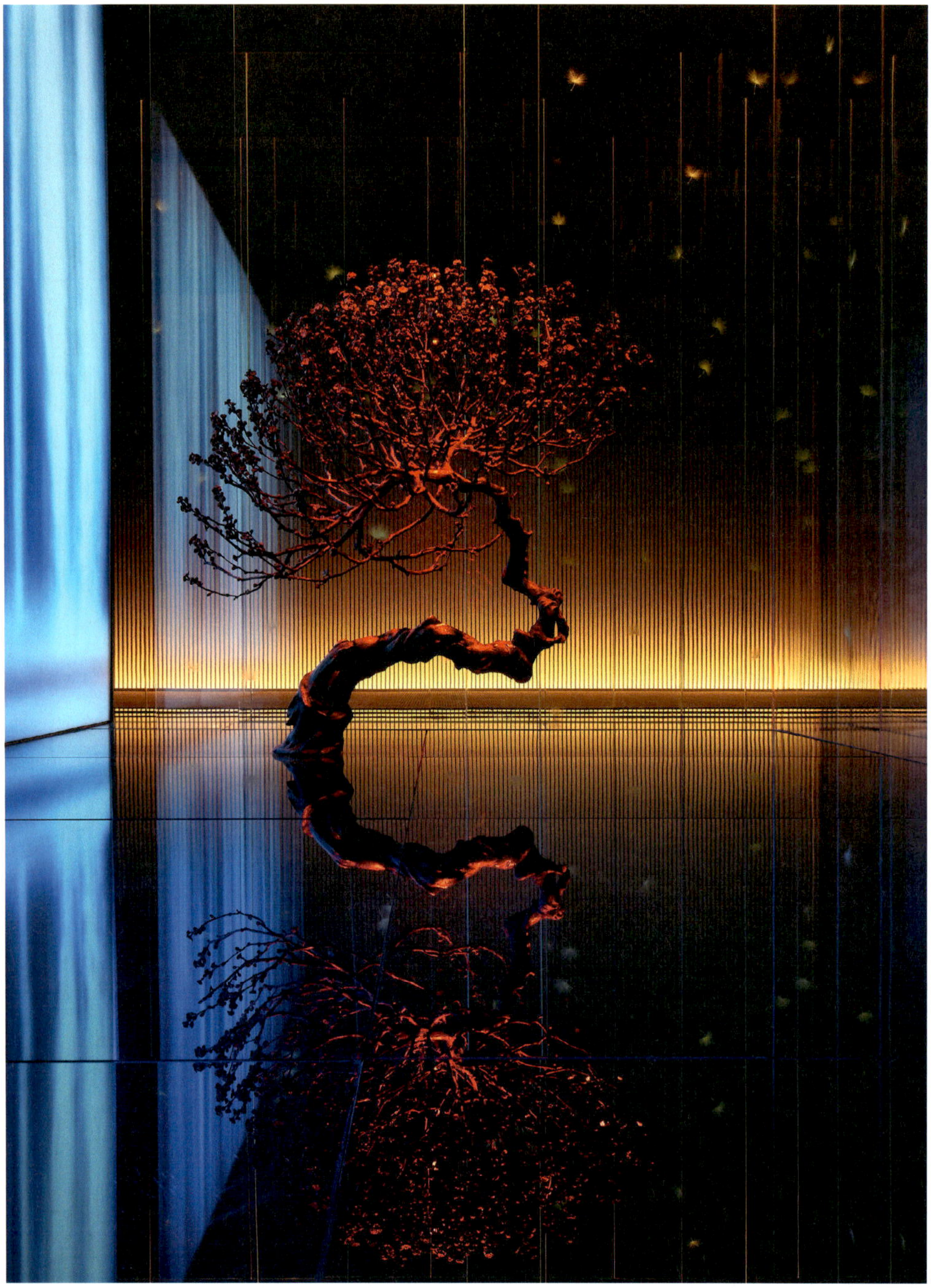

← Mit seinen teils durchsichtigen, teils reflektierenden Glasflächen entführt das 2.000 Quadratmeter große Spa Besucher in eine alternative, entspannende Dimension.

↗ → Während Standbilder von der Natur eine stille Atmosphäre schaffen, rufen meditative Geräusche Erinnerungen wach.

→→ Paneele schaffen im Massageraum Privatsphäre, ohne dabei das außerweltliche Ambiente der Umgebung komplett auszublenden.

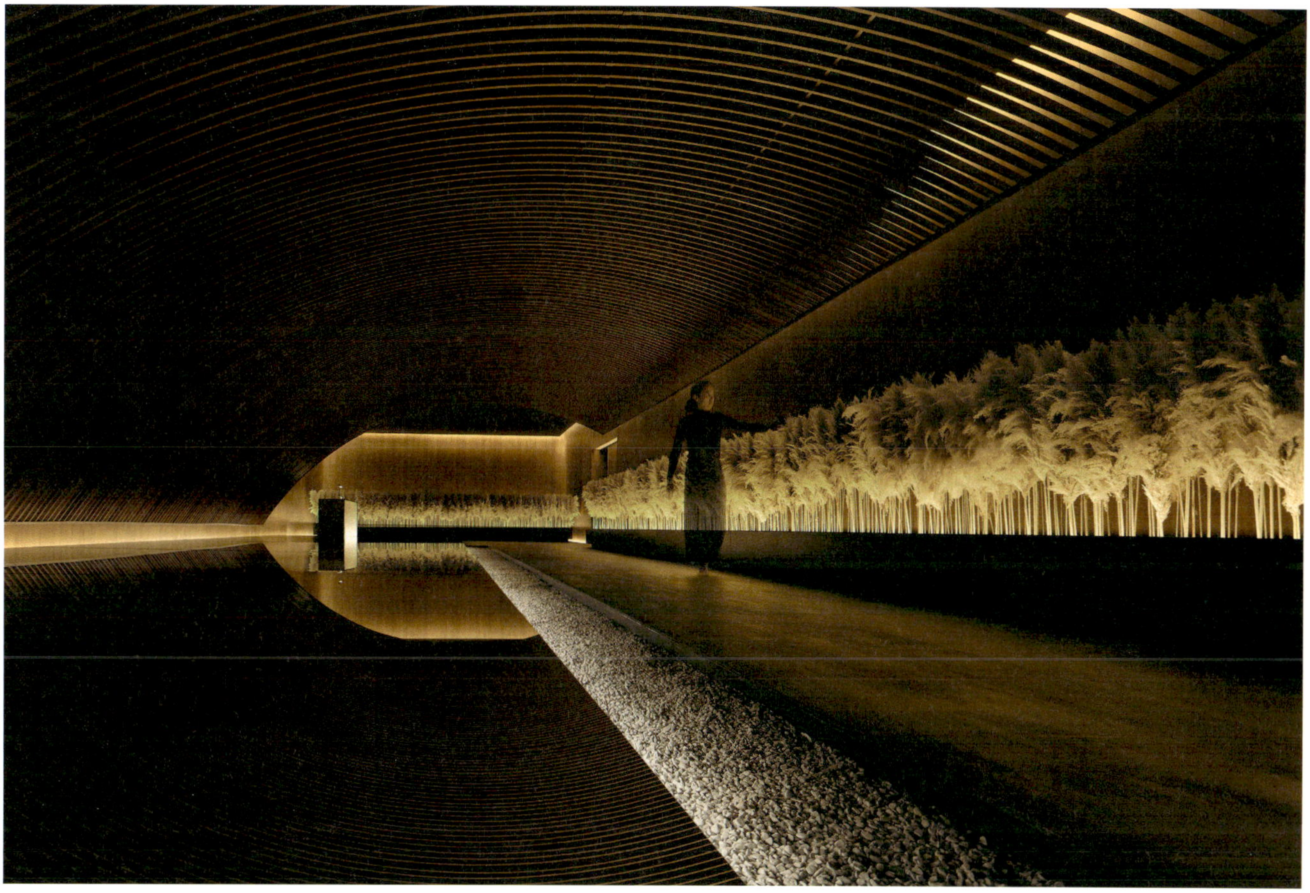

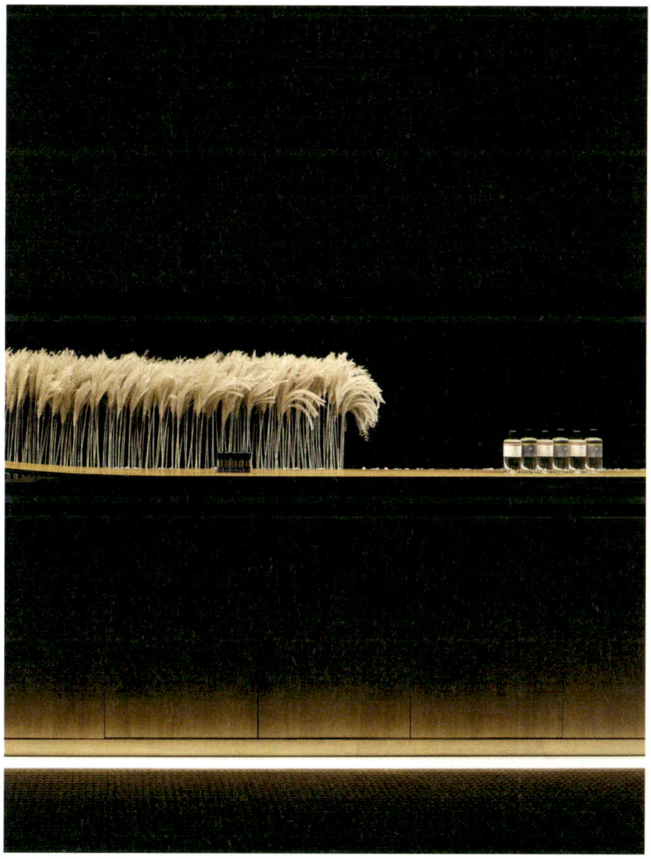

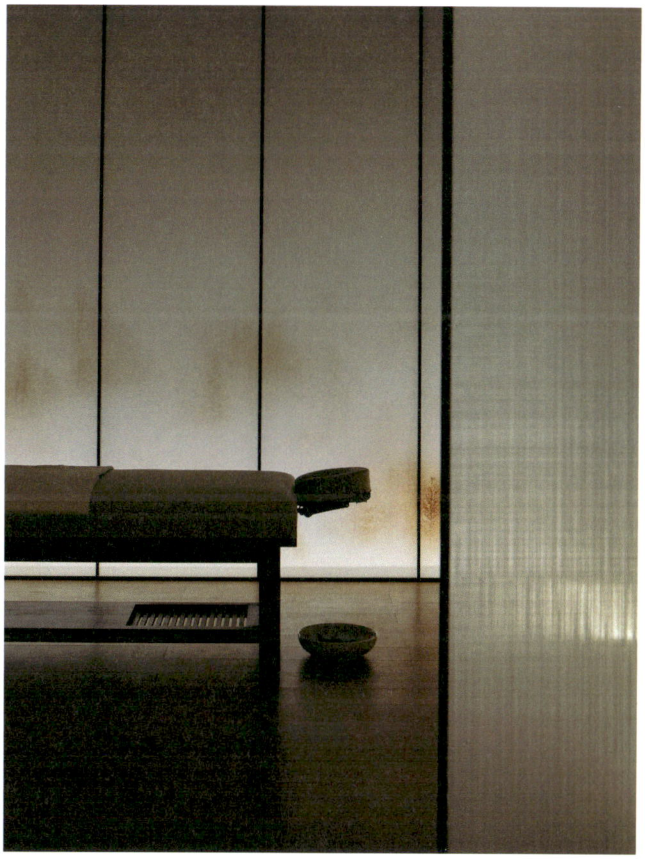

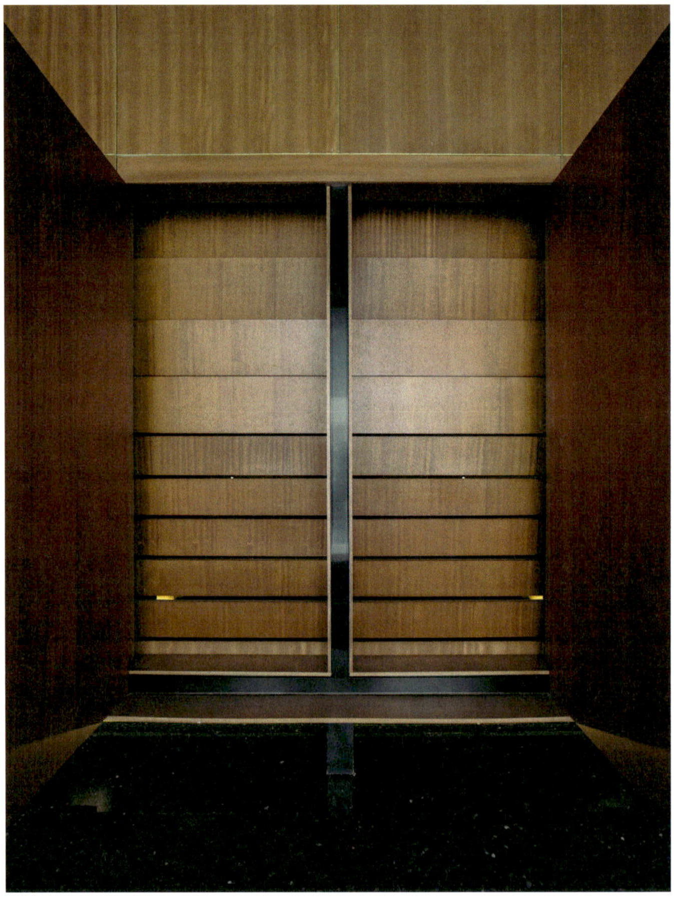

Mitten in der Stadt meditieren

MEDITATION HALL
HUANGHUA, CHINA

Sich von der Umgebung zu lösen ist eine große Herausforderung beim Meditieren. In der Meditation Hall ist das nicht nötig: Hier wird das Design des Raums selbst von Spiritualität durchdrungen.

In Huanghua, einer zum Verwaltungsgebiet von Cangzhou gehörenden Stadt südlich von Peking, versteckt sich ein moderner Rückzugsort in einem Wohngebiet. Das beeindruckende, 2019 fertiggestellte Gebäude befindet sich direkt an einer Einkaufsstraße – nicht unbedingt ein ruhiger Ort, der zum tiefen Nachdenken anregt.

Doch genau deswegen haben HIL Architects aus Shenzhen hier ihren von der Natur (besonders dem weitläufigen Sumpfgebiet auf der anderen Straßenseite) inspirierten modernen Tempel angesiedelt, in dem Einheimische meditative Pausen von ihrem hektischen Alltag einlegen können.

Das Team arbeitete mit Prinzipien aus dem Zen-Buddhismus und schuf mit natürlichen Materialien wie Kieselsteinen, Holz und Innenbeeten einen Raum, der den Besucher unterbewusst an einen anderen Ort transportiert, ganz weit weg von der verkehrsreichen Straße vor der Tür. Sonnenlicht bringt Erleuchtung – buchstäblich und metaphorisch. Tiefhängende Lampen definieren das Gravitationszentrum und symbolisieren so die innere Balance. Das gesamte Design soll „spirituelle Resonanz erzeugen", so Architekt Dao Yu.

Hinter der Haupthalle befindet sich eine Reihe kleinerer Räume, in denen Workshops zu alten Wellnessritualen stattfinden. Von japanischen Teezeremonien über *Kōdō* (japanischer Duft- und Räucherkunst) bis hin zu *Ikebana* (die japanische Kunst des Blumenarrangierens) und Yoga finden Besucher hier unterschiedlichste Entspannungsaktivitäten. Dabei reicht eigentlich schon der bloße Aufenthalt in der Meditation Hall, um sich ruhiger und konzentrierter zu fühlen. „Man kann in diesen Ort eintauchen und sich selbst beobachten", sagt Dao Yu. „Hier erlebt man sein eigenes inneres Universum."

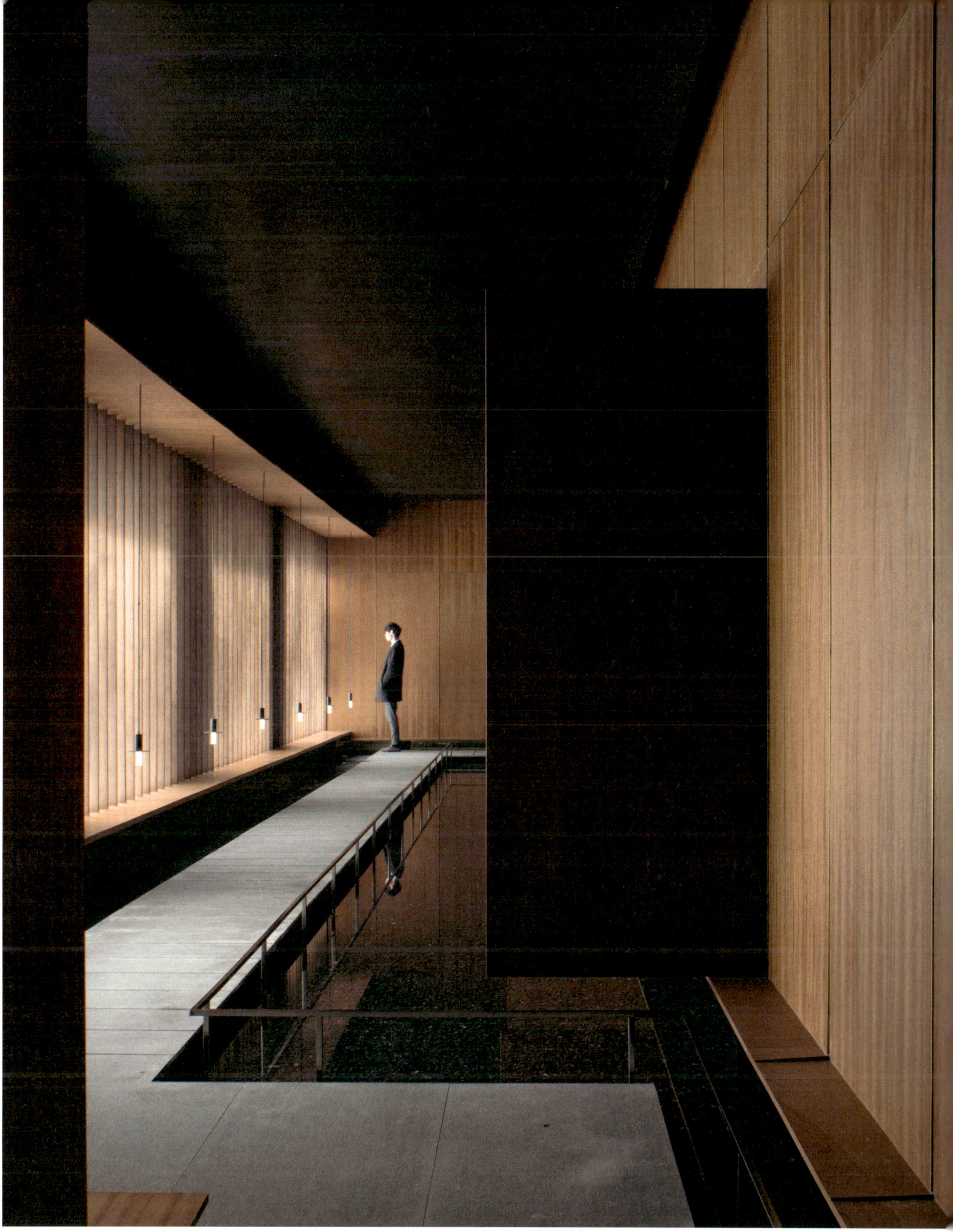

↑ In dieser südlich von Peking in Huanghua gelegenen Halle finden Meditationssessions und Workshops von *Kōdō* über Ikebana bis hin zu Yoga statt.

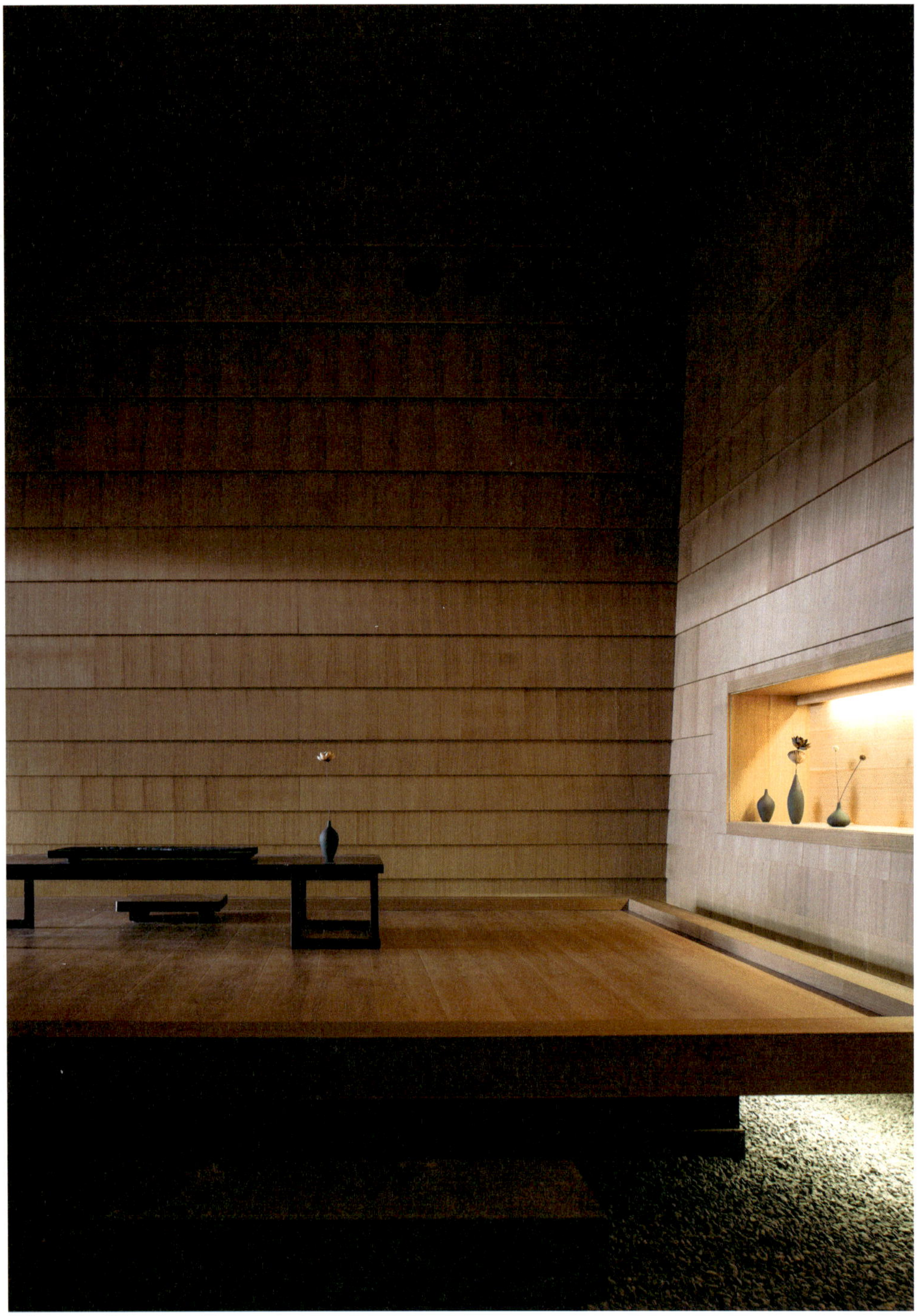

← Das Architekturbüro HIL arbeitete mit Prinzipien aus dem Zen-Buddhismus, um ein beruhigendes Interieur zu schaffen, und griff dabei auf Holz, Glas und andere Naturmaterialien zurück.

Sonnenlicht bringt Erleuchtung – buchstäblich und metaphorisch. Tiefhängende Lampen definieren das Gravitationszentrum und symbolisieren so die innere Balance. Das gesamte Design soll „spirituelle Resonanz erzeugen".

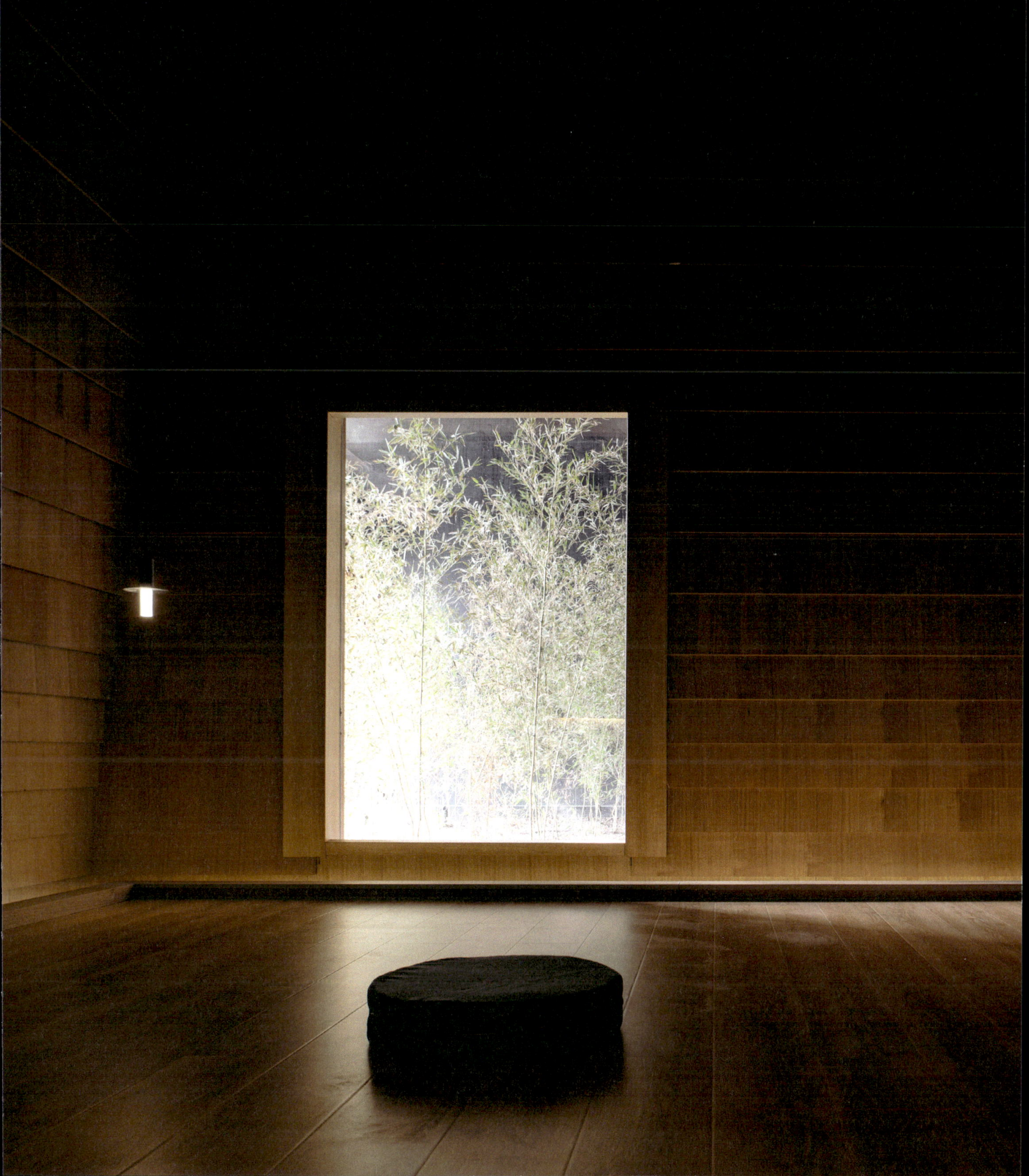

Eine Verjüngungskur kalifornischer Art

GOLDEN DOOR
KALIFORNIEN, USA

Golden Door, die Grande Dame unter den glamourösen Gesundheitsfarms, ist ihrer ursprünglichen Wellnessphilosophie treu geblieben.

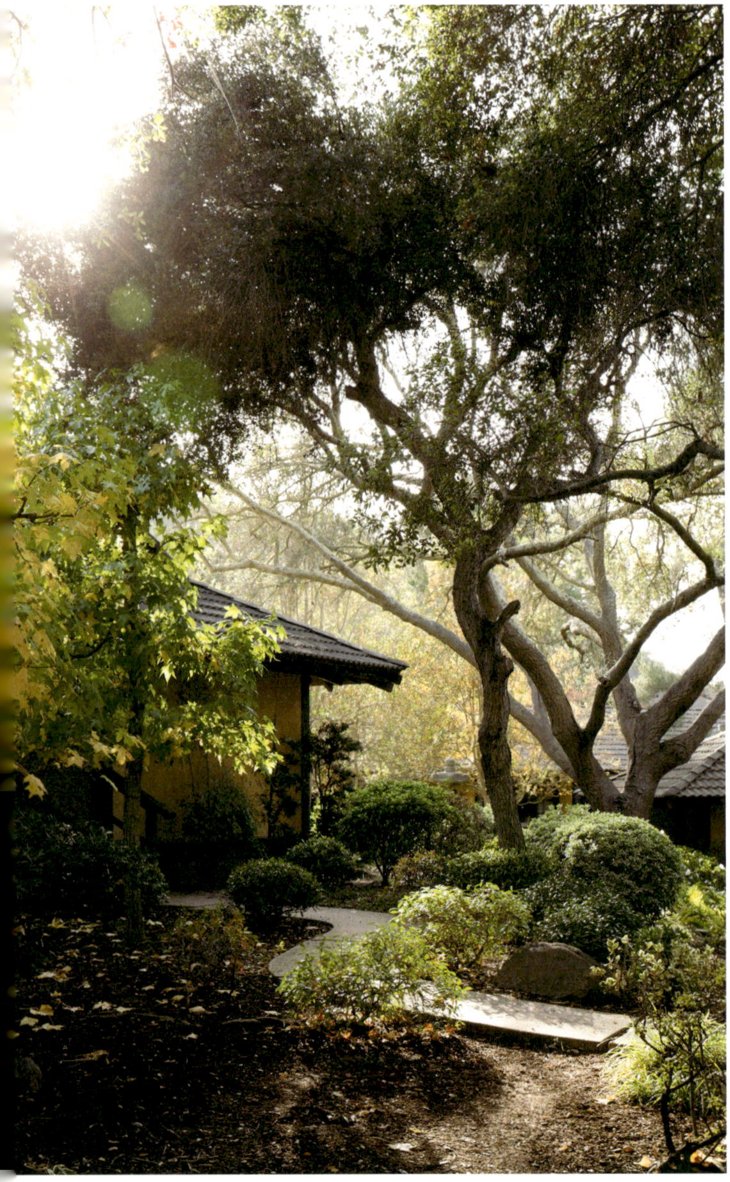

Die Wellnesspionierin Deborah Szekely eröffnete Golden Door 1958 als luxuriösere Alternative zur Rancho La Puerta im mexikanischen Tecate, die sie in den 1940ern gemeinsam mit ihrem Mann als Gesundheitsfarm ohne Schnickschnack gegründet hatte. Die „Door" in Südkalifornien nahm ihre Anfänge als umgebautes Motel, das Sprungseilwettbewerbe und Talentshows für Gäste wie Judy Garland und Elizabeth Taylor veranstaltete. Die zu Beginn ausschließlich weibliche Kundschaft (auch Zsa Zsa und Eva Gabor kamen häufig vorbei) erhielt bei der Ankunft rosa Trainingsanzüge und Turbane. Es ging ums Abnehmen, um kaliumreiche Gemüsebrühe, Dehnübungen und Beintraining. Szekely war überzeugt, dass man seinen Körper durch Sport und gute Ernährung in Form bringen und so nebenbei sein Leben ändern könne.

Inzwischen sind Dehnübungen und Beintraining Faszienrollen und Intervalltrainingskursen gewichen. Trotz seiner stilvollen Transformation stehen Fitness und Achtsamkeit in diesem Resort in der Wildnis Kaliforniens also noch immer an erster Stelle. Es werden nach wie vor nur 40 Gäste pro Woche beherbergt. Die meisten davon sind Frauen, doch es gibt auch gemischte sowie reine Männerwochen. Übernachtet wird in privaten Villen, die optisch in ihren Look aus den 1970ern zurückversetzt wurden, als Szekely die Anlage mit friedlichen Steingärten, Koi-Teichen und einem Bambuswald nach dem Vorbild eines traditionell japanischen *Ryokan* anlegte. Das All-Inclusive-Programm ist umfangreich und bietet Sport, Massagen (entspannende Esalen-Massagen und gesichtsstraffende Mikrostrom-Therapien), abendliche Vorlesungen (etwa mit Arianna Huffington) und Wanderungen auf den 40 Kilometer langen Privatwegen. Der neu angebaute biodynamische Garten bietet mit einem

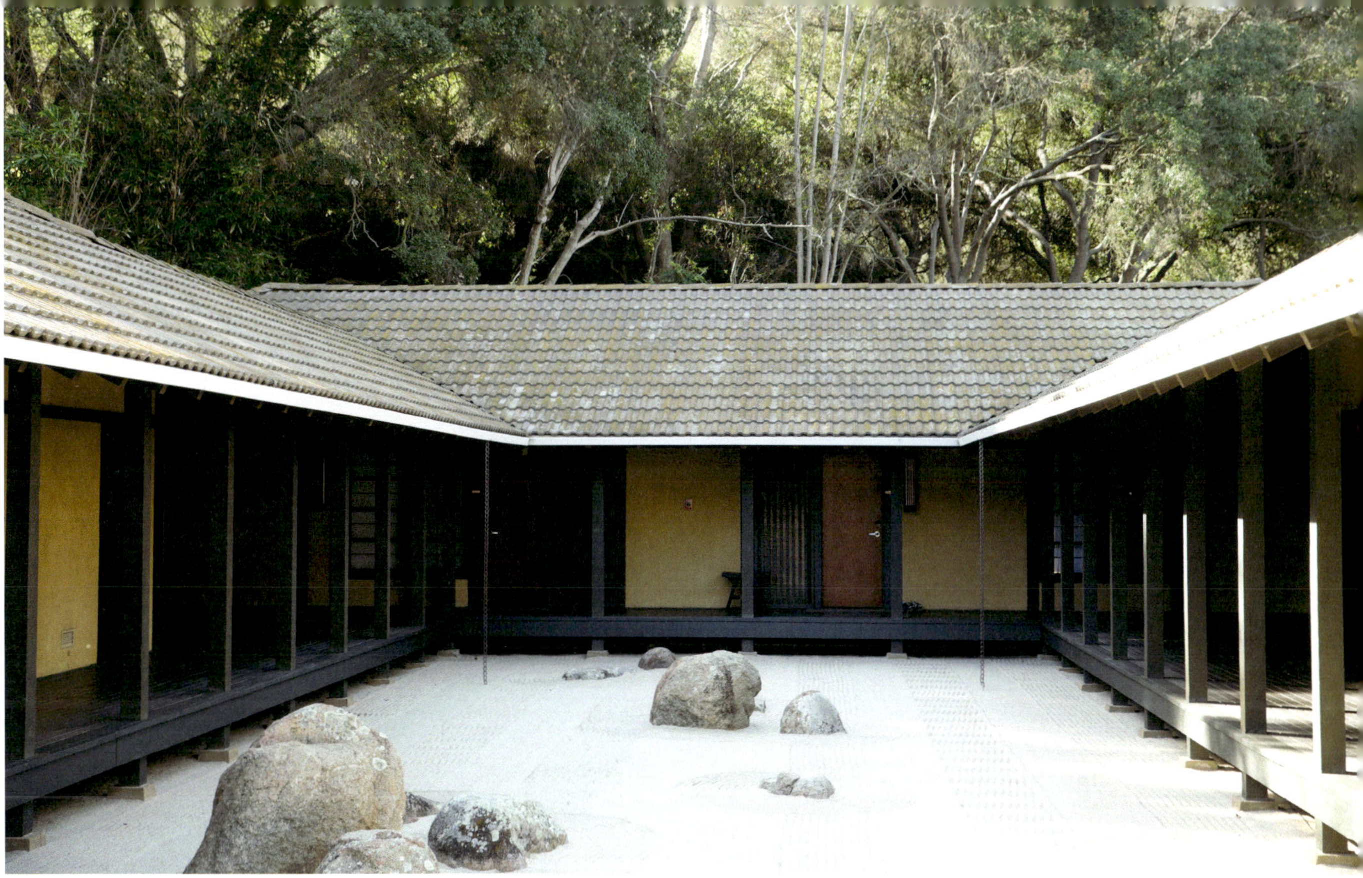

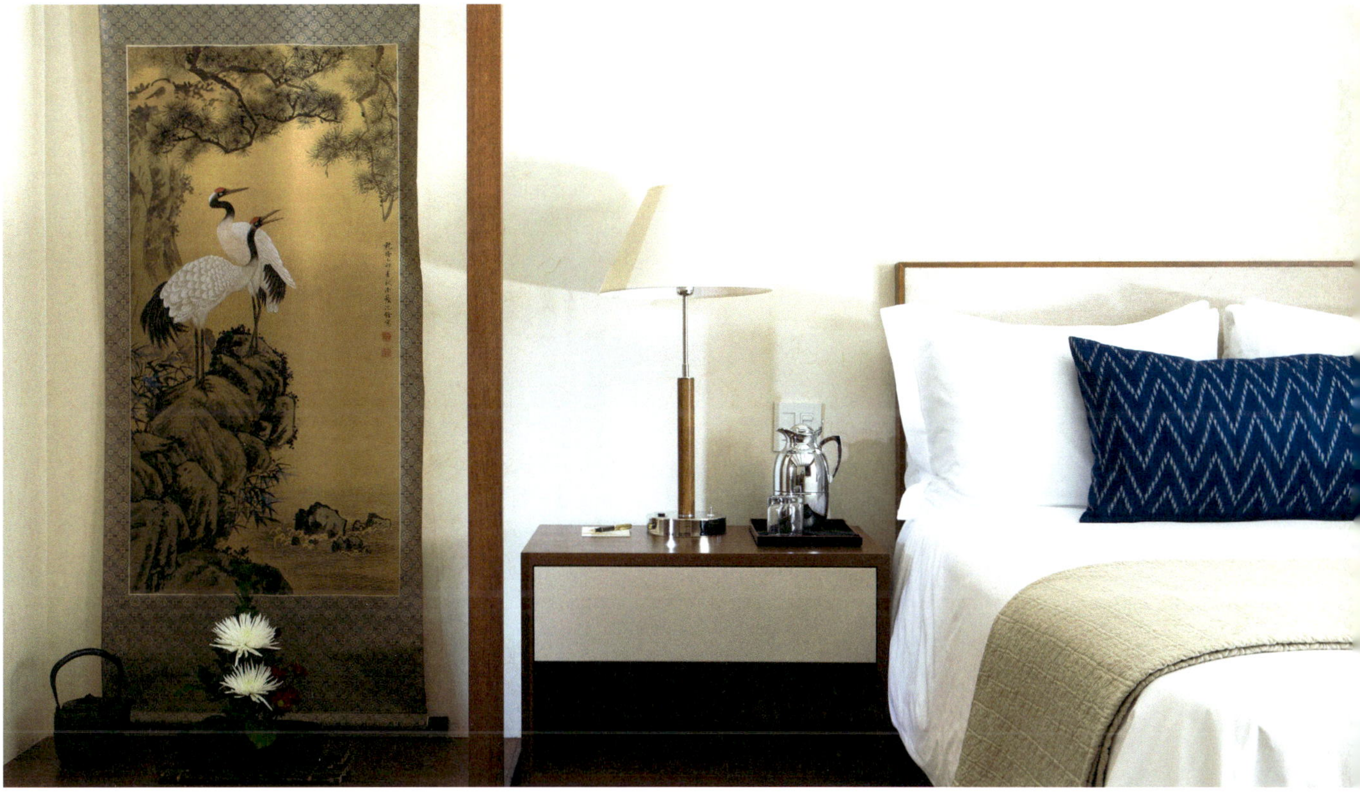

← ↑↑ Dieses Resort in Südkalifornien mit seinen niedrigen Decken, Holzbalken und Veranden wurde nach dem Vorbild eines traditionell japanischen *Ryokan* angelegt.

↑ Hinter verschiedenen Schiebetüren der Gästezimmer verbergen sich japanische Gärten und Schränke, die auch mit *Yukatas* (Kimonos) und Sandalen ausgestattet sind.

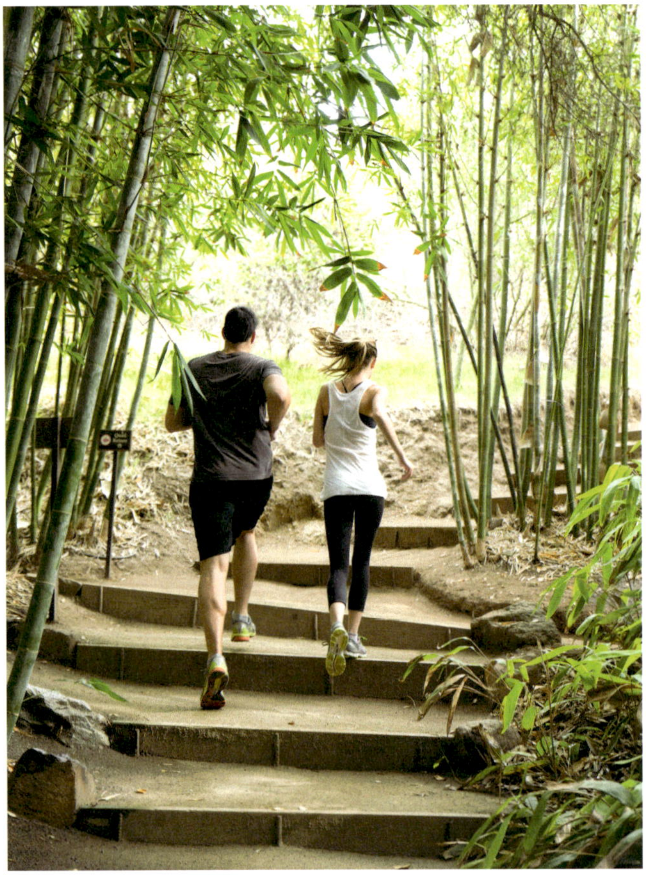

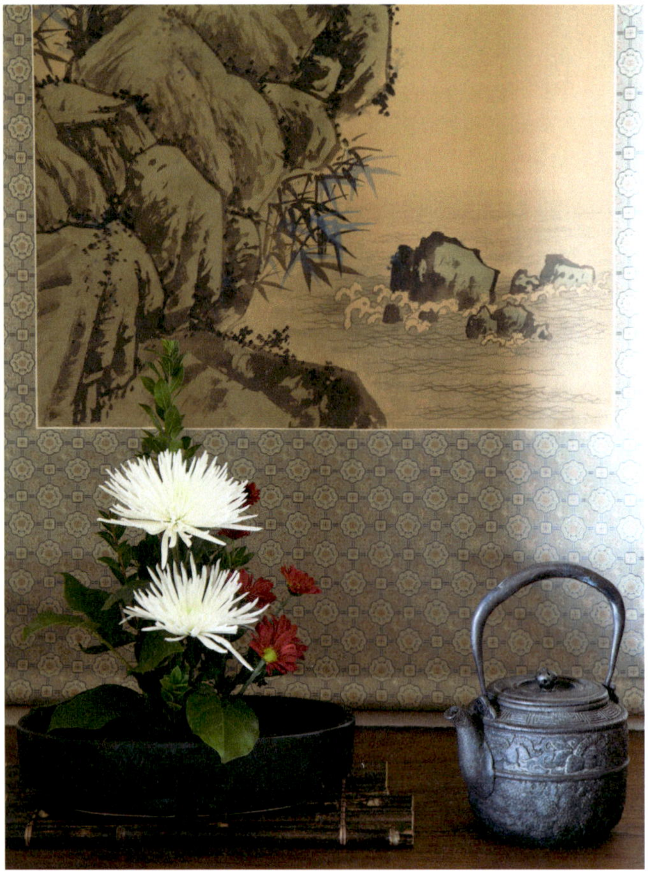

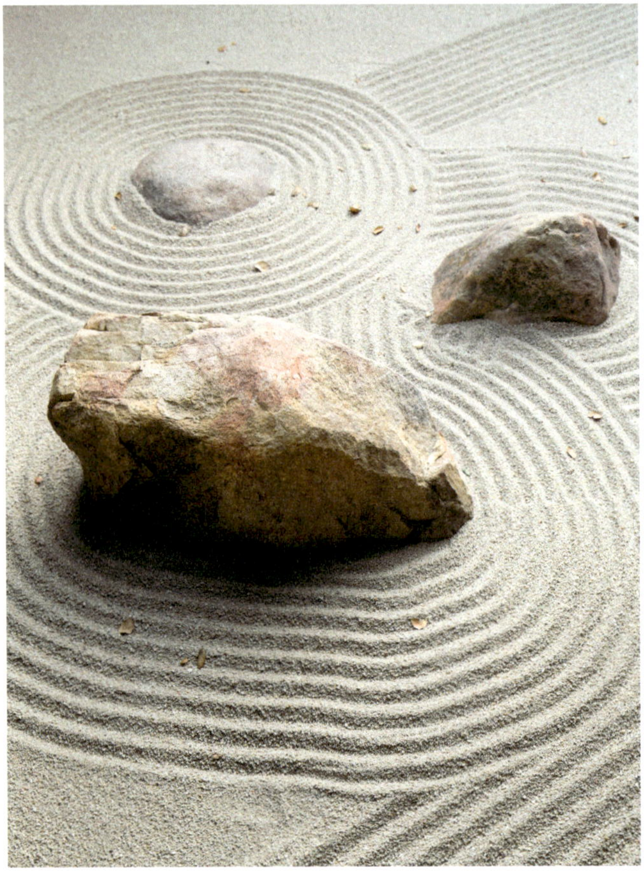

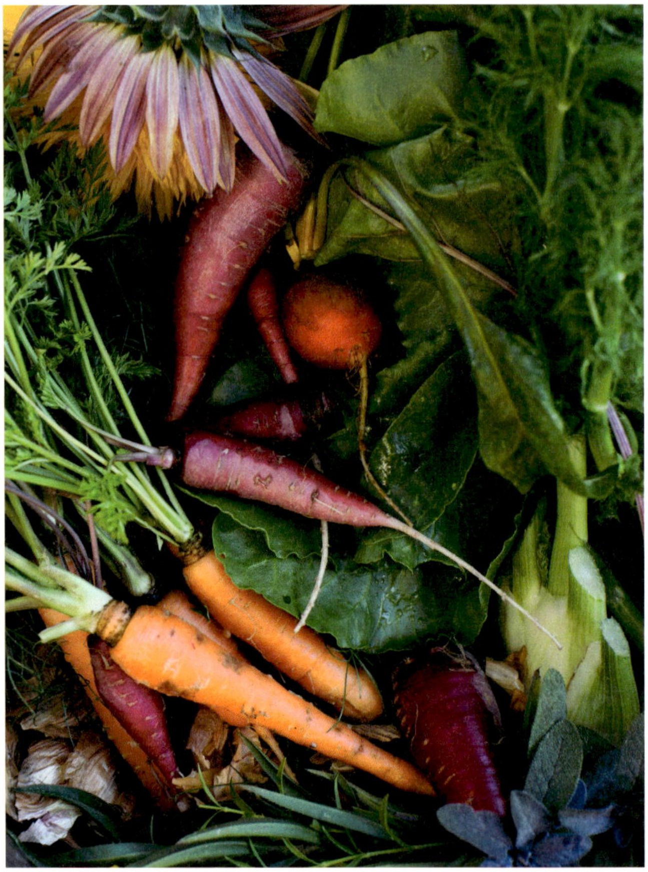

← ↙ Die über 40 Kilometer langen Privatwege der Anlage laden zum Wandern ein. Im neu angebauten biodynamischen Garten werden alte Sorten für die saisonale Küche des hauseigenen Restaurants kultiviert.

→ Gäste können sich ihr Programm selbst zusammenstellen und Sportarten wie Boxen, Tennis oder Bogenschießen ausprobieren und danach am Feuer entspannen.

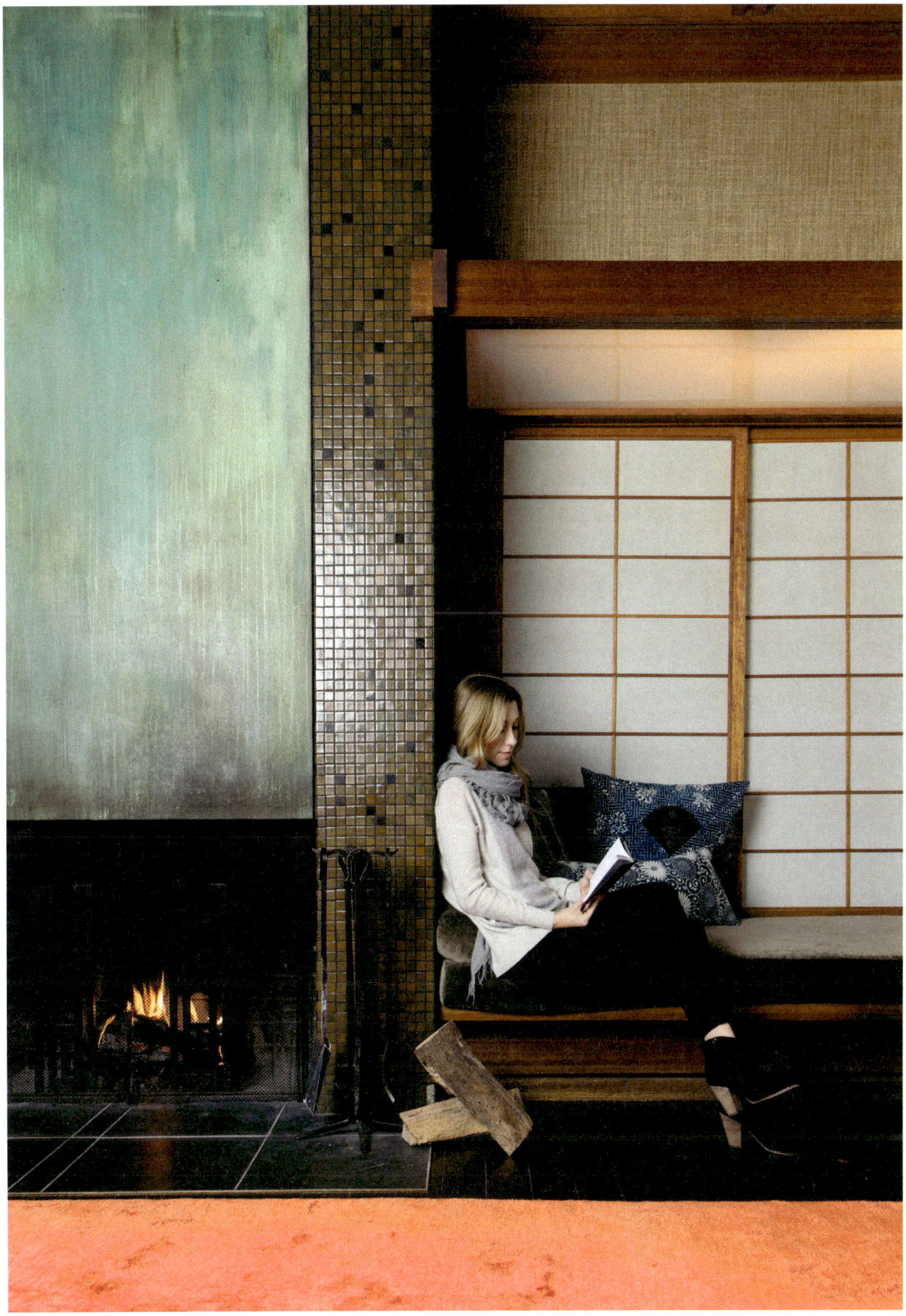

279 Quadratmeter großen Gewächshaus zur Kultivierung alter Sorten sowie einer Bienenzucht die Grundlagen für gesunde, regionale Ernährung.

„Wir wollen eine ruhige Atmosphäre schaffen, in der man neue Kraft schöpfen kann", sagt Kathy Van Ness, die über 20 Mal selbst zu Gast war, bevor sie 2012 die Position als Chief Operating Officer von Golden Door übernahm. Einen großen Koffer braucht man nicht, da die Villen mit Produkten der Hautpflegelinie von Golden Door (von Hagebuttenölen bis hin zu Bambuspeelings), Sandalen, Sonnenhüten und Sportkleidung ausgestattet sind. Die pinken Trainingsanzüge und Turbane gibt es leider nicht mehr, dafür können Gäste noch immer die bewährte Gemüsesuppe genießen.

Auf heiligem Boden: die jenseitige Welt des Temazcal

Die Rituale der indigenen Völker Amerikas offenbaren die zuweilen mysteriösen und spirituellen Körperheilungskräfte der Erde.

Das Temazcal ist auf unterschiedlichste Arten beschrieben worden: dunkel, mystisch, verwirrend, panikauslösend. Yael Alkalay, Gründerin der Naturkosmetiklinie Red Flower, erinnert sich intensiv an „den Rauch, der mir in Augen, Mund und Ohren stieg". Die ruhige, zurückhaltende Frau, die 40 Jahre lang die Welt bereist hat und sich bestens mit Wellnesskulturen auskennt, neigt nicht dazu, in Extremen zu sprechen. Doch ihre erste Temazcal-Erfahrung vor 20 Jahren, die „mit nichts zu vergleichen war", hat sie noch genau vor Augen.

Das Temazcal, ein antiker Vorläufer der mexikanischen Schwitzhütte, ist ein kuppelförmiger Bau, der traditionell aus Lehm und Naturstein besteht. Die Olmeken, eine mesoamerikanische Kultur, die zwischen 1200 und 400 v. Chr. florierte, waren die ersten, die diese Hütten für spirituelle Heilungs- und Reinigungszeremonien errichteten. Gemeißelte Abbildungen von Temazcals – was auf der aztekischen Sprache Nahuatl „Haus der Hitze" bedeutet – finden sich schon auf den frühesten Mayaruinen. Auch wenn sie vornehmlich im präkolumbischen Zentralamerika verbreitet waren, tauchten Temazcals

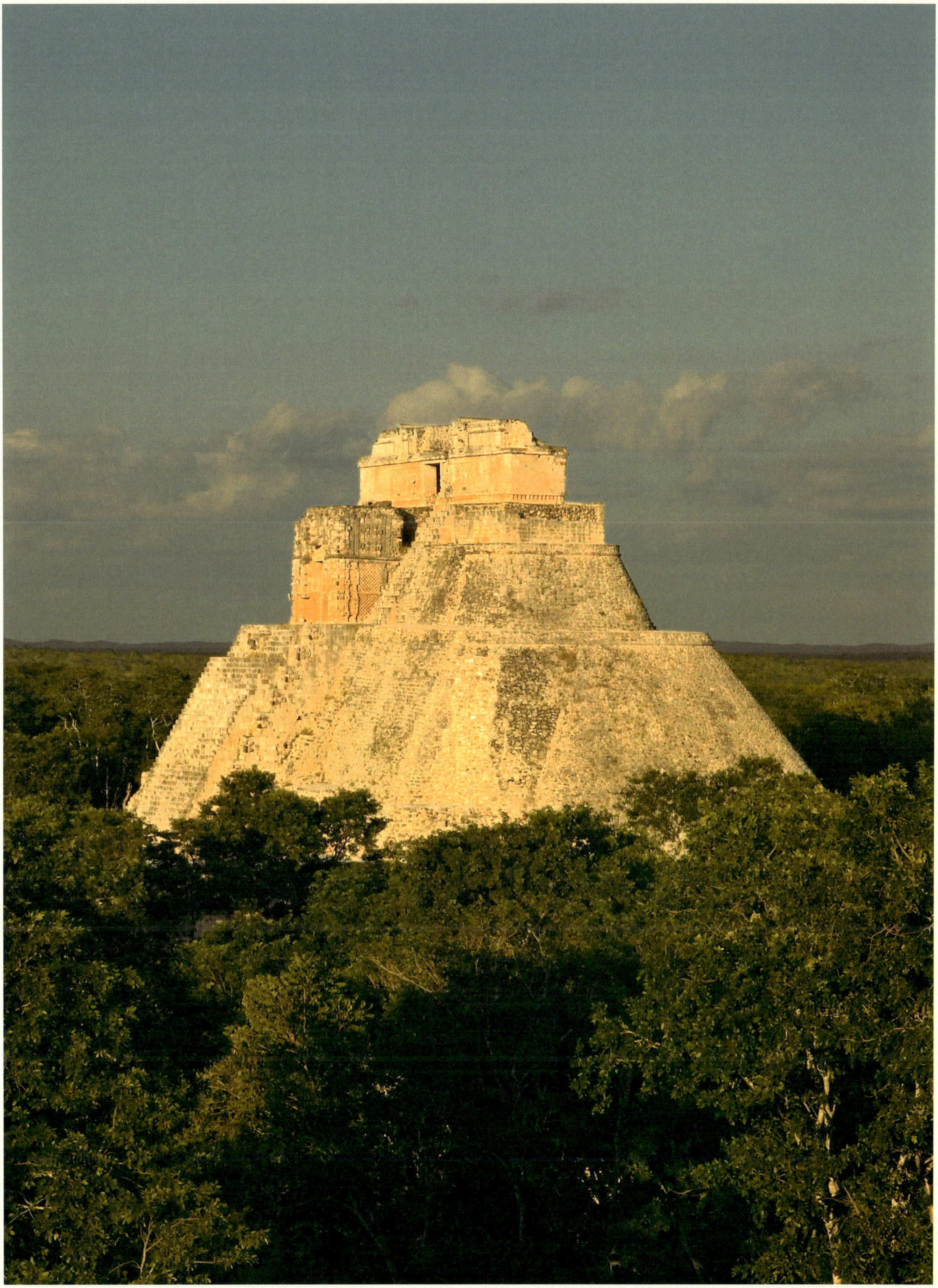

Die Adivino-Pyramide, eine antike Mayaruine in der präkolumbischen Stadt Uxmal in Mexiko.

auch in Südamerika auf. Ihre erste Begegnung mit den heiligen Hütten hatte Alkalay in den späten 1990ern in einer entlegenen Region Argentiniens in der Nähe der Bergkette Sierra de los Padres.

„Es ist wie ein Tempel", beschreibt Alkalay das Temazcal, das im Innern dunkel und dunstig ist – es gibt keine Fenster und die Tür ist verriegelt. Während andere Schwitzbäder der Entspannung, Reinigung und Entgiftung dienen, ist die Temazcal-Zeremonie zutiefst spirituell, düster und intensiv. Man sagt, sie symbolisiere die Wiedergeburt (oder die natürliche Entbindung ohne Schmerzmittel). In einer Grube in der Mitte befindet sich glühendes vulkanisches Gestein. Die Zeremonien werden oft von Gesängen, Trommelschlägen und dem Spritzen von Wasser auf die heißen Steine begleitet. Das

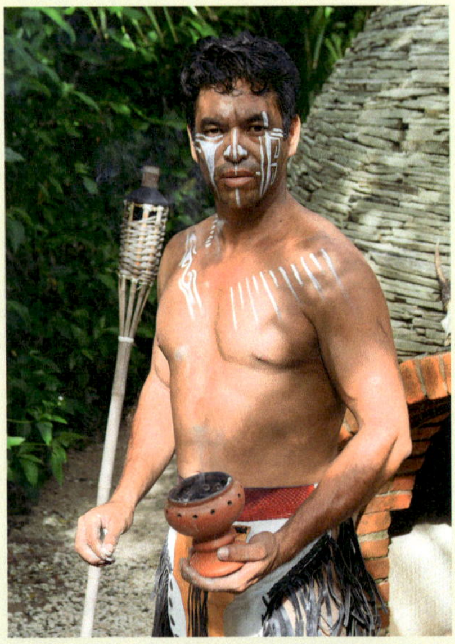

Ein Schamane begrüßt Teilnehmer mit einem Ritual, bei dem Kopal verbrannt wird.

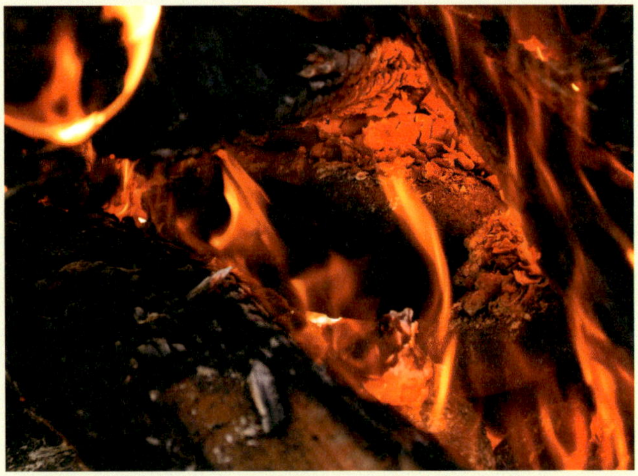

Vulkanisches Gestein wird zur Vorbereitung auf die Temazcal-Zeremonie erhitzt.

Ganze kann bis zu zwei Stunden andauern – je länger die Zeremonie geht, desto heißer wird es im Innern. Die Hitze in einem Temazcal fühle sich anders an als in einer Sauna, sagt Alkalay. Der Innenraum besteht nicht aus Holz, sondern aus Ton, und speichert die Hitze wie ein Ofen. „Nicht selten steigt die Körpertemperatur auf fieberhafte 40 °C", sagt Alkalay.

In einer „entschärften" Variante ist das Temazcal mittlerweile Teil vieler Spas, doch auch authentische Zeremonien gibt es bis heute. Die von einer Temazcalera, einer Art Zeremonienmeisterin, durchgeführten Einheiten beginnen meist mit dem Erhitzen der Steine, der Vorbereitung des Wassers und dem Einsegnen der Gruppe durch das Verbrennen von Kopal. „Es herrscht Chaos, die Menschen sind erregt und angespannt", erklärt Alkalay.

Es kommt auf die rechtzeitige Vorbereitung an. Manchmal drängen sich

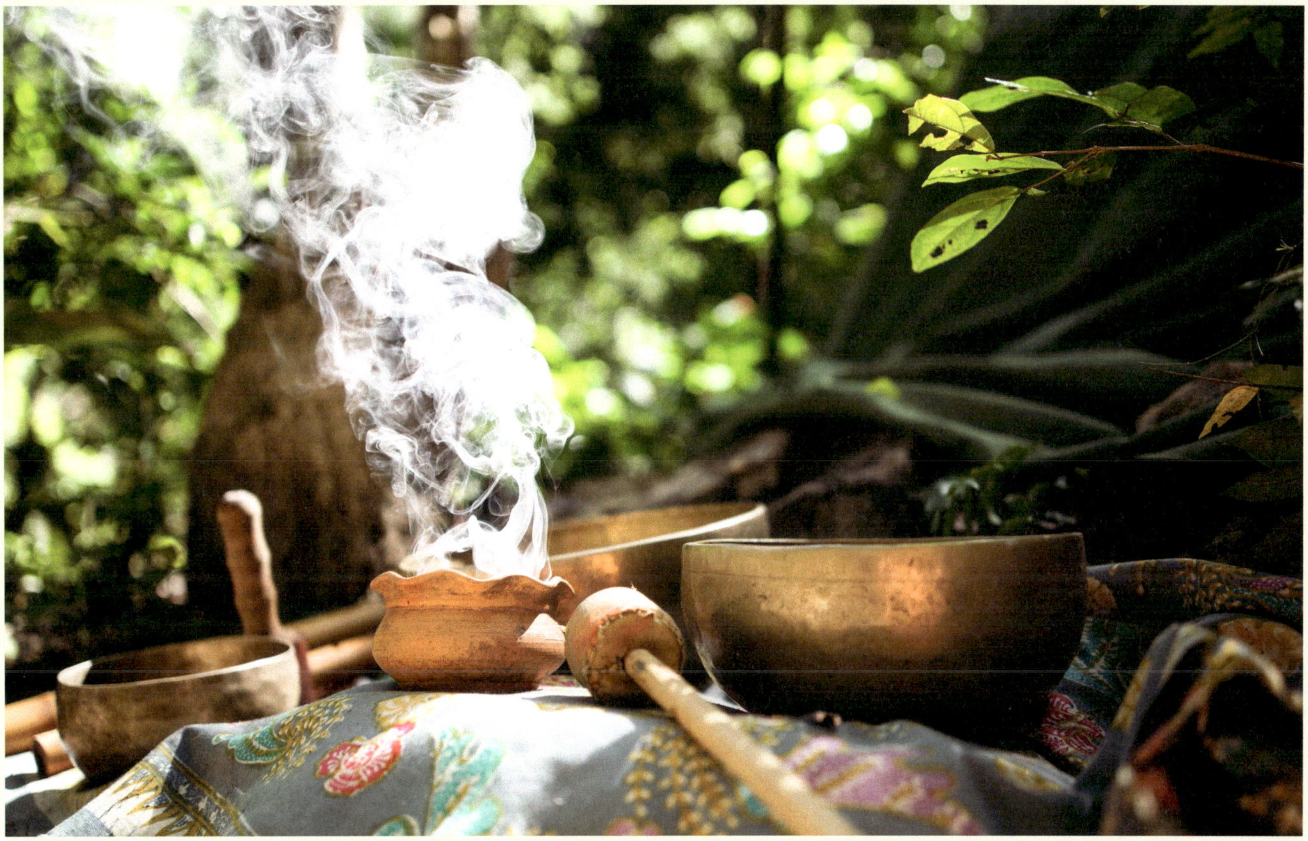

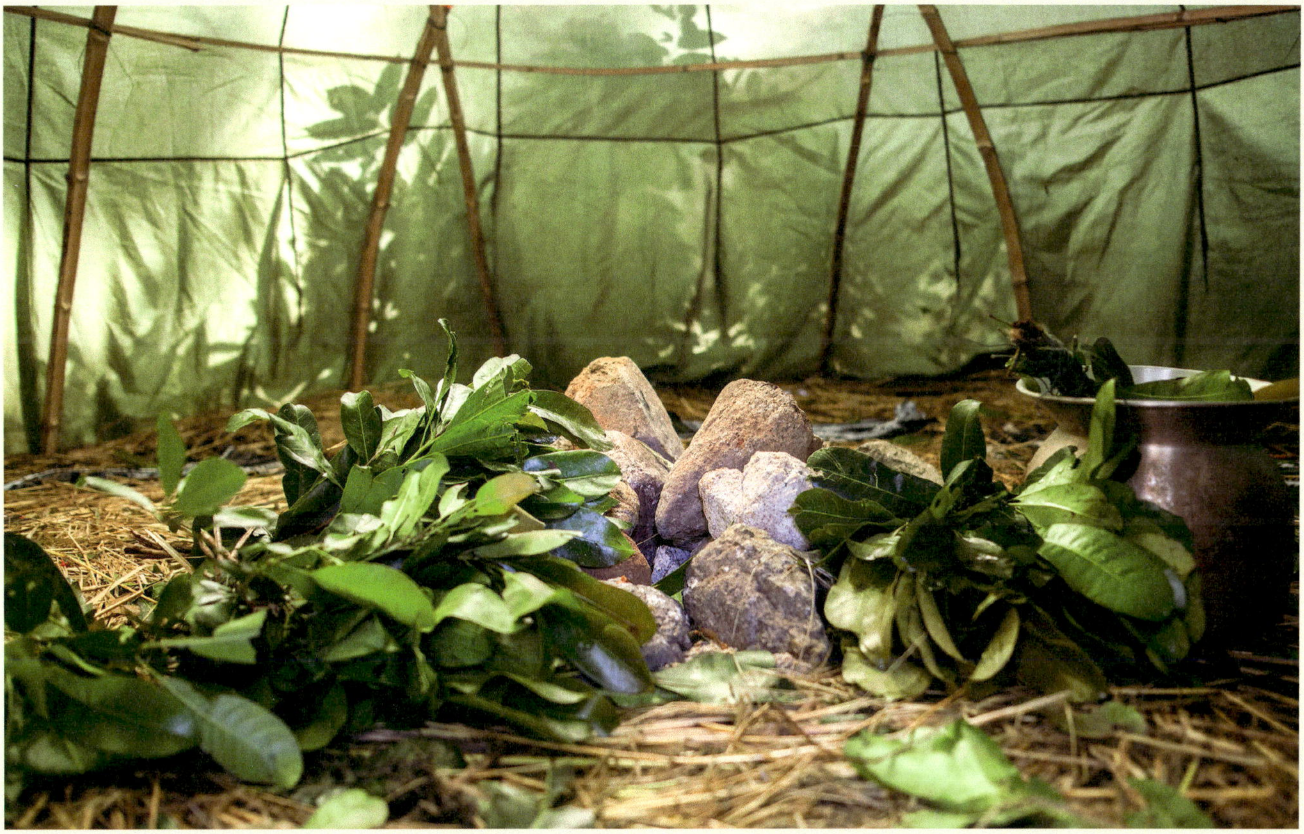

Wegen ihrer therapeutischen Wirkung werden häufig Kräuterbündel aus Raute, Rosmarin oder Basilikum auf die erhitzten Steine gelegt.

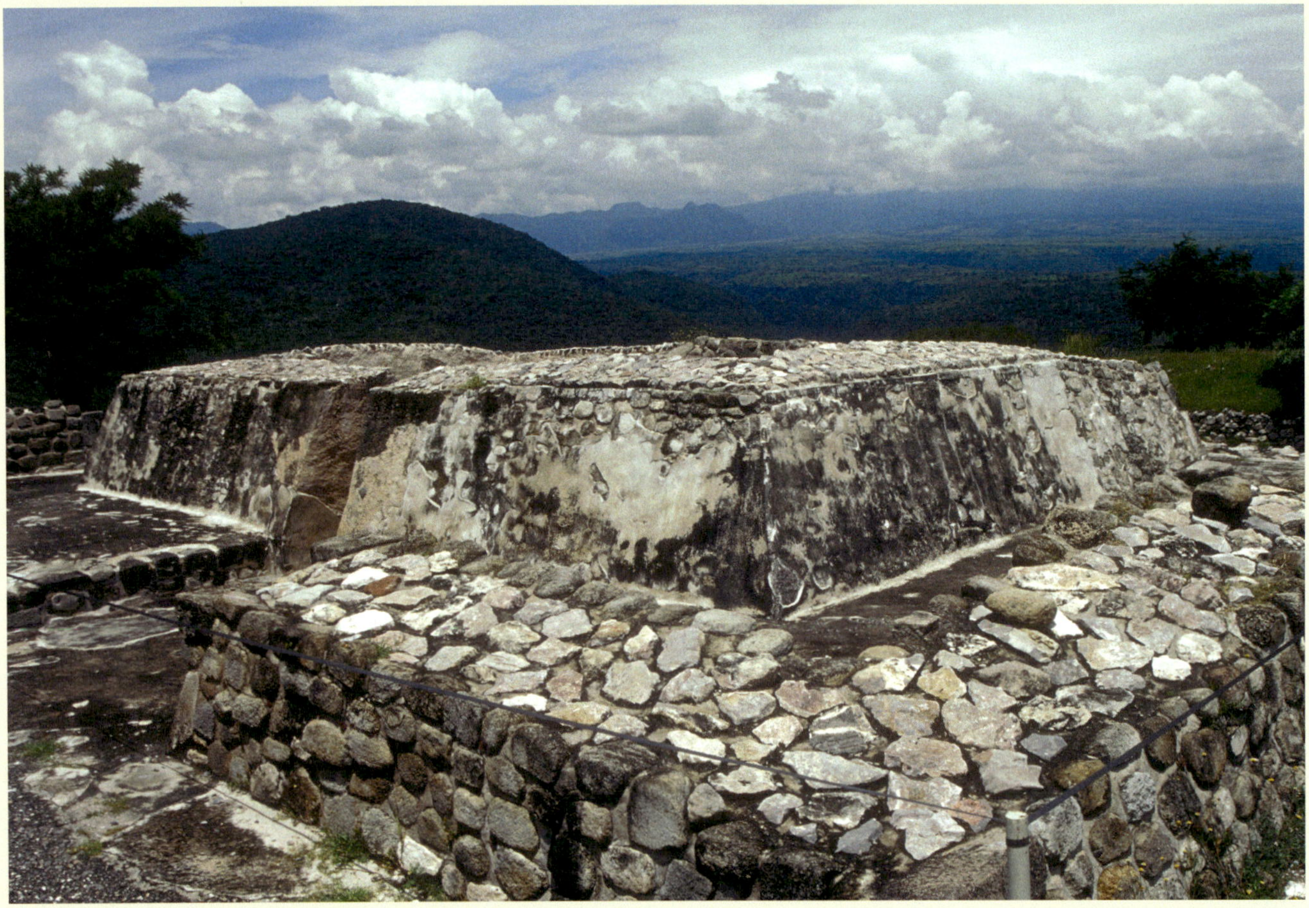

Ein Temazcal in den Ruinen von Xochicalco im mexikanischen Bundesstaat Morelos.

bis zu 20 Menschen in einem Temazcal, und die enge, glühende Atmosphäre kann erdrückend wirken. „Man kann leicht in Panik geraten und Klaustrophobie ist ein natürliches Gefühl", sagt Alkalay, die lange Zeit Kundalini-Yoga (die Posen werden dabei in einem brütend heißen Raum über lange Zeit gehalten) und Zen-Meditation praktiziert hat – beides „schult den Geist, Unbehaglichkeit auszuhalten und die Gedanken nicht abdriften zu lassen". Doch jede Art von Übung, die dabei hilft, die Nerven zu beruhigen, das Unwohlsein auszuhalten und „nicht durchzudrehen", sei hilfreich, so Alkalay. Auch sollte man im Vorhinein viel trinken.

Gesang bildet den Auftakt der in vier *puertas* (Tore) – Erde, Wind, Feuer und Wasser – unterteilten Zeremonie. Mit jeder Stufe wird mehr Wasser auf die Steine gegossen. Die Teilnehmer werden ermutigt, ihre Gefühle herauszuschreien, zudem erhalten sie manchmal Kräuterbündel mit Raute, Rosmarin oder Basilikum. Zur Kühlung des Körpers reiben die Sitzenden und Liegenden ihre Haut mit Aloe vera ein. Während Alkalays Session wurde damals nicht gesprochen. Die einzigen Geräusche kamen vom Stampfen der Trommeln und dem Zischen des Wassers auf den Steinen, die Dampf und Hitze in die stockdunkle Finsternis um sie herum verströmten. „Das Dröhnen der Trommeln hilft, mental die Ruhe zu bewahren – der Herzschlag passt sich dem Takt an –, und die Hitze stimuliert das Herz zum Pumpen, sodass man Giftstoffe abscheidet", sagt sie. Danach roch alles nach verbranntem Rauch und Schweiß. Wie lange sie im Temazcal verharrte, ob es zwei Stunden oder mehr waren, weiß Alkalay nicht mehr. Aber irgendwann hörte das Trommeln auf und es war vorbei.

Als sie die Hütte verließ, fühlte sie sich ein bisschen high. „Da war ein Gefühl von Leichtigkeit, von Auflösung, die Dinge beruhigten sich." Die meisten Zeremonien finden zu Sonnenuntergang statt, sodass man beim Herauskommen nicht von der Sonne geblendet wird. In vielen Spas, die Temazcal-Retreats anbieten, kann man anschließend duschen oder eine Runde im Meer schwimmen. Alkalay hingegen ließ den Abend einfach nur zusammen mit den anderen Teilnehmern bei Matetee ausklingen. Alle fanden still zur Ruhe und „schliefen wunderbar". Nach dem Temazcal fühlt sich die Haut zwar rein an, doch es gibt natürlich wesentlich einfachere Methoden zur Porenreinigung. Es gehe vielmehr um die transformierende Kraft der Erfahrung, sagt Alkalay. „Man fühlt sich völlig entgiftet, und dieses Gefühl bleibt über Wochen bestehen."

Um diese Vorteile auszuschöpfen, sollte man regelmäßig an Temazcal-Sessions teilnehmen – zum Beispiel mit dem Jahreszeitenwechsel von Winter zu Sommer. Alkalay plant an einer Zeremonie im Stil der Maya in Mexiko teilzunehmen, wo es zahlreiche authentische Optionen dafür gibt – etwa im Yäan Wellness Spa in Tulum, wo eine Mayaheilerin durch die traditionellen, nach den Mondphasen terminierten Zeremonien führt. In den Sitzungen bei Abenddämmerung wird Wert darauf gelegt, die Vergangenheit loszulassen.

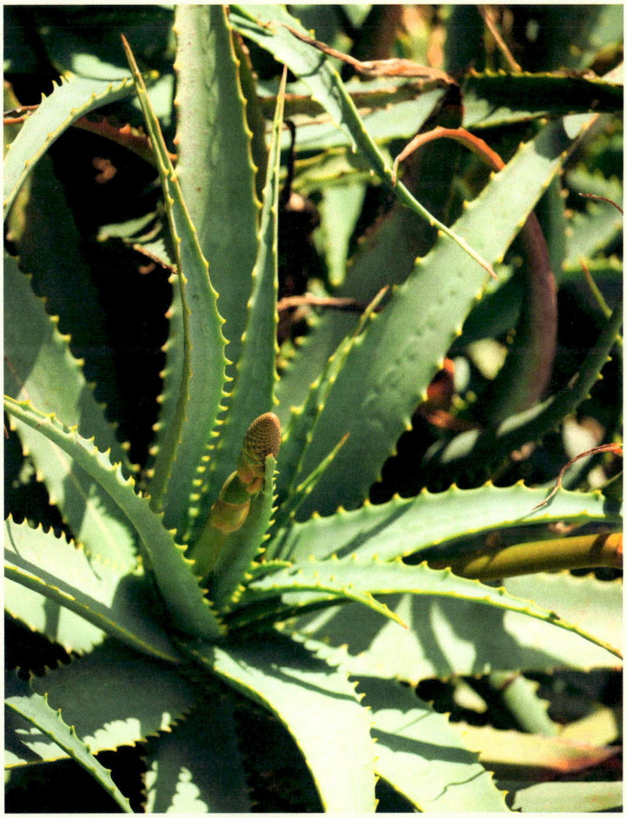

Zur Kühlung des Körpers während der Zeremonie wird die Haut mit frischer Aloe vera bestrichen.

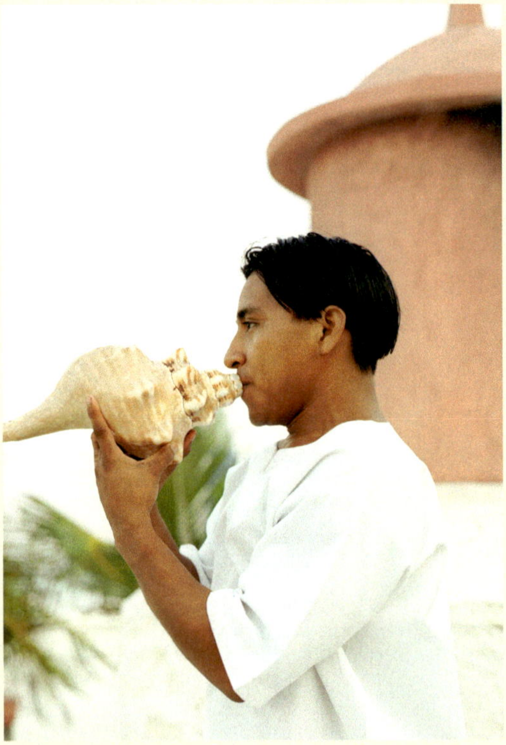

Während des Temazcal-Rituals im mexikanischen Bundesstaat Quintana Roo wird ein Muschelhorn geblasen.

Im Boutiquehotel Ex Hacienda San Antonio, das auf einer 300 Jahre alten Farm in der Nähe von Oaxaca de Juárez 16 Zimmer und ein Spa bietet, gehören Aromatherapie, Arzneipflanzen und Kamillentee zum Temazcal-Ritual.

Wenn einem Hitze, Rauch und Kopal zu viel des Guten sind, könnten die mineralreichen heißen Quellen, die viele mesoamerikanische Kulturen dank ihrer heilenden Eigenschaften für heilig erachten, eine gute Alternative sein. Der Legende nach legten kriegführende Stämme ihre Differenzen und Waffen beiseite, um friedlich in den Quellen zu baden und ihre Wunden zu heilen. Im Ojo Caliente Mineral Springs Resort & Spa kann man vier dieser heißen Quellen besuchen. Die 1869 gebaute und 445 Hektar große Anlage liegt in den Bergen von New Mexico, eine Autostunde nördlich von Santa Fe. Jedes Becken ist nach seinem Mineralbestandteil benannt: Lithia (Lithium) mindert Depressionen und verbessert die Verdauung, Iron (Eisen) ist gut fürs Blut und das Immunsystem, Soda dient der Entspannung und Arsenic (Arsen) schafft Abhilfe bei steifen Gliedern und chronischen Hautkrankheiten.

Auch die Cenotes der Halbinsel Yucatán sind eine Reise wert. Die von den Maya für heilig erklärten Kalksteinlöcher entstehen, wenn nach dem Einsturz unterirdischer Höhlendecken fließendes Süßwasser in die Hohlräume eindringt. Für ein einsameres Bad bietet das Hotel Zenti'k Project in Valladolid eine eigene Höhle sechs Meter unter der Erde, in der Badegäste ein heilsames Solebad genießen können, das Entzündungen lindert.

Ob umgeben von der Hitze vulkanischer Steine oder von dampfendem Wasser – Rituale stärken den Glauben an eine höhere Naturgewalt. „Mehr denn je", findet Alkalay, „suchen Menschen heute diese Art von spiritueller Verbindung, die ihnen andere Lebensbereiche nicht bieten können." Wer den eigenen Körper extremen Situationen aussetzt, lotet seine eigenen Grenzen aus. Alkalay bringt ihre Erfahrung im Temazcal so auf den Punkt: „Ein rauschhaftes Erlebnis, das man niemals vergisst."

Der Tempel des Windes, eine Mayaruine in Tulum im mexikanischen Bundesstaat Quintana Roo.

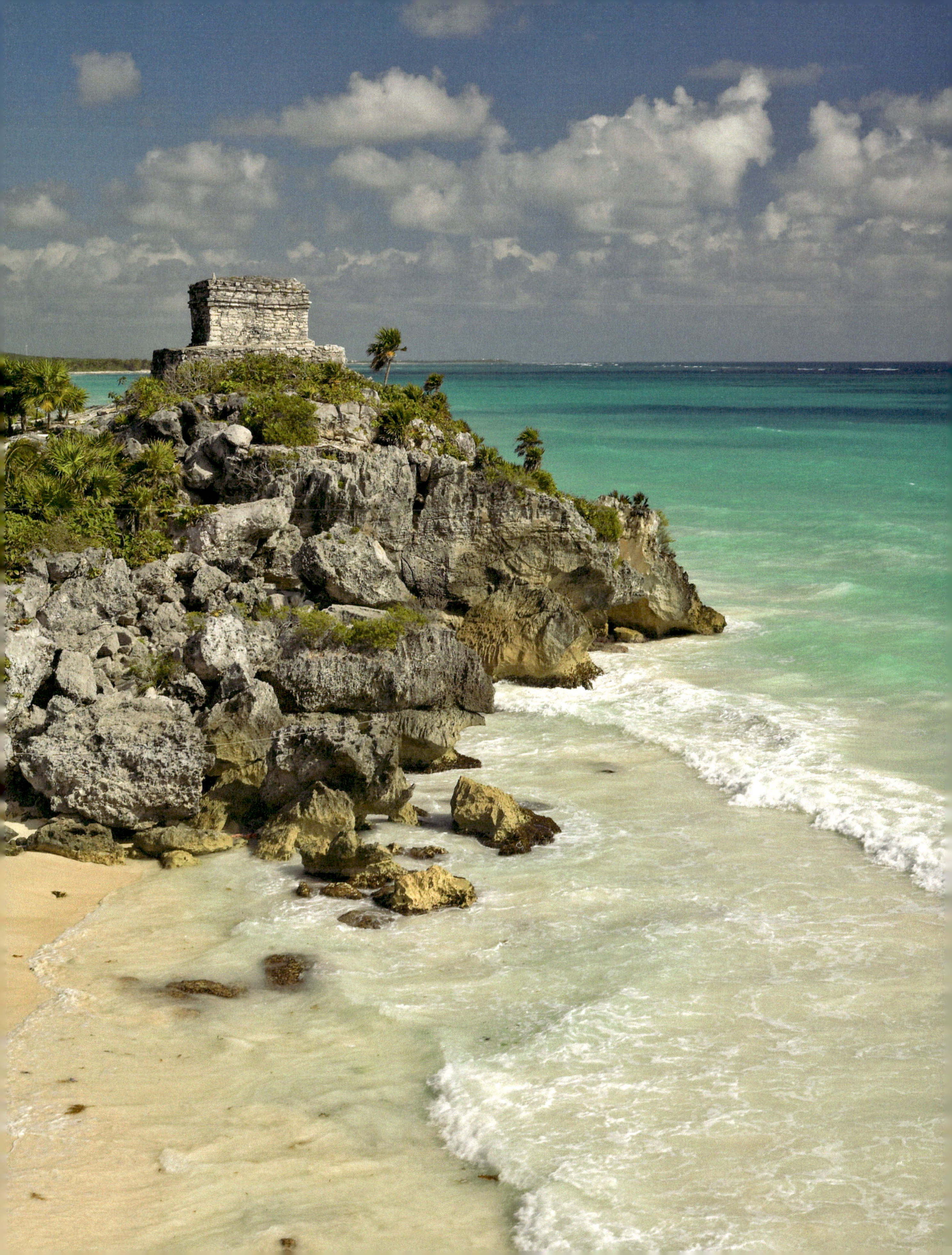

Unter der Sonne der Maya

COQUI COQUI COBÁ
COBÁ, MEXICO

Der Gründer von Coqui Coqui, einer Kette von Boutiquehotels, Spas und Parfümprodukten, nimmt uns mit auf eine sinnliche Traumreise durch Yucatán.

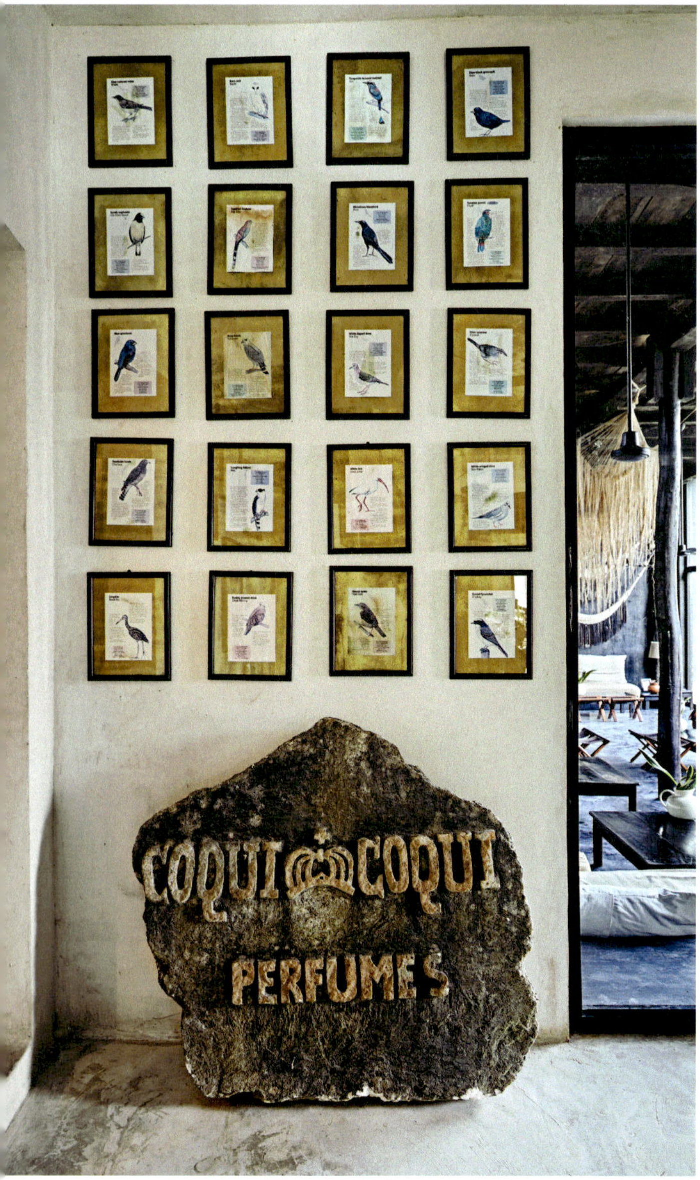

Nicolas Malleville wollte nie Hotelier werden – es ergab sich einfach so. Als er zwischen Modeljobs für die Modehäuser Gucci, Burberry und Tod's zum ersten Mal nach Mexiko kam, wollte er gar nicht mehr abreisen. Doch um dort als Ausländer Land zu erwerben, musste er ein Unternehmen führen. Und so begann Malleville sich ein kleines, palmenumsäumtes Imperium auf der Halbinsel Yucatán aufzubauen, das mittlerweile eine Parfümerie in Valladolid und fünf luxuriöse Hotels umfasst.

Das Hotel in Cobá hat dabei eine ganz spezielle Magie. Es liegt über einer Süßwasserlagune, bietet Ausblick auf Mayaruinen und verfügt über ein üppig bewachsenes Dach. Die vier Zimmer sind mit Bettwäsche aus Agavenfasern, minimalistischen Steinbadewannen und luftigen Hängematten ausgestattet. Das auch für externe Gäste zugängliche Spa wartet mit einem Pool, der an die Cenotes der Umgebung erinnert, und unzähligen von der Pflanzenwelt und den Traditionen Yucatáns inspirierten Anwendungen auf.

Wer die intensive Sonne Mexikos kennt, wird ein After-Sun-Facial mit regionalem Honig (wegen seiner heilenden Wirkung auch „Mayagold" genannt), selbstgemachtem Joghurt und Gurkenwasser, gefolgt von einer Feuchtigkeitsmaske aus frischer Aloe aus dem Hotelgarten, sehr begrüßen. Für den Rest des Körpers gibt es Bäder in Kokosnussmilch und Rosenblüten sowie Peelings mit Papaya und Rohrzucker gegen trockene Haut. Wer Zeit hat, sollte die längeren Ganzkörperrituale in Form von Peelings mit gemahlenen Kaffeebohnen aus Veracruz, entzündungshemmenden Packungen mit Blattpfeffer sowie entgiftenden Tonika aus Moringa, Chaya, Zitrone und Mineralwasser in Anspruch nehmen.

Den Schlussakt bildet ein Aufguss mit Coqui Coquis botanischen Parfüms, die jeweils von einem der Hotels inspiriert sind. Menli zum Beispiel ist eine Hommage an die erfrischenden Limetten und die süße Minze in den Gärten von Cobá – ein perfektes Souvenir für zu Hause.

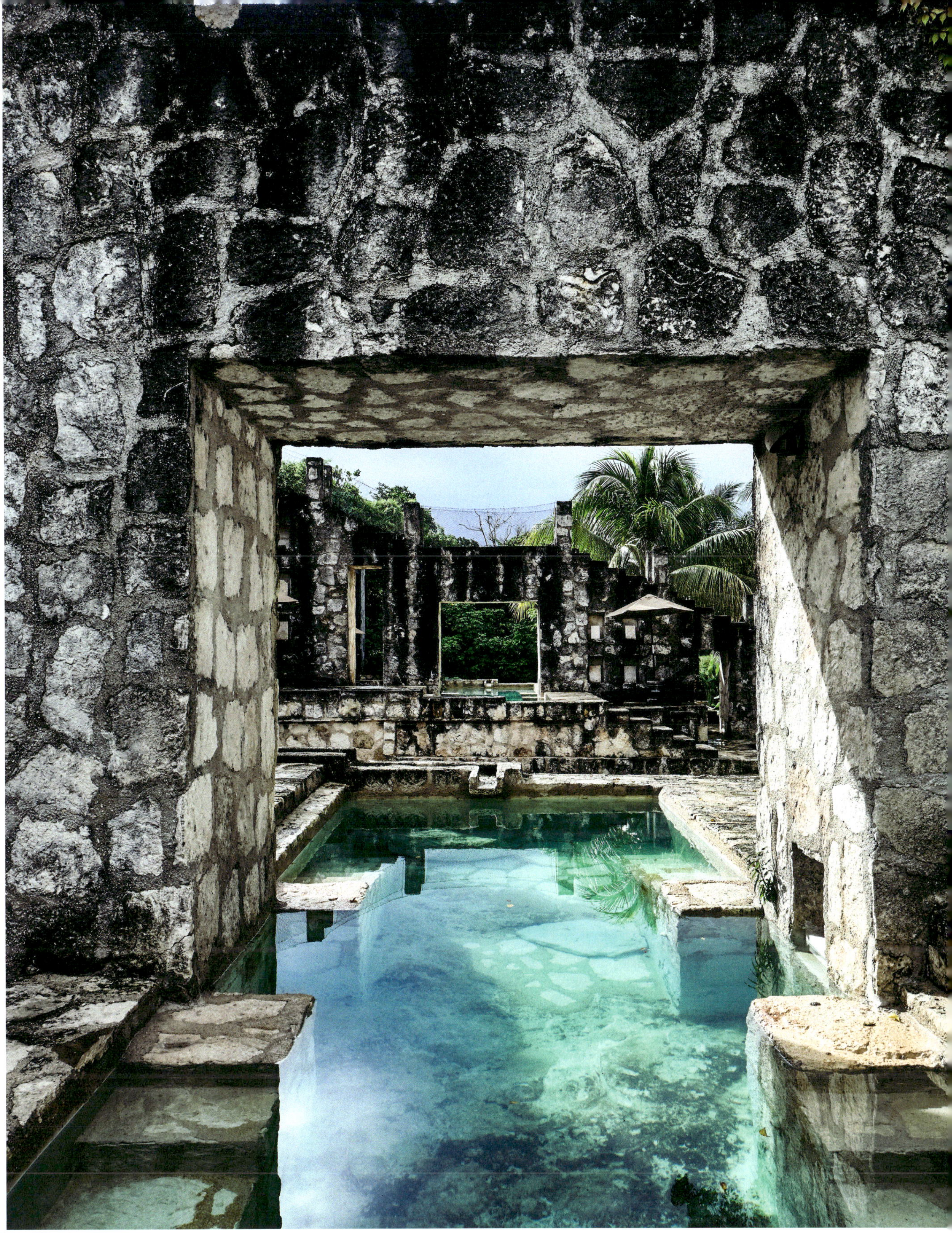

← Die Parfüms von Coqui Coqui bestehen aus natürlichen tropischen Inhaltsstoffen aus Yucatán. Jedes Hotel der Boutiquekette hat seinen eigenen, ganz individuellen Duft.

↑ Das Hotel besteht aus einer Reihe miteinander verbundener Kalksteintürme und befindet sich über einer Süßwasserlagune in der Nähe einer historischen Mayastätte.

Das Coqui Coqui Cobá liegt über einer Süßwasserlagune, bietet Ausblick auf Mayaruinen und verfügt über ein üppig bewachsenes Dach. Die vier Zimmer sind mit Bettwäsche aus Agavenfasern, minimalistischen Steinbadewannen und luftigen Hängematten ausgestattet.

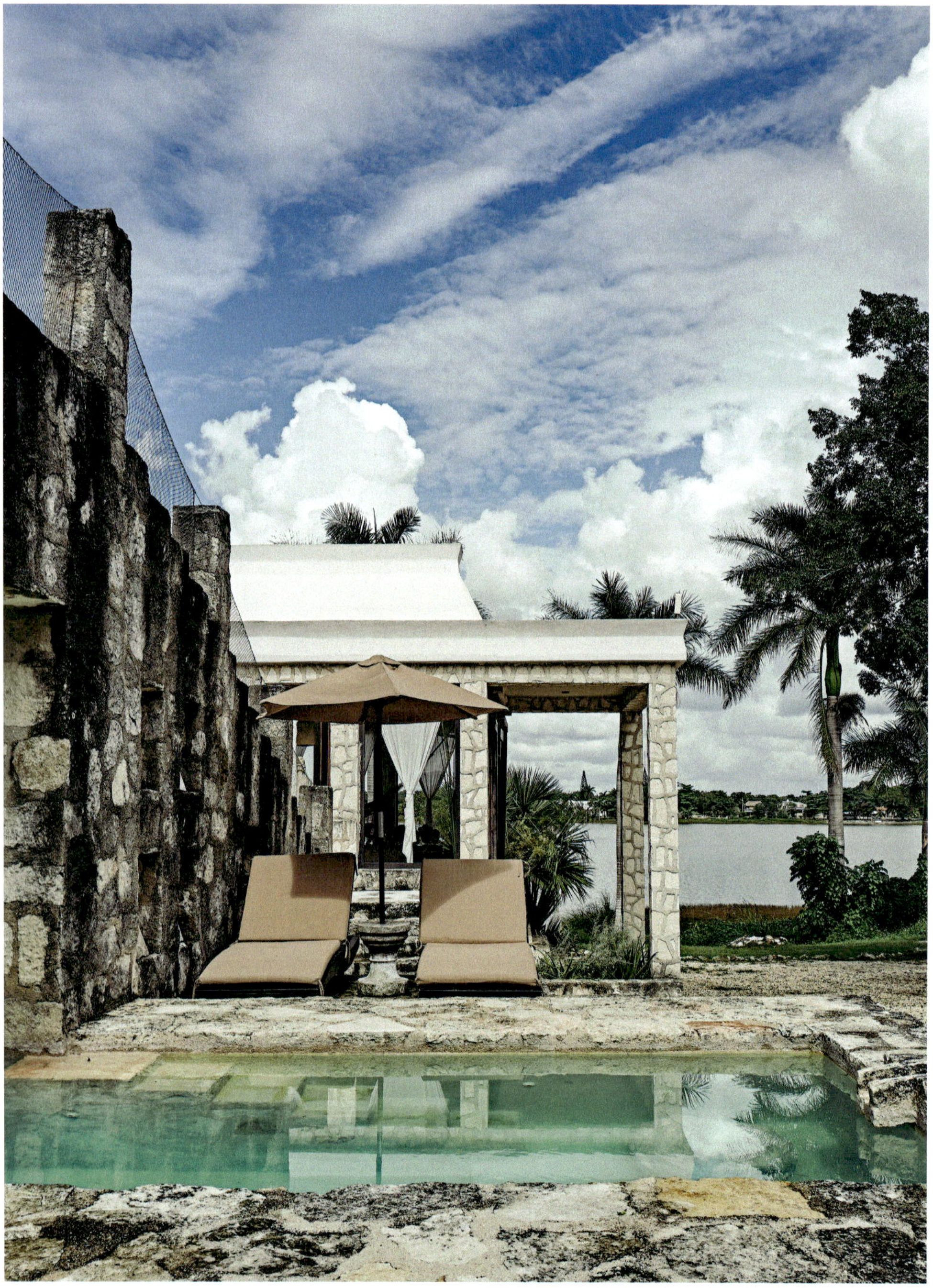

↗ Im Spa werden Gesichtsbehandlungen, Fruchtpeelings, Energieanwendungen mit traditionellen Mayatechniken und natürliche Homöopathietherapien angeboten.

→ Im Restaurant werden regionale Spezialitäten aus frischen Zutaten, Erzeugnissen aus dem Garten und Fisch aus dem hoteleigenen Cenote serviert.

→→ ↗ In den Innenräumen wurden handgemachte Möbel mit Erdtönen und Hängematten kombiniert. In der offenen *Palapa* können Gäste ihre Cocktails genießen.

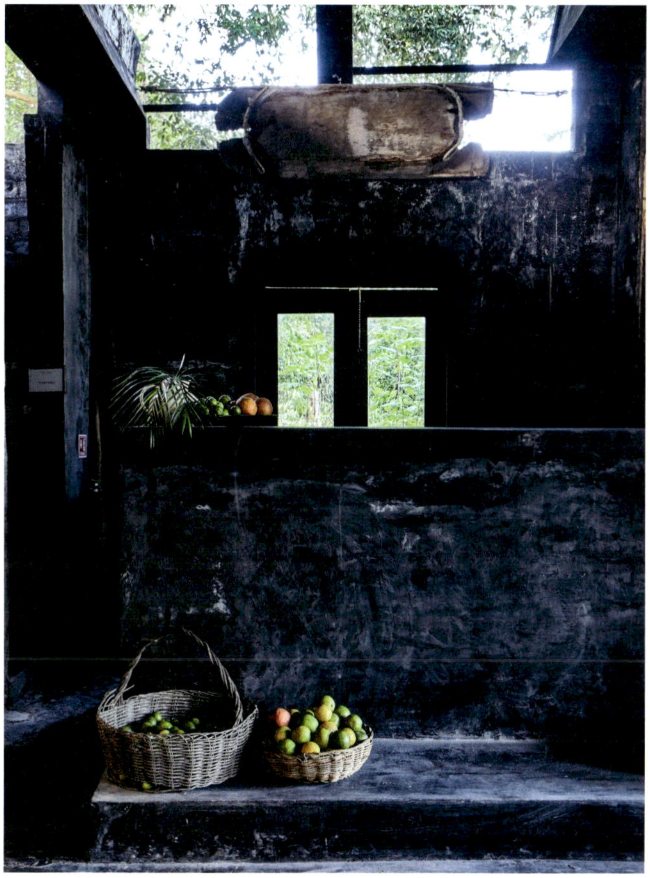

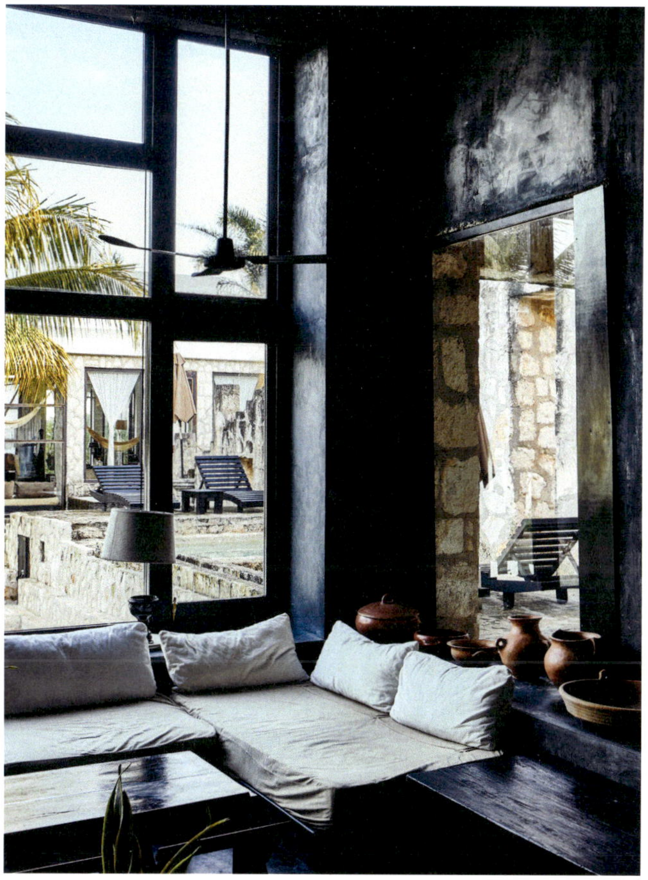

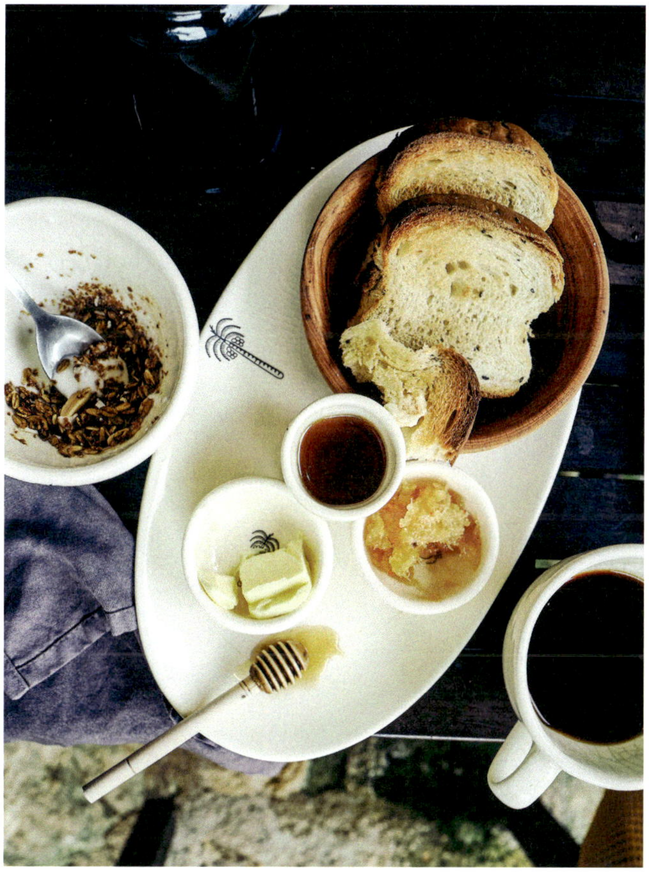

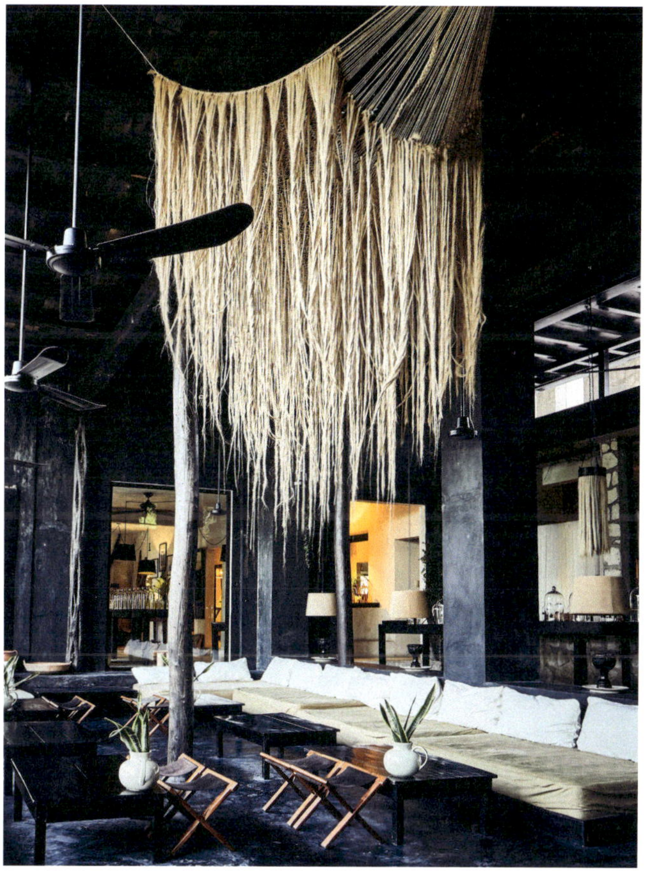

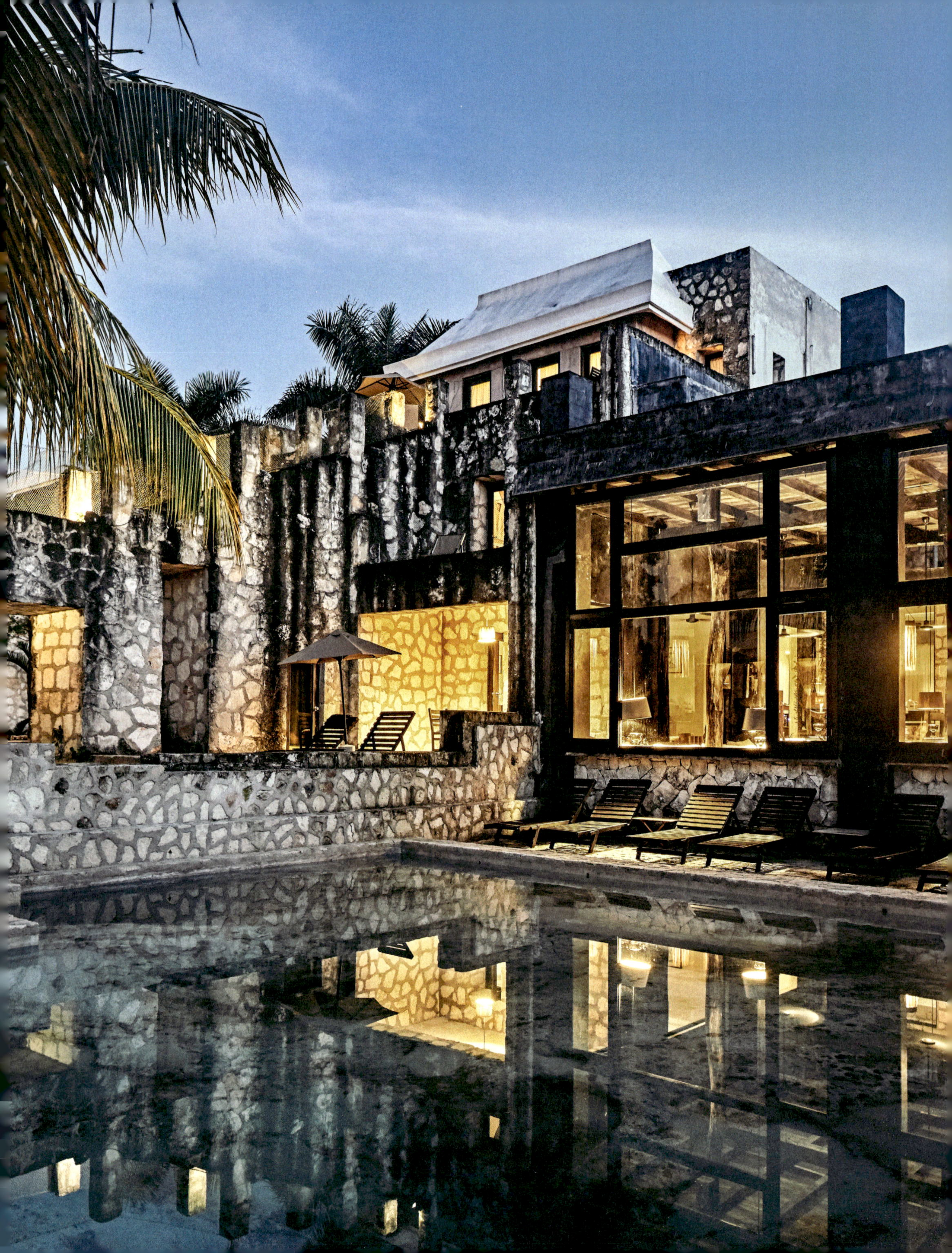

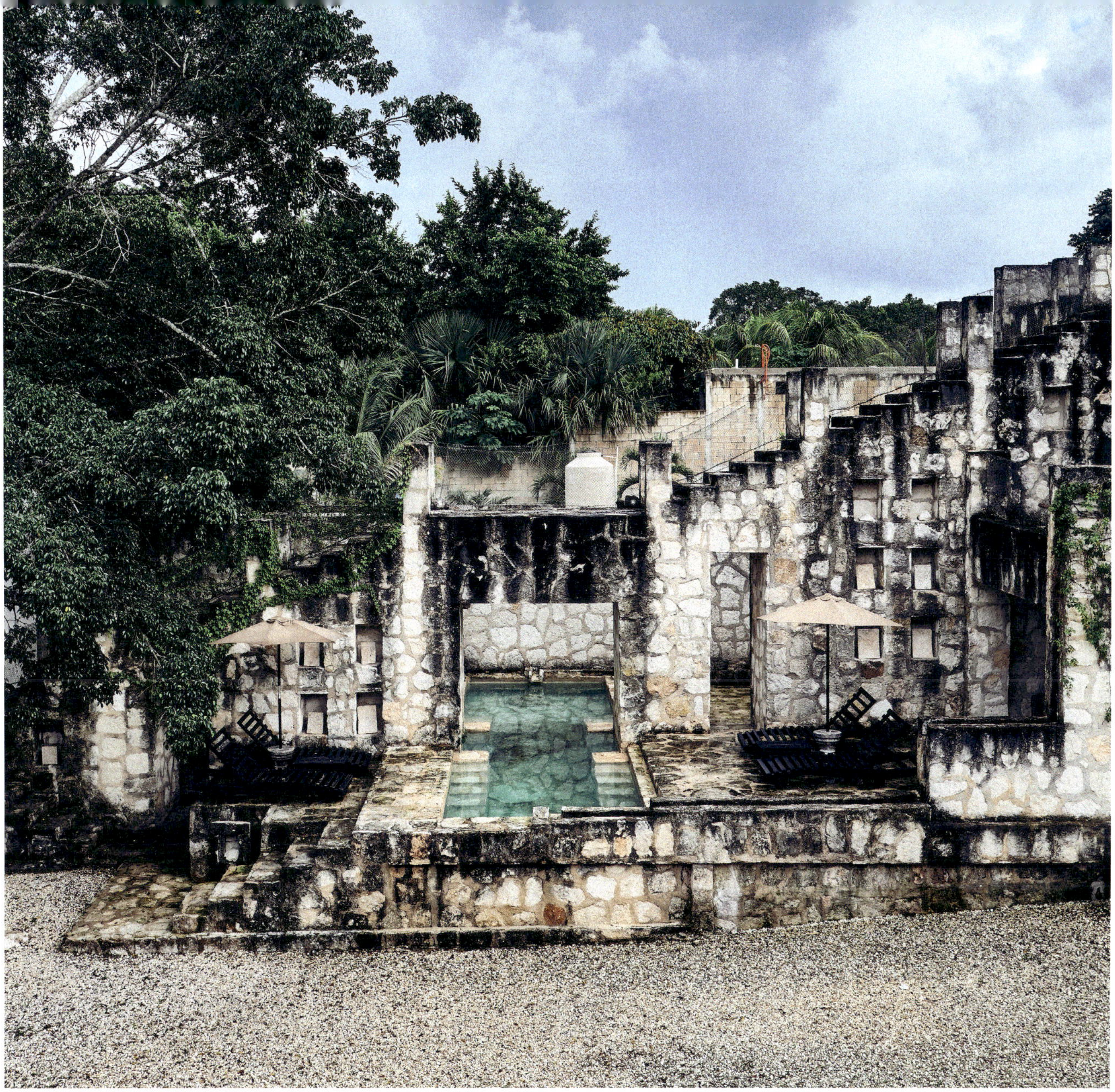

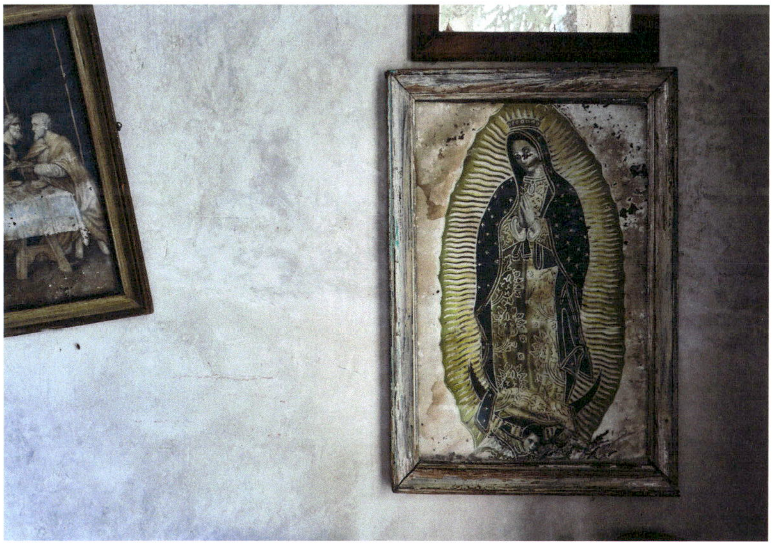

← ↑ In zwei symmetrischen Kalksteintürmen befinden sich Pools und Loungebereiche, die mit der natürlichen Umgebung verschmelzen.

→ Die Zimmer sind mit antiken Karten und Globussen, botanischen Zeichnungen, archäologischen Fotografien und einer Reihe ausgewählter Bücher über Anthropologie dekoriert.

Ess-
enzielles

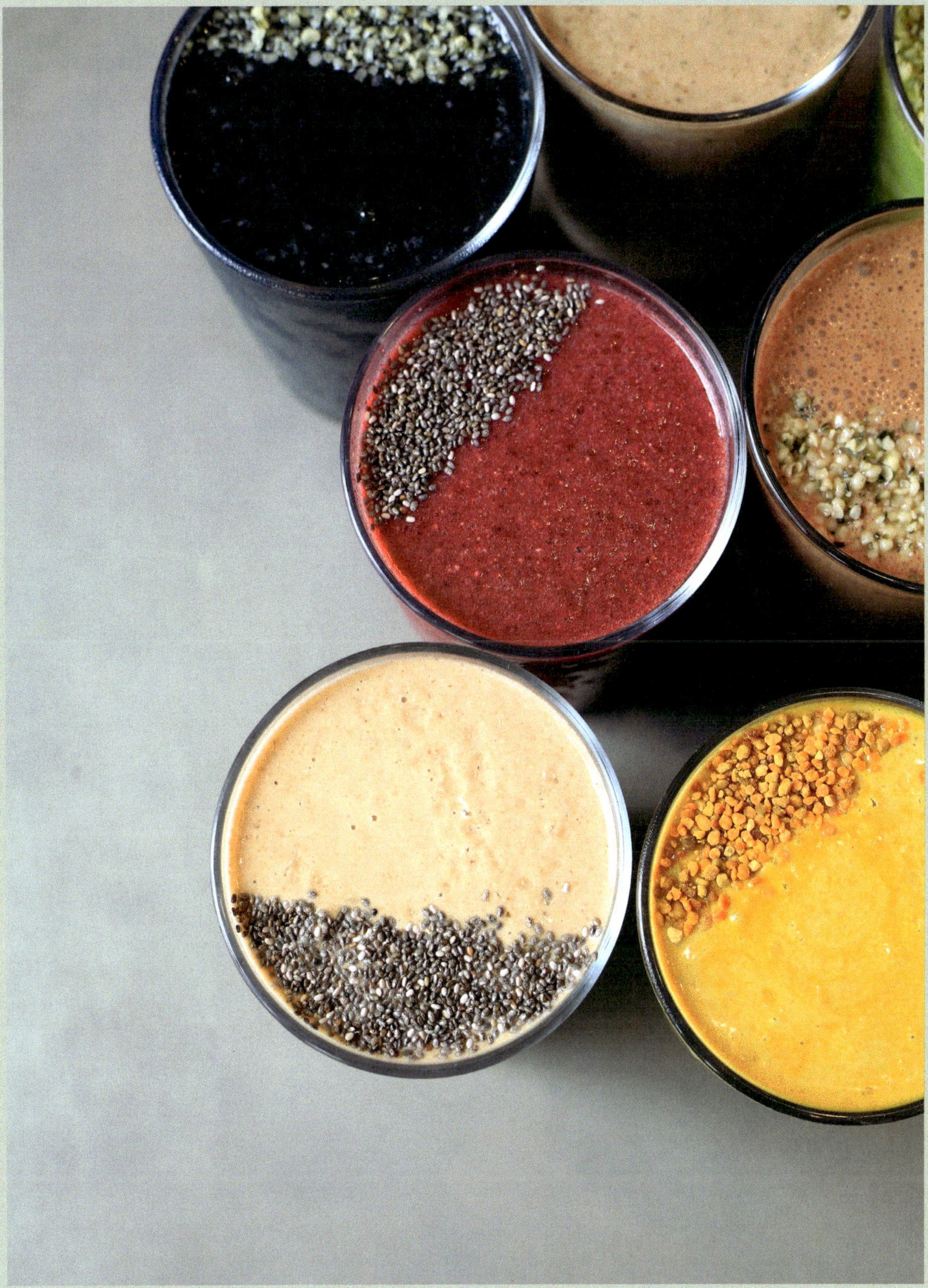

Gute Ernährung bedeutet viel mehr als nur gesund sein. Zu Tisch können innovative Feinschmecker Glück, innere Balance und Harmonie finden.

Essen ist seit jeher wichtiger Bestandteil menschlicher Gemeinschaft. Heute führen achtsame Köche und Erzeuger eine Bewegung an, in der jede Mahlzeit als Chance begriffen wird, etwas für unser Wohlergehen zu tun. Im Alltag kämpfen sie für den Schutz der Natur, rufen zu Gemeinschaft durch Essen auf und werben für nachhaltige Anbaumethoden zum Schutz des Bodens – und nachfolgender Generationen.

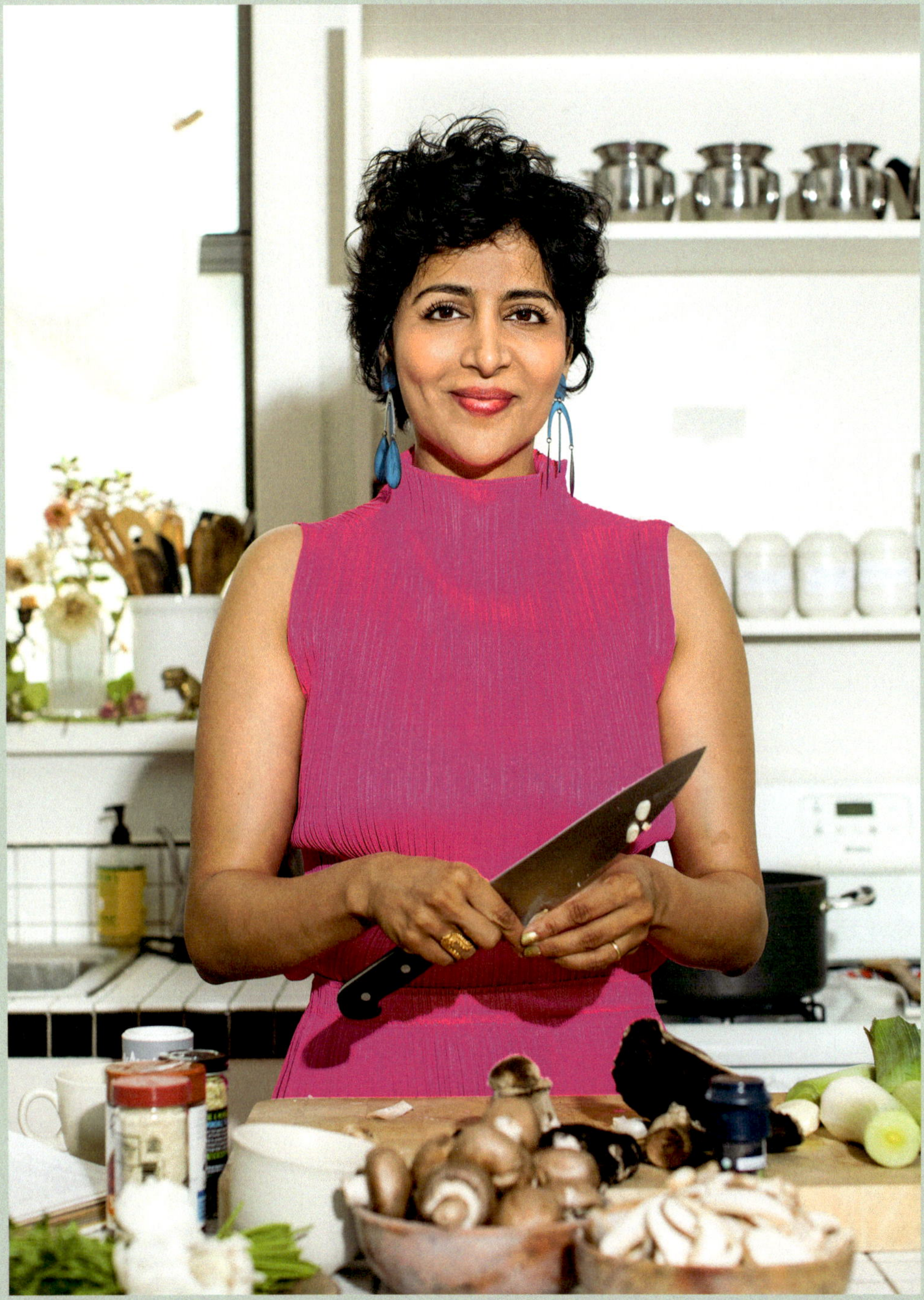

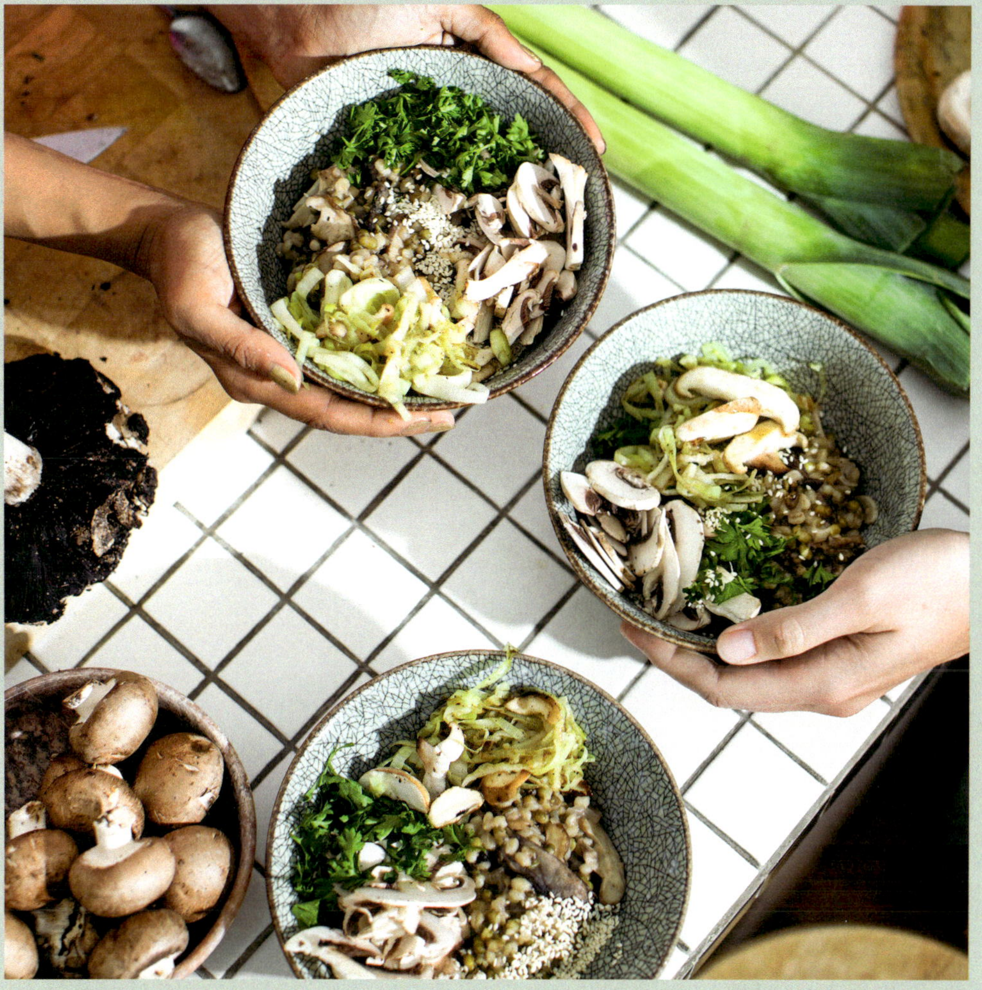

← „Ich greife gern auf populäre Gerichte zurück und passe die Rezepturen so an, dass sie nahrhaft und gesund sind", sagt die ayurvedische Köchin Nira Kehar (im Bild).

↗ Kehar peppt Salate mit rohem und gebratenem Gemüse auf. „Ich mag den Geschmack von warmem, garem Gemüse in Kombination mit knackigen, frischen Zutaten. Ich liebe es, den Menschen Gemüse auf aufregende Art und Weise zu servieren."

DIE IN MONTREAL GEBORENE KÖCHIN NIRA KEHAR BRINGT IHRE PHILOSOPHIE MIT EINEM ZITAT des US-amerikanischen Architekten Richard Buckminster Fuller auf den Punkt: „Immer mehr aus immer weniger erschaffen, bis man aus dem Nichts alles machen kann."

Mit mehr als zehn Jahren Gastronomieerfahrung, unter anderem im ehemaligen Chez Nini in Neu-Delhi, sagt Kehar: „Die Natur ist perfekt. Ich bin froh, wenn ich dank meiner Intuition mit ‚immer weniger' Eingriffen ‚immer mehr' erreichen kann." Kehar, die inzwischen in New York und Dänemark lebt, baut auf eine einfache, saisonale Küche, die auf ayurvedischen Prinzipien beruht. „Gewürze und Kräuter gehören zu den Hauptsäulen für Gesundheit und Ausgeglichenheit", sagt sie. „Ich hatte Angst, dass mein Essen dadurch zu kräftig schmecken würde, aber mittlerweile habe ich den Dreh raus und weiß, wie ich dosieren muss, damit ein Gericht schmeckt und sättigt."

Bei der Zubereitung von Entenconfit etwa verwendet sie Gewürze und Kräuter, die Kreislauf und Verdauung anregen. „Ich koche die Ente mit Ghee und serviere sie dann in kleinen Portionen mit viel leckerem Gemüse." Gesund zu essen, meint Kehar, müsse nicht langweilig sein. „Mit Essen können wir zu unserem Wohlbefinden beisteuern. Es kann uns helfen, unser Potenzial zu entfalten, es sollte uns satt machen und Freude bringen."

Diese Mentalität war Kehar schon als Kind vertraut. „Ich bin von einer fürsorglichen indischen Mama großgezogen worden, die uns jeden Tag leckeres, frisches und gesundes Essen gekocht hat." Heute genießt sie gemeinsam mit ihrem Mann, dem dänischen Musiker Mikkel Hess, jede Mahlzeit, übt sich aber auch in Verzicht. Manchmal lassen die beiden zugunsten ihres körperlichen Gleichgewichts Alkohol und Schwerverdauliches für einige Zeit weg. „Hin und wieder gönnen wir unseren Körpern eine Pause", erklärt sie. „Es muss nicht ganz oder gar nicht sein."

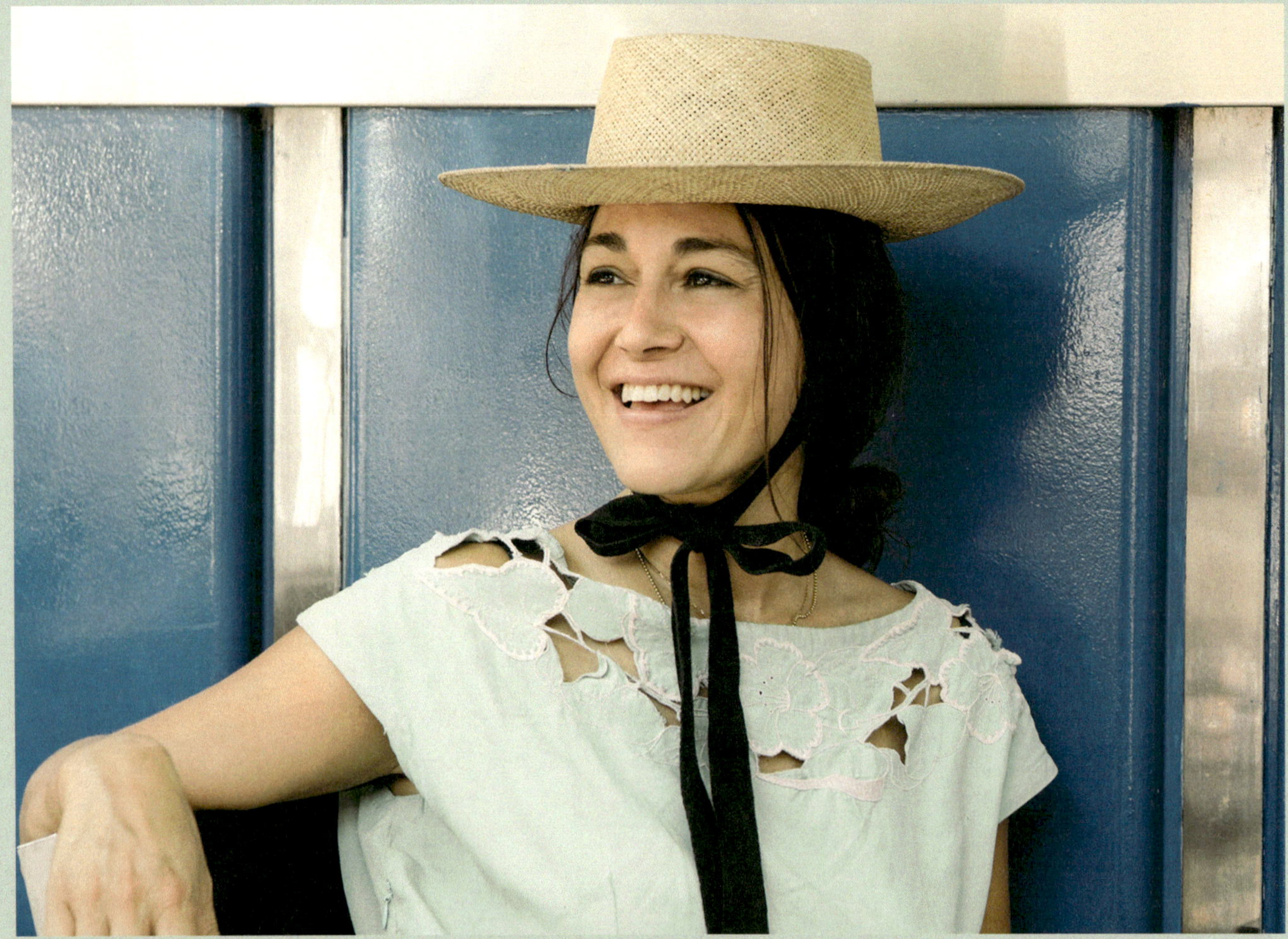

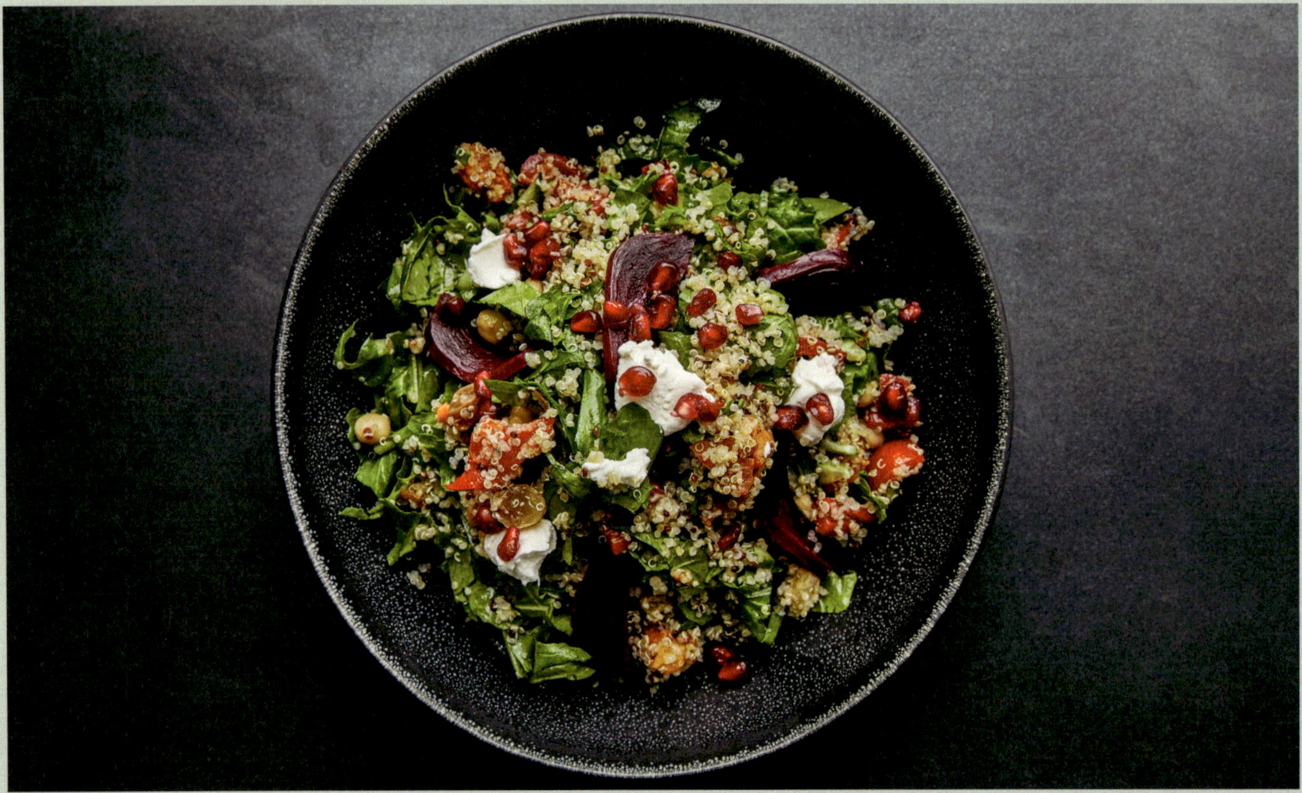

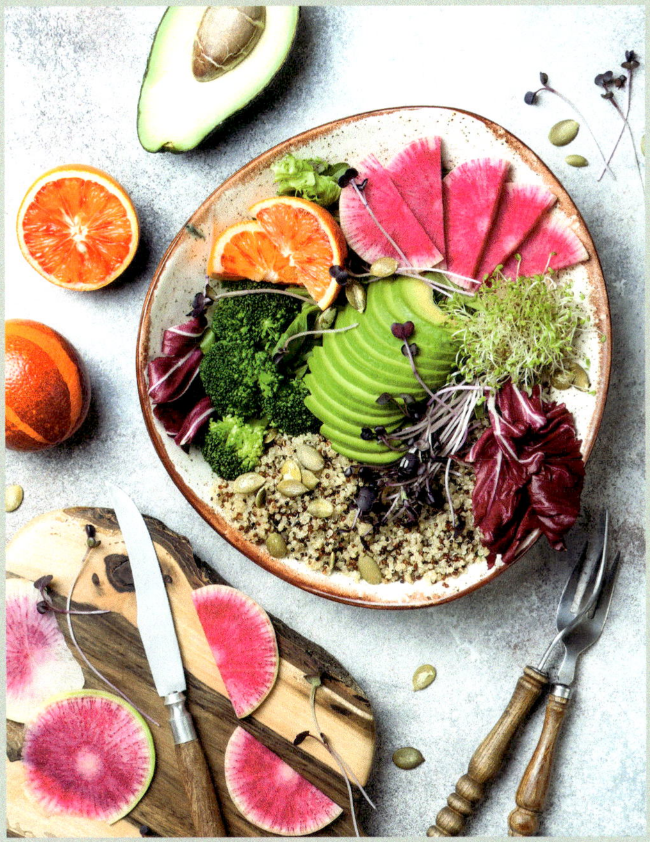

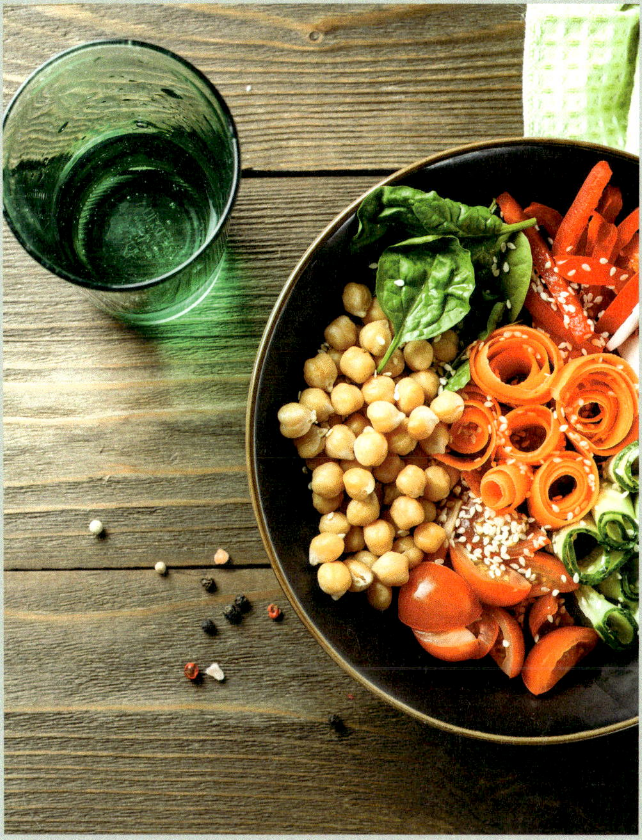

↗ Vielseitige Texturen, Farben und Geschmäcke prägen die pflanzenbasierte Küche von Camille Becerra, die gern mit Zutaten wie Himbeeren, Roter Bete, Sprossen und Blütenblättern arbeitet.

← ↖ Kleine, gesunde Snacks zwischendurch regen die Verdauung an und versorgen Becerra (im Bild) mit ausreichend Energie.

„ESSEN SOLLTE GUT AUSSEHEN, SCHMECKEN UND EIN GUTES GEFÜHL VERMITTELN", SAGT CAMILLE BECERRA. Auf ihrem Instagram-Profil zeigt die Köchin, Autorin und Food-Stylistin bunte Rezepte auf Gemüsebasis, die im Rahmen von Pop-up-Dinnern in Paris oder Mexiko-Stadt serviert werden. „Essen", findet sie, „bedeutet Lebenskraft für die Welt."

Becerra, die in Puerto Rico geboren wurde und Mitte der 1990er-Jahre im buddhistischen Retreat Bodhi Manda Zen Center in New Mexico arbeitete, hat kein Lieblingsessen. Berühmt wurde sie aber durch ihre Dragon Bowl, die sie für das mittlerweile geschlossene Café Henrie in New York kreierte – ein makrobiotisches Gericht aus pochierten Kurkuma-Eiern, Goji-Beeren und eingelegter Roter Bete. Der Geschmack ist ähnlich intensiv wie das Interesse ihrer Follower an dem Rezept.

„Privat esse ich nach Lust und Laune", sagt Becerra. Meistens sind das mehrere kleine, gesunde Snacks, um die Verdauung anzuregen und für Energie zu sorgen. „Gleich nach dem Aufstehen trinke ich Sprudel mit ein paar Tropfen flüssigem Kurkuma, Zitronensaft, Salz und Pfeffer. Ich liebe es, spät und herzhaft zu frühstücken, etwa Suppen oder Reis mit Gemüse, Samen und Nüssen", erzählt sie. „Um zu entscheiden, was ich als nächstes essen möchte, höre ich auf Körper und Geist und versuche zu verstehen, was mein Körper braucht."

Dass Gemüse eine so große Rolle in ihrer Küche spielt, ist kein Zufall – schließlich beruhte schon ihre Ausbildung zur Köchin in New York Anfang der 1990er darauf. „Als ich jung war, gab es nicht viele Spitzenrestaurants, in denen Frauen eine Rolle spielten. Die Läden, die mich einstellten, gehörten Frauen oder wurden von Frauen betrieben und waren hauptsächlich vegetarisch", sagt sie. „Ohne diese Grundlage wäre ich nicht die Köchin geworden, die ich heute bin."

In den sozialen Medien und auf ihrer Website verschafft sie ihren Fans Einblicke in ihre Welt und begeistert so den weiblichen Nachwuchs für Kochkunst. „Ich bin nur dann glaubwürdig, wenn ich selbst mit gutem Beispiel vorangehe und den Menschen zeige, dass eine gesunde Ernährung ein wichtiger Teil des Lebens ist."

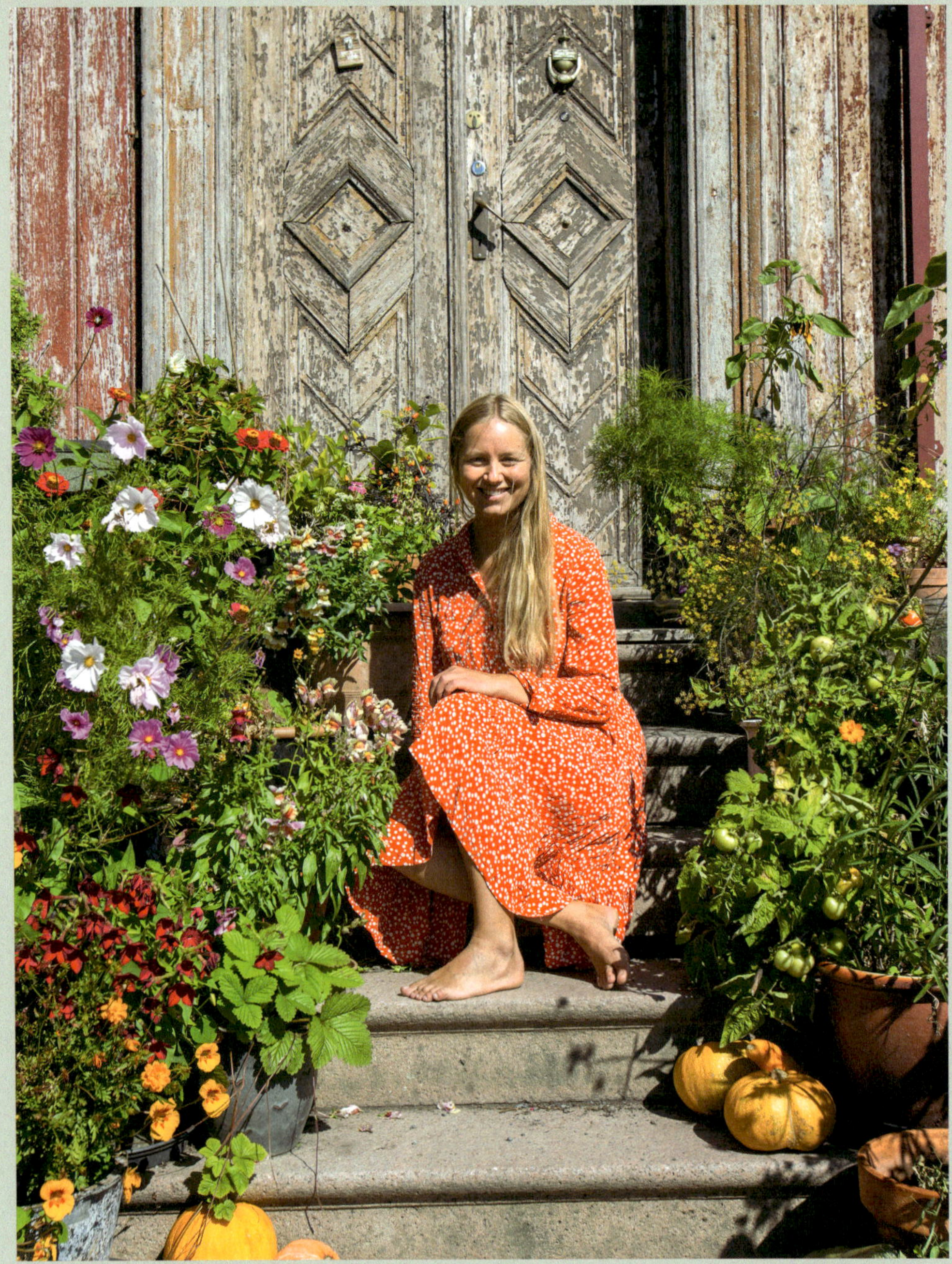

← Cecile Dawes (im Bild) organisiert Slow-Food-Dinner und -Events in ihrer Heimatstadt Oslo. „Für mich ist Nahrung mein täglicher Brauch", sagt sie. „Es ist meine Art, mit der Welt zu kommunizieren. Man bekommt so viel Liebe zurück, wenn man sein Essen teilt."

CECILIE DAWES GLAUBT SCHON SEIT LANGEM AN DIE VEREINENDE KRAFT DES KOCHENS. „Wir essen jeden Tag – es ist ein sinnliches Erlebnis, eine Möglichkeit, der Kreativität freien Lauf zu lassen. Dieses Potenzial gerät aber bei den meisten in Vergessenheit." Mit Food Studio, einem Kollektiv aus Oslo, das Workshops und Dinner organisiert, die oft im Freien stattfinden und bei denen die Gäste an der Ernte, Viehfütterung und Essenszubereitung teilhaben, will sie das ändern.

Auf diesem Weg, so erhofft sich Dawes, könne „Essensempathie" entstehen, eine Anerkennung für „den Weg, den das Essen zurücklegt, die Ressourcen in Form von Sonne, Boden und Gras, die es braucht, die Art und Weise, wie es nicht nur unsere Seelen, sondern auch unsere Körper bereichert, und wie es schließlich – entsorgt oder verdaut – in die Natur zurückkehrt." Das mag ein großes Ziel sein, aber auch bei Dawes ging es Schritt für Schritt vorwärts. „Ich habe aufgehört Essen wegzuwerfen, ich esse weniger Fleisch, ich gehe, abgesehen vom Winter, das ganze Jahr über in der Natur auf Nahrungssuche und baue selbst an. Und wenn ich etwas einkaufen muss, dann ist es immer bio", erzählt sie. „Ich betrachte jeden Supermarktbeleg, jeden Ausflug zu einem Bauern in der Gegend als Zeichen für Veränderung."

Zu Hause beim Kochen vertraut Dawes mehr auf ihre Sinne als auf Rezepte. „Es ist ein kreativer Prozess. Ich sehe oder schmecke etwas und versuche es dann langsam zu perfektionieren. "Zur Zeit haben es ihr Goldene Milch mit Kurkuma und Milchersatz sowie Pizza mit veganem Mozzarella angetan. Draußen in der Natur fällt die Wertschätzung der Nahrung, die sie uns gibt, wohl am leichtesten.

„Wenn wir am Wochenende in meinem Haus in Drangedal sind, gehen wir fast das ganze Jahr über jeden Morgen eine Runde im See schwimmen – besser kann man nicht in den Tag starten", behauptet Dawes. „Ich gehe auch gern segeln, aber im Moment vor allem Kanufahren, Wandern und Essensammeln."

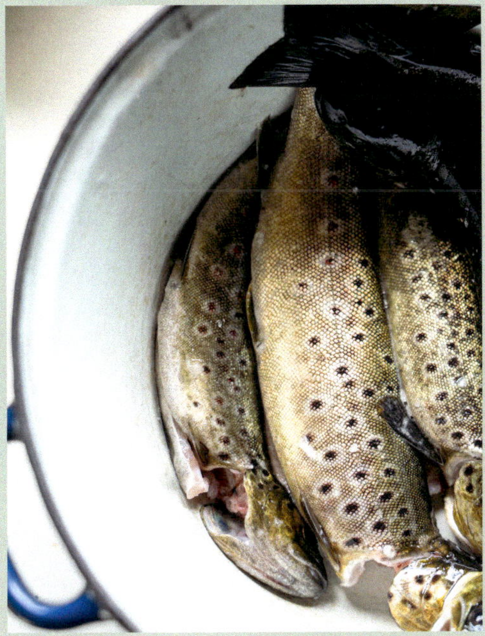

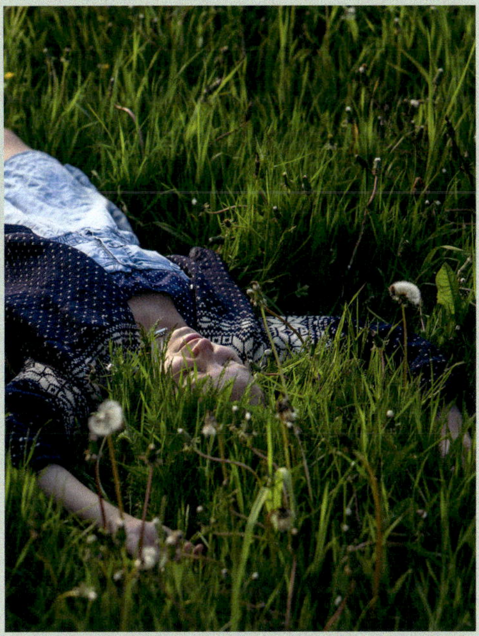

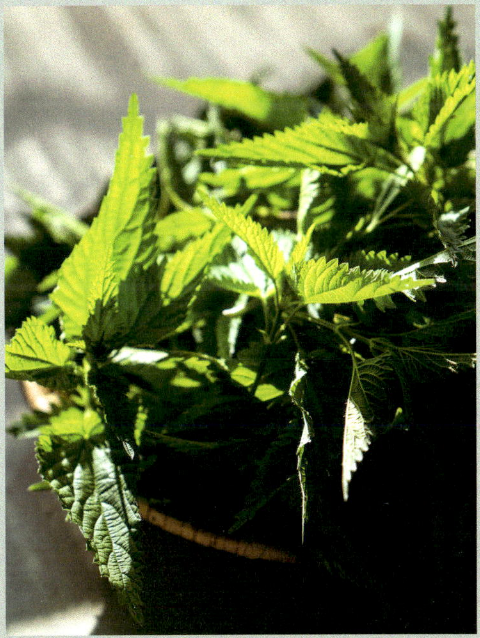

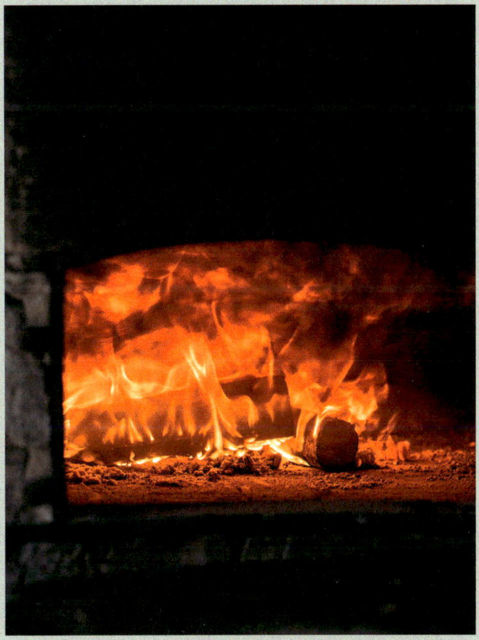

→ Bei den Abendessen von Food Studio helfen die Gäste bei der Suche, Ernte und Zubereitung der Nahrung mit, die von regionalem Fisch über Wildsalate bis hin zu steinofengebackenen Broten reicht.

NACHDEM KELSEY BARRETT IN IHREN DREISSIGERN MIT BORRELIOSE DIAGNOSTIZIERT WORDEN WAR, STELLTE SIE IHRE ERNÄHRUNG UM, um die Heilung zu beschleunigen. „Die Krankheit hat maßgeblich beeinflusst, was ich koche, worin ich koche und wie ich esse." Seit ihrer vollständigen Gesundung wendet Barrett ihre Erfahrung und ihre Ausbildung in ökologischer Landwirtschaft und Kräuterkunde in ihrer privaten Wellnesspraxis im kalifornischen Berkeley an. Ihr Ziel: „Den Körper mit der lokalen und wilden Landschaft zu verbinden. Eine Vielfalt an Zutaten bedeutet eine Vielfalt an Nährstoffen und damit bessere Gesundheit." In anderen Worten: Bei ihr gibt es keine „Wunderkur", sondern ein Rezept für ein gesundes Leben.

„Kochen ist eine der erholsamsten, entspannendsten und kreativsten Tätigkeiten", sagt Barrett, die früher in der Modebranche für Marc by Marc Jacobs und Everlane gearbeitet hat. „Ich berühre, rieche und koste das Essen bei der Zubereitung, um meine Verdauung auf die Nahrungsaufnahme vorzubereiten." Beim Essen nimmt

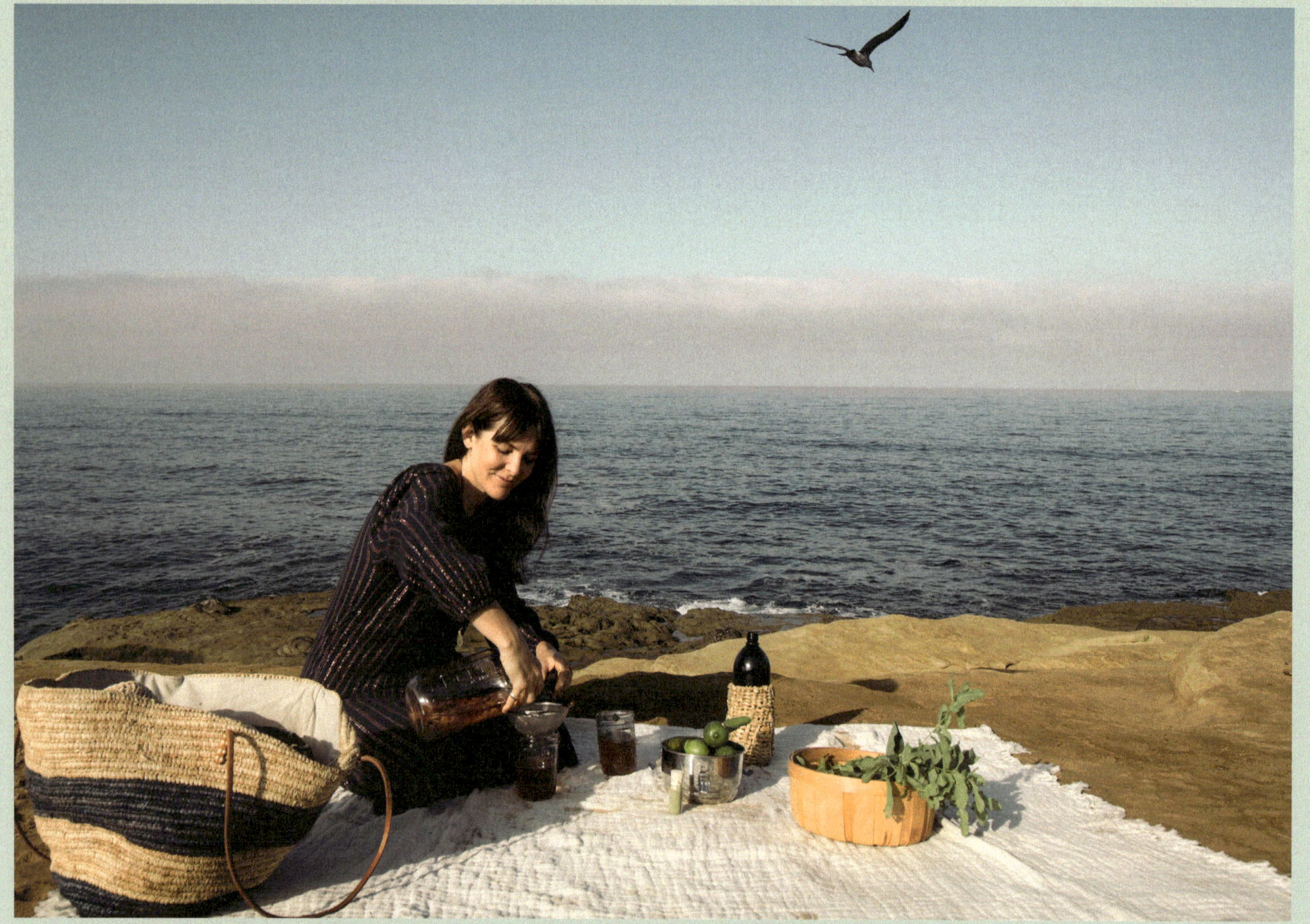

„Kochen ist eine der erholsamsten, entspannendsten und kreativsten Tätigkeiten. Ich richte mich nicht nach Rezepten, sondern lasse mich ganz von der Lust und Laune des Augenblicks und den wilden oder kultivierten Erzeugnissen inspirieren, die mir zur Verfügung stehen."

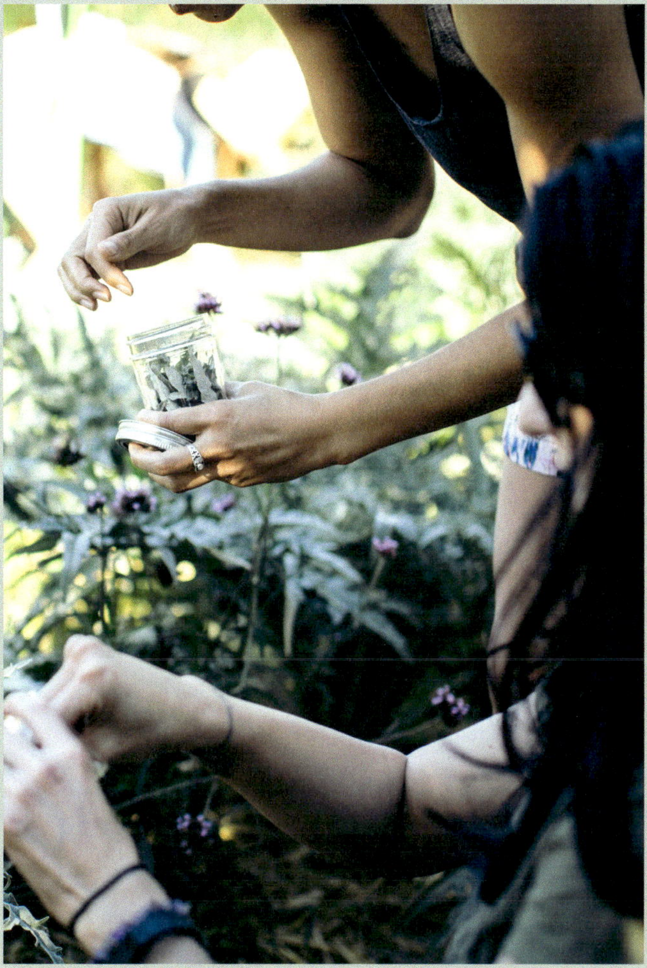

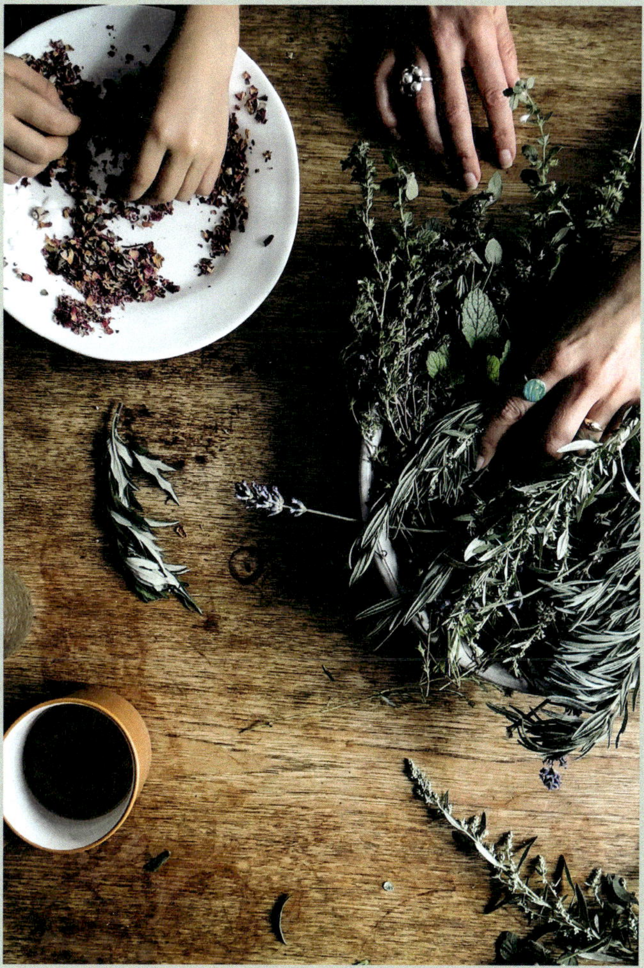

← Für die Kräuterkundlerin und ganzheitliche Gesundheitspraktikerin Kelsey Barrett (im Bild) ist Nahrung eine wirksame Medizin.

↑ Selbst gesammelte wilde Pflanzen, Früchte und Nüsse nähren den Körper und unterstützten den natürlichen Kreislauf der Erde.

sie sich Zeit, um runterzukommen und das Essen und die Menschen, mit denen sie es teilt, zu genießen. „Ich habe es mir zur Regel gemacht, schwierige Themen beim Essen zu vermeiden, um wirklich entspannt zu sein."

Und was kommt auf den Teller? Jede Menge fermentierter Lebensmittel, die den Körper bei der Entgiftung unterstützen. „Ich lege Kletten ein und esse die ganze Woche über davon. Kletten sind einzigartig: Sie sind nahrhaft und reinigen zugleich die Leber", erzählt Barrett. Anstelle exotischer Superfoods, die häufig auf Kosten unserer Umwelt und anderer Menschen importiert werden müssen, setzt sie auf nährstoffreiche, in Nordamerika heimische Pflanzen – wie die Brennnessel, deren Samen laut Barrett äußerst wirksam Nebennierenschwäche vorbeugen und die sich gut zu Pesto verarbeiten lassen. Nach intensiver Recherche verabschiedete sie sich auch von Kochutensilien aus Gusseisen und Edelstahl. „Schwermetalle sind eine immense Belastung für die Umwelt und unsere Gesundheit. Als ich das herausfand, bin ich vollständig auf Keramik umgestiegen."

Neben der Pflanzenwelt begeistert sie sich noch für etwas anderes: „Ich bin süchtig nach heißen Quellen", gibt Barrett zu. Meistens zieht es sie nach Steep Ravine nördlich von San Francisco. „Die heißen Quellen sind nur bei Ebbe und Vollmond zugänglich, dann kann man mit Seeanemonen und anderen Unterwasserlebewesen in einer Höhle sitzen." Ansonsten kann man Barrett auf dem Feld antreffen. „Mit meiner großen irisch-katholischen Familie teile ich mir ein zwei Quadratkilometer großes Gartengrundstück, auf dem wir alle ernten", sagt sie. Und zwar Nahrung für Geist und Seele. „Mit Gartengemüse und nachhaltig geernteter Wildkost zu kochen führt zu mehr Lebensfreude und verlängert das Leben meiner Familie und unseres Planeten."

Ein Wunderland für die ganze Familie

LOONG SWIM CLUB
SUZHOU, CHINA

Im Loong Swim Cub, einem Familienschwimmbad in der gartenreichen chinesischen Stadt Suzhou, gehen Wellness, Fitness und surreale Fantasiewelten Hand in Hand.

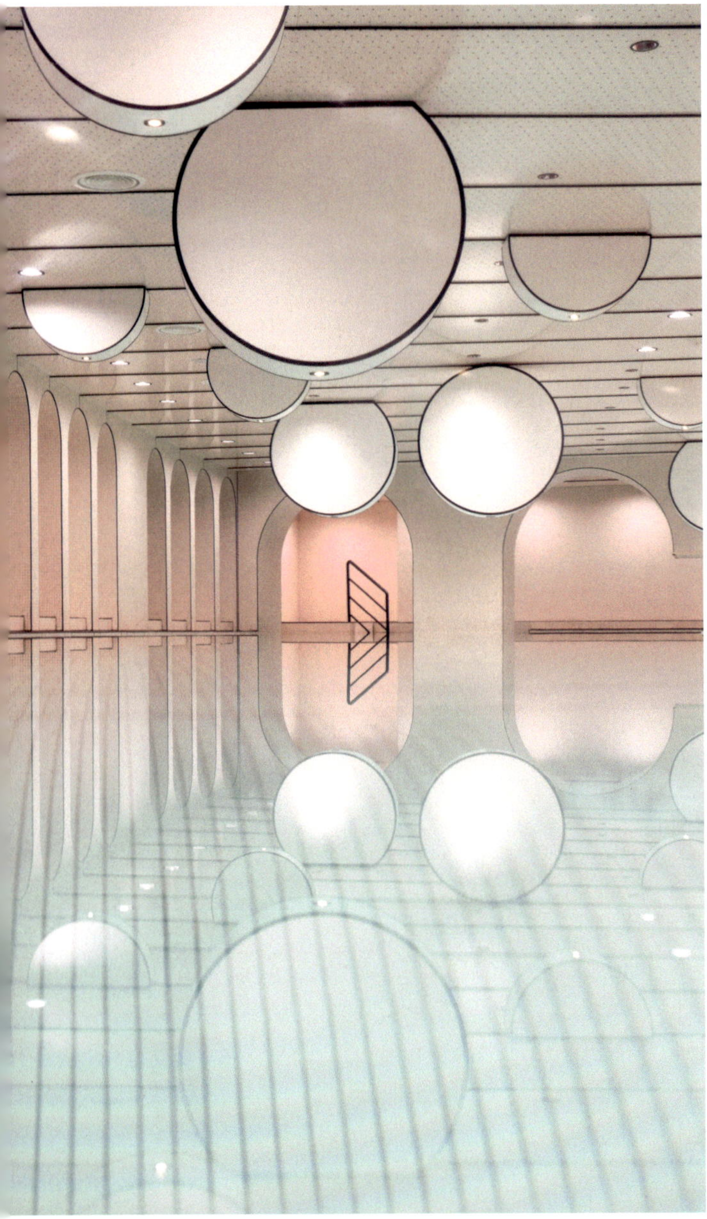

Der von der chinesischen Architektin Li Xiang gestaltete Loong Swim Club hat rein gar nichts mit der neonbeleuchteten, chlorgefüllten Atmosphäre klassischer Schwimmbäder gemein. Xiang schuf eine Ästhetik, die Kindern und ihrer blühenden Fantasie und Neugierde entspricht. Statt sich eines konventionellen „kinderfreundlichen" Stils zu bedienen, setzte sie auf verspieltes, aber anspruchsvolles Design und räumlich ausgelebte Vorstellungskraft, um eine magische Welt zu kreieren, in der gelernt, trainiert, aber auch entspannt und sozial interagiert werden kann. Samstage im Schwimmbad haben noch nie so viel Spaß gemacht!

Es ist nicht das erste Mal, dass Xiang eine ungewöhnliche Traumwelt dieser Art erschaffen hat. In der Buchhandlung Zhongshuge im chinesischen Chongqing verlieren sich Besucher in einem surrealen Labyrinth aus Spiegeln und Treppen. Im Loong Swim Club wirken die runden, senkrecht von der Decke hängenden Leuchten über dem rosagefliesten Pool wie riesige Kondensationstropfen. In dem angenehme 32 °C warmen Wasser können sich kleine Schwimmer ganz schnell akklimatisieren, etwa bei einer der Schwimmstunden.

Außerdem gibt es einen Leseraum mit Sofas mit seitlich eingebauten Bücherregalen, die aussehen wie große, geschwungene Wellen. Im Restaurant, das direkt aus *Alice im Wunderland* entsprungen zu sein scheint, können die Kleinen im Eierschalenschloss spielen, während die Eltern bei einer Tasse Tee relaxen. Selbst das Wickelzimmer ist ein fröhliches Pastellparadies mit gepunkteter Decke. Windelnwechseln wird hier mit Sicherheit zum Erlebnis!

Der Rundgang voller bequemer Sitzgelegenheiten um das Schwimmbecken herum ist aus Glas, sodass Eltern und Kinder sich nicht aus den Augen verlieren. Es kann nicht falsch sein, Kindern die Freuden des Wassers schon in jüngsten Jahren näherzubringen – so werden sie im besten Fall zu wahren Wellnessenthusiasten.

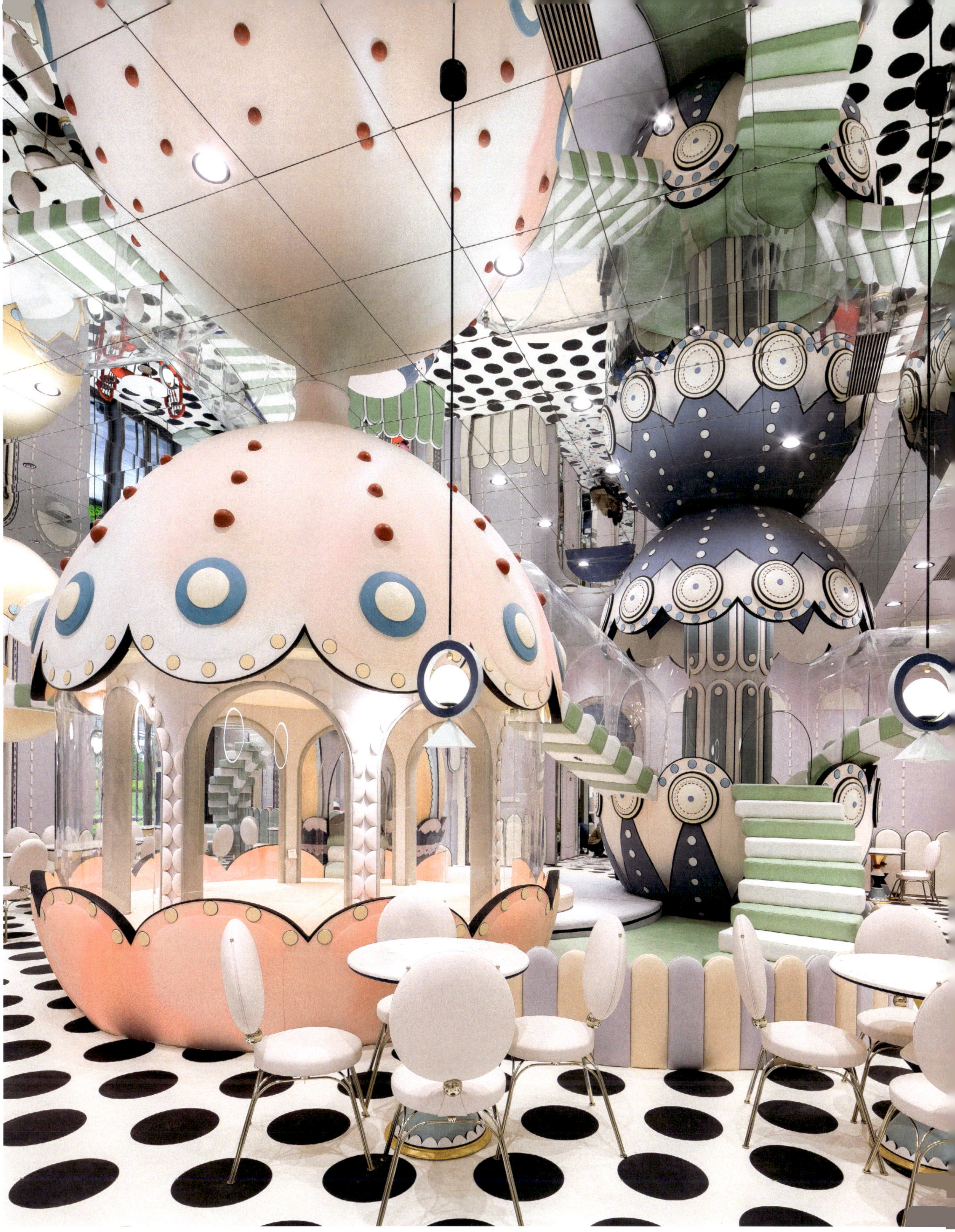

← Dieses von der chinesischen Architektin Li Xiang entworfene, rosageflieste Familienschwimmbad wird von kreisförmigen Lichtern beleuchtet, die wie Wassertropfen in der Luft schweben.

↑ Zu den märchenhaften Entspannungsbereichen des Clubs zählt auch das Restaurant mit seinem Eierschalenschloss, das Kinder zum Spielen einlädt.

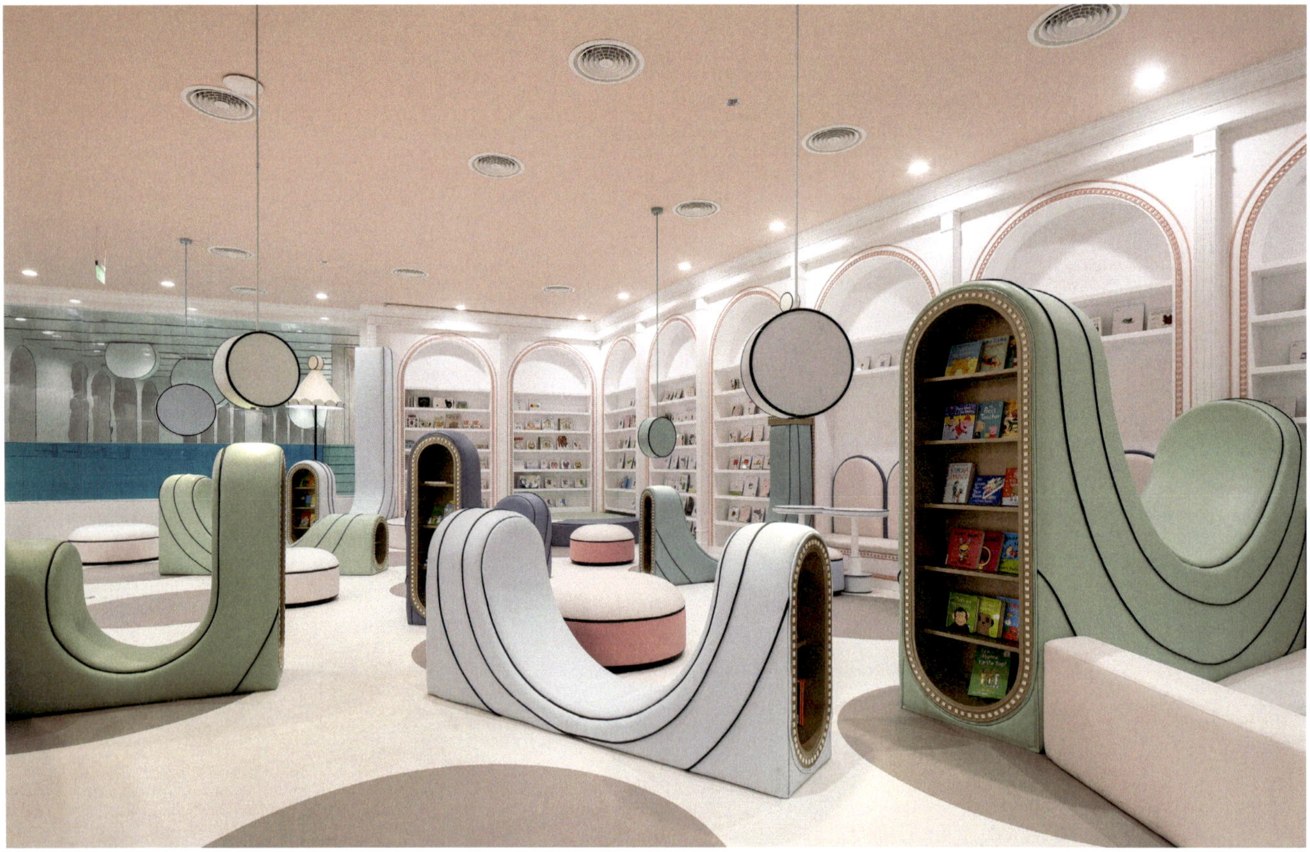

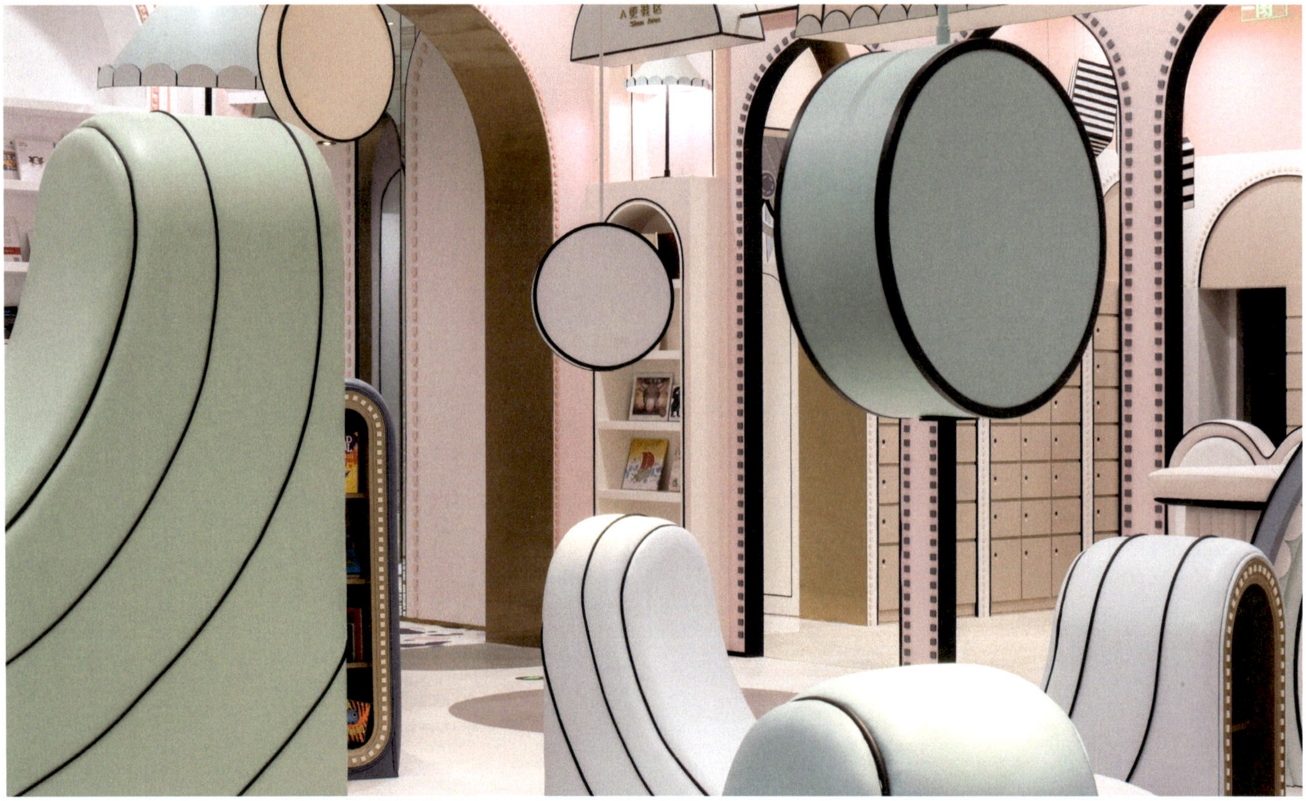

↑ Im Leseraum setzen wellenförmige Sofas mit seitlich eingebauten Bücherregalen sowie Pendelleuchten optische Akzente.

→→ Auch die Wickeltische wirken wie aus einem Märchen – zwischen Streifen und Punkten fühlt man sich wie Alice im Wunderland.

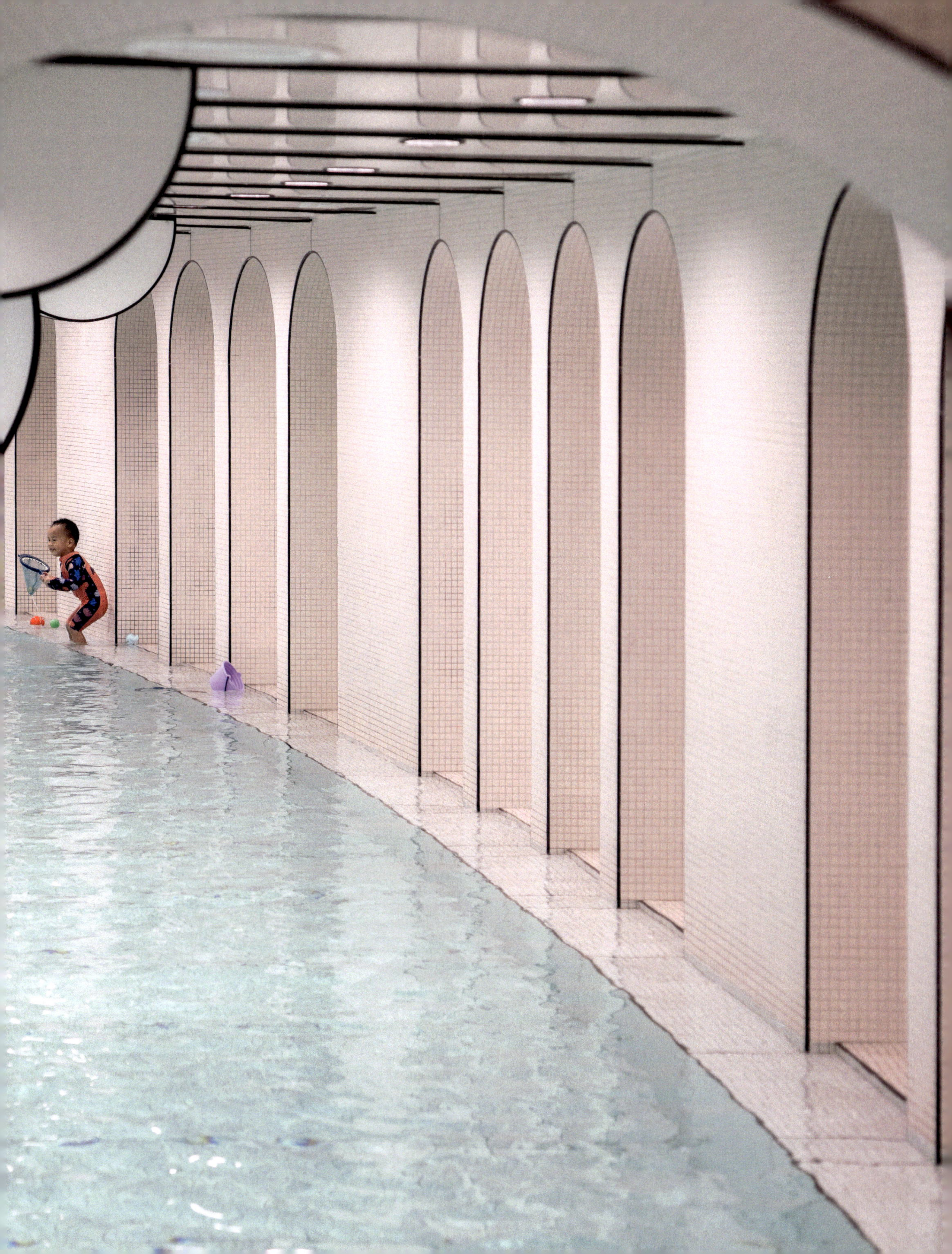

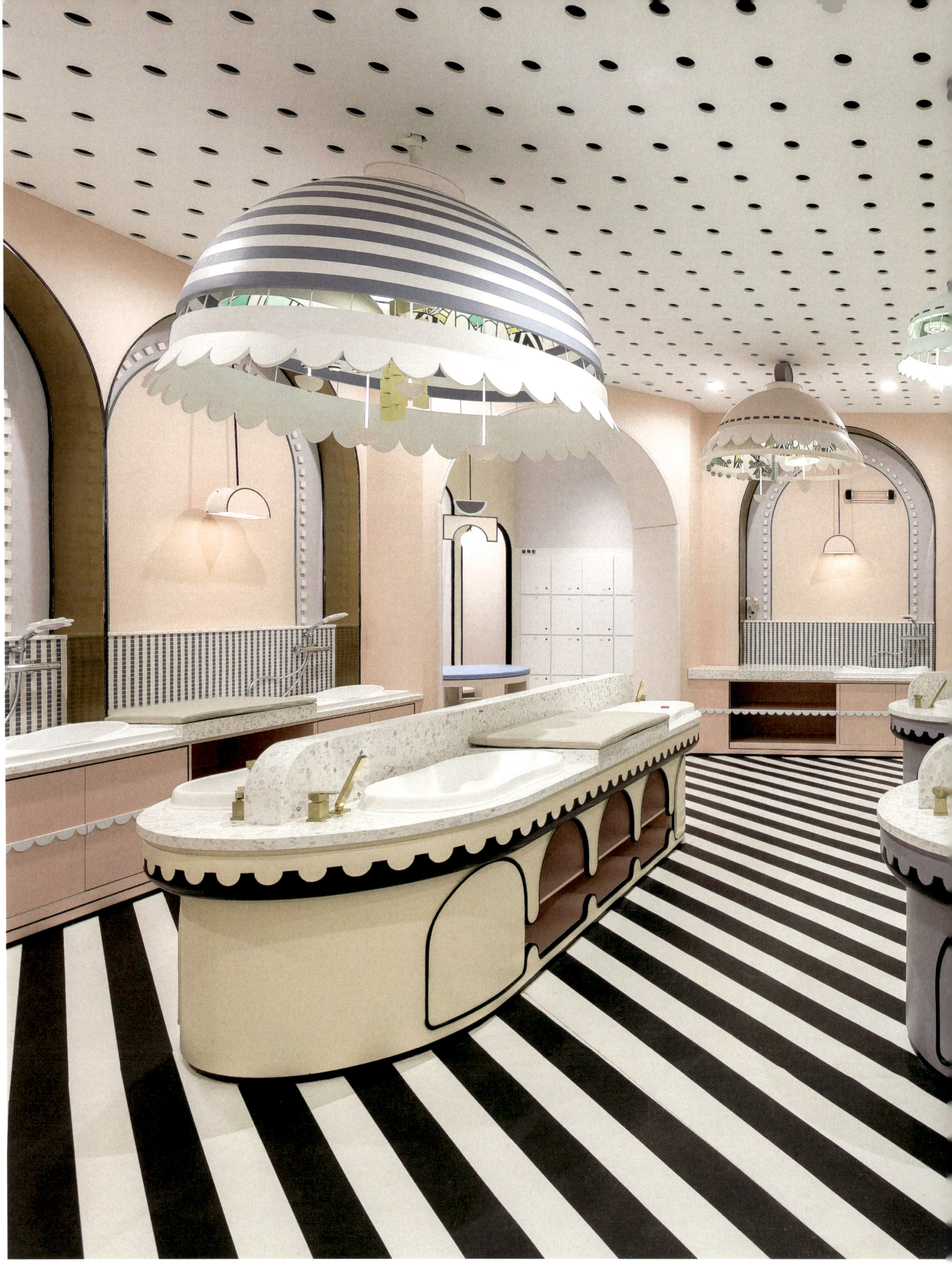

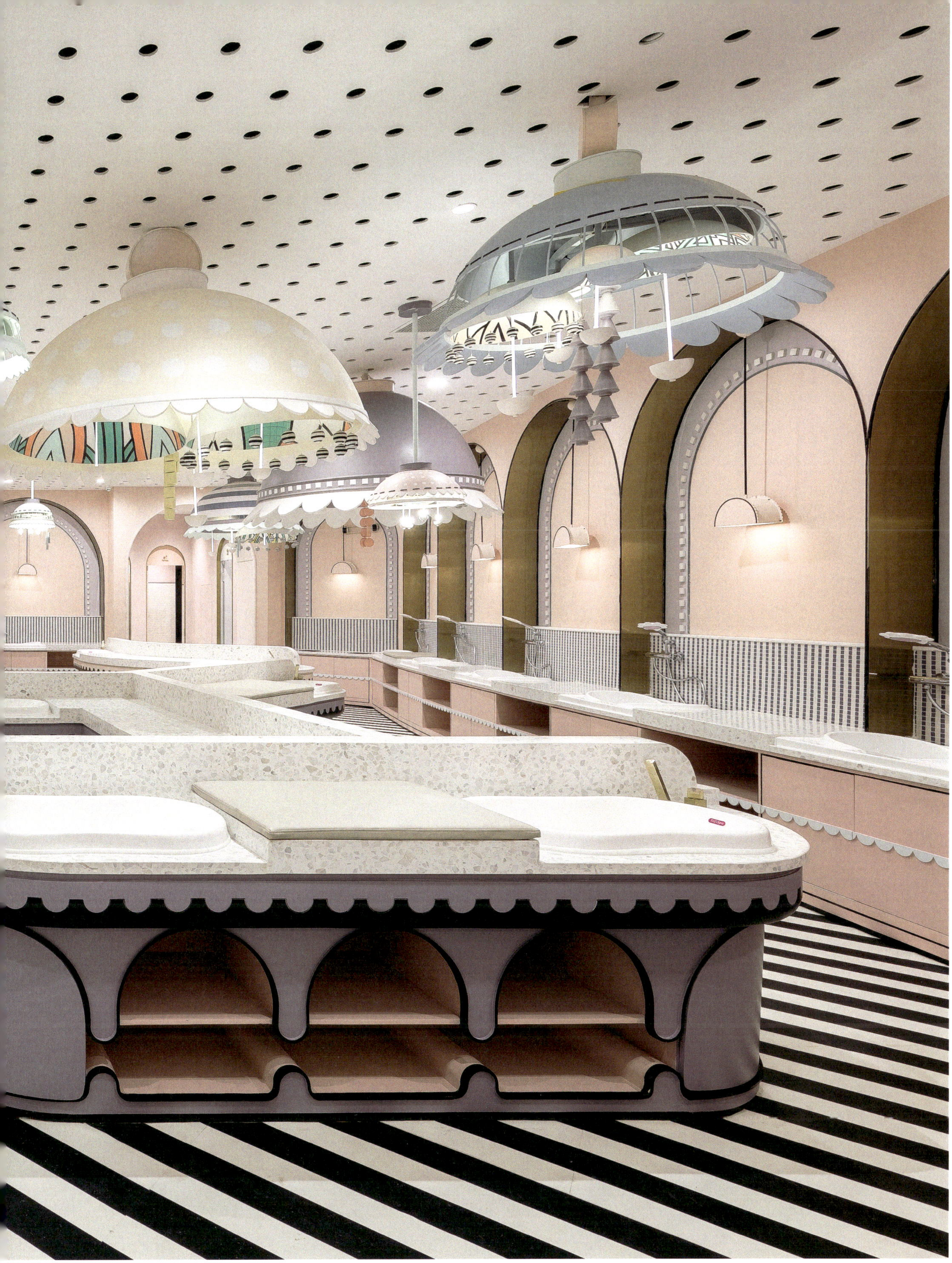

Tiefenheilung mit Wüstenblick

AMANGIRI
UTAH, USA

Umgeben von einer einzigartigen Landschaft aus Felsplateaus, Steinbögen und Klippen entpuppt sich das Amangiri trotz seiner ungewöhnlichen Lage in der Wüste Utahs als perfekter Erholungsort.

Das Amangiri liegt in einem fast 2,5 Quadratkilometer großen Privattal. Mit seinen kubistischen Strukturen schmiegt es sich in die zerklüftete Landschaft, die von Tafelbergen und riesigen Felsformationen geprägt ist. Das 2.322 Quadratmeter große Spa baut subtil auf den lokalen Bräuchen des Volks der Navajo und schamanischen Traditionen auf, in denen die vier Naturelemente Erde, Wind, Feuer und Luft als heilig erachtet werden. Die Behandlungen setzen die Energie und die spirituellen Kräfte frei, die nötig sind, um den Körper zu heilen. Schmerzreduktion, den Kopf freibekommen oder eine samtweiche, strahlende Haut – hier ist alles möglich.

Die Spa-Behandlungen sind vom Konzept des *Hózhó* (was auf Navajo „Schönheit", „Harmonie" und „Gesundheit" bedeutet) geprägt und basieren auf Inhaltsstoffen aus der Wüste, die hier „Erdapotheke" genannt wird. Zum Desert Calm Ritual gehört eine Ganzkörperpackung aus mineralreicher Tonerde, die dem Körper Giftstoffe entzieht und so Unreinheiten vorbeugt, eine Kopfhautmassage mit Lavendel und eine Sauerstoffgesichtsbehandlung zur Revitalisierung müder Haut. Der Desert Dream hingegen wird nachts im

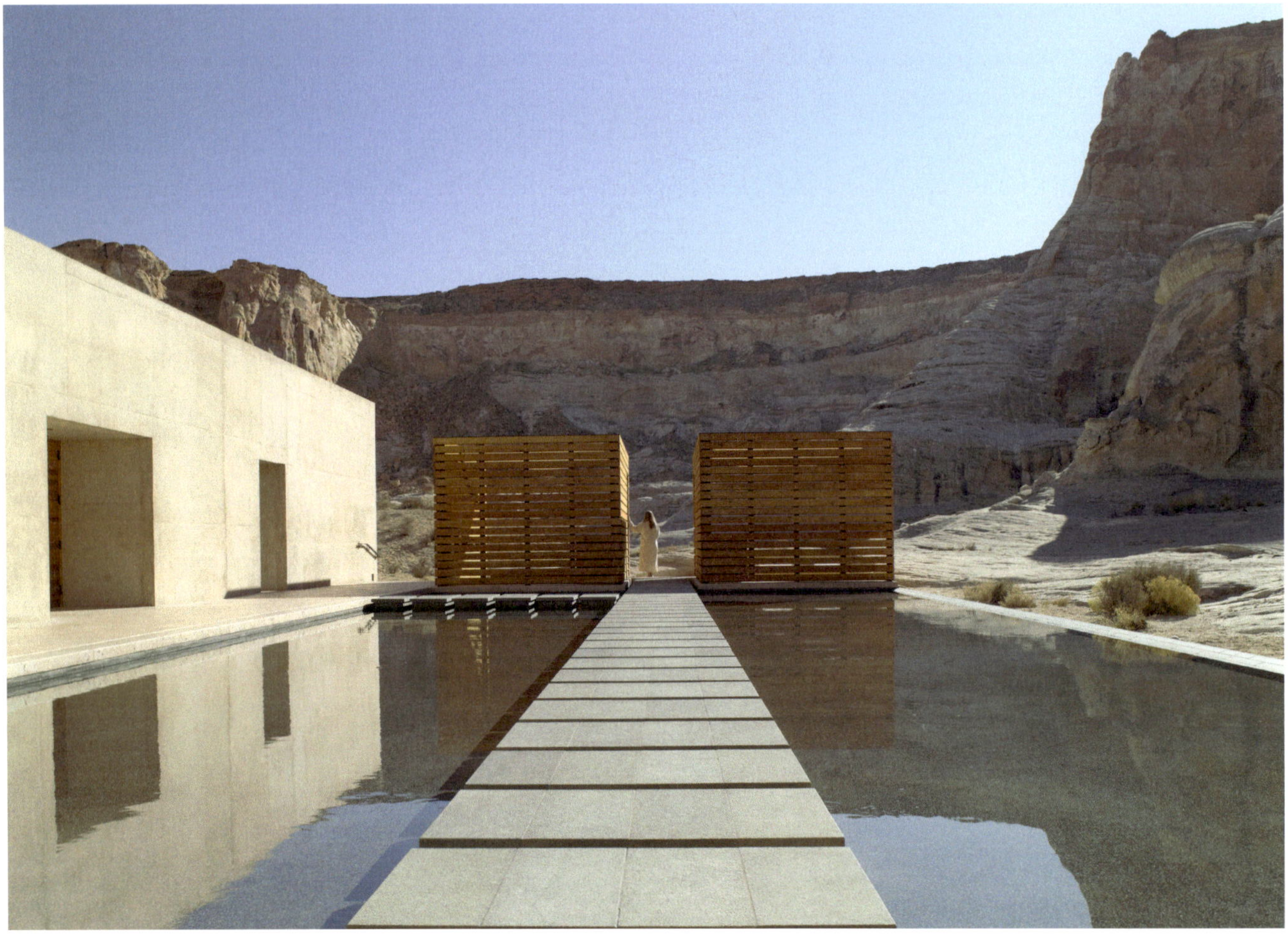

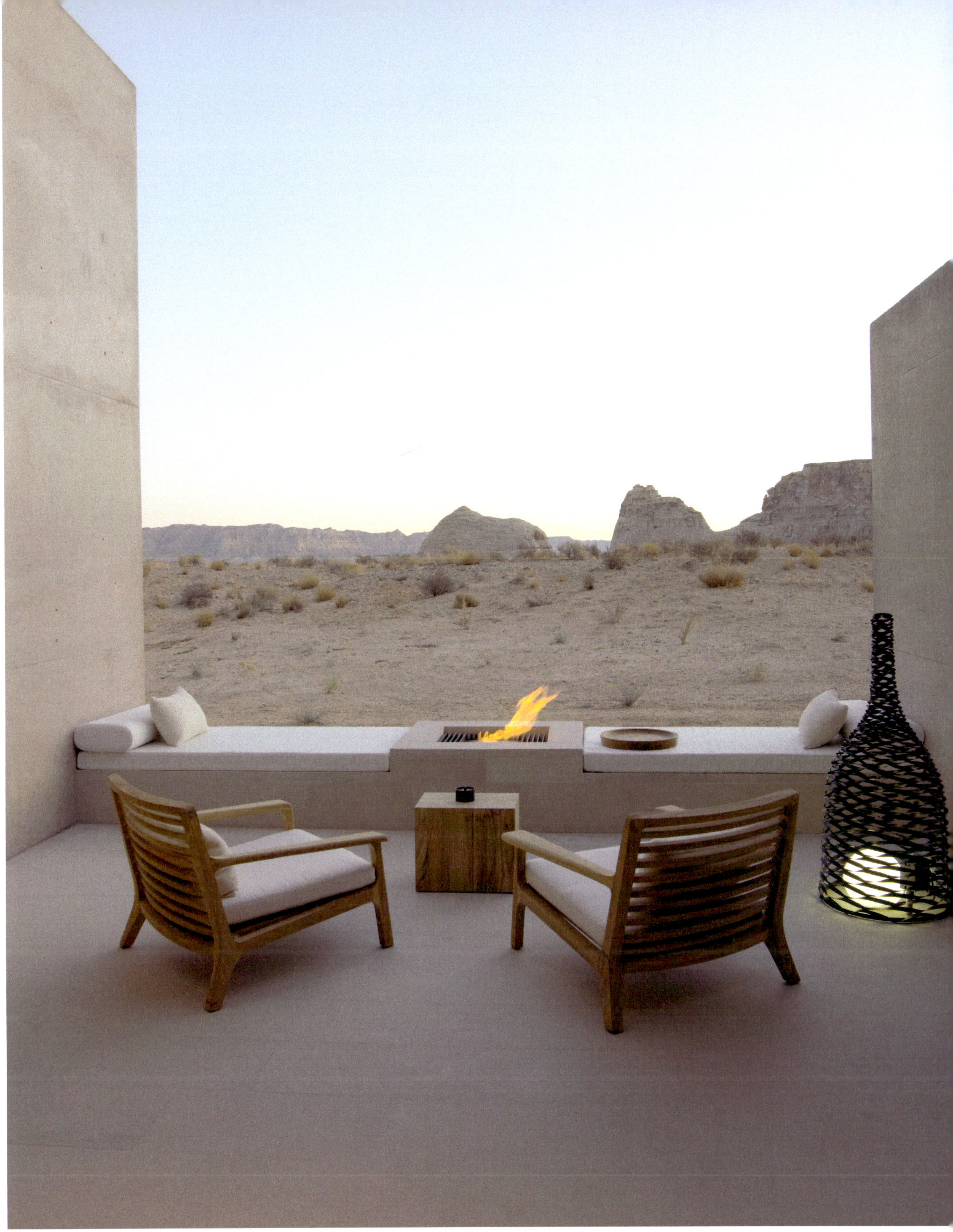

← Mit seinen kubistischen Strukturen passt das in einem fast 2,5 Quadratkilometer großen Privattal gelegene Hotel gut in die zerklüftete Canyonlandschaft Utahs.

↑ Feuerstellen wärmen die Outdoor-Loungebereiche des Hotels mit Blick auf Tafelberge und Dünen.

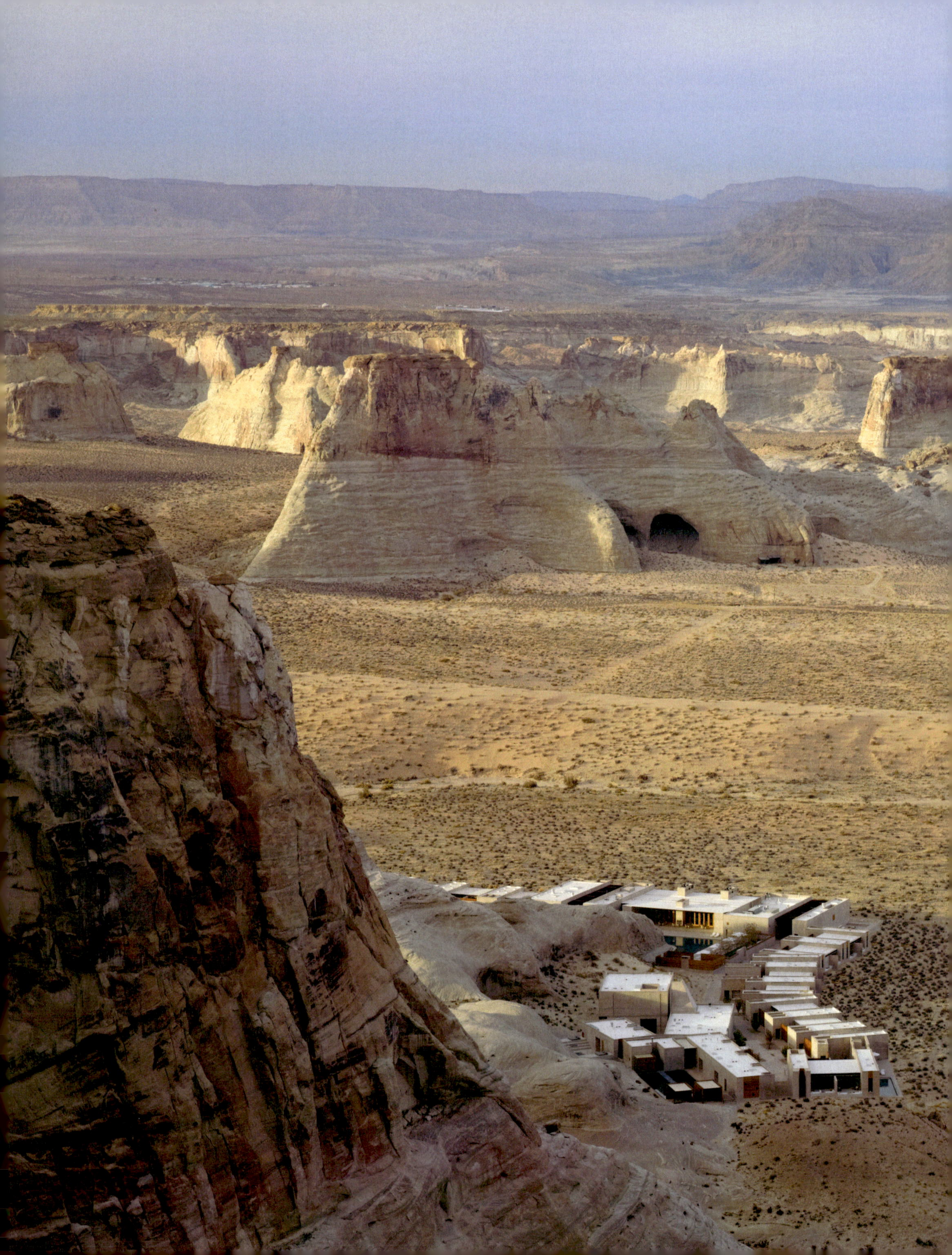

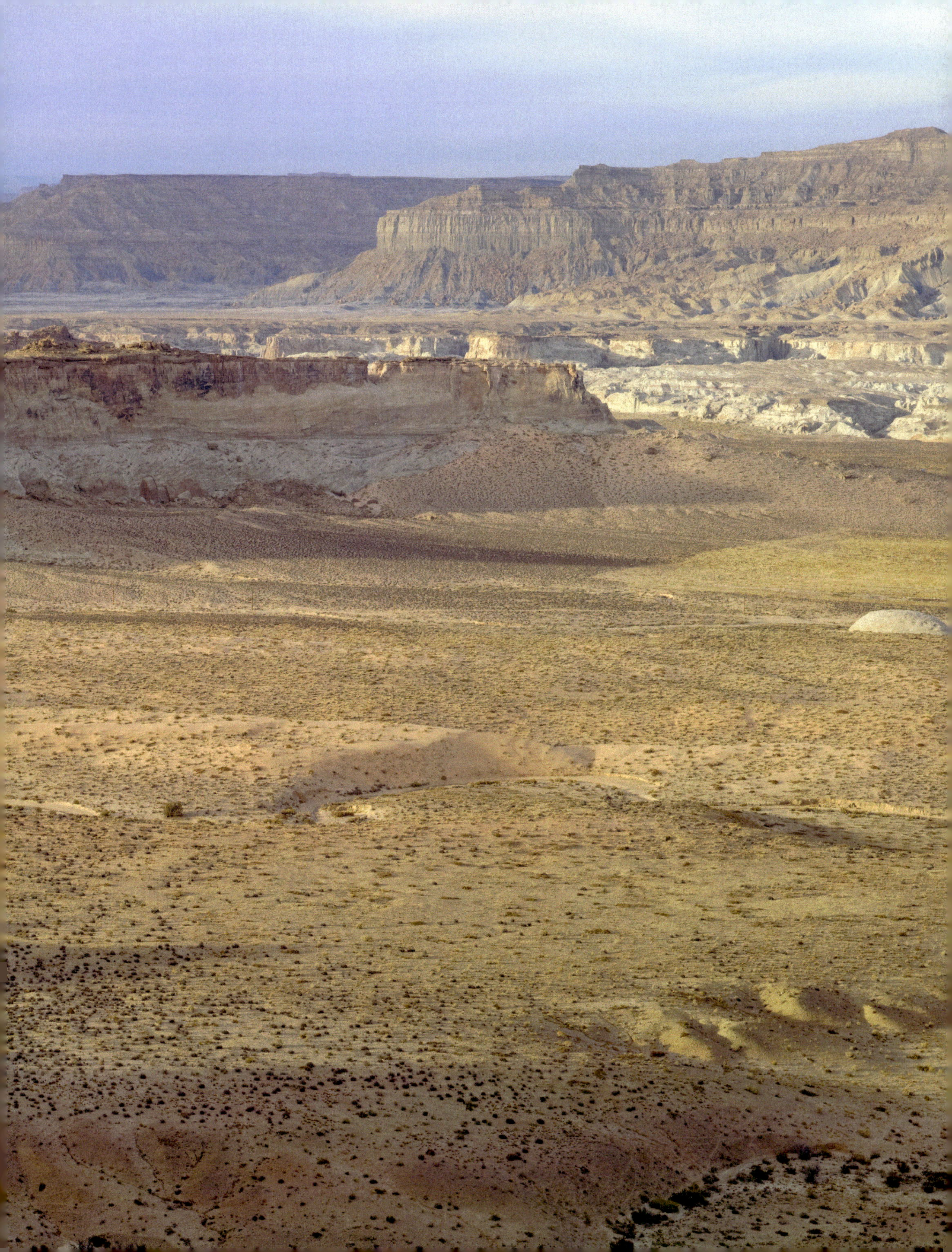

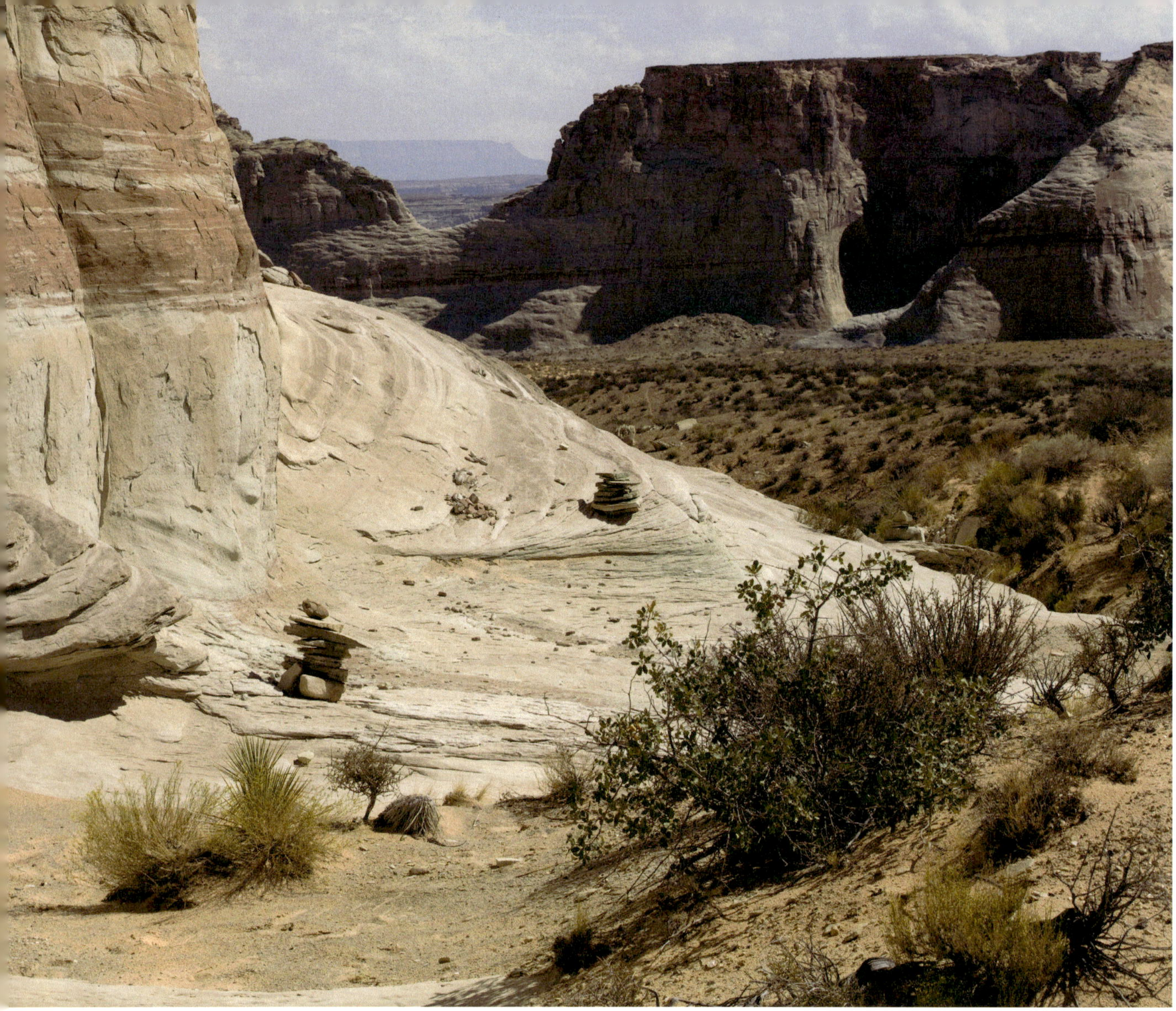

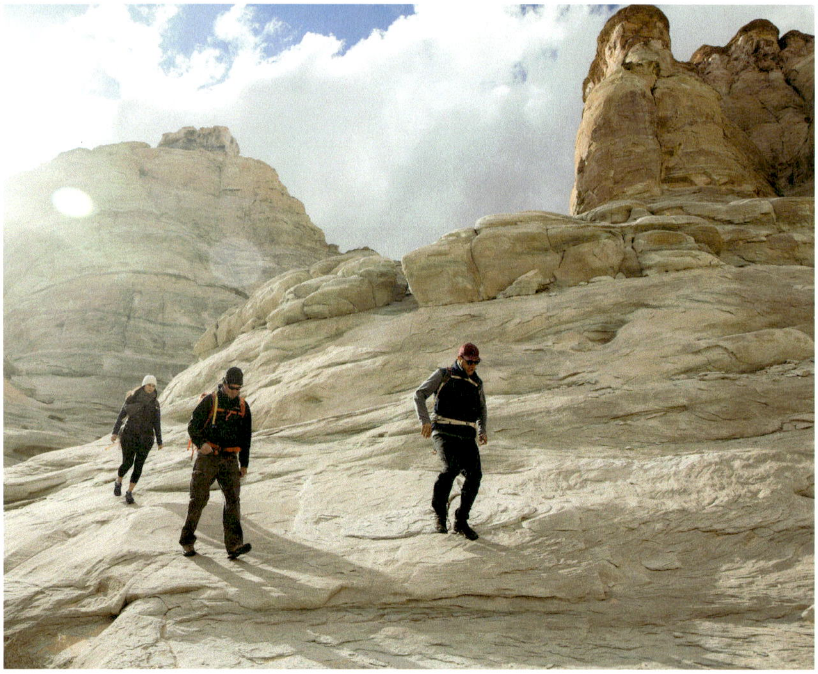

→→ Die Spa-Behandlungen basieren auf dem Konzept des *Hózhó*, was auf Navajo „Schönheit", „Harmonie" und „Gesundheit" bedeutet.

Solebad des Spas vollzogen – wenn die kosmische Energie auf ihrem Höhepunkt ist – und beginnt mit einer Craniosacral- und Reflexzonenmassage. Im Anschluss treibt man 30 Minuten lang allein in der Dunkelheit im Salzwasser, bis man schließlich mit einer Dampfdusche und einer beruhigenden Massage sanft zurückgeholt wird.

Für Abenteuerlustige bietet das Amangiri Outdoor-Aktivitäten wie Wanderungen durch geologische Formationen oder Klettertouren über eine Hängebrücke, die eine fast 200 Meter tiefe Schlucht überspannt. Bei der Rückkehr warten Kristallklangbäder mit harmonischen Frequenzen zur körperlichen Ausbalancierung oder Kaltbäder zur Muskelentspannung. Danach schläft man garantiert wunderbar!

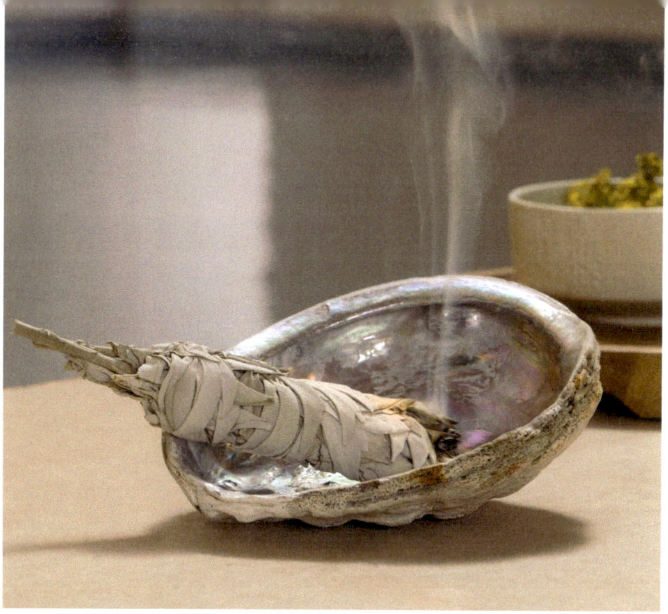

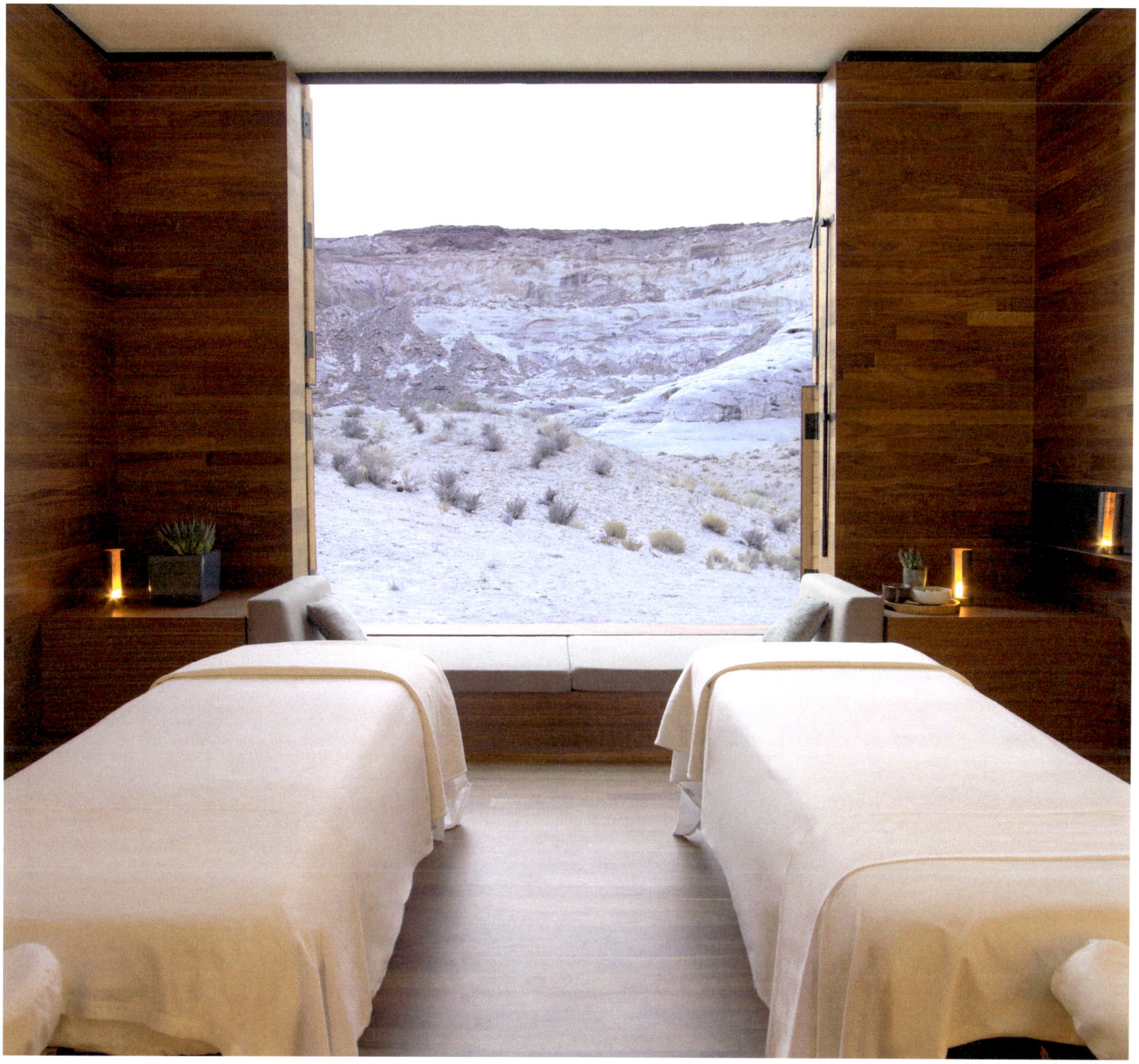

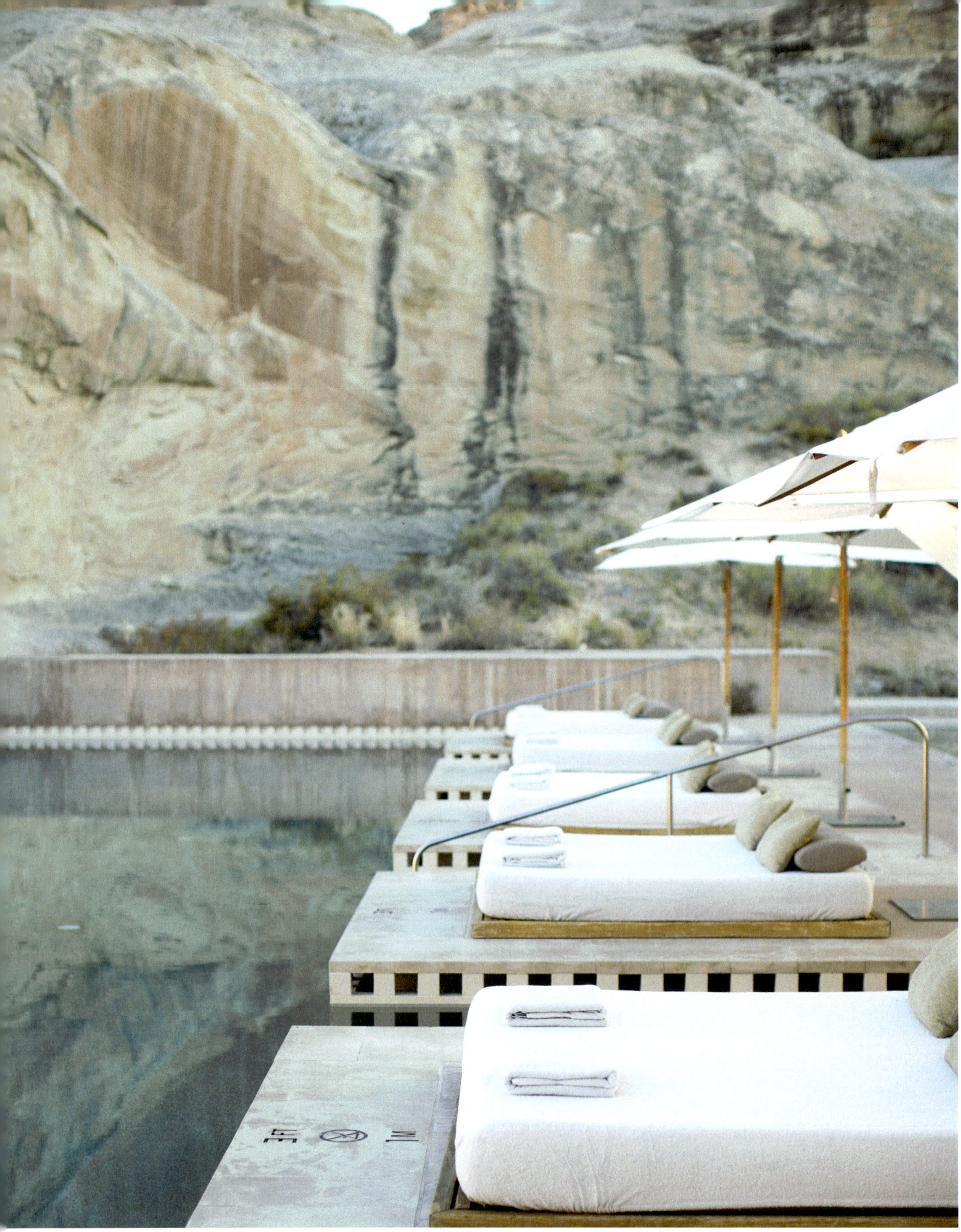

↑ ↗ Der Wasserpavillon wartet mit Dampfbad, Sauna, Tauchbecken und beheiztem Pool auf. Im überdachten Eingangsportal befindet sich ein ruhiger Entspannungsbereich.

→ In dem 2.322 Quadratmeter großen Spa wird mit den Heilmethoden der Navajo gearbeitet, die auf den vier Elementen Erde, Wind, Feuer und Luft basieren.

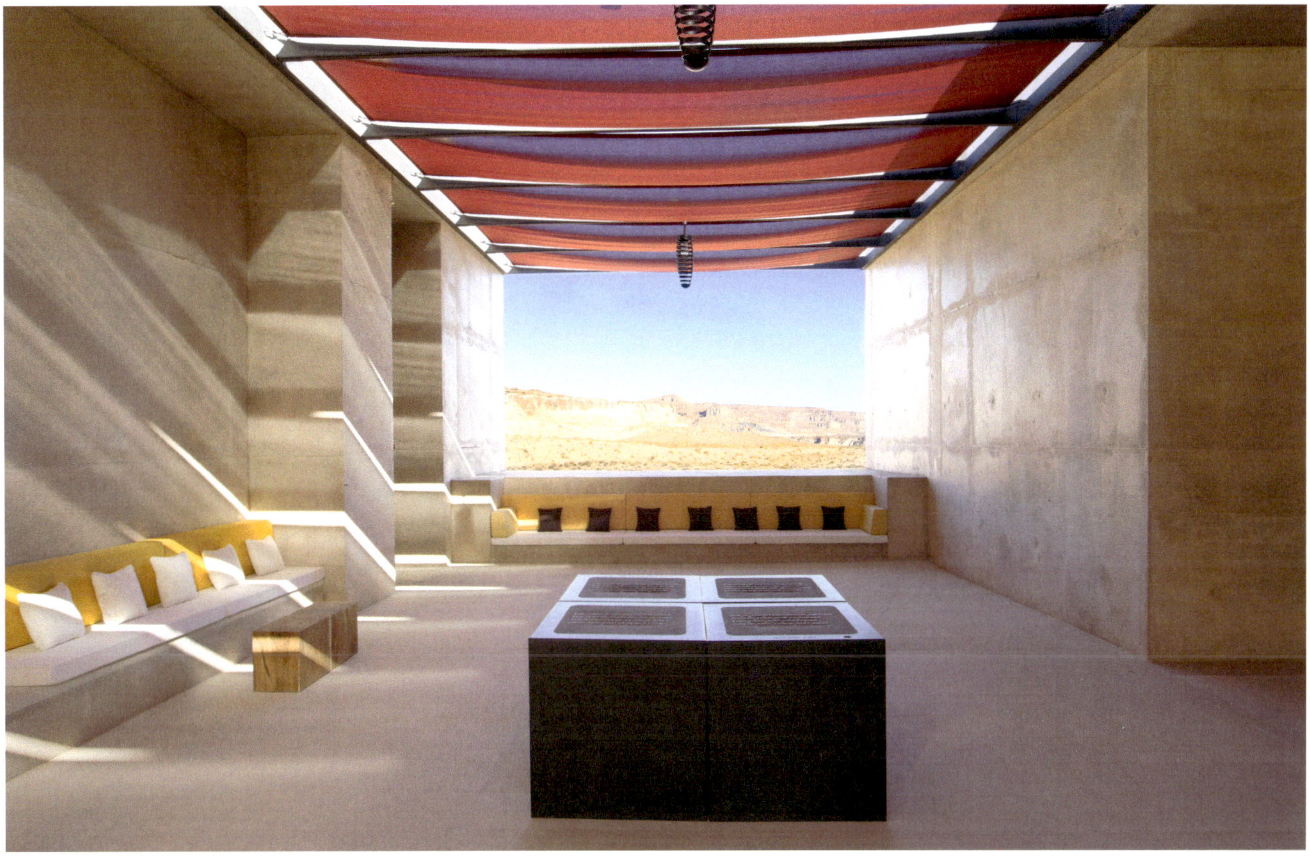

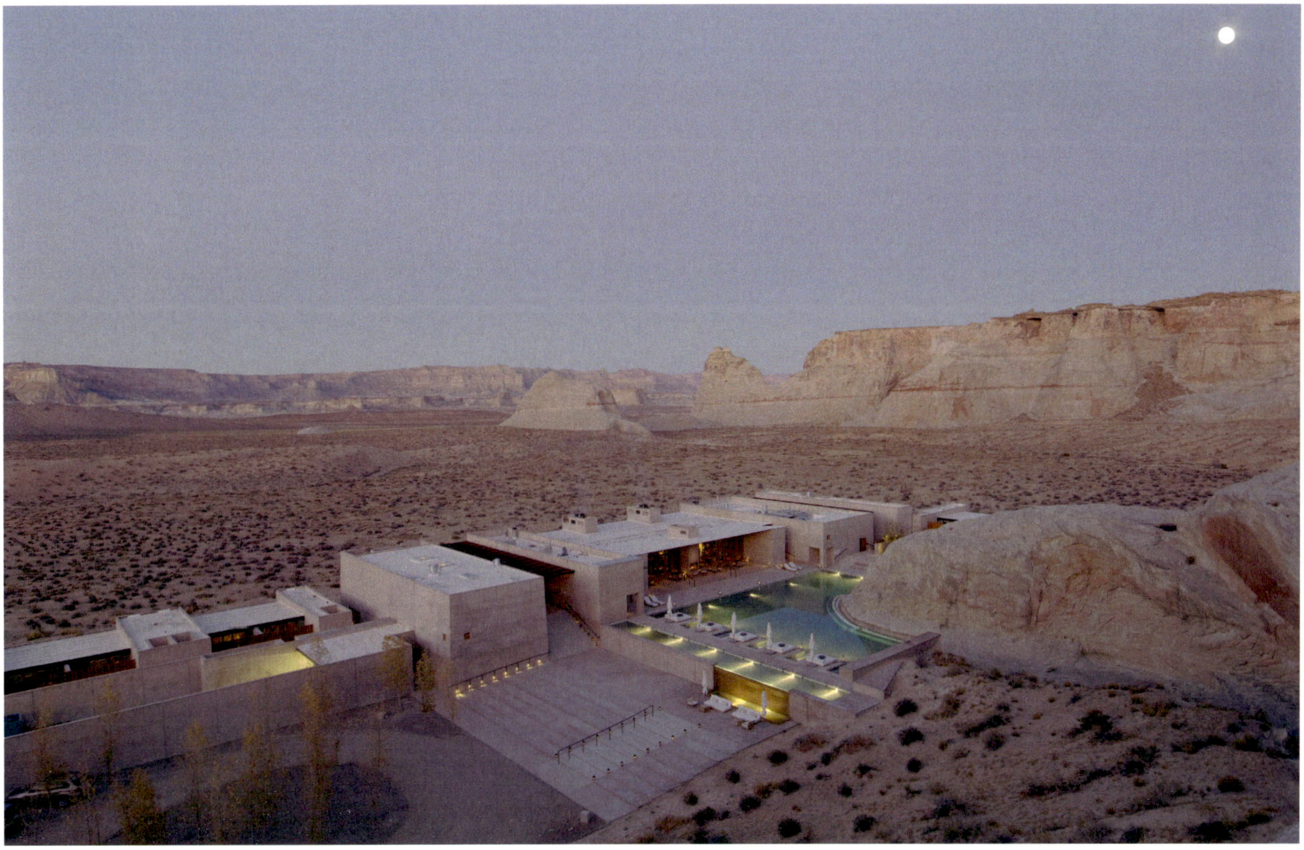

Eine Wellnessoase in einem restaurierten Kloster

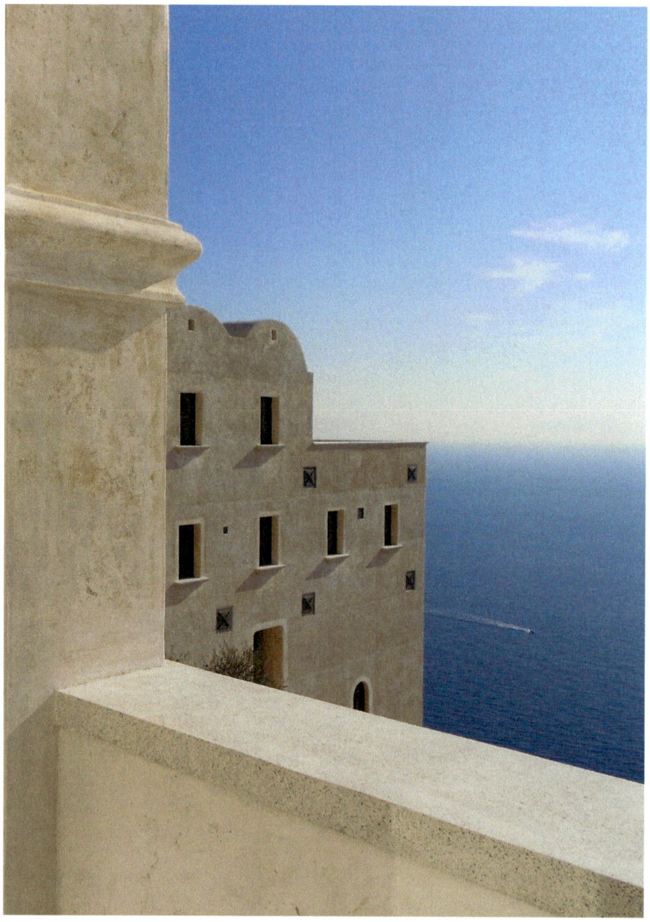

MONASTERO SANTA ROSA
CONCA DEI MARINI, ITALIEN

Es gibt Spabehandlungen, die mehr von ihren frischen, stärkenden Zutaten leben als von den Räumlichkeiten oder der Umgebung, in der sie stattfinden. Im Monastero Santa Rosa ist die Location mindestens genauso anregend wie die regionalen Früchte, Tonerden und Kräutermischungen, die hier Anwendung finden.

Hoch über dem Tyrrhenischen Meer an der Amalfiküste liegt das Monastero Santa Rosa aus dem 17. Jahrhundert. Damals wohnten hier noch Nonnen, die nicht nur den Bau eines Aquädukts finanzierten und Heilmittel für die Bevölkerung zusammenstellten, sondern auch die himmlischen *Sfogliatelle* erfanden, ein Blätterteiggebäck, das es unter dem Namen „Santa Rosa" auch mit Fruchtfüllung gibt. Das Gebäude verfiel im Lauf der Jahre und wechselte mehrfach den Besitzer, bevor es schließlich komplett restauriert und in ein traumhaftes Boutiquehotel mit 20 Zimmern verwandelt wurde, das im Jahr 2012 seine Türen geöffnet hat.

Im früheren Wäsche- und Hauswirschaftsraum des Klosters befindet sich heute das Spa. Die Gewölbedecken und die Kerzenbeleuchtung legen die bescheidene historische Vergangenheit des Raums offen. Als Hommage an die pharmazeutischen Kenntnisse der Nonnen werden ungewöhnliche Anwendungen mit Produkten aus der ältesten Apotheke der Welt (Santa Maria Novella, im Jahr 1612 von Dominikanermönchen eröffnet) angeboten – Gesichtsbehandlungen mit nativem Olivenöl, Ganzkörperpackungen mit grüner Tonerde und entgiftenden Zypressen-, Wacholder und Zitronenextrakten oder porenreinigende Enzymmasken. Empfehlenswert ist eine Massage, bei der man

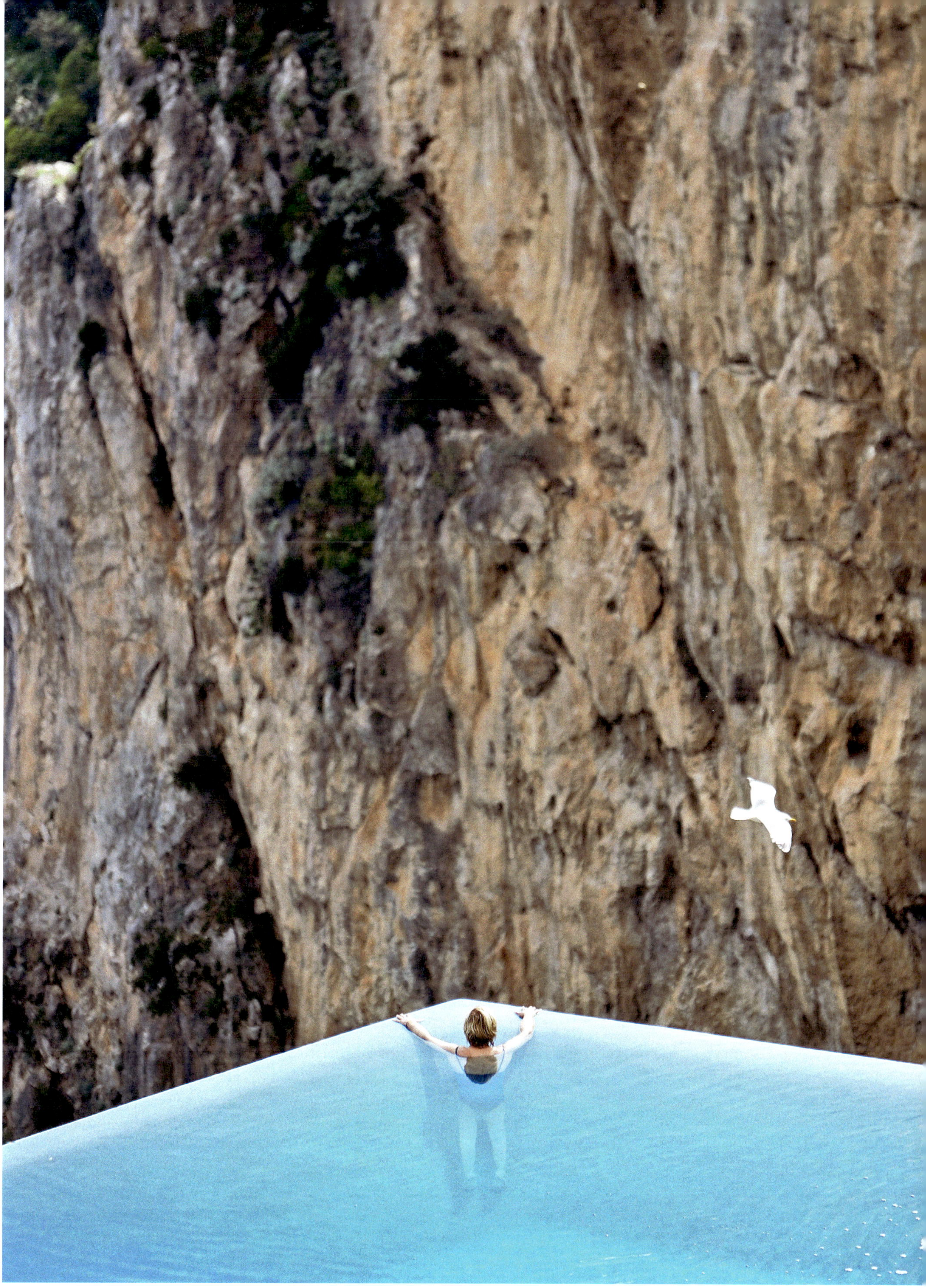

erst mit Iris oder Bitterorange gereinigt und danach mit dem geschmolzenen (aber abgekühlten) Wachs einer brennenden Kerze massiert wird.

Im „Wohlfühlgarten" des Hotels kann man Anwendungen in der nach den umgebenden Bougainvilleen duftenden Pergola genießen und in der Natursteinsauna oder den Fußbädern mit Granatapfelextrakt des römischen Tepidariums abschalten. Hätte es dieses herrliche Spa doch im 17. Jahrhundert schon gegeben; die Nonnen hätten sich die Entspannung nach einem Tag harter Arbeit mehr als verdient gehabt.

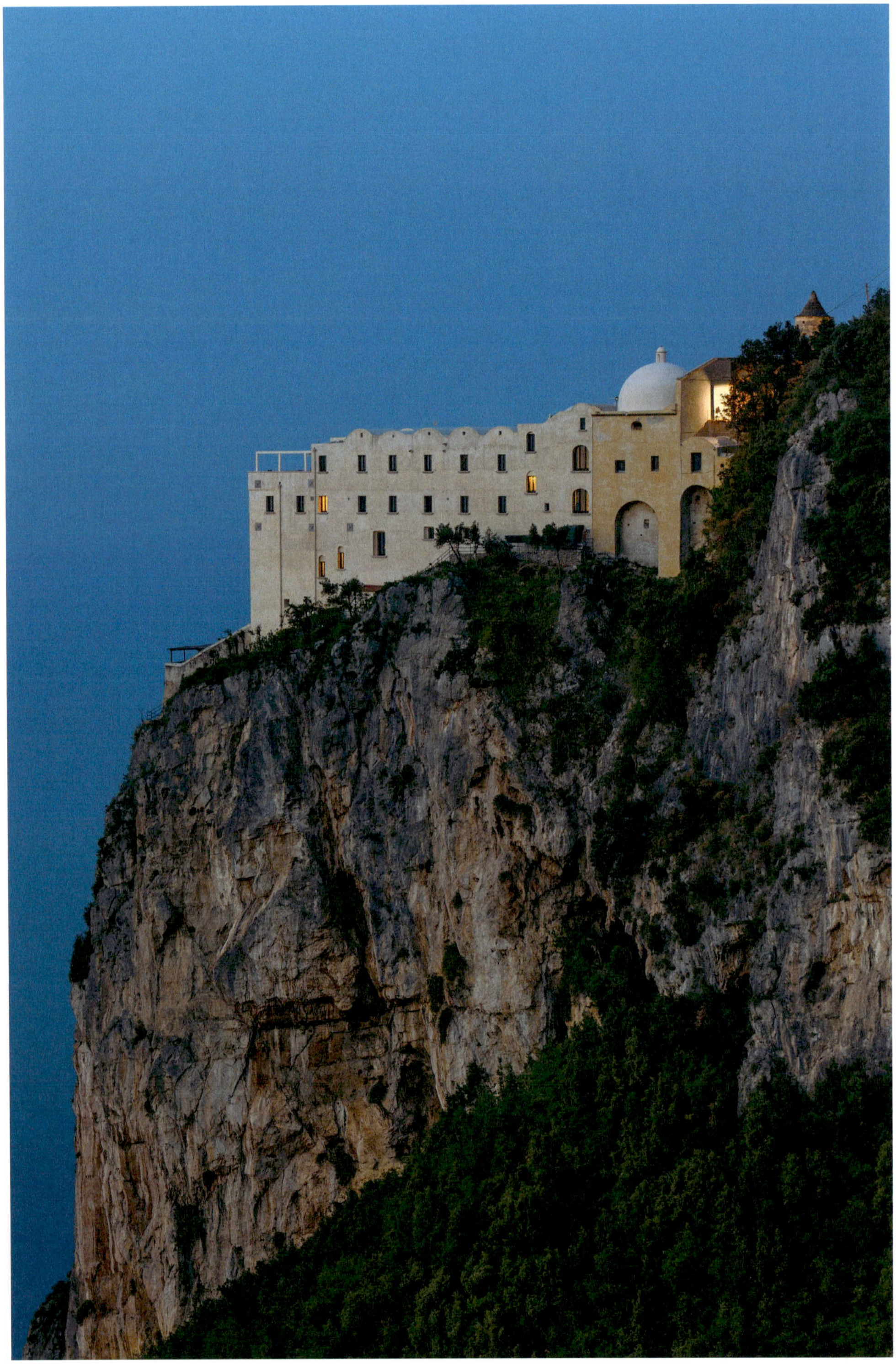

← ↗ Das Monastero Santa Rosa aus dem 17. Jahrhundert liegt hoch über dem Tyrrhenischen Meer an der Amalfiküste. Es war früher ein Kloster für die Nonnen der angrenzenden Kirche Santa Maria di Grado.

→ Das Spa befindet sich im ehemaligen Wäsche- und Hauswirtschaftsraum des Klosters, der in eine Thermalsuite auf mehreren Ebenen mit überkuppeltem Dampfbad, Crushed-Ice-Fontäne, Felsensauna und erhitztem Tepidarium mit Mosaiksesseln verwandelt wurde.

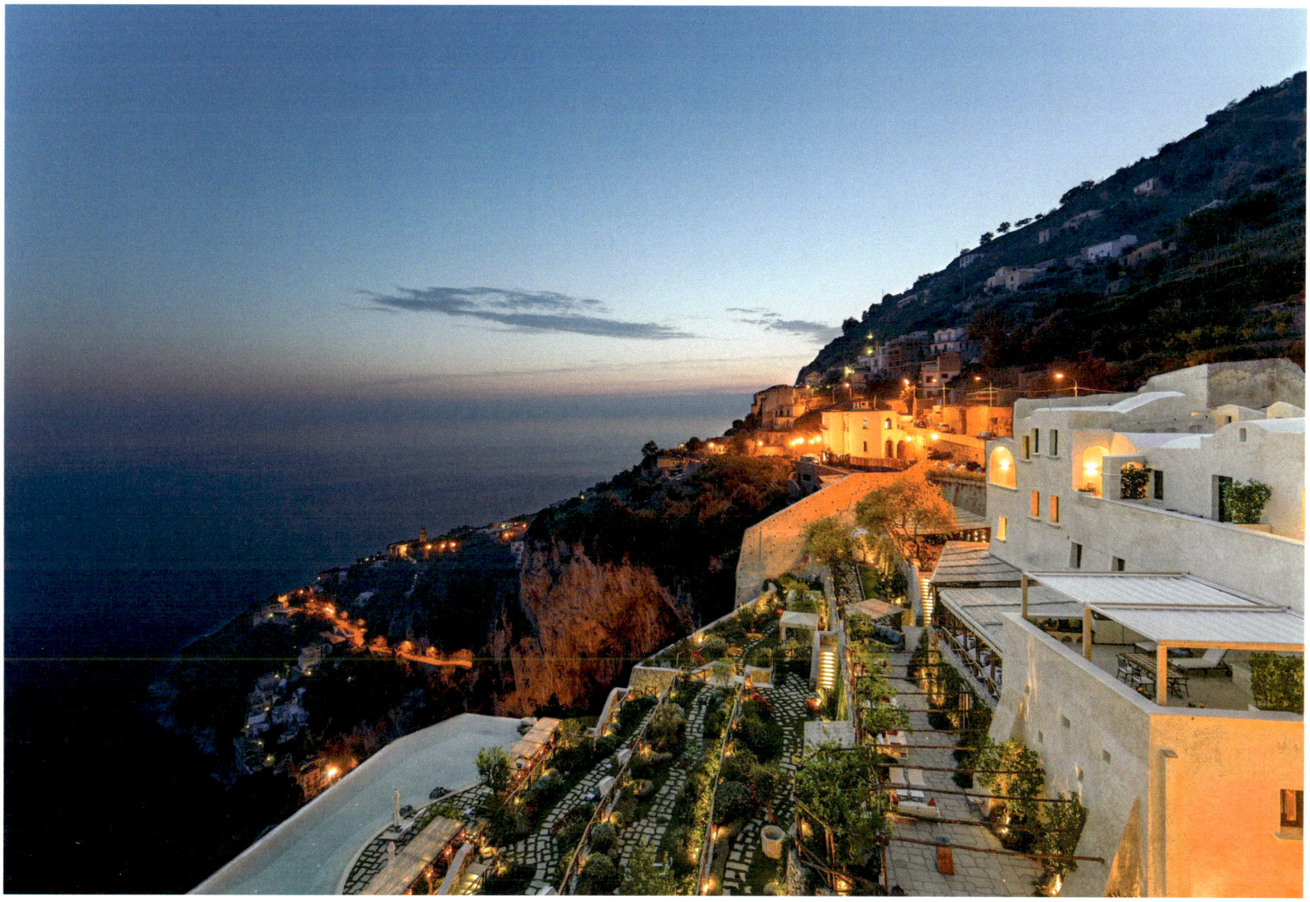

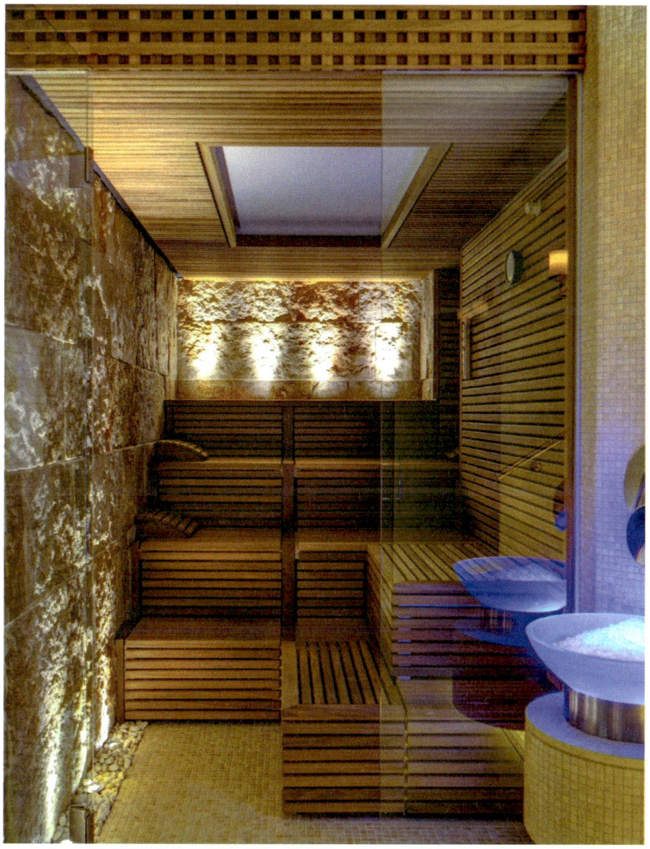

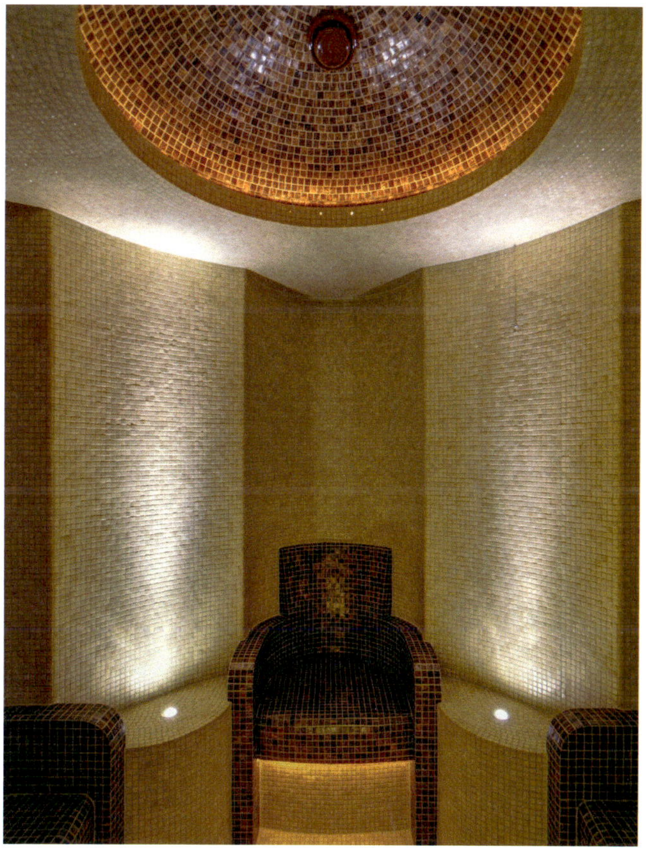

Die Schönheit des Lebens in Ruhe genießen

EREMITO
PARRANO, ITALIEN

Wer ganz ohne Technik und allein mit seinen Gedanken sein will, sollte dieses von einem ehemaligen Modedesigner gegründete Retreat besuchen.

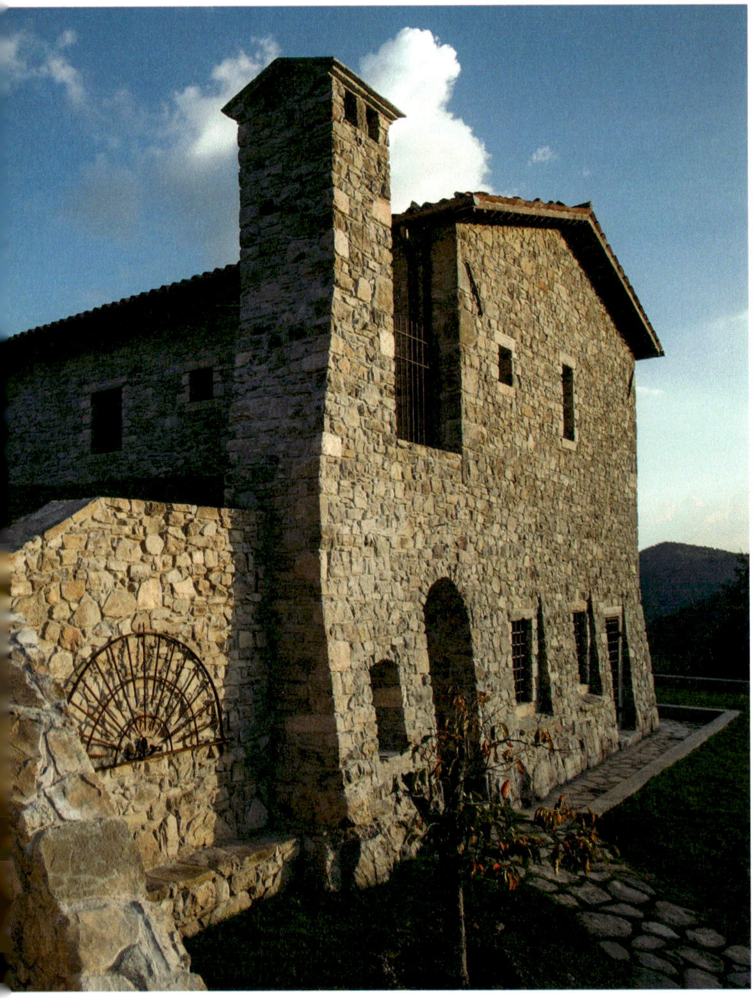

Als er 40 wurde, beschloss der Modedesigner Marcello Murzilli sein Leben zu ändern: Er verließ das von ihm gegründete italienische Label El Charro und stach mit einem alten schottischen Segelkutter in See. Im Lauf der folgenden zwei Jahre erkannte er, dass er sehr gut minimalistisch und langsamer leben konnte. Er beschloss, dass er anderen dabei helfen wollte, das ebenfalls zu erkennen. Dafür baute er zuerst ein Bioresort an der Pazifikküste Mexikos mit Strohhütten ohne Elektrizität und schließlich Eremito, ein Hotel inmitten der sanften Hügel der italienischen Region Umbrien, die für ihre Klöster bekannt ist.

Das Anwesen, nördlich von Rom, ist von der einfachen Lebensform in diesen Klöstern und ihrer Architektur inspiriert. Es hat vier Jahre gedauert, den Steinbau mit Bauverfahren aus dem 14. Jahrhundert zu errichten. Das Ergebnis ist rustikal und minimalistisch, aber weder ungemütlich noch schmucklos. Die Zimmer heißen *Celluzze* (nach antiken Mönchszellen) und sind mit Steintischen, Fußbodenheizung und Fenstern mit Garten- oder Bergblick ausgestattet. Alle Zimmer sind bildschirm- und WLAN-frei, im Eremito werde „digital detox“ ernstgenommen, so Murzilli.

Gäste sollen sich und ihre Geräte hier komplett abschalten, um inmitten der grünen Landschaft und der gregorianischen Gesänge in der Ferne Ruhe und Frieden zu finden, nachzudenken, zu meditieren, ein kreatives Projekt zu planen oder zu sich selbst zu finden – weit weg von den Ablenkungen des frühen 21. Jahrhunderts. Es gibt nichts, was man erledigen muss, die Zeit gehört einem komplett.

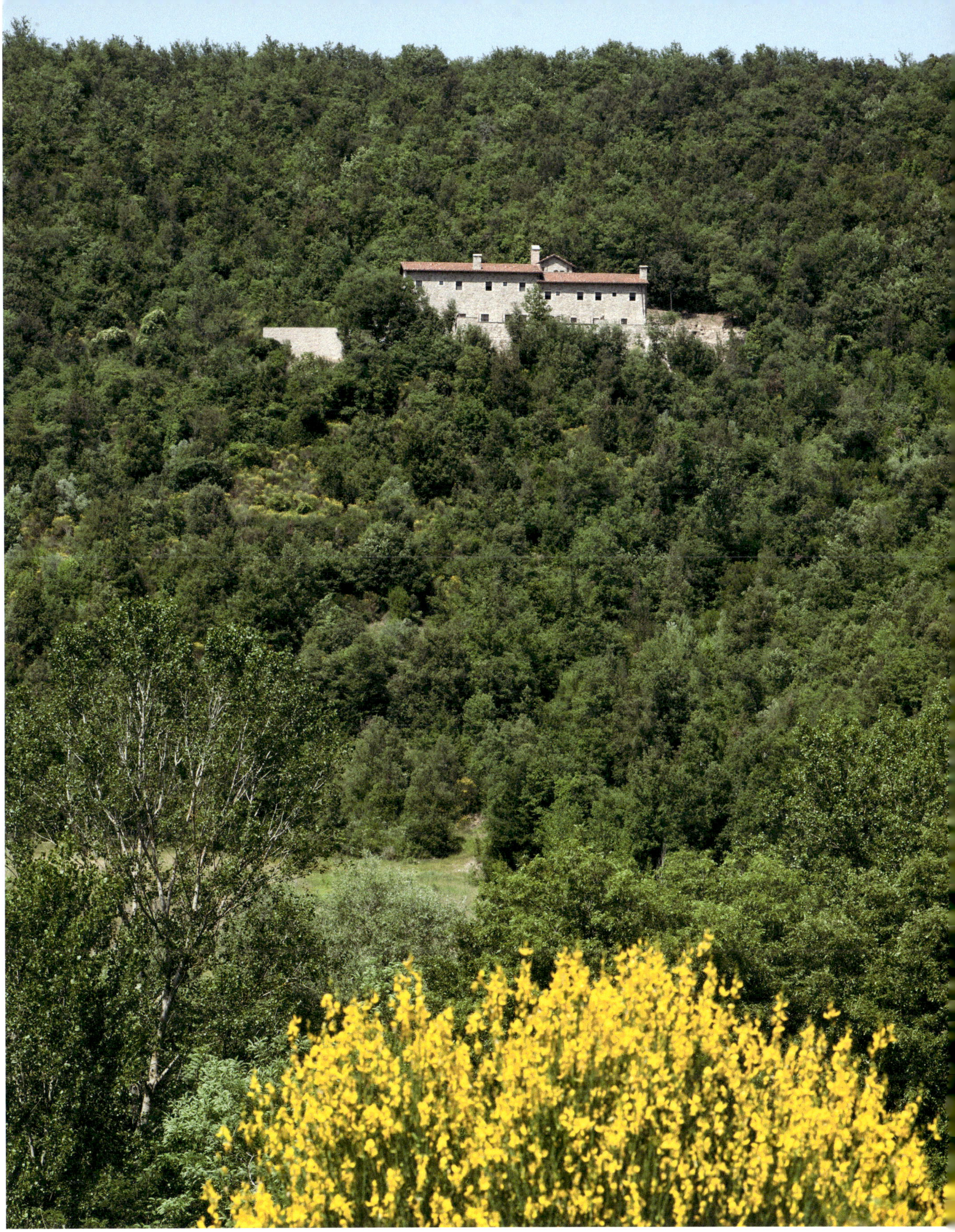

← Das Eremito liegt inmitten der sanften Hügel Umbriens. Beim vier Jahre andauernden Bau kamen Verfahren aus dem 14. Jahrhundert zum Einsatz.

↑ Um Gästen dabei zu helfen, ihrem stressigen Alltag für eine Weile zu entkommen, ist das Hotel WLAN- und bildschirmfrei und animiert so zu „digital detox".

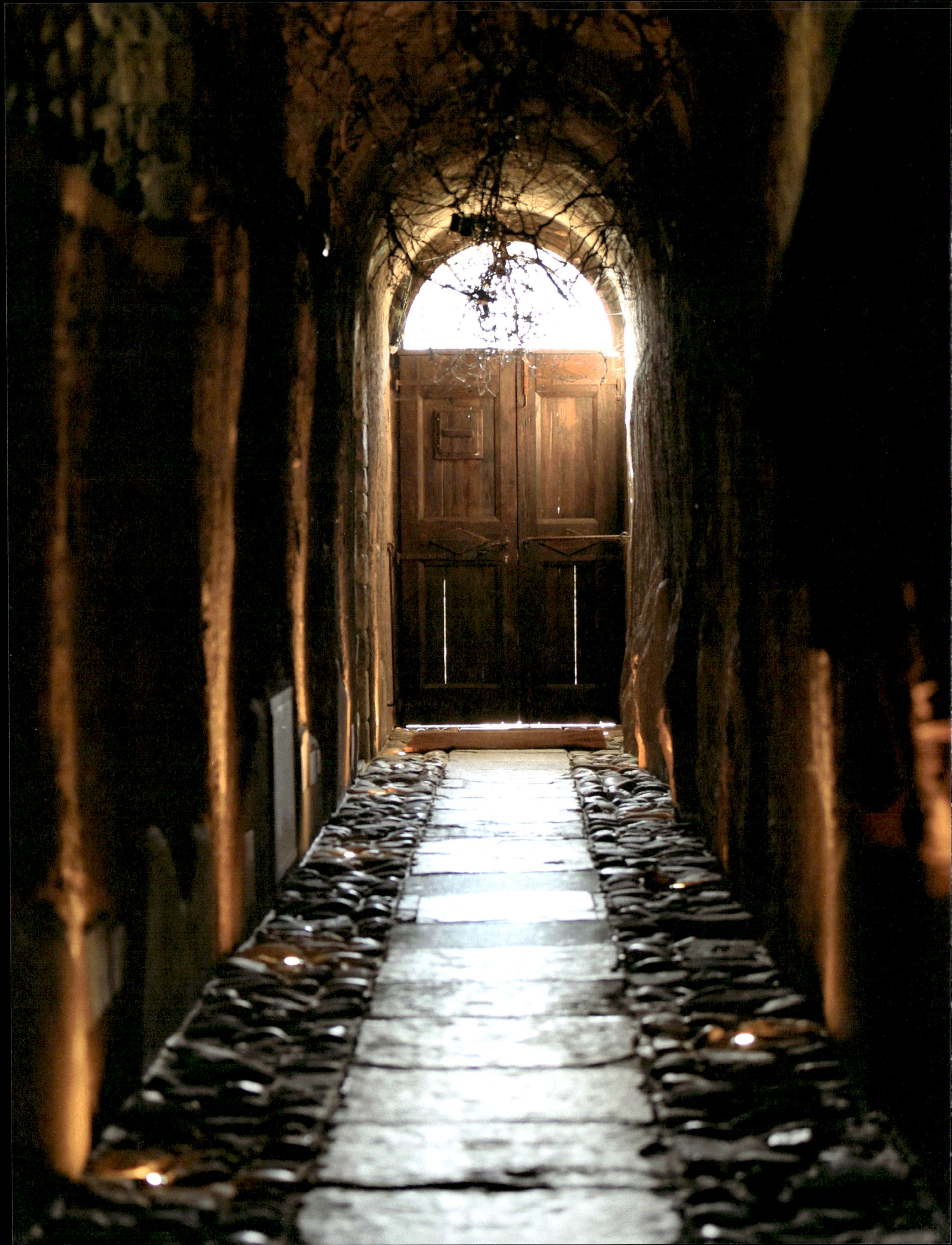

→ Auf dem Tagesprogramm stehen Morgenyoga, Lesungen in der Kapelle und Spaziergänge in der Natur. In der Ferne sind gregorianische Gesänge zu vernehmen.

↘ Ein Steindampfbad und ein Thermalwasserbecken unterstützen den Spannungsabbau und erleichtern die innere Einkehr.

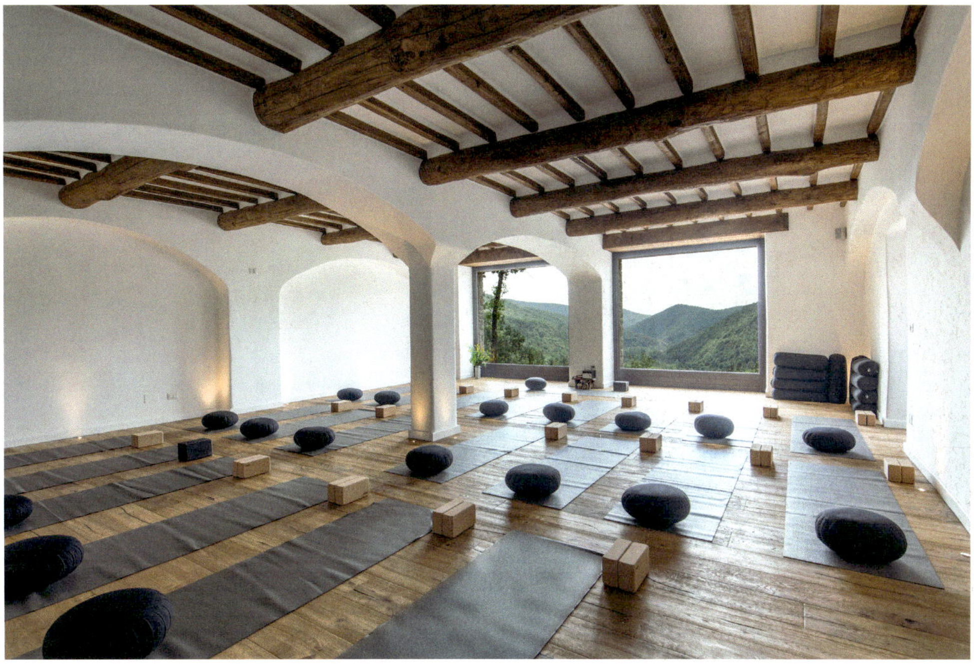

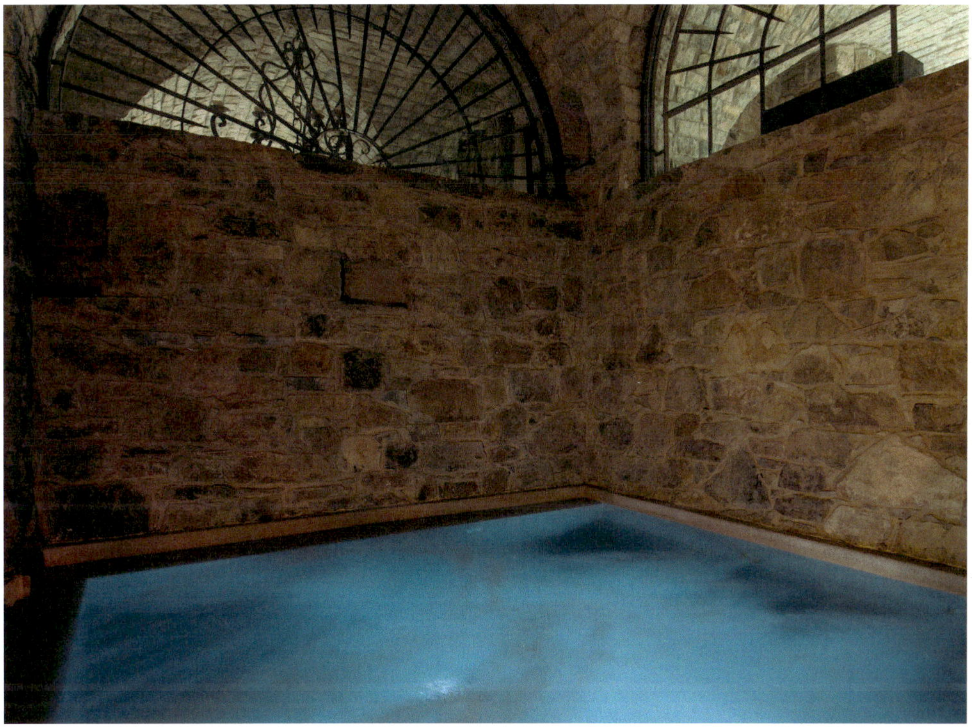

Für viele Menschen ist Nichtstun eine Herausforderung, darum gibt es einen optionalen, gemächlichen Zeitplan mit Morgenyoga, Lesungen in der Kapelle und Spaziergängen in der Natur.

Beim vegetarischen Abendessen aus lokalen und biologischen Zutaten aus dem Klostergarten herrscht komplette Stille. Im Steindampfbad oder im Thermalwasserbecken kann man danach weiter seinen Gedanken nachhängen. Nach Anbruch der Dunkelheit wird das Hotel hauptsächlich durch Kerzen erleuchtet. „Warme Steine und Sternenlicht, während der Wind um die Baumstämme flüstert", fasst Murzilli die Atmosphäre zusammen.

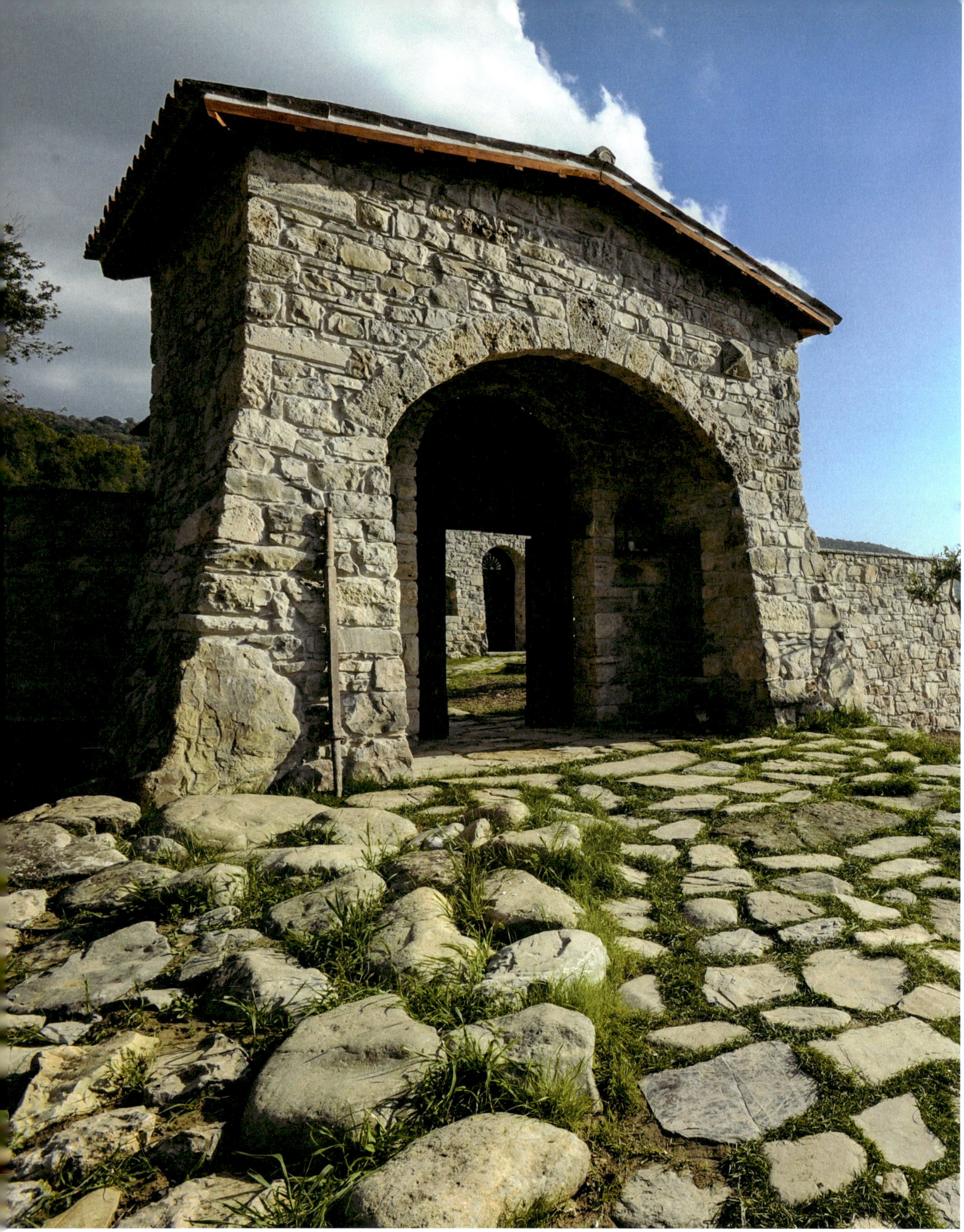

↑ Viele der anreisenden Gäste schätzen am Eremito, dass es frei von den Ablenkungen und dem Stress des modernen Lebens ist.

↗ Nach dem Abendessen versammeln sich die Gäste auf den Kissen rund um das Feuer, um zu lesen und über ihren Tag nachzudenken.

→ Das Abendessen, das schweigend am Gemeinschaftstisch eingenommen wird, basiert auf veganen Gerichten mit Zutaten, die aus den Gärten des Anwesens stammen.

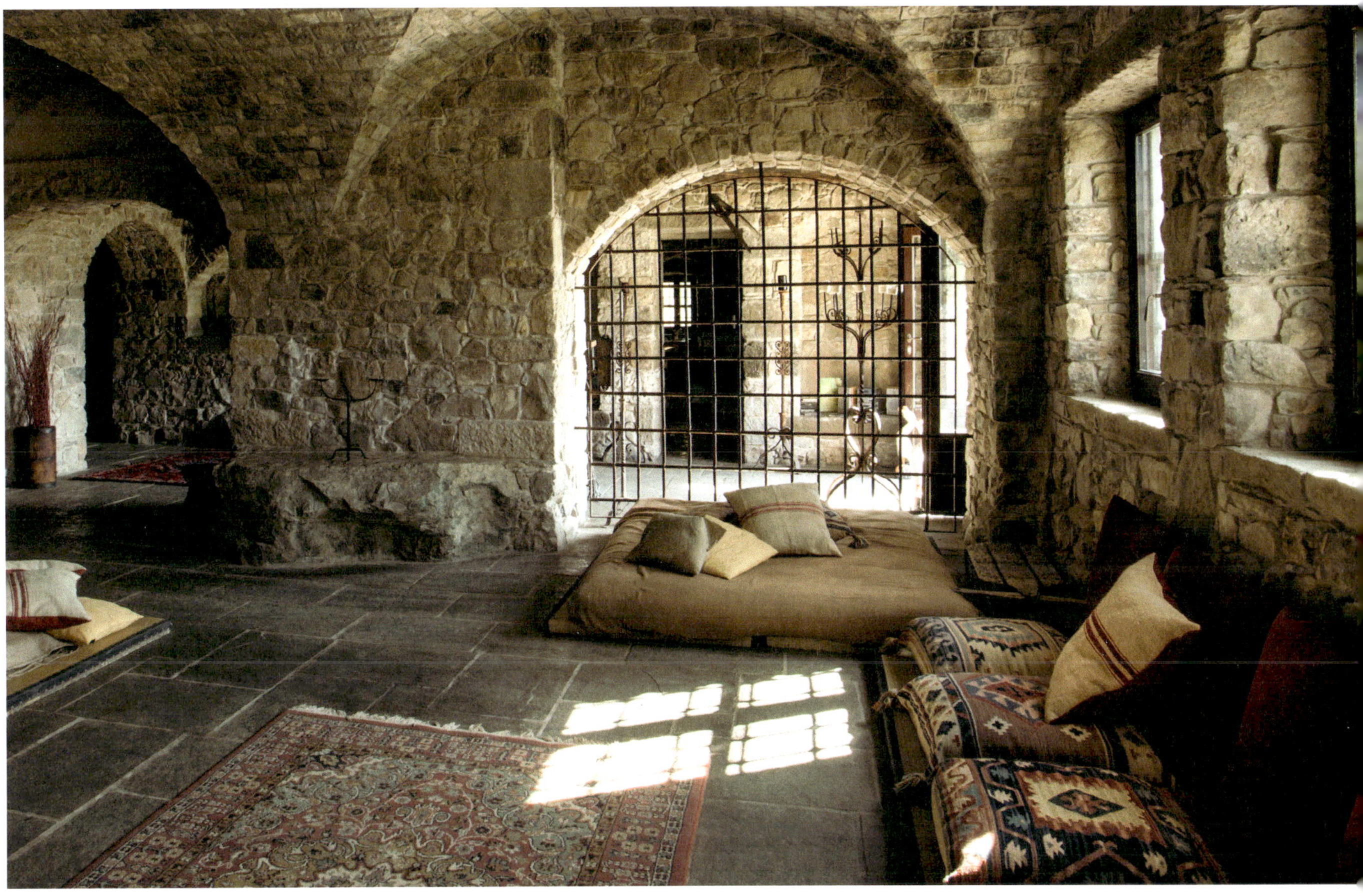

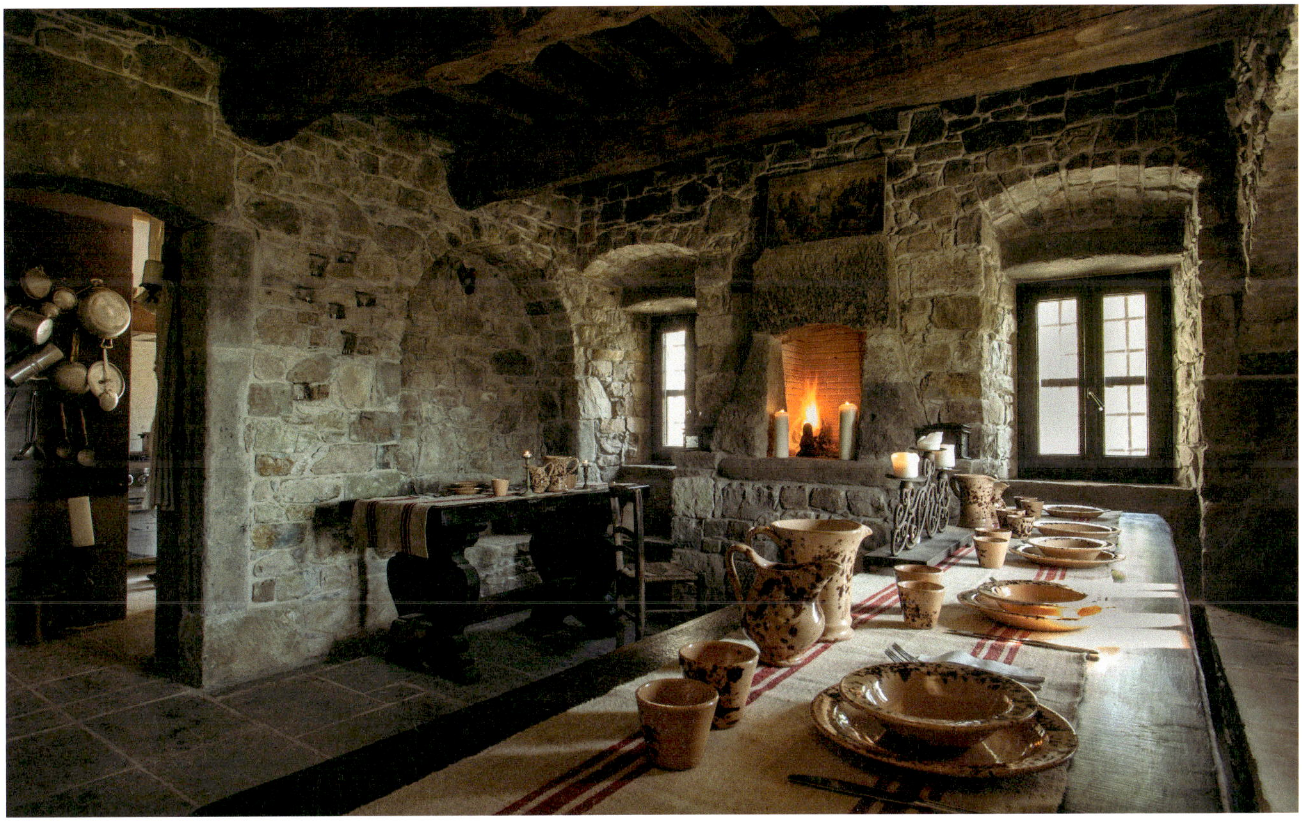

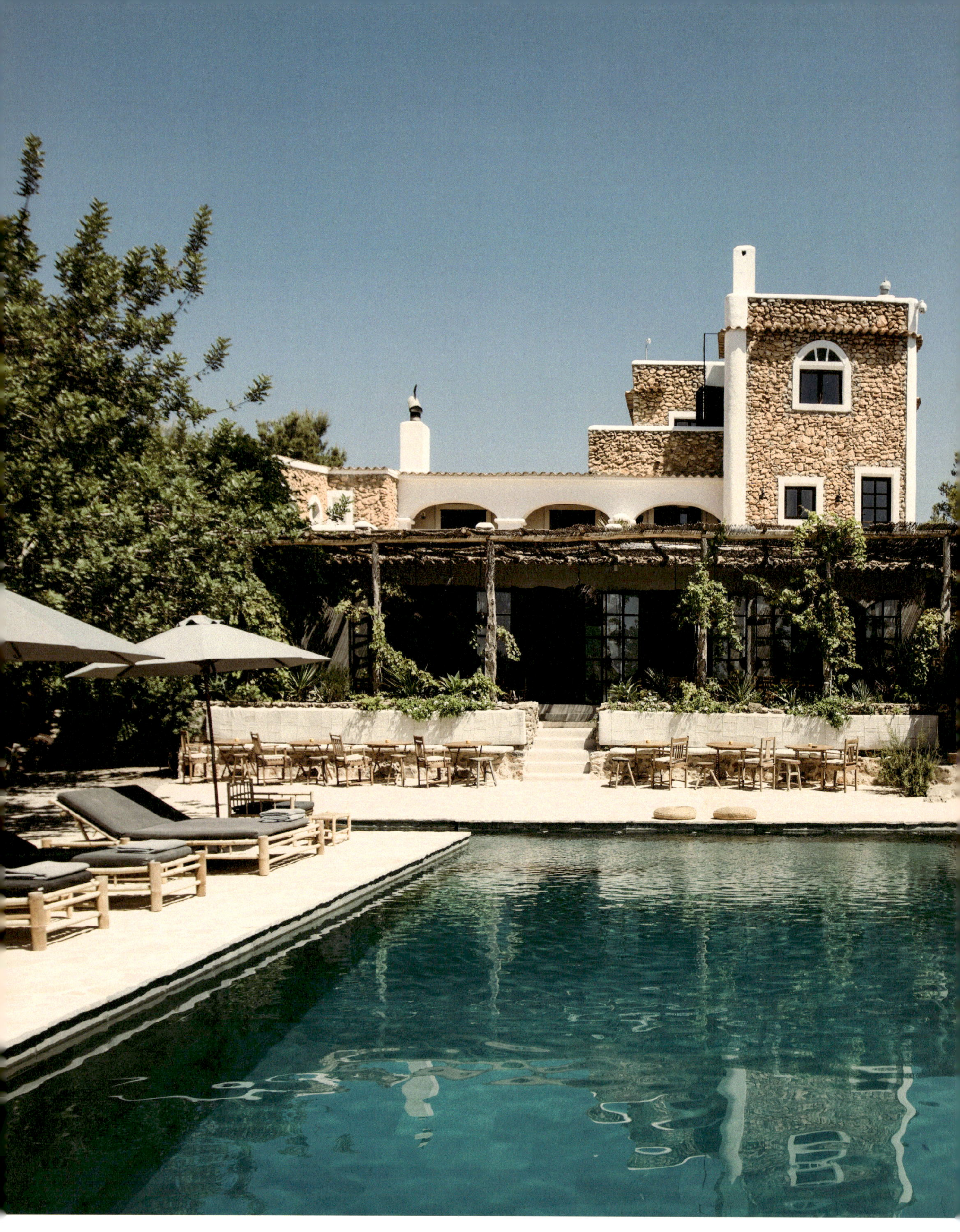

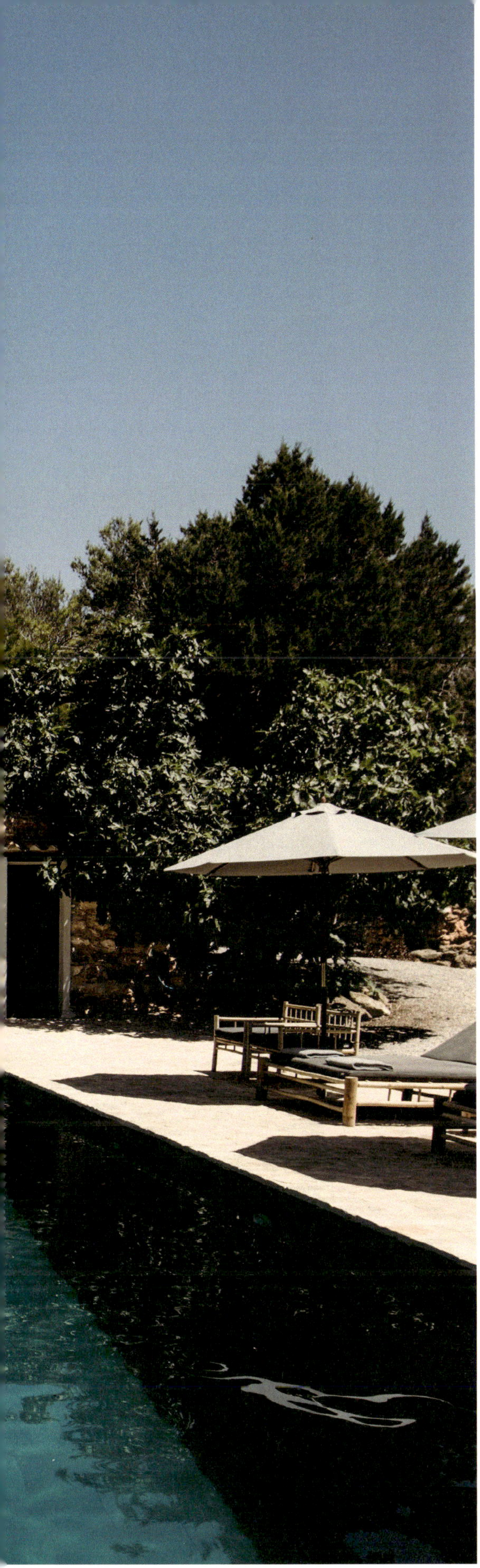

Eine rustikale Finca auf Ibiza

LA GRANJA
IBIZA, SPANIEN

Fernab von Ibizas Partywelt bietet La Granja einen gänzlich anderen Club-Lifestyle, der sehr viel mit der Rückkehr aufs Land zu tun hat.

La Granja, ein ehemaliger Privatwohnsitz, versteckt sich im Inselinnern, nur 15 Minuten von Ibiza-Stadt entfernt. Die jahrhundertealte Finca wurde 2016 gemeinsam mit der Organisation Friends of a Farmer, die sich für nachhaltige Landwirtschaft und kreative Künste engagiert, in ein agrotouristisches Hotel umgewandelt. Um in La Granja logieren zu dürfen, muss man Mitglied sein (und Beiträge entrichten), was den Hof zu einem einzigartigen mediterranen Wellnessretreat macht.

Die Atmosphäre ist ruhig und entspannt. Seine grobe Patina macht das Haus zu einem reizvoll rustikalen Ort, dessen derbes Design auf stilvolle Art und Weise unvollkommen ist. Das maurische Gehöft verfügt über acht Schlafzimmer mit dicken Gipsputzwänden, Decken mit urigen Balken, restaurierten Holzmöbeln, rostigen Hängelampen aus Metall und herausstehenden Nagelköpfen. Ein separates Gästehaus bietet zwei zusätzliche Schlafzimmer mit Privatterrasse inklusive Horizontblick. Dazu sorgen ungebügelte Leinenbettwäsche, natürliches Licht und Klauenfußbadewannen für Komfort.

In den üppigen Gärten, die in Kooperation mit einem Landwirt angelegt und gepflegt werden, gedeihen neben Zitrus-, Apfel-, Feigen- und Mandelbäumen auch Gemüse, Kräuter und Beeren. Friends of a Farmer organisiert biodynamische Landwirtschaftsworkshops und Wellnessrituale vor Ort, die von Yoga über Klangbäder bis hin zu angeleiteten Meditationskursen reichen. Weil die Ernteerträge der Felder vorgeben, was im hoteleigenen Restaurant auf den Tisch kommt, gibt es jeden Tag etwas anderes zu essen. An einer hölzernen Bar im Freien werden Bioweine und Mezcal in magischer Szenerie unter den laubigen Zweigen eines Johannisbrotbaums ausgeschenkt.

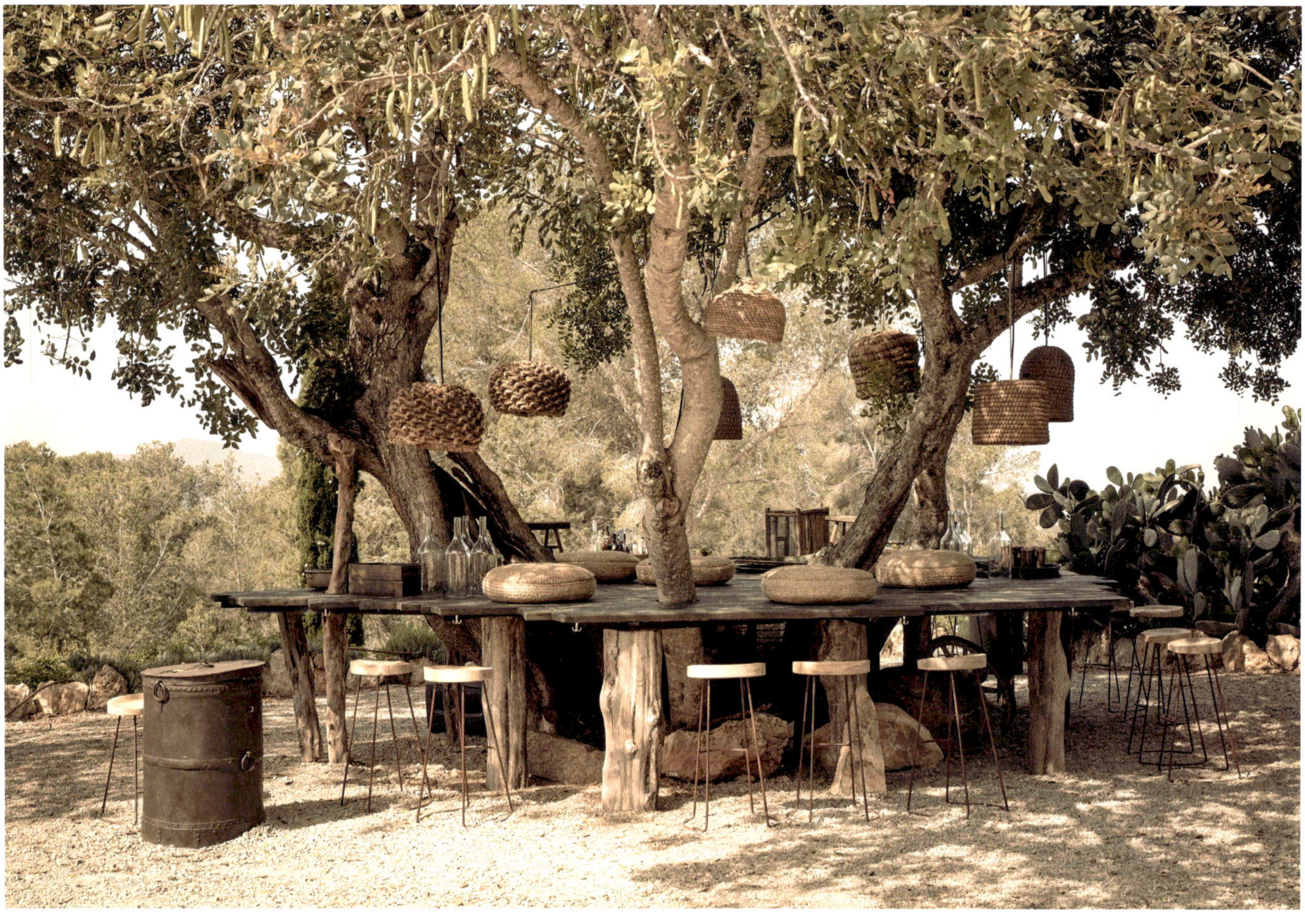

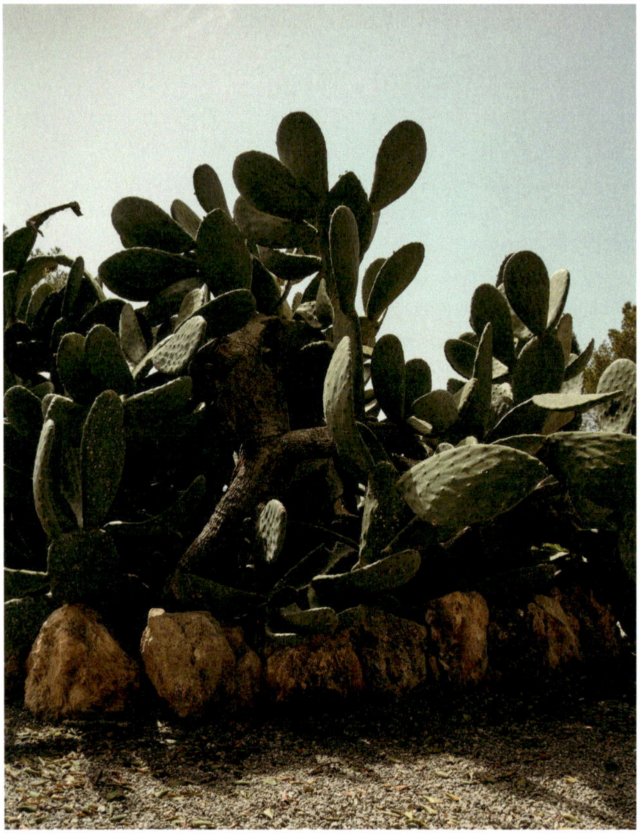

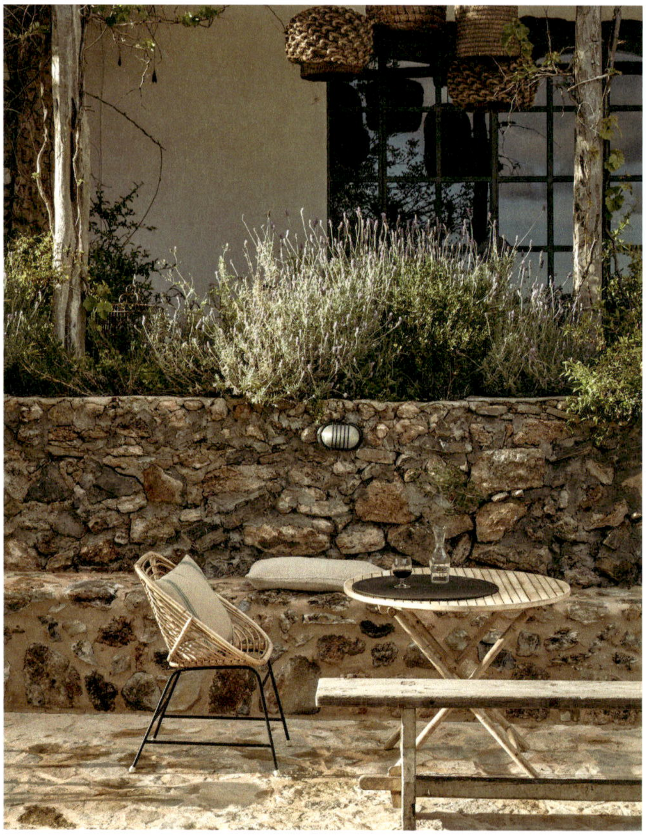

← Die Outdoorbar befindet sich unter einem Johannisbrotbaum. Es gibt Bioweine oder Mezcal, die direkt an der Bar oder in den Liegen am Pool genossen werden können.

↙ ↙ Um hier zu übernachten, muss man Mitglied von Friends of a Farmer werden, einer Organisation, die nachhaltigen Anbau fördert. Um das Hotel herum liegen viele Quadratmeter Ackerland. Das Menü richtet sich nach den Erträgen des Gartens, den Gäste bei Pflanzenworkshops besser kennenlernen können.

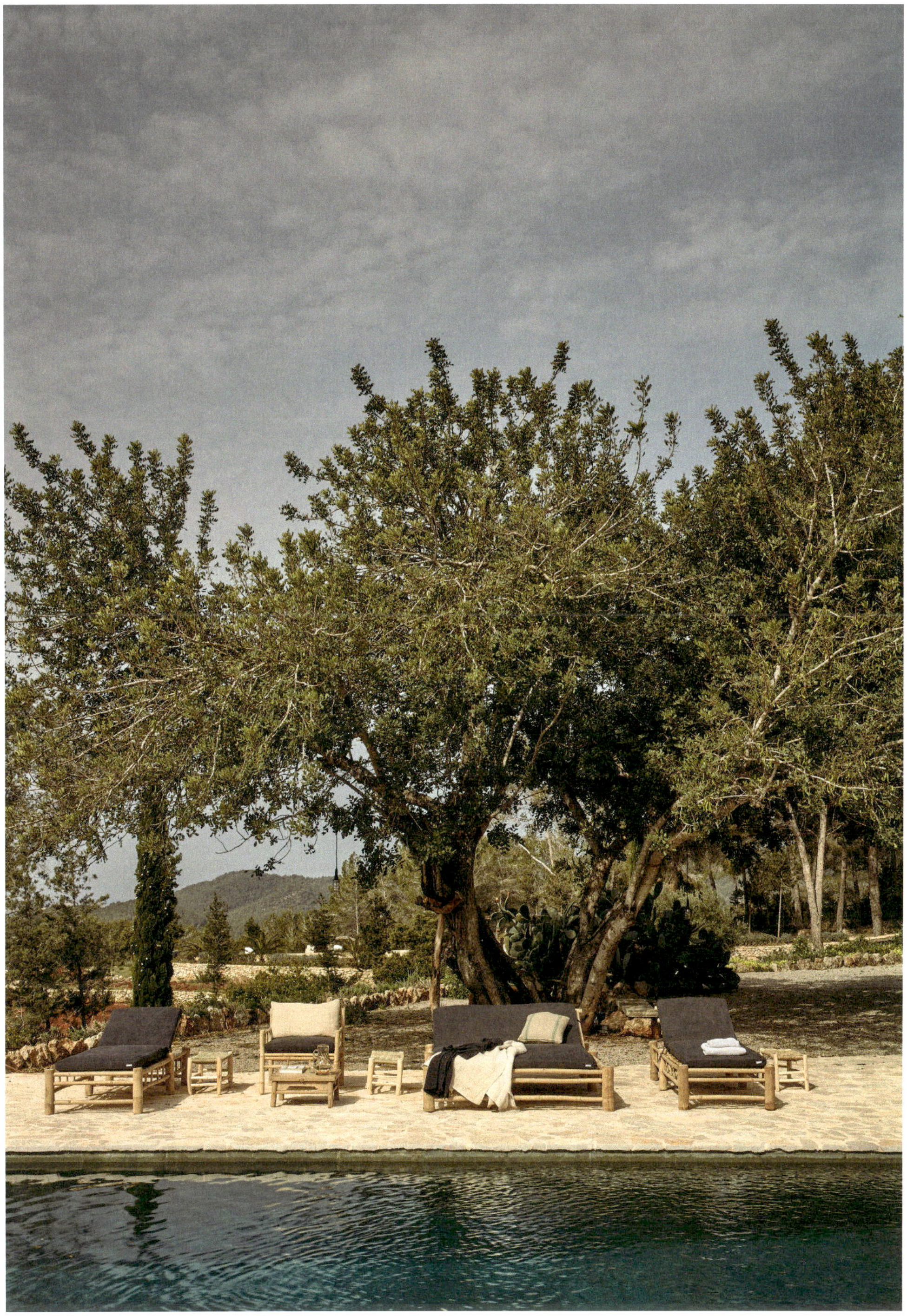

Ein Landwirt legt die Gärten an und bietet Kurse zu biodynamischer Landwirtschaft an. Daneben gibt es natürlich auch klassische Entspannungsangebote wie Yoga, Klangbäder und Meditationssessions.

Index

7132 THERME & SPA
S. 104–109
7132.com
Vals, Schweiz
Fotos: Global Image Creation – 7132 Hotel, Vals

ALAMY
alamy.com
S. 9 unten links: Helena Wahlman
S. 10 oben rechts: Sputnik
S. 13 oben links: Tommaso Altamura/EyeEm
S. 14 oben rechts: Kristjan Porm
S. 76: Culture Creative (RF), Alan Graf
S. 77 unten rechts: Jochen Tack
S. 79 oben rechts: guichaoua
S. 79 unten: Ross Helen
S. 80: Don Mammoser
S. 81: imageBROKER/J.W.Alker
S. 82–83: PJPHOTO
S. 117: Stefano Baldini
S. 118: Gavin Hellier
S. 122: agefotostock/Picture Partners
S. 125: Jam World Images
S. 158 oben: Nila Newsom
S. 158 unten: Anna Quaglia
S. 159: Tim Gainey
S. 163: Matthew Wakem
S. 167: Sourcenext/Mixa
S. 177: PersimmonPictures.com
S. 178: Malcolm Fairman
S. 180–181: Sean Pavone
S. 201: Purestock
S. 202 oben: Alexis Lioret
S. 202 unten: Yvette Cardozo
S. 203: Dzmity Khvayanok
S. 204: John Mitchell
S. 205: EyeEm/Alexandra Ribeiro
S. 206: Matthew Wakem
S. 207: Purestock

AMANEMU
S. 182–187
aman.com
Mie, Japan
Fotos: mit freundlicher Genehmigung von AMAN Resorts

AMANGIRI
S. 230–237
aman.com
Utah, USA
Fotos: mit freundlicher Genehmigung von AMAN Resorts

BLEICHE RESORT & SPA
S. 114–115
bleiche.de
Burg im Spreewald, Deutschland
Fotos: Nikolaj Georgiew

BULY 1803
S. 46–53
buly1803.com
Paris, Frankreich
Fotos: mit freundlicher Genehmigung von Officine Universelle Buly

CAMILLE BECERRA
S. 218–219
camillebecerra.com
New York, USA
Fotos: Camila Gutierrez für Hobes (S. 218 oben), Getty Images: sorendls (S. 218 unten), sveta_zaramora (S. 219 links), Irrin0215 (S. 219 rechts)

CAP BEAUTY
S. 4, 35–37
capbeauty.com
New York, USA
Fotos: John von Pamer

COMO SHAMBHALA
S. 3 links, *4, 157, 164–167*
comoshambhala.com
Bali, Indonesien
Fotos: mit freundlicher Genehmigung von COMO Hotels and Resorts

CALISTOGA MOTOR LODGE AND SPA
S. 3 oben rechts, *150–155*
calistogamotorlodgeandspa.com
Calistoga, Kalifornien, USA
Fotos: Aubrie Pick

COQUI COQUI COBA
S. 208–213
coquicoqui.com/coba
Coba, Mexiko
Fotos: Maya Visnyei (www.mayavisnyei.com)

DAM DAM
S. 40–41
damdamofficial.com
Tokio, Japan
Fotos: June Kim, mit freundlicher Genehmigung von DAM DAM (*S. 40, 41* oben) Hiroshi Manaki (*S. 41* unten links und rechts)

DOKODEMOSENTO
S. 175
dokodemosento.com
Tokio, Japan
Fotos: Stephanie Cronin

EVIDENS DE BEAUTÉ SPA
S. 62–65
evidensdebeaute.com/
Paris, Frankreich
Fotos: Damien de Meideros für Emmanuelle Simon (Innenarchitekt und Designer)

EREMITO
S. 242–247
eremito.com
Parrano, Italien
Fotos: mit freundlicher Genehmigung von Eremito

FOOD STUDIO
S. 220–221
foodstudio.no
Oslo, Norwegen
Fotos: Christina Skreiberg (*S. 220*), Alexander Benjaminsen (*S. 221*)

FRIEDRICHSBAD SPA
S. 86–89
carasana.de/de/friedrichsbad
Baden-Baden, Deutschland
Fotos: mit freundlicher Genehmigung von CARASANA Bäderbetriebe GmbH

GÉLLERT-BAD
SZÉCHENYI-HEILBAD
S. 90–97
gellertspa.com
szechenyibath.hu
Budapest, Ungarn
Fotos: mit freundlicher Genehmigung von Budapest Spas

GEOSEA – GEOTHERMAL SEA BATHS
S. 20–23
geosea.is
Húsavík, Island
Fotos: mit freundlicher Genehmigung von Geosea

GETTY IMAGES
gettyimages.de
S. 08: Artur Debat
S. 10 unten links: Kelly Sillaste
S. 13 unten rechts: Evans
S. 14: Tessa Bunney
S. 75: Julien Lacaze
S. 78: Joe Daniel Price
S. *84*: DEA/G. Andreini
S. 85: mrtom-uk
S. 120: Gerard Sioen
S. 121: DEA/Biblioteca Ambrosiana
S. 122: Vyacheslav Argenberg
S. 160: Matthew Wakem
S. 161: RoBeDeRo
S. 174: unten Alexey Kopytko
S. 176: Anna Bogush
S. 179: Owen Lin

GOLDEN DOOR
S. 196–199
goldendoor.com
Kalifornien, USA
Fotos: mit freundlicher Genehmigung von Golden Door

HAECKELS HOUSE
S. 54–59
haeckels.house
Margate, Vereinigtes Königreich
Fotos: mit freundlicher Genehmigung von Haeckels House

HEALHAUS
S. 128–129, S. 215
healhaus.com
New York, USA
Fotos: Nick Graham für Forbes Media (S. 128), Bradley Ogbonna für HealHaus (S. 129, 215)

JIYU SPA
S. 188–191
Danyang, China
Fotos: mit freundlicher Genehmigung von Shanghai Hip-pop Architectural Decoration Design Co., Ltd

JOURNEYMEN BEAUTY PRODUCTS
S. 42–43
wearejourneymen.com
Kalifornien, USA
Fotos: © 2019 Journeymen

JOYCE CHANG
S. 136–137
fromtheget-go.com
New York, USA
Fotos: Sarah Kunst

KELSEY BARRETT
S. 222–223
heavynettle.com
Berkeley, Kalifornien, USA
Fotos: Jaime Lebrija @jalebrija (*S. 222*), Michelle Marie Photos @michelle.marie.photo (*S. 223* links), Jessica Stathos (*S. 223* rechts)

LA GRANJA
S. 248–251
lagranjaibiza.com
Ibiza, Spanien
Fotos: mit freundlicher Genehmigung von Design HotelsTM

LIBRARY OF CONGRESS
S. 173–174
Toyohara, K. & Ochiai, Y. (1868)
Hada Kurabe Hana No Shōbuyu Kurabe Hoso?,
Koshi Yuki No Ya. Japan, 1868.
[Photograph] Retrieved from the Library of Congress,
https://www.loc.gov/item/2008660458/
Hashiguchi, G. (1915) Yokugo No Onna. Japan, 1915.
[Photograph] Retrieved from the Library of Congress,
https://www.loc.gov/item/2008661196/

LOONG SWIM CLUB
S. 224–229
Suzhou, China
Fotos: Shao Feng für X+Living

LÖYLY
S. 11, S. 16–19
loylyhelsinki.fi
Helsinki, Finnland
Fotos: Pekka Keränen

MEDITATION HALL
S. 192–195
Huanghua, China
Fotos: Bo Cheng, Siyu Zhu für HIL Architects

MENOS MAS
S. 38–39
menos-mas.com
Fotos: mit freundlicher Genehmigung von Annya Santana

MIRAMONTI BOUTIQUE HOTEL
S. 146–149
hotel-miramonti.com
Hafling, Italien
Fotos: mit freundlicher Genehmigung von Miramonti Boutique Hotel

MONASTERO SANTA ROSA
S. 238–241
monasterosantarosa.com
Amalfi, Italien
Fotos: mit freundlicher Genehmigung von Monastero Santa Rosa, vertreten durch Flavio Colantuoni

NIRA KEHAR
S. 216–217
instagram.com/youarewhatyoufeast
Stubbekøbing, Dänemark
Fotos: Jillian Guyette

RANCHO LA PUERTA
S. 138–141
rancholapuerta.com
Tecate, Mexiko
Fotos: D. Pagnano

RANGI SAUN
S. 15, 24–25
rangisaun.com
Tallinn, Estland
Fotos: mit freundlicher Genehmigung von Rangi Saun

SCHLOSS ELMAU
S. 98–103
schloss-elmau.de
Krün, Deutschland
Fotos: mit freundlicher Genehmigung von Schloss Elmau

INDEX

STRØM SPA NORDIQUE
S. 2 links, *12, 30–33*
stromspa.com
Québec, Kanada
Fotos: Bianca Des Jardins

SPACE OF MAMA MEDICINE
S. 2 unten rechts, *134–135*
mamamedicine.nyc
New York, USA
Fotos: Stevi Sesin (*S. 2* unten rechts, *S. 134* unten links, *S. 135*), Sidney Bensimon (*S. 134* unten rechts)

STOP THE WATER WHILE USING ME!
S. 44–45
stop-the-water-while-using-me.com
Berlin, Deutschland
Fotos: mit freundlicher Genehmigung von Stop the Water while Using Me (*S. 44*), Alexander Hildenberg (*S. 45*)

TATOÏ CLUB
S. 142–145
tatoiclub.com
Athen, Griechenland
Fotos: Tatoi Club T.C. Limited

THE AMAZINGKRANE SPA NORDHAVN
S. 26–29
thekrane.dk
Kopenhagen, Dänemark
Fotos: Rasmus Hjortshøj – COAST Studio für Arcgency

THERMAE BATH SPA
S. 110–113
thermaebathspa.com
Bath, Vereinigtes Königreich
Fotos: Thermae Bath Spa

THE CLASS BY TARYN TOOMEY
S. 127, 132–133
theclass.com
New York, USA
Fotos: Jaimie Baird Fotos (*S. 127, 132*), Meghan Mehan Fotos (*S. 133*)

SHOU SUGI BAN HOUSE
S. 168–171
shousugibanhouse.com
Water Mill, Long Island, New York, USA
Fotos: Fredrika Stjärne

STANDARD DOSE
S. 60–61
standarddose.com
New York, USA
Fotos: mit freundlicher Genehmigung von Leong Sim

THE WELL
S. 9 oben, *66–69*
the-well.com
New York, USA
Fotos: Kris Tamburello (*S. 66–69*), Grant Legan (*S. 9, 69* unten links)

VIVAMAYR
S. 8
vivamayr.com
München, Deutschland
Fotos: mit freundlicher Genehmigung von VIVAMAYR

WIKIMEDIA COMMONS
S. 119
The Turkish Bath
Jean Auguste Dominique Ingres (1780–1867)

WELCOME COLLECTION
S. 77 oben
Engraving: marble bust of Hippocrates
Wellcome Collection. CC BY

WMN SPACE
S. 130–131
wmnspace.com
Culver City, LA, USA
Fotos: Kristine Lowe (*S. 130*), Candice Lawler (*S. 131*)

YOKO KITAHARA
S. 70–73
yokokitahara.com
Tel Aviv, Israel
Fotos: Yoko Kitahara (*S. 70*), Sasha Zacks (*S. 71–73*)

jung brunnen

Die neue Wellness- und Badekultur

Konzeption, Redaktion und Design von gestalten.

Herausgegeben von Robert Klanten und Andrea Servert

Texte und Vorwort von Kari Molvar
Übersetzung aus dem Englischen von Johannes Schmid

Editorial Management von Lars Pietzschmann

Design, Layout und Cover von Capucine Labarthe

Bildredaktion von Mario Udzenija

Schriften: Steinbeck von Roman Gornitsky
und Stanley von Ludovic Balland

Titelbild von Anne Y. Cui

Druck: Printer Trento S.r.l., Trento, Italien
Hergestellt in Europa

Erschienen bei gestalten, Berlin 2020
ISBN 978-3-89955-883-8

Die englische Ausgabe ist unter der
ISBN 978-3-89955-995-8 erhältlich.

Weitere Informationen und Buchbestellungen unter
www.gestalten.com

Bibliografische Information der Deutschen Nationalbibliothek.
Die Deutsche Nationalbibliothek verzeichnet diese Publikation in der Deutschen Nationalbibliografie; detaillierte bibliografische Daten sind im Internet über www.dnb.de abrufbar.

Dieses Buch wurde auf FSC®-zertifiziertem Papier gedruckt.

MIX
Papier aus verantwortungsvollen Quellen
FSC® C015829